U0200083

衡先培
医论与临床经验

中国自然哲学与传统中医学临床的有机结合

衡先培　著

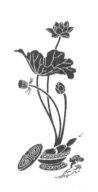

学苑出版社

图书在版编目（CIP）数据

衡先培医论与临床经验/衡先培著．—北京：学苑出版社，2022.9

ISBN 978 - 7 - 5077 - 6475 - 8

Ⅰ.①衡… Ⅱ.①衡… Ⅲ.①医论 - 汇编 - 中国 - 现代 ②中医临床 -
经验 - 中国 - 现代 Ⅳ.①R249.7

中国版本图书馆 CIP 数据核字（2022）第 143747 号

责任编辑：黄小龙　高　赫

出版发行：学苑出版社

社　　　址：北京市丰台区南方庄 2 号院 1 号楼

邮政编码：100079

网　　　址：www. book001. com

电子邮箱：xueyuanpress@ 163. com

销售电话：010 - 67601101（销售部）、010 - 67603091（总编室）

印 刷 厂：北京兰星球彩色印刷有限公司

开本尺寸：710mm × 1000mm　1/16

印　　张：25

字　　数：422 千字

版　　次：2022 年 9 月第 1 版

印　　次：2022 年 9 月第 1 次印刷

定　　价：108. 00 元

《衡先培医论与临床经验》

衡先培 **著**

参加整理者

郭　芳	杨柳清	何卫东	李　亮
王志塔	李艺敏	周博文	李晓玲
刘士格	陈晓红	王永发	刘亚楠
陈依楚	刘　冲	阮艳艳	阮　怡
徐睿熙	姚淑红	柯娜娜	丁　香
江政烨	吴星星	邹平平	郭玉琴
苏泳鑫	邹苏芬	苏雪云	张冶三
林妙娴			

作者简介

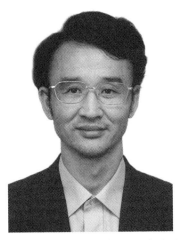

衡先培，医学博士，博士后，教授，主任医师，博士研究生导师。先后师从国医大师郭子光教授、全国名中医张发荣教授、国医大师和中国科学院院士陈可冀教授。

兼任国家中医药管理局重点学科中医内分泌学科学术带头人，福建中医药大学附属人民医院中西医结合临床学科学术带头人，福建省中西医结合重点学科中西医结合糖尿病学科学术带头人，福建省继续医学教育基地中医内科学基地负责人，福建省中医药重点研究室糖尿病中医研究室主任。

兼任福建省中西医结合学会糖尿病学分会主任委员，中国医师协会中西医结合医师分会内分泌与代谢病学专家委员会副主任委员，中国民族医药学会内分泌学分会副会长，中国中医药研究促进会内分泌专业委员会副会长，中华中医药学会糖尿病学分会常务委员，中国中西医结合学会内分泌分会常务委员，中华医学会内分泌学分会中西医结合学组第十届和第十一届委员。

担任中华中医药科技奖及中华医学科技奖评审专家，国家科技专家库在库专家，国家科学技术奖评审在库专家，国务院学位委员会、教育部学位与研究生教育发展中心函审专家。《中国中西医结合杂志》编委和审稿人，《中华中医药杂志》及多家国际期刊 SCI 刊源审稿人。美国 *Marquis Who's Who in the world* 多年选载者。在国内最早研究老年衰弱学科，制定我国首部老年衰弱指南《中医内科临床诊疗指南·老年衰弱》（标准编号：T/CACM 1220－2019），并编写了我国首部老年衰弱专著《中医老年衰弱学》。还承担了国家中医药管理局《高脂血症中医临床诊疗指南》修订全国组组长，以及《糖调节异常中医临床诊疗指南》制定全国组组长。

数十年长期坚持临床诊疗工作，对中医内科疑难病症、重危疾病的治疗有独到之处，治疗了大量现代医学无治的病人，如垂体瘤再次手术后高钠血症患者、重症甲亢西药不耐受患者、复杂疾病多重耐药高龄患者等，让不少病人绝处逢生，得到病人的广泛信任。对糖尿病、甲状腺疾病、代谢综合征、脂代谢异常、脂肪肝、高尿酸血症及痛风、下丘脑－垂体－性腺轴功能疾病等有深入研究。提出了许多独具特色的临床见解，如"见湿不清热""见寒不养阴""南方人内寒而外热""北方人内热而外寒"等，对糖尿病提出"高糖无害化"战略及"一运二疏三活血"战术，大大提高了糖尿病临床诊疗的效果。创制"三山方""五石汤""丹瓜方"，用于治疗现代医学无治的疾病，常能起沉疴救危亡。多次在国内、国际相关平台、会议讲授内分泌代谢疑难重危疾病的中医治疗，临床经验被各地学者参考应用。负责举办国家级继续医学教育学习班十余次，广泛传播优秀的中国传统文化和中医学。

担任福建中医药大学附属人民医院内分泌科主任 13 年（2005—2017）。个人年门诊量约 2 万人次，个人每年收住院疑难重危患者 350 人次左右。发表包含 SCI 刊源学术论文 150 余篇，成果被国内外广泛引用。先后获省部级等成果奖 17 项，承担国家自然科学基金 5 项、省部及其他科研项目共计 27 项。作为第一主编，已经出版《糖尿病性神经病变诊断与治疗》，69.1 万字，2002 年人民卫生出版社；《糖尿病微血管病变辨证论治》，64 万字，2007 年人民卫生出版社；《糖尿病大血管病变》，114.2 万字，2011 年人民军医出版社；《实用糖尿病中西医治疗》，64 万字，2006年人民军医出版社；《实用糖尿病手册》30 万字，2000 年四川科技出版社。第一主编 2018 年国家出版基金资助，由全国 17 家中、西医重点医科大学专家、教授协作完成的大型学术专著《糖尿病大血管病变中西医结合诊疗学》。第二主编出版全国高等医药院校中西医临床医学专业规划教材《中西医结合内分泌与代谢病性疾病》，2011 年科学出版社出版。

前　言

　　传统中医学是中国传统文化的杰出代表和核心要素，也是中国传统文化的主要载体。中国传统文化基于物灵同源世界观和聚类比象方法论，所构建起来的自然哲学和社会哲学，都具有独特的体系。中医学是基于中国自然哲学发展起来的应用学科，遵从整体观、天人合一、形与神俱、辨证论治要旨，视平衡与发展为两个相互依存的基本要素。吾谨守以上要旨，研精覃思，从医数十年，略有心得，夕惕若厉而撰此书。

　　全书分五篇十二章共 58 节，涉及中医传统哲医同源基础、文化渊源、方法论和糖尿病及其他内分泌疾病等的临床诊疗方法、技巧，系统阐述了基于平衡哲理的"衡医"理念，具有浓厚的中华传统文化根基；系统阐述了中医文化基础，提出以易文化－老子－道家为基础的中国自然哲学是中医学产生和发展的土壤；阐释了基于世界观和方法论的中国文化两大基石，决定了在中国蕴育出中医的必然性。同时，基于东、西方文化基础，论述了中、西医本质特征，并基于实践阐述了中医特色和现代医学的瓶颈。尤其是，临床医论高效、实用、新颖，具有切实的指导意义。如所倡"见湿不清热"之说，"见寒不养阴"之论，能显著提高中医临床疗效，行之有效。临床诊疗方案指导性强，易学易用；处处体现以人为本的为医理念，从细微中见功夫。对于一些困扰临床医生和患者的难治病证，提出了有效的治疗范例。希望本书能为读者启发思考，从多维、历史角度，以更加宽广的视野来看待中医、认识中医、应用中医和发展中医。

衡先培

2022 年 3 月

张 序

　　我与先培是师生。先培毕业从事中医事业近三十年，充分放飞自我，披肝沥胆，献身岐黄，硕果累累。今喜读新作《衡先培医论与临床经验》，可谓杏林一朵奇葩也。

　　中医文化是中华文化的组成部分，博大精深。祖国医学植根于中医文化沃土，根深叶茂，花香果甜。这部佳作，从寻根探源，继承发扬，开拓提高的视角，以医易相通的哲理为指导，发皇古义，理论联系实际，融汇新知，升华提高，具有时代特色，有很强的可读性和参考价值，我读后颇有青胜于蓝之感，特以七律感赋于后。诗曰：

国宝中医待发扬，
溯源经典至洪荒。
新知融汇多高论，
索隐勾玄有大纲。
慈济回春疗效显，
与时俱进指南章。
杏林文化清泉水，
流淌医河放福光。

成都中医药大学教授
首届全国名中医　　张发荣
2021 年 5 月 10 日

陈　序

　　中医学不但为中华民族数千年的繁衍做出了重大贡献，也是中国文化传承的载体。中医学需要传承，更需要发展。我院衡先培主任热爱中国传统文化和中医药事业，精研《三坟》《八索》，细嚼易学术数与老庄之学，又博极医源，笃学而好古，却又师心而不蹈迹。他长期战斗在临床一线，怀中医博大仁德之心，恪尽职守，诊治病人精益求精，数十年如一日，以其水积成川之博学，维护广大患者朋友的生命与健康，践行着一个中医人的正道情怀。他在我院工作数十年，兢兢业业，广得病人信赖和赞许。今喜得知其撰成《衡先培医论与临床经验》一书，诚感欣慰，相信本书必将为中医学的发展增添新动力。

福建中医药大学附属人民医院　　院长　陈捷

福 建 省 人 民 医 院

2021 年 3 月 16 日

自　序

　　如果要用一个字来总结基于易学的中国文化要旨，那就是"衡"字。衡者，万物立生之本，生生不息之源。非衡不足以生，非衡不足以存。中庸之道、以和为贵，实质都是走中间路线，在对立面之间取得平衡。《周易》说："坎不盈，祗既平，无咎。"动态平衡不但是事物持续化生的必具条件，也是失衡事物恢复常态的要旨。事物要在逆境中获得生机、取得胜利，必须"祗既平"，在平衡的法则中去求得转机。《黄帝内经》说"气归于权衡"，为何？天人一也。《道德经》谓"万物负阴而抱阳，冲气以为和"，指出人和万物都以阴阳之气的平衡为生生不息之本。"权衡以平"是健康的法则。百病所生，"治在权衡"。"辨证"就是寻找失衡的原因，"论治"就是采用治疗手段来恢复平衡的健康状态。窃以为，中医即衡医也。本书基于医易同源的思想，以平衡的健康理念为指导，是笔者数十年临诊洞幽烛微、研精覃思之集成。诚不敢出位僭言，只望此活人救世之书，能益于世也。

衡先培

2021 年 3 月

目 录

■第三篇　糖尿病临床经验精粹

■ 第五篇　脂代谢疾病及综合内科临床经验精粹

——■全书结语

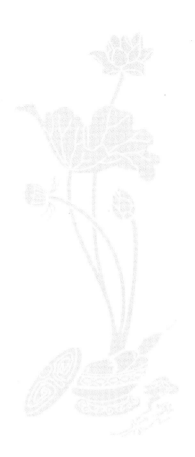

中医溯源

第一篇

第一章　中医哲理

第一节　论中医平衡观

引言：平衡对于自然的存在与演进十分重要，同时也是维护人体健康的基本前提。医学的本质就是恢复人体的平衡状态。

如果要找一个汉字来表达中医学的本质特点，个人以为莫过于"衡"字，它高度准确地反映了健康的目标要旨、实现健康的途径，以及平衡在健康维护中的重要性。其中"平衡"是目标，"权衡"是手段。

一、"平衡"是维护健康的目标

《汉书·律历志》曰："衡，平也。所以任权而均物，平轻重也。"表明"平衡"是通过动态的评估不断地调节，抑亢扶弱、削有余补不足进行"均"的维护。这种平衡是一种动态的平衡、发展的平衡，也是对失衡的再平衡。这种平衡的健康理念，可以体现在人体、自然、社会的各个方面。

1. "平衡"在人体的体现

平衡的理念体现在人，就包括了阴阳平衡、气血平衡、升降平衡、表里平衡、出入平衡、动静平衡，以及内环境平衡、脏腑功能平衡等思想。《伤寒论》说："荣卫流行，不失衡铨。"《广韵》释"铨"：量也，次也，度也。强调了荣卫流行应当维持正常的稳态平衡，才能维护健康。要知道是否发生了疾病，就看人体是否维持了平衡的状态。人体能维持良好的平衡状态则健康，失于平衡则为病。这就是《黄帝内经·素问》所谓："观权衡规矩，而知病所主。"

对疾病治疗的过程，就是恢复平衡的过程。《素问》中说："气归于权衡，权衡以平。"认为气的健康状态就是平衡的状态。治疗的方略当遵循《素问》"阴阳反他，治在权衡相夺"的原则，通过"平治于权衡，去宛陈莝"，平有余而补不足。《灵枢》更指出："损不足而益有余，是谓甚病。"不能实实虚虚，徒加病患，而应当通过"高者抑之，下者举之，有余折之，不足补之"的治疗，以恢复人体平衡的健康状态。

阴阳平衡是人体一切机能健康运转的基础。一旦阴或阳发生盛衰变化，就会打破平衡状态，从而推动疾病的进程。如《伤寒论》说："阴脉不足，阳往从之；阳脉不足，阴往乘之。"只有实现了阴阳的动态平衡，才能正常地生、化、承、制，否则变生疾病。正如《素问》说："升明之纪，正阳而治，德施周普，五化均衡。""亢则害，承乃制。制则生化，外列盛衰；害则败乱，生化大病。"皆强调了阴阳平衡对健康的重要意义。

气与血互相依存，相互为用，处于动态平衡。一旦气血平衡关系打破，则化为害。如肝气升发过旺，则致血逆上行；肝气盛而郁，则血行必滞；如气不足，推动则无力，血行乃堕。反之，如血不足，则气必耗散；血过剩则壅，必碍气行。

同时，人体功能升降相因，表里相应，出入相随，动静相对，五脏功能互为依存。其中任何一方过强或过弱，都会打破平衡而损伤健康。

2. "平衡"在自然界的体现

平衡的理念反映在自然界，就是顺应自然，遵循自然的平衡法则。《周易》坎卦："九五，坎不盈，祗既平，无咎。""祗"在《尔雅·释诂》中解释为"敬也"，即遵从的意思。坎卦一般被视为不利之卦。这句爻辞表明即使遇到坎卦尚不足，只要掌握好平衡这个原则，就不会出什么意外问题，表明利用平衡法则可以化危为安。自然正是通过自我的平衡，来实现长久的生、长、化、收、藏，从而生生不息。自然的本义就是自然而然，而非强作，非人为。万物之所以能够实现"自然"，就是因为自然本身就是一种动态的平衡状态。平衡则自然，自然则永生；失衡则违道，违道则灭。老子《道德经》也说："万物负阴而抱阳，冲气以为和。"和者，平也，平衡则和，失衡则乱。人和万物都以阴阳之气的平衡为生生不息之本。故《周易》乾卦有"上九，亢龙有悔。象曰：亢龙有悔，盈不可久也"之论。亢即过，过即失衡。之所以亢龙有悔，就是因为其亢而失衡，失衡则败，故有悔。这种失衡的状态如果不能得到纠正，则事物不可长久，必将灭亡。亢即过，过不仅是过多，生化过头也是亢。故乾卦又说："亢之为言也，知进而不知退，知存而不知亡，知得而不知丧。"所以，自然的本质就是顺应生、长、化、收、藏的规律，在动态平衡中循环。如果出现了失衡，可以采取《周易》谦卦"君子以裒多益寡，称物平施"之法，来进行修复，以重建自然的健康平衡动态。这与《黄帝内经》"五运之政，犹权衡也，高者抑之，下者举之，化者应之，变者复之"的思想是一致的。可见，自然的健康与人类的健康是一致的。

3. "平衡"在社会中的体现

中国传统文化、社会哲学中的"和""中庸""中正"等思想，本质上就是追求一种社会的平衡状态。常言说"以和为贵""和气生财""家和万事兴""政通人和"，都是讲"和"这种平衡稳态的价值和可贵之处。《广韵》释"和"："顺也，谐也，不坚不柔也。"不过、中正为之和；不过坚、不过柔，坚柔适中为之和。要和必须平，非平必偏，故称"平和"。"中庸""中正"重点在"中"，居中则平，中则不偏，不偏则和。可见"中"与"和"是等义的，都是追求一种社会的平衡状态。《说文解字》："庸，用也。"《尔雅·释诂》："常也。"日常处事、用物、交人，都要恰当、适度，过犹不及，欲速则不达，这就是"中庸"。这样才能保持社会的正常运转，国泰民安，达到社会健康发展目的。

二、"权衡"是实现健康的手段

"权衡"的要点主要落实在动词"权"字上。《孟子·梁惠王上》："权，然后知轻重；度，然后知长短。"要知物之轻重，当用秤称之；欲知事之轻重，当以心测之；欲知物之长短，当以尺量之。可见，"权"和"度"都是测量、评估的意思。《论语·尧曰》集解："权，称也。"权即称量，以平为度，非权不知其平。要知道事物是否平衡，必当称而权之。《汉书·律历志》："孔子陈后王之法，曰谨权量。量多少者不失圭撮，权轻重者不失黍絫。"通过权衡、权量，以知轻重得失。"权衡"用于社会学中，与"权谋"同义，都是评估、测量、策划之意。

可见，"权衡"就是通过对事物及其环境进行系统的评估、分析，加以判断，确定当前的形势、事物所处的状态，继而寻找出平衡事物的方法、手段、策略，达到通过"权"以至于"衡"的目的。也就是找出事物的"势"，以便因势利导，以实现平衡稳态。

这种"权衡"的方法，既可以应用到自然学领域，也可以应用到社会学领域。这里主要讨论应用到中医学实践中，就是通过望、闻、问、切、感五诊，结合患者所处的地理环境、时季气候、生活习惯，以及与当前疾病相关的因素，综合分析，求得病势（病机）等。这一系列过程，都属于"权"的过程。只有正确地"权"，才能得出正确的"势"，获得当前疾病的病机，从而为消除疾病、恢复平衡提供正确的治疗指导。最终实现"权"以至"衡"的干预过程，也就是《素问》所谓的"平治于权衡"。体现"权"以至于"衡"的手段，就是辨证论治。正气失衡所致疾病的治疗原则是扶弱至平、抑亢至平、扶弱抑亢；因邪气侵扰所致疾病的治疗原则是"去宛陈莝"，具体的治疗方法是"开鬼门、洁净府""疏涤五脏"等，最终实现"巨气乃平"的健康状态。

三、中医平衡理念的文化土壤

1. 中国自然哲学的衡动观是形成中医平衡理念的基本条件

在不断运动、变化中认知事物、获得新知，是中国传统文化的基本特征。这种文化在中国古代被称为"易"。人们把研究动态变化规律所构建起来的系统的学问称为易学，这就是中国传统自然哲学。不同体系的易学具有其内在的逻辑和认识方法，都从不同角度为中国传统医学注入了发展的动力。认识易学文化，对于深刻地认识中医、理解中医，是必不可少的。中医的平衡思想，就是在永恒的运动中寻求一种平衡与均衡的健康状态。这种医学思想，深刻地融入到了整体观、辨证论治、天人相应等中医基本理论之中。

中国自然哲学的形成，与天体的运行密切相关。中国自然哲学认识自然的方法，是基于天体运行的；中国自然哲学体系的形成，也是基于对天体运动的认识。例如，中国自然哲学对事物的周期性循环运动的认识是基于北极星与北斗七星体系的，四季的寒来暑往，天地气交规律，都是基于北斗七星体系。基于天人相应思想，中华文化也将天体的运行与人体的健康联系起来，认为人是一个小宇宙，它必须与自然大宇宙协调同步，才能够获得健康。中医甚至结合天体运动来认识人体脏腑功能与气机升降规律。例如，升降平衡是中医健康体系重要理论。人体气机左主升、右主降，二者处于动态平衡。为什么人体气机是左升右降呢？因为我们所处的地球是东升西降的。古人论事是面南背北的，左侧向东边，右侧向西边。基于天人相应，人体气机也就左升右降了。同时，东方属木，肝取象于木；西方属金，肺取象于金。这就形成了中医肝升肺降的生理认识，产生了人体脏腑气机升降平衡的理论，并有效地指导着临床实践。因此，理解中国文化中的天体运动规律，对于深刻认识中国自然哲学和中医学，是必不可少的功课。

2. 物灵同源世界观是中医平衡思想体系的载体

运动不是空洞的，运动是事物的运动，运动的本质是事物与其所处环境的相对关系的变化。脱离环境的事物是不可想象的，也是不存在的。物与其所存在的环境，构成了一切运动的主体。孤立地认识事物，所获得的认知必然是机械的、狭隘的和静止的，这种方法深深地根植于现代科学和现代医学方法论中。中华传统文化要求人们在动态中认识事物，在衡动中感知事物，就必然将事物与其环境作为一个整体来认识。事物存在于环境之中，必然与环境发生相互作用，形成相互联系。这种相互作用和相互联系，本质上是相互感知和相互反应，在中国古代朴素唯物主义认识思想中被称为灵。任何事物都是物与灵的统一体。

事物与环境的和谐一致，代表事物与环境相互作用处于协调一致的均衡有序状态，这就是健康状态。事物与环境相互作用失去平衡，均衡有序状态被打破，破则生乱，在人体则发为疾病。可见，在均衡的健康状态，作为"器"的物通常是常量，而容易发生变化的是物与环境之间的相互作用。相应地，中医认为人的健康不仅是人的形体的健全，更重要的是人的灵态即精神、心理、思维等的健康。衡医的根本任务，就是维护特定环境中人处于"形与神俱"的动态平衡状态。

3. 基于象的类比与思辨是中医平衡思想体系的基本特征

"象"是事物显示于外的表征，是事物被外界感知的桥梁。中国传统文化是基于"象"来认识事物的。"象"所包涵的信息，不仅仅是事物自身，更重要的是它包涵了事物与环境之间的相互关系，动态地反映事物与环境之间的相互作用。中医学中的"辨证"，其实质是辨"象"，通过对"象"的类比，来认识疾病，来获取疾病所处的"势"，即通过辨证来获得病机。这种类比是具有思辨性的，它必须通过主体对客体（象）的提取和加工。主体对客体的认知，是建立在已有的知识基础之上的。不同的主体，其知识背景、认知习惯、认识事物时所取的角度都会有所不同，这就导致见仁见智的现象。但这些有差别的认识，都是对事物的客观反映。对同一个病人，不同的中医对其辨证和治疗的方法都会有所不同，但他们的治疗都会使病人康复，恢复患者身体的平衡。这就是中医基于象类比的思辨体系（辨证论治）的魅力所在。

4. 感与反是维护人体健康的动力

自然世界的井然有序，包括天空寰宇、地球万物，也包括人类的永续繁衍，或者人体的健康维护，都是通过感与反（返）的法则来实现的。感，包括主体的感知和客体的感应。感而知之是主体自我维护的前提，客体感而应之是实现万物有序的基本条件。万事万物都具有感知与感应的本能。事物对立的双方相互感知和感应，维护着体系的稳态与均衡。当均衡受到破坏，对立双方都因感而知、因感而应，进而通过"反（返）"来重回均衡或平衡，从而实现新的稳态。物极必反（返）是感与反法则的一种体现，也是事物继续存在的原因。物极则反，事物持续；物极不反，则体系破解，事物消亡。

人体的健康本质上是对立的双方（如正、邪双方）的一种动态的平衡，这种动态平衡构成一种稳态，也就是人们常说的健康状态。当稳态受损，均势出现偏向，或者说阴阳失衡，则表现为疾病状态。当阴阳相感，阴返于阳，阳返于阴，则阴中有阳，阳中有阴，均衡重建，健康恢复。可见，身体是否健康，关键在于感的力量、返的行为。阴阳双方感而能知、感而能应，能应则返，是维持健康和恢复健康状态的基本条件。如阴阳双方不能感知感应，阴阳自行其道，终将致阴阳分离，生命终止。

第二节　中国自然哲学和中医学

引言：中国自然哲学是中医学产生的基础，也是中医学发展的土壤。中医学与中国自然哲学一脉相承。要正确理解中医学的原理，就必须知道中医学的起源、存在的依据，这就必须从中国传统自然哲学的起源中去寻找。中国自然哲学的起源，就是中医学基本思想的起源；中国自然哲学的不断丰富，推动着中医学思想体系的不断丰富。中医学是中国自然哲学体系下建立起来的自然科学，它充分融入了中国自然哲学的三大特征——自然、变化、平衡。本节系统阐述中国自然哲学的基本内容，基于中国自然哲学自然观阐述中医学顺应自然的健康观；通过分析易学特征来阐述中医学的动态观；基于易学本源探讨中医学的平衡观。从而在文化根基的层面，深度地认识中医学的中国自然哲学特性。内容包括中国自然哲学的起源，中国自然哲学的载体——易及其本源，数字易（洛书、河图）与符号易（伏羲五爻卦、先天八卦、后天八卦），《古三坟》与易的关系，道与德及二者间的内在逻辑关系。还将论述在中国自然哲学体系下必然发展出中医的内在逻辑。发展中医必须要弘扬中国自然哲学根基。中医是基于中国自然哲学的自然科学。

一、中国自然哲学决定中医学的平衡观

中国自然哲学，对中华文化传承有重要作用，至今仍然保留完整的中国古代自然哲学的基本思想和架构。赵载光先生在其著作《中国古代自然哲学与科学思想》中提出"中国古代自然哲学是中国古代文化的基础，它决定了中国古代文化的个性特征"，恰当地定位了中国自然哲学的价值。

从哲学聚焦的问题来区别，一般可以将哲学体系分为自然哲学、社会哲学、人生哲学。不难理解，回答社会行为规范是什么的哲学，就是社会哲学。在我国，最正统的规范人们行为的莫过于以孔圣人为代表的儒家思想，宋明理学大多也属于社会哲学的范畴，君君臣臣、父父子子、三纲五常等。春秋战国诸子百家，如墨家、法家、兵家等，根据其讨论的基本内容，都可归入社会哲学的范畴。对人生的意义进行探索和思考，就是人生哲学。王阳明心学，无疑是最具代表性的人生哲学。社会哲学中的许多内容，也与人生哲学相互交叉。因为规范人们的行为，必须涉及人这个主体，这就让社会哲学与人生哲学难以有鲜明的界限。孔圣人思想虽然主要可归入社会哲学，但涉及人生哲学的内容也非常丰富，可以认为是人生哲学的集大成者。

同理，回答自然的一切的哲学，那就是自然哲学。如何理解"自然的一切"？这确实很难概括，因为"自然的一切"就是一个最全面的概括。为了便于理解，如果非要列举的话，例如我们和我们周围的一切的最初状态是什么？是怎么来的？什么是物质（中国传统称"器"）？器是由什么构

成的？什么是阴阳？什么是五行？什么是山？什么是水？什么是风？什么是太阳？什么是阳光？它们各自的特点是什么？它们的存在状态是什么？规律是什么？它们之间相互作用是什么？它们之间的同象或异象是什么？一年四季为什么周而复始？时间为什么一往无前？时间有起点吗？空间有边缘吗？一天为什么要分十二个时辰（或 24 小时）？为什么春天万物生发、燕子归来？为什么太阳冬暖夏热？物质为什么有不同的形态？这些各别的形态有什么关系？风和阳光是客观存在吗？你看见风或阳光了吗？它是什么形态？诸如此类。显然，对这些问题，社会哲学是不会来研究的。这些问题只能由自然哲学来研究。

中医学属于中国自然哲学的范畴，是中国自然哲学的延伸，客观又具有思辨性地研究人的产生及生、老、病、死，并把人的产生及生、老、病、死深度地融合到中国自然哲学体系之中。如，阴阳是中国自然哲学对事物对立统一的两方面的认识。物件中空者为阳，中实者为阴。日常生活中，中空物件常用来盛装东西，如酒壶可以用来盛酒。一般酒不会装得过满，因为过满则溢，且不便于用来分酒倒酒以发挥其作用。装入酒壶中的酒，与能倒出来的酒是等量的，出入是平衡的。中实的物件，如榔槌，则没有空间来盛东西，其自身总是百分之百满满的。引申到人体，则体表为阳，体内为阴；人体上部为阳，下部为阴；再到人体器官，中空器官为阳（通常为腑），实体器官为阴（通常为脏）。中空的腑如胃肠，可以盛物、传物，就类似于酒壶。故《素问·五藏别论》说："六府者，传化物而不藏，故实而不能满也。"说明了作为阳的腑的功能和特性：盛物、传物，并且其盛物与传物总是处于动态平衡的。中实的脏则既不能用来盛物，也不能用来传物，就类似于榔槌，故《素问·五藏别论》又说："所谓五脏者，藏精气而不泻也，故满而不能实。"说明了脏的功能和特性是藏而不能泻。

虽然我们没有真正看到风，但我们知道吹风了，风来了；虽然我们没有看到阳光，但我们知道是否有阳光照射。同理，中医学的气也是看不到、摸不着的，但我们却能知道它的存亡与盛衰，也能对人体不同组织器官的气进行认识和区分，掌握不同器官气的功能，判断气的升降、出入是否平衡。《素问·五运行大论》："阴阳之升降，寒暑彰其兆。"中医学也是借用中国自然哲学的循兆推因的方法，来对人体生理病理进行认识的。气升为阳，气降为阴，气之升降平衡，就是阴阳平衡；气出为阳，气入为阴，气出气入平衡，则是另一对阴阳的平衡。《素问·六微旨大论》："出入废，则神机化灭；升降息，则气立孤危。"又说："气之升降，天地之更用也。"指出人与自然一样，都必须维护阴阳的动态平衡，才能不断在变化中发展，即所谓"高下相召，升降相因，而变作矣"的道理。

可见，中医学的基本原理根植于中国自然哲学，自然在动态平衡中存续，人体也在动态的阴阳平衡中获得健康。

二、中国自然哲学决定中医学的自然观

中国的自然哲学，与现代科学框架下的"自然哲学"是不完全相同的。认识中国自然哲学的自然观，可以首先从"自"与"然"的本意中来探索。

《说文解字》："自（自），鼻也。象鼻形。凡自之属皆从自。"提示"自"字的起源是象征一种宗教式的崇拜的存在（理由参"象"，见本章第四节）。《周易》需卦："自我致寇，敬慎不败也。"《周易》乾卦《象》曰："天行健，君子以自强不息。"这里的"自"是自我，是意志发出者本身。《道德经》第二十四章"企者不立，跨者不行，自见者不明，自是者不彰"，第二十二章"不自见，故明；不自是，故彰；不自伐，故有功；不自矜，故长；夫唯不争，故天下莫能与之争"，其中的"自"全部是指"自我"——行为的主体。

然，《说文解字》："烧也。"《孟子》："若火之始然。"

结合"自""然"两字原意，可以看出中华古人类对火的神一般的崇拜，这是中华古人类适应大自然、顺应自然规律的结果。这种对火的高度崇拜，使当时的人们认为火就是大自然规律的主宰者和体现者，即自然而然的代表。对"火"的这种崇拜本身的自觉性，慢慢演化为自然而然的含意。如《康熙字典》"自然，无勉强也"，字面即自然而然的样子。这即是我们今天所谓"自然"的基本含义。

中国自然哲学就是自然而然的哲学，顺应自然是中国自然哲学的精神，也是事物生生不息的根本。《道德经》第二十五章："有物混成，先天地生。寂兮寥兮，独立而不改，周行而不殆，可以为天地母。吾不知其名，强字之曰道，强为之名曰大。大曰逝，逝曰远，远曰反。故道大，天大，地大，人

亦大。域中有四大，而人居其一焉。人法地，地法天，天法道，道法自然。"本条中的"道法自然"，是大家熟悉并常常念之于口的名言，也是中国自然哲学的核心精神。对于其中的"自然"二字，普遍的认识是大自然或自然界，也就是和西方的"nature"等同起来。但综观全章，它论述的是天地寰宇的起源。在天地产生之前的状态是"混成"。这种"混成"的状态，独立运行不止，是天地产生的基础，勉强给它一个字叫"道"，"道"遵循着大、逝、远、反的规律，与天、地、人皆同。从全章中可以看出，"自然"是"道"产生以前的状态，这时尚无天、无地，也无人。天地都还没有，哪来的物质的自然界或大自然？可见，"道法自然"中的自然，决非大自然，而是自然而然、天然、非强作强为的意思，是一种存在状态，而不是指实体。"自然"包含了天、地、人、道四要素。再看《道德经》第五十一章"道之尊，德之贵，夫莫之命而常自然"，就更明白地表述了"道"与"德"的最根本特征是"莫之命而常自然"，即不受任何影响而自然而然。《道德经》中的天地生成论，与《古三坟》一脉相承，天地生于自然，自然产生寒、暑、湿、燥、风，万物遵循生、长、化、收、藏的自然规律，并遵循着亢、害、承、制的相互关系。生而能长才能发展，如生而不长反而藏则为害，这就是"生藏并"的道理。《道德经》第十七章："功成事遂，百姓皆谓我自然。"认为事物的蓬勃发展，是遵循自然规律的结果。这些"自然"二字，都是自然而然、理所当然的意思了。因此，中国自然哲学中的"自然"是自然而然。中国的自然哲学是自然而然的哲学。

中国文化中的"自然"与西方所谓"nature"是有本质不同的，但也包含了"nature"所代表的大自然或自然界。在先秦以前的老子、孔子及以前的时代，"自然"二字，无论作为一个词，还是作为单字，都不是表现代所称大自然、自然界的意义。"道法自然"并不是道法大自然，而是道法自然而然。但是，上述《道德经》中明确指出道或大或寰宇的出现，也是自然而然的。因此，道法自然中的自然而然，当然也包括了大自然或自然界，它所表的不是自然物（或器），而是表自然界的属性，即《道德经》中的"德"。《道德经》第二十三章又说："希言自然，故飘风不终朝，骤雨不终日，孰为此者？天地。"这就是用举例的方式，说明了大自然中的自然现象，它也是自然而然的，就像吹风下雨一样。接着又说："天地尚不能久，而况于人乎？故从事于道者，同于道。"说明顺应自然规律，它是不随人的意志而改变的，因此不可能事事圆满如意；大自然也要遵从自然规律，必须顺应自然而然。

如果把先秦以前的哲学思想作为中国哲学的基调，那么中国的自然哲学就是自然而然的哲学，既包含了现代西方自然（nature）哲学的范畴，同时也超出了西方自然哲学范畴。西方的自然哲学是以物为前提的自然哲学，而中国传统自然哲学还包括了规律的自然而然属性。

归纳起来，中国哲学中的"自然"从概念上可以先分为两个层次，第一个层次是物自然，第二个层次是规律自然。物自然是指物存在及其状态的自然，不但包括可见物自然，即狭义的物自然，涵盖了一般所说的大自然、自然界，即 nature。人的存在也是一种物自然，人是自然物的组成部分。同时物自然也涵盖了不可见物的自然存在。如氧气、能量，以及一切微观肉眼不可见物世界，如电子、夸克等。此外，还包含与物共存的现象，如量子现象、波、波粒二象性等。规律自然，是说自然规律的自然性。所有的存在都有其自然规律。一种自然规律，必有其自然而然特性，这种规律就不受任何生命体的主宰。任何生命体，包括人类，原则上只能顺应自然规律。只有顺应自然规律，生命体才能满足本身的存在、发展和其他一切需求。中医学中的"自然"多指这个意义上的自然。这种自然，是一种自然平衡的自然，是人类实现健康长寿的根本。

自然就是存在，自然的存在就是一种动态的平衡。只有动态的平衡，才能维护理想的"五化均衡"健康状态。世上没有绝对的一成不变的平衡，只有在动态中不断回归的动态平衡。回归动态平衡的过程，就是追求实现健康的运动过程；健康的状态，就是不断回归平衡的状态。判断人体是否健康，都要通过"权"来评估是否达到了"衡"的状态。只有通过"权衡"，不断地向平衡回归，实现动态的平衡状态，也就是"从于道"，才能生生不息。一个自然的人，必须遵从自然规律，遵循大、逝、远、反或生、老、病、死的法则。人之生的长短，人之老的快慢，人之病的轻重，人之死的苦乐，都取决于是否"遵道而行"。只有"从事于道者"，才能"同于道"。《素问·上古天真论》就根据"从于道"的程度不同，将人分为真人、至人、圣人、贤人四类。其中，"有真人者，提挈天地，把握阴阳，呼吸精气，独立守神，肌肉若一，故能寿敝天地，无有终时，此其道生"，认为真人之所以能"寿敝天地"而"无有终时"，是由于他们因道而生，生而为道，呼吸精气则不会有五谷之偏，独立守神则不会有性情之乱，与天地自然浑然一体。"至人者，淳德全道，和于阴阳，调于四时，去世离俗，积精全神，游行天地之间，视听八达之外，此盖益其寿命而强者也，亦归于真人"，认为能因时而养生，不受世俗的影响，做到"淳德全道"，就能"益其寿命"而为至人；养生做得特别好的至人，虽不能"无有终时"，但可足够长寿，也可"归于真人"。圣人能做的是"处天地之和，从八风之理，适嗜欲于世俗之间。无恚嗔之心，行不欲离于世，被服章，举不欲观于俗，外不劳形于事，内无思想之患，以恬愉为务，以自得为功，形体不敝，精神不散"。他不能如真人吸精守神而与天地同一，也不能如至人"淳德全道"，但还可以"处天地之和，从八风之理"，故"亦可以百数"而为圣人。而贤人只能"法则天地，象似日月，辨列星辰，逆从阴阳，分别四时"，这些仅是"从上古合同于道"，而不是像真人、至人、圣人一样，把自己融于道中，故最终也只可达到"亦可使益寿而有极时"。可见，健康之道，就是顺应自然。懂得顺自然而养生全形，才能"德施周普，五化均衡"，实现阴平阳秘的健康状态。

三、中国自然哲学的特征决定了中医学的衡动观

中国自然哲学的基本特征是恒动，中国古人称之为"易"。研究"易"的学说是中国自然哲学的核心。从"易"字本意可以领悟易学精神，它不仅是一种恒动，还是与平衡共存的恒动，是推动事物生生不息、在动态平衡中发展的恒动。从"易"字的演化中，可以看出中国古人把自然哲学称为"易"的道理。

甲骨文及金文是用来象征用匜（相当于水瓢）舀水倾注之形，此引申出变易、变化、交易之意。在当时条件下，酒对于人们抗饥抗寒、争取生存能力至关重要。用匜可以将酒公平地分给大家。因此，"易"字又有公正、平均、平等、平衡、对等交易等含义。《尔雅·释诂》："平、均、夷、弟，易也。"古人坐井观天，通过用符号（后来的素数、卦爻）来记录天象一年四季不同的变化，这种变化用日常生活中人们最容易理解的方式来称呼无疑是最佳选择，这就为选择" "来表达自然变易提供了基本的前提。与人们日常生产、生活关系最为密切的自然变化，莫过于日月的变化。这为用

古"∜"字来表天象变化，演化到以日月象征天象（自然）变化构成了条件。可以说易学是中国自然哲学的代表，易学的精神是变化和平衡。

易学，就是研究易的学问，形成一个体系，人们就把它称为易经。所以易经就是易学研究的对象，包括数字易、符号易及易理文述。我们通常所说的易经，是不能加"《》"的，因为世上根本没有《易经》这部书。研究易学，主要是学习其易学精神。关于古代易学精神，可以从老子、孔子的书中去寻找。我们看到以书的形式展现出来的关于易学的东西，目前大家看到的是《周易》，属于符号易。《周易》不等于易经。《周易》是孔圣人根据他自己对易的理解，基于他自己的认识所完成，这当中可能还穿插着其传人（继承者或传播者）的一些思想。孔圣人主要从社会学角度去认识、理解易理，而易学中最根本的是关于自然哲学的内容。中医是应用中国自然哲学的自然科学，其研究对象围绕人来展开，涉及天象、地象、物象，这在以反映孔子思想为主的《周易》中，虽涉及不多，但其理可参。而更多的易学精神，则可以从老子《道德经》中去体会和领悟。此外，《诗经》也含有时代的文化精神，易学思想在不同的诗句中也有零星的体现。在这些古文献之前，传说中还有《三坟》《五典》《八索》《九丘》。《左传·昭公十二年》记载，楚左史倚相因"能读《三坟》《五典》《八索》《九丘》"而闻名于朝。可见先秦时期对以上书籍的重视。《尚书·序》称："伏牺（羲）、神农、黄帝之书，谓之《三坟》，言大道也。"这里所谓"大道"，与老子的道是完全一致的，"大"与"道"是指同一个东西。"少昊、颛顼、高辛、唐（尧）、虞（舜）之书，谓之《五典》，言常道也。"所谓"常道"就是与人们生产、生活密切相关的道，或涉及一些具体的内容。"至于夏、商、周之书，虽设教不伦，雅诰奥义，其归一揆。是故历代宝之，以为大训。八卦之说，谓之《八索》，求其义也。""求其义"就是解释道，用八卦易理的无穷变化来解释、分析道。此进一步表明，当时的研究已经进入到自然哲学的"德"的层次。"九州之志，谓之《九丘》；丘，聚也，言九州所有，土地所生，风气所宜，皆聚此书也。"从中可以看出《九丘》的内容更加接近人们生活。表明中国传统的自然哲学已经基本成熟，已经构成了从自然的来源、演化、特性，到应用，全面展开，易学精神——平衡中的运动，得到广泛的应用，深入到了日常生活的各个方面，也成为了人们的行为准则。

一般认为《黄帝内经》也属于先秦文献，它将易学精神与人体健康结合起来，形成了中国特有的自然学科——中医学。《黄帝内经》所定义的中医学，是衡动的自然科学。《素问·阴阳应象大论》说："故天有精，地有形；天有八纪，地有五里，故能为万物之父母。清阳上天，浊阴归地，是故天地之动静，神明为之纲纪，故能以生、长、收、藏，终而复始。惟贤人上配天以养头，下象地以养足，中傍人事以养五藏。"这里用比象的方法，以天地之变化，来说明人体的变化。清阳升天，浊阴归地，清阳与浊阴在升与降中维持动态平衡，这就是自然规律，是万事万物生、长、收、藏周而复始的长盛不衰的根本原因。

事物都有对立面的存在，都具有阴阳属性。有动就有静，动静是相对的。平衡是相对的，不平衡是常态。对立的双方总是在不停地向着对立面运动。事物一旦进入平衡状态，运动的双方立即就会再次打破平衡，从而为下一次回归平衡提供动力。这种动态的平衡，本质上是阴阳的转化。所以《素问·阴阳别论》说"去者为阴，至者为阳；静者为阴，动者为阳"，动态的平衡，就是"去"与"至"的平衡，也是"动"与"静"的交互。象之于人体，这种"动"与"静"的交互，与人体健康密切相关。通过对"动"与"静"的观测，就可以判断人体健康状态，分析疾病之所在。所以，《素问·脉要精微论》说："切脉动静，而视精明，察五色，观五藏有余不足，六腑强弱，形之盛衰。以此参伍，决死生之分。"

天有阴阳生六气，地有阴阳生五行。六气应天，动而不息；五行应地，静而守位。动而不息，则阳生阴长；静而守位，则阳杀阴藏。藏则生，生必长，长即化，化尽即收，收尽则藏，周而复始，动静相依，阴阳相随，其势实则象天。故《素问·天元纪大论》说"寒暑燥湿风火，天之阴阳也，三阴三阳上奉之。木火土金水火，地之阴阳也，生长化收藏下应之。天以阳生阴长，地以阳杀阴藏"；又说"故阳中有阴，阴中有阳。所以欲知天地之阴阳者，应天之气，动而不息，故五岁而右迁；应地之气，静而守位，故六期而环会"。无论天地，都是动与静的结合，才能变化无穷；都是阴与阳的交互，才能气象万千，即所谓"动静相召，上下相临，阴阳相错，而变由生也"。

人生于天地之间，必应天地之动而存，在衡动中获得阴阳平衡。《素问·至真要大论》说："夫气之生，与其化衰盛异也。寒暑温凉盛衰之用，其在四维。故阳之动，始于温，盛于暑；阴之动，始于清，盛于寒。春夏秋冬，各差其分。"可见，人之阴阳互动，与自然的变化必须相应，天动则人动。天地阴阳之变化，人必应之；四时气候之交替，人必候之。故该篇又说："彼春之暖，为夏之暑；彼秋之忿，为冬之怒。谨按四维，斥候皆归。"阴阳平衡为人生之本，而以阳气为生命之源，阳动在维持阴阳互动中占主导作用。《素问·方盛衰论》："阴阳交并者，阳气先至，阴气后至。是以圣人持诊之道，先后阴阳而持之。"阳气之动，如何主导阴阳平衡？《素问·六元正纪大论》说："动复则静，阳极反阴。"这就是说，阳动是为了实现静，这种静是运动中的静，静为动之极。静则生阴，从而实现阴阳的平衡。由于阴阳对立的属性，这种平衡一旦形成，对立双方立即就会因对立而打破平衡，进入另一次阴阳的相对运动。可见，阴阳的平衡运动是以阳为主导的。

四、中国自然哲学原始方法决定中医学思维逻辑

　　需求生智慧，智慧增知识。古人要更好地生存，就必须认识自然、掌握基本的自然规律。与人类生存繁衍关系最为密切的自然变化，莫过于四时寒暑的交替。冬夏寒暑两重天。不识寒冬可能被冻亡；春生秋收为获得食物的关键时节，不识春秋则可能被饿死。生存危机迫使古人积极寻求认识自然、主动适应自然的方法。

　　"格物致知"和"坐井观天"是中华古代人类追求认识自然规律的最基本方法。《礼记·大学》："致知在格物，物格而后知至。"《原道》："坐井观天，曰天小者，非天小也。"《周易·系辞上传》："易与天地准，故能弥纶天地之道。仰以观于天文，俯以察于地理，是故知幽明之故。"认为易来源于以格物之法仰观天文俯察地理。甘肃大地湾遗址出土的8000年前陶片上的五爻符号和陕西省淳化县石桥镇出土的西周陶罐上的十一组五爻六行（háng）卦形图，表明早在数千年前的伏羲时代，人们就开始了"坐井观天"的认识自然规律的历程。智者（传说为伏羲）用两手食指和中指横竖交叉，呈90度搭成一个"井"字格的"天井"（如图1-1），智者面

南背北坐于自构的"天井"之下，以北斗天盘为背景，用"井"字格的中孔锁定北极星，观察和判断北斗七星运行轨迹和方位，以判断四方四时变化（参图1-2）；围绕井字格的中孔有四边，所以我们以"四方"来指代周边全体；周边有八格，所以又称"四面八方"。《周易·离》："明两作，离。大人以继明照于四方。"《周易·姤》："天下有风，姤。后以施命诰四方。"其中的"四方"都是指代全体、四面八方的意思。四面八方，用之常常，但它却包含深刻的中国传统文化的哲学逻辑。四面两两相对，左为阳、右为阴；上为阳、下为阴，包含了事物最基本的特性——任何事物都是对立面的存在；而且必须处于阴阳平衡，才能成为自然的存在。这种思想，在河图、洛书中得到了充分的体现。随着对大千世界认识的深入，"四"方已经不足以刻画事物的特性，古人再对"井"字格周边每格赋予特定的意义，并以符号代之，就形成了早期的数字易。然后，又逐渐将以数表意过渡到以象表意，发展成为了八卦。这种思维方式，奠定了中国古人"聚类识物"的方法学，在中医学中就是"聚类比象"，进而发展为"辨证论治"。以"井"字格观地则以中原为中宫，将"天下"划分为九州，这就是将此种认识事物的方法应用于实践的一个实例。古人更是智慧地通过北斗星系统将四方四时有机地结合起来，指导着人们的生产生活和健康维护。

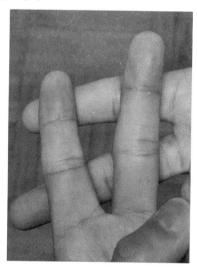

图1-1 坐井格物手势图

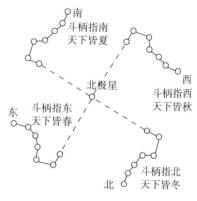

图1-2 观北斗识四季

北斗七星在中医古籍中又称为七曜、七星、北斗、帝车等，属于紫微垣的一个星官，是北半球天空的重要星象，由天枢、天璇、天玑、天权四星构成斗体，玉衡、开阳、摇光（又作瑶光）三星组成斗柄。其中玉衡星最亮，接近一等星；天权星最暗，属三等星。其他五颗星为二等星。北斗七星在一年中的不同季节、夜晚的不同时间，会出现于北半球天空的不同方位。古人在寅卯之交观察斗柄所指的方向，以判断四季的变化。《鹖冠子》记载："斗柄指东，天下皆春，五行属木，故为震；斗柄指南，天下皆夏，五行属火，故为离；斗柄指西，天下皆秋，五行属金，故为兑；斗柄指北，天下皆冬，五行属水，故为坎。"这就将五行、八卦与日常生活的方位、气象变化结合起来了。而且，在北斗星系统上，既可以通过方位来确定季节气候、卦数，也可以根据季节来确定方位，大大提高了人类认识自然、获得健康先机的能力。所以《天象列星图》说："北斗七星，近紫微宫南，在太微北。是谓帝车，以主号令，运乎中央，而临制四方，建四时，均五行，移节度，定诸纪，皆系于北斗。"《史记·天官书》也说："斗为帝车，运于中央，临制四方，分阴阳，建四时，均五行，移节度，定诸纪，皆系于斗。"将阴阳、五行、时令等都涵盖其中。在《素问·天元纪大论》也说："太虚寥廓，肇基化元，万物资始，五运终天，布气真灵，揔统坤元，九星悬朗，七曜周旋，曰阴曰阳，曰柔曰刚，幽显既位，寒暑弛张，生生化化，品物咸章。"指出万物资始于广阔无垠的天空，靠五星运行所布散的真灵之气来滋养宇宙万物，靠北斗七星系统及九宫星系统调控的阴阳变化，一年四季，寒来暑往，因时而至，万物因之生化无穷，生机无限。表明五星与北斗七星所规范的阴阳运动变化规律，因时而至，周而复始，是自然万物生化不息的根本。

《素问·五运行大论》说："天地动静，五行迁复，虽鬼臾区其上候而已，犹不能遍明。夫变化之用，天垂象，地成形，七曜纬虚，五行丽地。地者，所以载生成之形类也。虚者，所以列应天之精气也。形精之动，犹根本之与枝叶也，仰观其象，虽远可知也。"指出大地依天所垂之象生成万物，七星遵道而行于虚空，掌握四季阴阳变换，五行按章而循，使草木茂盛，大地充满生机。可见，北斗七星在中华古人的生产生活中具有不可或缺的作用。这种四季斗柄的变化，实际上是反映了地球南北轴始终指向北斗星，从而产生"轴向固倾"，形成黄赤交角的特点。四季气候的变易，就是对这一特点的反映。

中国哲学基于"井"字格观测北斗所构建起来的认识自然的方法，是一个动态平衡的稳态体系，一个"井"字格便能分清东南西北、四面八方、八卦方位。连续成片的"井"字格就能准确地划分出整个自然世界的方位。人们也可以用"坐井观天"的方法来确定方位、分别阴阳、建立管理国家的制度、平衡五行，从而为人类的生产生活、健康维护提供指导。古人用这种方法来观察北斗七星及日月星辰的运行变化规律，以掌握四时季节的变换。基于天人相应的观念，进而引申到人体，形成解释人体病理生理的基础。南北寒暖相因、水火既济，东西升降相因、生杀互济，均与阴阳平衡相符。四方四时，各占 90 度，北斗依序而行，周而复始，始终维持东与西、南与北的均势，以至于能长久。象之于人，也应当寒暖相须、升降相持，始终在对立运动中维持平衡，从而获得生机与健康。

把这种具有优良平衡性能的"四方"思维，应用到对人们生活具有指导意义，有利于人类生存繁衍的领域，莫过于利用北斗星系来判断四方四时气候变化。它一方面可以指导人们掌握寒暑的变换，减少疾病的发生，另一方面，又有利于指导人们的生产活动，以获得更丰富的食物。如《素问·阴阳应象大论》有"天有四时五行，以生长收藏，以生寒暑燥湿风""喜怒伤气，寒暑伤形"。古人通过北斗星系统，将四方四时结合起来，从而提高人们认识自然、利用自然的能力，以获得更佳的生活状态、更多的生存机会，这不能不说是一个伟大的创举！如果早期人类没有这个识别四时寒暑的能力，将会导致人体"寒暑过度"，从而打破寒、暑这一对对立双方在人的生命活动中的动态平衡，以至于"生乃不固"。

这种独特的认识事物的方法，既广泛地应用于认识自然，也广泛地应用于健康的维护，这就形成了中国特有的"医哲一家"的现象，中医学就是中国自然哲学的一个小体系；中国自然哲学的思想，就是中医学的思想。如《道德经》第四十五章："静胜躁，寒胜热。清静为天下正。"中医也正是应用"寒胜热"这一哲学思想，以寒来治疗热性疾病的；对于心情躁烦的病人，中医治疗要求病人恬淡虚无、静养身心，也是"静胜躁"哲学思想的应用。《灵枢·阴阳系日月》："黄帝曰：余闻天为阳，地为阴；日为阳，月为阴，其合之于人奈何？岐伯曰：腰以上为天，腰以下为地，故天为阳，地为阴。"这也是直接将天地阴阳类比到人体，体现了"人是一个小宇宙"的观念。因此，学习、掌握天地的自然规律，可以增加对人类自身健康的认识。宇宙天地如何取得平衡和谐，人类就要如何生活，以获得健康和生命不息。《灵枢·阴阳系日月》又说："寅者，正月之生阳也，主左足之少阳；未者，六月，主右足之少阳；卯者，二月，主左足之太阳；午者，五月，主右足之太阳；辰者，三月，主左足之阳明；巳者，四月，主右足之阳明，此两阳合于前，故曰阳明；申者，七月之生阴也，主右足之少阴；丑者，十二月，主左足之少阴；酉者，八月，主右足之太阴；子者，十一月，主左足之太阴；戌者，九月，主右足之厥阴；亥者，十月，主左足之厥阴，此两阴交尽，故曰厥阴。"这就将"坐井观天"所获得的知识，进行了进一步的深化、推演，以至于与人体的经络建立起了联系。经络是气血之通道。要维护气血的正常运动，就可以通过应用北斗系统所建立起来的四方四时健康法则来维护。如《素问·四气调神大论》："夫四时阴阳者，万物之根本也。所以圣人春夏养阳，秋冬养阴……"在《素问·五运行大论》中，甚至将四方四时与人体脏腑组织的生理病理联系起来，使得中医对人体病理生理的认识，先天就富有中国自然哲学的特征，遵循阴阳的动态平衡。

五、易经自然哲学体系对中医学的影响

易经自然哲学体系包括数字易、符号易、易理文述。数字易有河图、洛书，重点体现了中国自然哲学的阴阳平衡思想；符号易有五符易、二符三爻易（八卦），重点反映了中国自然哲学的辩证法思想和类象思辩特点；易理文述主要是早期的《古三坟》，以及后来用于解释易理的书籍，对中医基本理论的形成和发展具有重要意义。

1. 数字易中的阴阳平衡

数字易的起源无证可考。河图、洛书是古代数字易之集大成者。一般认为河图为体，洛书为用；河图主常，洛书主变；河图重合，洛书重分；方圆相藏，阴阳相抱，相互为用。太极、八卦、六甲、九星、风水等，均可能源于此。

（1）洛书的动态平衡：洛书（图1-3）是以北极北斗为定位星，斗柄所指的九个方位上最明亮的星为标志，其数目方位都与洛书完全一致。《说卦

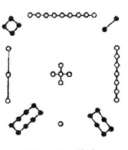

图1-3 洛书

传》后天八卦排列源于洛书：帝出乎震（数3），齐乎巽（数4），相见乎离（数9），致役乎坤（数2），说言乎兑（数7），战乎乾（数6），劳乎坎（数1），成言乎艮（数8）。洛书中数字与五行天干的关系：三甲木，八乙木，七丙火，二丁火，五戊土、己土，九庚金，四辛金，一壬水，六癸水。有人推测，古人用手指"井"字格观测天象，不断总结与数理形成联系，而形成了洛书。洛书的形成，反映了丰富的中华民族智慧，是中国自然哲学思想之集成。

首先，洛书反映了任何事物都负阴而抱阳，但事物的发生发展由阳来主导。图中四方阴阳相间，两阴之中有阳，两阳之中有阴，寓独阴不生、孤阳不长，阴阳互根互用的思想。《道德经》"万物负阴而抱阳，冲气以为和"，《黄帝内经》所谓"阴平阳秘"，都是这个思想。洛书之中数5为阳，纵横主轴均为阳，反映事物的发展由属阳的一方来主导，这与《黄帝内经》"凡阴阳之要，阳密乃固"的思想异曲同功。

其次，洛书反映了四方四候阴阳的变化。南方温热，主夏，故阳多阴少；北方寒冷，主冬，故阳少阴多；东、西方为由热变寒或由寒变热的过度。由南向北为阳极生阴，在气象上则由热变寒，万物随阳降阴生而转入潜藏；由北向南为阴尽阳生，在气象上则由寒变暖，万物因阳升而勃发。这就是以阴阳的相互生化来揭示四季气象与物象的变化，这些变化是阴阳动态平衡的反映。《素问·四气调神大论》："夫四时阴阳者，万物之根本也。所以圣人春夏养阳，秋冬养阴，以从其根，故与万物沉浮于生长之门。"

再次，洛书深刻地反映了中国自然哲学的动态平衡思想。这种动态平衡是有序的动态平衡。图中任何直线相连的三个数之和都等于15；任何对立位的两数之和都等于10。其中15为阳，10为阴，体现阴阳互根的动态平衡。图中三纵的三组数，取任何的连续位数，如4、3、8，或43、38、84，或438、384、843，或4384、3843、8438等，其他两纵同此取数。把这些相同方法形成的三个数，无论进行何种相同的运算，如取和、取任何幂次、任何次开方、排列组合、阶乘、对数等，三纵数运算结果相加所得的结果都是相等的。更绝的是，三横数具有与三纵数一样的神奇性质！洛书九宫图用行列式的方法计算，可以得到一个周天数360，与黄道一周天相呼应。这正好反映了中国自然哲学的两个精神——变化、平衡。

自然的本质就是永恒的持续变化，其本质是阴阳的互根互用、相互转化。变则化，化则生。变化是万事万物之所以产生和存在的前提。但变化不能是无序的，它必须平衡、有序，符合一定的规律，保持均衡、对等。也只有这种均衡持续的变化才能恒存不灭。这种思想，深刻地诠释了《黄帝内经》"从阴阳则生，逆之则死；从之则治，逆之则乱"的思想，并用以指导对疾病认识。所以《素问·金匮真言论》说："为冬病在阴，夏病在阳，春病在阴，秋病在阳。"

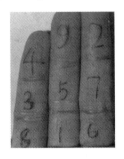

图 1-4　掌上洛书

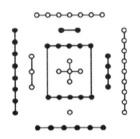

图 1-5　河图

（2）河图思想奠定中医理论体系特征：河图（图 1-5）本是星河之图，根据天上五星出没时节而绘成，蕴含了深奥的宇宙星象密码，被誉为"宇宙魔方"。其用为地理，故在天为象，在地成形。在天为象乃三垣二十八宿，在地成形则东青龙、西白虎、南朱雀、北玄武、中明堂。五星依据与太阳的距离由近及远为水星、金星、火星、木星、土星。五行运行，以二十八宿为区划，由于它的轨道距日道不远，古人用以纪日。五星按木火土金水的顺序，相继于春、夏、长夏、秋、冬季出现于北极天空，每星各行 72 天，五星合周天 360 度。河图以数变为道，以所蕴含的不同象的阴阳运动变化规律为德，对中医学理论框架体系的形成产生了指导作用。《黄帝内经》基于天人相应的思想，将五星二十八宿理论，用于指导对人体生理的认识。如《灵枢·卫气行》论卫气的运行和功能："黄帝问于岐伯曰：愿闻卫气之行，出入之合，何如？岐伯曰：岁有十二月，日有十二辰，子午为经，卯酉为纬。天周二十八宿。而一面七星，四七二十八星。房昴为纬，虚张为经。是故房至毕为阳，昴至心为阴。阳主昼，阴主夜。故卫气之行，一日一夜五十周于身，昼日行于阳二十五周，夜行于阴二十五周，周于五藏。"《灵枢·五十营》又据此来论述人体经脉："天周二十八宿，宿三十六分；人气行一周，千八分，日行二十八宿。人经脉上下左右前后二十八脉，周身十六丈二尺，以应二十八宿，漏水下百刻，以分昼夜。"

由于水、金、火、木、土五星的运行及其所代表的四季五候变化，对天地间万物包括人具有重要影响。《黄帝内经》将五行及其运行与五脏系统的功能变化相联系，取五星之象以象五脏功能。例如：水星古曰辰星，最靠近太阳。在每年的十二月冬至前见于北方，是冬气交令之时，万物蛰伏，以潜藏静养为主，地面上唯有冰雪和水，乃至阴至寒之时，五行象水，合肾德。故《素问·金匮真言论》说："北方黑色，入通于肾，开窍于二阴，藏精于肾，故病在溪；其味咸，其类水，其畜彘，其谷豆，其应四时，上为辰星，是以知病之在骨也，其音羽，其数六，其臭腐。"指出肾的功能与水星同象。

金星古曰明星，又名太白或太白金星，是距地球最近的行星，也是唯一没有磁场的行星。金星相对于地球是逆向自转的，公转周期约为224.70天，亮度仅次于太阳和月亮，具有类似于月亮的周期性圆缺变化（相位变化），九月秋分时黎明见于东方叫启明，黄昏见于西方叫长庚。《诗经》云"东有启明，西有长庚"。其出现正值深秋，为秋天萧杀之气当令，万物老成凋谢，五行象金，合肺德。《素问·金匮真言论》说："西方白色，入通于肺，开窍于鼻，藏精于肺，故病在背；其味辛，其类金，其畜马，其谷稻，其应四时，上为太白星，是以知病之在皮毛也，其音商，其数九，其臭腥。"指出肺的功能与金星同象。

水星和金星为地内行星，也是太阳系中仅有的两个没有天然卫星的大行星。从地球上看，它们相对于太阳的动态位置，往返于东大距－下合－西大距－上合－东大距之间（图1-6）。在上下合附近不可见，越远离上下合越容易被看到，在大距时比较适合观测。下合前后有顺行、逆行、留的变化，其他时期均为顺行。

火星古曰荧惑，亮度时暗时明，荧荧如火，视位置又不断变化，行踪不定。六月夏至之后，火星见于南方，此时正值夏气交令，地面炎热，五行象火，合心德。《素问·金匮真言论》说："南方赤色，入通于心，开窍于耳，藏精于心，故病在五脏；其味苦，其类火，其畜羊，其谷黍，其应四时，上为荧惑星，是以知病之在脉也，其音徵，其数七，其臭焦。"指

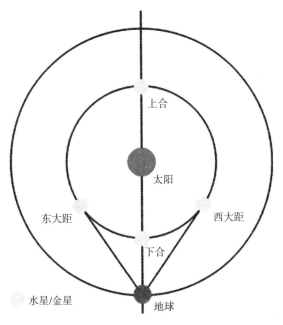

上合

太阳

东大距   西大距

下合

水星/金星   地球

图1-6　地内行星示意图

出心的功能与火星同象。

　　木星古曰岁星，也称为摄提、重华、应星，是五星中最大的一颗，也是夜半最亮的几颗星之一。地测大约十二年绕天一周，每年行经一个特定的星区，与十二天干相应，故据以纪年，称"岁在某某"。三月春分木星见于东方，为春气当令，草木萌芽生长，五行象木，合肝德。《素问·金匮真言论》说："东方青色，入通于肝，开窍于目，藏精于肝，其病发惊骇；其味酸，其类草木，其畜鸡，其谷麦，其应四时，上为岁星，是以春气在头也，其音角，其数八，是以知病之在筋也，其臭臊。"指出肝的功能与木星同象。

　　土星古曰镇星、信星，有美丽的光环萦绕，五月见于中天，为长夏湿土之气当令。从地面上观测木火金水皆以此为中点，与四时气候变化相应而出于其位。故五行象土，位居中央而应四方，合脾之德。其色黄，主成长与养育之能力，是五星中移动最慢之星，故有"沉滞"之气。行度有顺、逆、伏、留之别。湿邪为病与其性相似，黏滞难去；脾为生湿之源，其性象土。如果土星顺行，会有福力，如脾之运化有力则身体健康而得福；如果土星逆行则湿邪当道，会有瘟疫等灾难，犹如脾失运化而湿生。光影前后九度，每日平行两分左右，约二十八个月过一宫，二十八年才行完十二宫，每一年坐镇一个星宿，故二十八年才可坐镇完成二十八星宿。入子、丑宫叫归垣，行经、氐、女、胃、柳等土宿叫升殿。《素问·金匮真言论》说："中央黄色，入通于脾，开窍于口，藏精于脾，故病在舌本；其味甘，其类土，其畜牛，其谷稷，其应四时上为镇星，是以知病在肉也，其音宫，其数五，其臭香。"指出脾的功能与土星同象。

五行（xíng）意为五星运行，五行各自的周天之数有所不同，太白星与其辰星需约一年，荧惑星约两年，木星约十二年，土星约二十九年半。属地内行星的金星距地球最近，且自转与地球反向，没有磁场。而属地外行星的火、木、土三星均有强大磁场，它们与地球所处相对位置不同，会对黄赤夹角及地球物质产生程度不同的影响。星球的结构特性，以及星体运动所产生的气旋等，对地球上空的气流、天气的变化，以及地球上生物的生长、病理生理特点、疾病的流行及特点等，都具有重大的影响。中国古人通过长期深入地观察，逐渐掌握了这些变化规律，总结出天干、地支的相对变化，来推测和推算太阳系这些星球相对运动对地球生物及环境产生的综合影响。不同时间出生的人，其身体及细胞因受五星运行的影响不同，而天然带上了五星运行的特有记号。五星运行的相互作用对地球造成的影响，由中华古人巧妙地融入到五行八卦之中，用以协助预测疾病、指导对疾病的个体化治疗。如《素问·气交变大论》"夫道者，上知天文，下知地理，中知人事，可以长久"，明确指出，要将天、地、人三者通盘结合，上循五星之性，下参地理气象，结合人体特征，才能获得健康而长寿。又说"五运更治，上应天期，阴阳往复，寒暑迎随，真邪相薄，内外分离，六经波荡，五气顷移，太过不及，专胜兼并……"指出五星各有运行规律，阴阳的动态平衡、寒暑的变化、正邪的相争都与五星之变相应，人体阴阳变化、表里变化、六经之气的运动、五脏之气的活动，也要与之相应，从而可以判断疾病的虚、实之变，邪气的兼夹盛衰。可见，五星之运行，对人体气血阴阳的平衡和稳态都有关键作用。人必须识五行，顺五行之化。

人体疾病的发生发展，与五星运行有密切关系。《黄帝内经》以五行运行来判断疾病，指导人体健康养护。《素问·气交变大论》说"岁木太过，风气流行，脾土受邪。民病飧泄，食减，体重，烦冤，肠鸣腹支满，上应岁星。甚则忽忽善怒，眩冒巅疾。化气不政，生气独治，云物飞动，草木不宁，甚而摇落，反胁痛而吐甚，冲阳绝者死不治，上应太白星"，"岁木不及，燥乃大行，生气失应，草木晚荣，肃杀而甚，则刚木辟著，悉萎苍干，上应太白星，民病中清，胠胁痛，少腹痛，肠鸣溏泄，凉雨时至，上应太白星，其谷苍。上临阳明，生气失政，草木再荣，化气乃急，上应太白、镇星，其主苍早。复则炎暑流火湿，性燥柔脆，草木焦槁，下体再生，华实齐化，病寒热、疮疡痱胗痈痤，上应荧惑、太白，其谷白坚。白露早降，收杀气行，寒雨害物，虫食甘黄，脾土受邪，赤气后化，心气晚治，上胜肺金，白气乃屈，其谷不成，咳而鼽，上应荧惑、太白星。"指出木星运行太过与不及，及木星与金星、土星、火星相对运行对人体健康与疾病的影响。

"岁火太过，炎暑流行，金肺受邪。民病疟，少气咳喘，血溢血泄注下，嗌燥耳聋，中热肩背热，上应荧惑星。甚则胸中痛，胁支满胁痛，膺背肩胛间痛，两臂内痛，身热骨痛而为浸淫。收气不行，长气独明，雨水霜寒，上应辰星。上临少阴少阳，火燔焫，冰泉涸，物焦槁，病反谵妄狂越，咳喘息鸣，下甚血溢泄不已，太渊绝者死不治，上应荧惑星。""岁火不及，寒乃大行，长政不用，物荣而下，凝惨而甚，则阳气不化，乃折荣美，上应辰星，民病胸中痛，胁支满，两胁痛，膺背肩胛间及两臂内痛，郁冒朦昧，心痛暴瘖，胸腹大，胁下与腰背相引而痛，甚则屈不能伸，髋髀如别，上应荧惑、辰星，其谷丹。复则埃郁，大雨且至，黑气乃辱，病溏腹满，食饮不下，寒中肠鸣，泄注腹痛，暴挛痿痹，足不任身，上应镇星、辰星，玄谷不成。"阐述了火星运行太过与不及，及火星与水星、土星的相对运行对健康与疾病的影响，这实际上可以看作"水火既济""火不暖土"理论的原形。

"岁土太过，雨湿流行，肾水受邪。民病腹痛，清厥意不乐，体重烦冤，上应镇星。甚则肌肉萎，足痿不收，行善瘛，脚下痛，饮发中满食减，四支不举。变生得位，藏气伏，化气独治之，泉涌河衍，涸泽生鱼，风雨大至，土崩溃，鳞见于陆，病腹满溏泄肠鸣，反下甚而太谿绝者，死不治，上应岁星。""岁土不及，风乃大行，化气不令，草木茂荣，飘扬而甚，秀而不实，上应岁星，民病飧泄霍乱，体重腹痛，筋骨繇复，肌肉瞤酸，善怒，藏气举事，蛰虫早附，咸病寒中，上应岁星、镇星，其谷龄。复则收政严峻，名木苍凋，胸胁暴痛，下引少腹，善太息，虫食甘黄，气客于脾，黅谷乃减，民食少失味，苍谷乃损，上应太白、岁星。上临厥阴，流水不冰，蛰虫来见，藏气不用，白乃不复，上应岁星，民乃康。"分析了土星运行太过与不及所导致的疾病及治疗方法，以及土星与木星、金星相对运行失常对疾病的影响。土行太过，湿土当道，木行不足，则导致土壅木郁；土行不足，既可因土不能制木，而致风木太过，也可因土不生木而致肝木阳气不升，出现肝经寒滞病症。

"岁金太过，燥气流行，肝木受邪。民病两胁下少腹痛，目赤痛眦疡，耳无所闻。肃杀而甚，则体重烦冤，胸痛引背，两胁满且痛引少腹，上应太白星。甚则喘咳逆气，肩背痛，尻阴股膝髀腨胻足皆病，上应荧惑星。收气峻，生气下，草木敛，苍干凋陨，病反暴痛，胁不可反侧，咳逆甚而血溢，太冲绝者，死不治，上应太白星。""岁金不及，炎火乃行，生气乃用，长气专胜，庶物以茂，燥烁以行，上应荧惑星，民病肩背瞀重，鼽嚏血便注下，收气乃后，上应太白星，其谷坚芒。复则寒雨暴至，乃零冰雹霜雪杀物，阴厥且格，阳反上行，头脑户痛，延及囟顶发热，上应辰星，丹谷不成，民病口疮，甚则心痛。"论述了金行太过与不及对身体与疾病的影响及治疗方法，以及金星与火星、水星相对运动对疾病的影响。如金行太过而火行不足，则导致喘咳逆气、肩背痛等疾病；而当金行不足又火行太过时，则导致肺气下陷而不能宣发又火旺刑金的疾病。金行不足，金不生水，则水阳不足而生寒，可出现肾水阴盛格阳、下寒上热的疾病，即肺、肾、心同病。

"岁水太过，寒气流行，邪害心火。民病身热烦心，躁悸，阴厥上下中寒，谵妄心痛，寒气早至，上应辰星。甚则腹大胫肿，喘咳，寝汗出憎风，大雨至，埃雾朦郁，上应镇星。上临太阳，雨冰雪，霜不时降，湿气变物，病反腹满肠鸣溏泄，食不化，渴而妄冒，神门绝者，死不治，上应荧惑辰星"。"岁水不及，湿乃大行，长气反用，其化乃速，暑雨数至，上应镇星，民病腹满身重，濡泄寒疡流水，腰股痛发，腘腨股膝不便，烦冤，足痿，清厥，脚下痛，甚则跗肿，藏气不政，肾气不衡，上应辰星，其谷秬。上临太阴，则大寒数举，蛰虫早藏，地积坚冰，阳光不治，民病寒疾于下，甚则腹满浮肿，上应镇星，其主黅谷。复则大风暴发，草偃木零，生长不鲜，面色时变，筋骨并辟，肉瞤瘛，目视𥇏𥇏，物疏璺，肌肉胗发，气并鬲中，痛于心腹，黄气乃损，其谷不登，上应岁星"。揭示水星运行太过与不及对疾病的影响，水行太过则戕害心火；并分析了水星与土星、木星相对运行失常，导致水湿困脾、脾失运化，以及水不生木的病机表现。

《素问·六元正纪大论》还对五运之化、天地升降及其对健康的影响进行了论述，指出"先立其年以明其气，金木水火土运行之数，寒暑燥湿风火临御之化，则天道可见，民气可调，阴阳卷舒，近而无惑"，指出提前掌握五星运行规律，临御六气之变，对于维护阴阳平衡、促进人民的健康的重要性。这些基于五星相对运动的论述，具有重要的疾病预测价值，为提前对相应疾病进行预防提供了重要参考。

为什么河图所代表的星河之图，能通过自然五行的运动来指导人们对疾病的认识与防治呢？这是因为河图所代表的是中国传统哲学和中国传统医学的天人相应思想，其中深寓阴阳法则全要素，尤其强调运动中的阴阳平衡。第一，河图以数为依托，将中国自然哲学和传统中医学的阴阳、五行有机地结合在一起，充分地体现了阴阳平衡思想。这种平衡，不是单一层次的平衡，而是从局部到整体的各个层次都遵循阴阳平衡：整体阴阳平衡，局部也阴阳平衡，且各个方位合亦平衡，分亦平衡。四方都阴中含阳又阳中含阴。其中南方象火，阳多于阴；北方象水，阴多于阳。南、北方阴阳数之差都是5，实现了南、北的阴阳平衡，且合于中阳数5。东方象春，主升发，其势由内（下）而外（上）；对立双方的运动是弱者变强、强者变弱。故东方阳内阴外，且阴多于阳。西方象秋，主降主收，其势由外（上）而内（下）。故西方阳多于阴，且阳外阴内。东、西方阴阳数之差也都是5，亦合于中阳数5。实现了东、西、南、北、中的五方平衡，其所反映阴阳平衡以阳为主导的思想与洛书相同。第二，河图以数的变换，反映出不同相对地理位置的阴阳平衡特点，反映了因地制宜的思想。图中东南的阴数相加等于10，阳数相加也等于10，显示东南阴阳平衡；西北的阴数之和等于10，阳数之和也等于10，显示西北阴阳平衡。东南、西北都是10，反映东南与西北也阴阳平衡。再看西南与东北：西南阳数加西南阴数等于11，西南阴数加西南阳数等于11，显示西南阴阳平衡；东北阳数加东北阴数等于9，东北阴数加东北阳数也等于9，显示东北阴阳平衡。西南与东北的平衡基数不同，反应阴阳平衡因地因时制宜，不是一成不变的。东南和西北体现了阴平阳秘，西南与东北体现了阴中有阳、阳中有阴的阴阳互根思想。东南与西北平衡之数和，与西南和东北平衡之数和相等，反映虽然系统内部不同部分阴阳平衡特点各有不同，但系统的整体阴阳平衡。

2. 符号易的象思想与类象规则及其在中医学中的应用

符号易包括伏羲连山易五符卦和二符三爻八卦易。虽然二者形式有所不同，但实质都是在说明天、地、人三才互动平衡、协调运动之理。前者基于朴素取象方法，以象示意来反映人们对自然的认识和看法，是中华民族取象思维的典型代表；后者则是将象思维与聚类方法相结合，形成了辩证的类象思维方法。

据易学专家卞伟光先生研究，伏羲古易真实存在。甘肃大地湾遗址出土陶片上8000年前的五爻符号（表1-1）和陕西省淳化县石桥镇出土的西周陶罐尚保留完整的十一组五爻六行（háng）卦形，都属于符号易。

表1-1　伏羲连山易五符卦形

天爻	地爻		人爻	
一	乂	十	人	八
天阳爻	地阴爻	地阳爻	人阳爻	人阴爻

伏羲古易卦即伏羲连山易五符卦，将阴阳、五行、三才等中国自然哲学的基本概念融为一体。在文字、画符出现之前，伏羲"坐井观天"的古易是手语指掌易，易学家卞伟光称其为龙手易。在此基础上形成的历法为指掌历，即伏羲甲子历法，亦即龙手历，龙手历即龙历。龙手易不同于其他易，是全息易，包括河图洛书、八卦九宫、阴阳五行、天干地支、九星飞宫、甲子历法，以及银河天川、昆仑之丘、大昆仑三条四列、人体器官、五脏六腑、十二经络、五运六气、子午流注等信息，都可在手掌上通过推衍来找到。其中"一"取象于天，为天爻，属木，天为纯阳。"乂"为地阴爻，取象于万物萧杀潜伏于地面之下，其意象火；"十"为地阳爻，取象草木破土而出，土育万物，故属土。"人"为人阳爻，取象大丈夫顶天立地之势，其意象金；"八"为人阴爻，取象于女性，其意象水。有时人阳爻又用"↑"来表示；"⋔"是一个二爻卦，示意人阳与人阴的结合，均为取象示意。也有一爻卦、三爻卦（⋀）、五爻卦等。其基本五爻符涵盖了天、人、地三才。与《古三坟》中"太古河图代姓纪"篇的"太素

之数三，三盈易，天地孕而生男女，谓之三才"对应。同时五爻又与五行相配，分别是人阴爻"八"为水，天阳爻"一"为木，地阴爻"乂"为火，地阳爻"十"为土，人阳爻"人"为金（）。伏羲的阴阳、八卦、五行都与"坐井观天"的井字九宫八格联系，三说一体，道术合一，是古代人类从不同侧面用来认识自然、记录和分析自然变化的工具。这里的"人"，不只是指狭义的人类，而是涵盖了天地之间的一切。有了天、地、人，再加上道，就构成了大千世界的基本要素。天、地、人的运行规律，可以通过五符五行爻来表达。这种以象示物、物以载德的手法，对于中华文化及中医学的影响深远。传统中医学的基本理论、养生治病的指导原则，不少都来自于取象，与伏羲古易卦建立的方法异曲同功。

《素问·上古天真论》说："有贤人者，法则天地，象似日月，辨列星辰，逆从阴阳，分别四时。"指出通过取象来辨别星辰，以适从阴阳四时的转化，是人类的生存与健康法则。《素问·五藏别论》说："脑、髓、骨、脉、胆、女子胞，此六者，地气之所生也，皆藏于阴而象于地，故藏而不泻，名曰奇恒之府。夫胃、大肠、小肠、三焦、膀胱，此五者，天气之所生也，其气象天，故泻而不藏，此受五藏浊气，名曰传化之腑。"这里依据奇恒之府"藏于阴而象于地"，从而得出"藏而不泻"的功能特点；基于六腑"其气象天"，得出其功能特点是"泻而不藏"。可见传统中医学对器官功能的认识，也与取象密切相关。同时，传统中医学还通过取象来获得养生治病的方法。如"下象地以养足，中傍人事以养五藏。天气通于肺，地气通于嗌，风气通于肝"，这就是通过取象于地育万物的方法来养护足。清阳为天，天气通于肺，肺取象于天，故肺喜清宁，以通达宣发为顺。表明识象是人们认识自然的基本手段，是遵从阴阳变换、适应四时法则的基本前提。取象方法为中国传统医学奠定了理论和应用基础。

先天八卦（图1-7）是依《太古河图代姓纪》之天地生成论制成。一为太极，太极生太易，太易之数二，二为两仪。两仪生太初，太初之数四，四象变而成万物。以乾坤定南北，离坎分东西，卦数为：乾一、兑二、离三、震四、巽五、坎六、艮七、坤八。序数对宫均为一阴一阳，二者相加之和为九，显示阴阳平衡、系统平衡。后天八卦（图1-8）传说为文王八卦，乃遵《周易》而定，为二符三爻卦或六爻卦，强化了阴阳，放弃了五行。其卦序为：坎一，坤二，震三，巽四，五为中宫，乾六，兑七，艮八，离九，其序数与洛书一致，同线三宫之和为 15，且八格阴阳相间，寓阴中有阳、阳中有阴，阴阳互根，并且系统整体平衡，其意可与洛书相参。

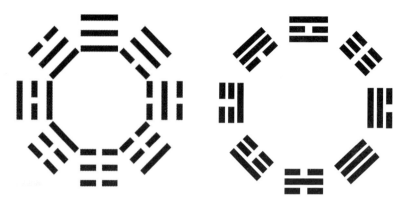

图 1-7　先天八卦图　　　　　　图 1-8　后天八卦图

考古发现，先天八卦的形成与节气变化有关。20 世纪 90 年代在河南舞阳发掘的贾湖遗址，出土了距今 7800—9000 年的一批刻符，迄今 21 个刻符已经全部译出，显示当时已经有国家形态的社会组织，畜牧业和农业已经相当发达，对气象的变化有较高要求，部族首领成了掌握历法的人。如代表坤卦或首领的"大"，是负责掌管冬至测量的人，这在农耕时代最为关键；代表乾卦的"日"，是负责掌管测定夏至的人；代表离卦的"目""鸟"两字，是掌管测量春分的人。表明中国古代自然哲学来源于人们日常的生产生活。

无论先天八卦还是后天八卦，都是对易理（变化与平衡）思想的反映和可视化，是架起哲学思想与实际应用的桥梁。其基本的合理内核是同类推衍、以势为用，即聚类比象思维，把与某一卦德一致的事物归为一类。如把与乾卦之德（刚、健、易）同类的事物（自然的天、动物中的马、人体的首、工具中的玉器、五行金、颜色大赤、家中父亲、健敏行为特点）归为乾卦类；把具有坤卦之德（柔、顺、简）的同类事物（自然的地、动物中的牛、人体的腹、工具大舆、五行土、颜色黄、家庭母亲、恭顺行为特点）归为坤卦类。其他卦类同理。各卦的卦形也取象于德。如坎卦（☵），其形象水，代表具有水德的事物特征。震卦（☳）如雷从地平线上暴发，又如草木从土中冒出新芽，故以之象雷，取象为春，代表具有升发向上、向外性质的事物之特征，具有出、动、决之德。八个卦形，实质上就是通过类象规则，根据德的不同，将天地人万事万物分归为八个类型。再通过不同卦的组合，将事物更细分为 64 类。

中医学在认识人体身体及健康保养中，也正是应用这种类象的方法来认识脏腑功能，指导对疾病的认识与治疗的。如《素问·金匮真言论》："东方青色，入通于肝，开窍于目，藏精于肝，其病发惊骇；其味酸，其类草木，其畜鸡，其谷麦，其应四时，上为岁星，是以春气在头也，其音角，其数八，是以知病之在筋也，其臭臊。"系统地归类并阐述了具有震卦德性的事物，这些事物都具有与草木同德的性质。如发为病，多有惊骇，多病在筋，且有臊性。再如《素问·金匮真言论》论水类："北方黑色，入通于肾，开窍于二阴，藏精于肾，故病在溪；其味咸，其类水，其畜彘，其谷豆，其应四时，上为辰星，是以知病之在骨也，其音羽，其数六，其臭腐。"将具有水德的事物进行了归类并阐述其特征。其应在人，如发为病则在肾、在二阴、在骨。所以《素问·五藏生成》说："五藏之象，可以类推；五藏相音可以意识；五色微诊，可以目察。"表明聚则同类相归，分则同类类推，这是中医学临床认识疾病、治疗疾病的基本方法。

此外，还要强调，这些归类并不是简单地分类。这些分类本身含有事物之间的相互关系，体现了八卦图所代表的阴阳平衡、阴阳互根互用、阴阳的相互消长运动，其哲理同洛书所析，但其具体内涵超出了洛书，是洛书所规范哲理的具体应用。万事万物都服从于八卦所代表的自然规律，人类也必须顺规律而生，从规律则健康，逆之则病。正如《素问·四气调神大论》所说："逆之则灾害生，从之则苛疾不起。"如《黄帝内经》论养生："春三月，此谓发陈。天地俱生，万物以荣，夜卧早起，广步于庭，被发缓形，以使志生；生而勿杀，予而勿夺，赏而勿罚，此春气之应，养生之道也。逆之则伤肝，夏为寒变，奉长者少。"指出了人体春天维护阴阳平衡的方法，要顺春生之势，应春之气；如春天养生失当，阴阳失衡则伤肝。"冬三月，此谓闭藏。水冰地坼，无扰乎阳，早卧晚起，必待日光，使志若伏若匿，若有私意，若已有得，去寒就温，无泄皮肤，使气亟夺，此冬气之应，养藏之道也。逆之则伤肾，春为痿厥，奉生者少。"阐述了冬天人体维护阴阳平衡的养身方法，要顺冬令收藏之性，顾护阳气，不能似春天散发、张扬。如不顺从冬天养生法则，阳气耗散，阴阳失衡，则伤及肾气，病延至春天则发为痿厥之疾。《素问·通评虚实论》说"夫虚实者，皆从其物类始"，指出可以根据同类物德来辨识疾病的虚实，将这种方法应用到了临床对疾病的诊治。

3. 《古三坟》易理与阴阳法则

一般认为《古三坟》是传说中中华民族最古老的著作。这里的"坟"古通"纹"。"纹"在古代指帛绢。《古三坟》是指古代写在帛绢上的三种书，包括《山坟》《气坟》《形坟》。其中的《山坟》又名《连山易》，是天皇伏羲氏阐述"爻卦大象"。这里的"象"主要是象征、特征、属性，是把具体的东西抽象化，重点表的是意，与"德"具有相近的内含。但《古三坟》中的象也是不能脱离器而存在的，所以它仍然包含了表形（器）的层面。所谓"大象"就是最高层次的概括，就是阐述卦爻玄机的纲领。其中以"山"为依托，把自然物按其"象"区分为君、臣、民、物、阴、阳、兵、象八类，八类物性又两两相互兼容，就形成六十四类物性。对每类物性给予一个字进行概括。例如对于"阴"这类物性，其总的特性是"潜"，根据兼夹的不同，又有地、野、鬼、兽、乐、妖、冬几个不同的层次。其中已经明确涉及到了五行的内容。其中对"物"的物性的叙述，就包括了金、木、土、水、火。另外两句"物兵执""物象春"谈到了物的关键共性，那就是可以触摸（执）、能生发（春，象征发展、进化），而"物"的总特性是"兼"。《说文解字》兼："并也，从手禾，兼持二禾也。"《康熙字典》："秉持一禾，兼持二禾。可兼持者，莫若禾也。"拿一物为秉，能同时拿两物为兼，兼则并，并则一，如此形成了大千世界的纷纷纭纭。这与阴阳合则为一、分则为二的辩证法思想契合，同《道德经》"有物混成"之意。这是表明"物"虽然有各种各样，有金、木、土、水、火之不同，但是它们之间是相互兼容的，万物相互包容、同生共存，意同"万物负阴而抱阳，冲气以为和"。这种阴阳同根、阴阳平衡，万物不离阴阳的思想，是中华民族辩证哲学的基础，也是中医学认识人体，甄别健恙的理论源泉。

《气坟》又称《归藏易》，是人皇神农氏对"爻卦大象"的阐述。它将万物按特性分为八类而皆归于气，或者说气有八性，而这八性同《山坟》一样也是两两兼夹的，可以认为是对"气生万象"的论述。八类物性为天、地、木、风、火、水、山、金。其中"山"即土意。与《山坟》中的金、木、土、水、火相应，外加天、地，可能是其后"三才"说的雏形。再加上气的表征"风"，因为性动，只有通过风的动，才能展现气的存在。这八个字，归纳起来，可以看出其内容当是讲述自然万物现象的阴阳运动变化。其中"天气"的特性是"归"，"地气"的特性是"藏"。只有天气能归，地气能藏，实现"归藏定位"才能生成万物，才能形成大千世界。如果天气不归而散，地气不藏而流失，天地万物就失去了成形的基础。所以《素问·天元纪大论》说，神（阴阳之气）"在天为气，在地成形，形气相感而化生万物矣"，并充实了《气坟》气生万物的基本途径即"上下相召"。气因"召"而归，归而能藏，藏则万物生。《素问·六微旨大论》"故高下相召，升降相因，而变作矣"，指出万物的无穷生化，都是阴阳之气的运动平衡造就的。如阴阳运动失衡，则"阴阳相错，而变由生也"。之所以将论万物化生的称为《气坟》，是因为气是化生万物之根本，故《素问·六节藏象论》说"气数者，所以纪化生之用也"。这既是对《气坟》精神实质的阐释，也是《气坟》哲学思想在中国传统医学中的应用。

天为阳，地为阴。天示在上，地示在下。上下之气相召，天地相合则生万物，有物则可"定位"，故其中说"归藏定位"。天地相合，天气能归地，地能生万物，这就是天地阴阳相交的结果，故曰"藏归交"。《素问·四气调神大论》"天地气交，万物华实"之说，与这里的"藏归交"意义相同。如交而不能，就会因"交通不表"而发生"万物命故不施，不施则名木多死"（《素问·四气调神大论》）的结果 。天地阴阳气交不但是万物发生的基础，也是万物茂盛的根本。交则生机勃发，失交则万物凋零。"木"根于地，地属阴。木之特性是"生"（木气升），天为阳，木在地而获天气之助则孕育万物，故曰"生归孕"；如果木不能生而困在地，"生"与"藏"相并则万物不生而生害，故曰"生藏害"。《素问·调经论》说："阴与阳并，血气以并，病形以成。"阳、气主生，阴、血主藏，"阴与阳并"就是"生藏害"，故能"病形以成"。"血气以并"同理。这是《黄帝内经》对《气坟》哲学思想的直接应用。其他论述同理，这里不一一讨论。可以看出，《气坟》以卦的属位，深刻阐述了自然万物被阴阳之气动生化的道理；深刻地阐释了阴阳化生万物，万物不离阴阳的道理。万物要持续存在、化生不息，就必须保持阴阳的动态平衡，这是易理的充分体现，在《连山易》基础上大大进了一步。

可见，《气坟》是通过阐述阴阳之气的相对平衡运动，以阐述事物的运动变化规律，既是中医学认识人体、认知疾病、维护健康的理论基础；以《黄帝内经》为基础的中医学，又丰富和发展了《气坟》的思想，同时也是《气坟》思想在人类健康中的具体应用。

《形坟》乃地皇轩辕氏之书，又称《乾坤易》，则更接近于六十四卦的卦意，以天、地、日、月、山、川、云、气，结合各自的不同属性——乾、坤、阳、阴、土、水、雨、风来阐释六十四卦的寓意。虽然属性有八，但实则是通过两两性质的比较，分为四组、两类。第一组乾、坤，乾为阳、坤为阴；第二组阳、阴，与乾、坤呼应；第三组土、水，两者相对来说，土为阳，水为阴；第四组雨、风，则风为阳，雨为阴。所以《形坟》是通过天、地、日、月、山、川、云、气的阴阳属性来阐释六十四卦的卦意。其中每一组都具有阴阳对立属性，通过阐述不同性质的阴阳对立双方的相对平衡运动，来阐述自然世界行为法则，可以说是阐述阴阳动态平衡的专书，对中医学思想的指导作用更为直接。其具体内容理解可以参考先天八卦。

表1-2　《古三坟》与六十四卦对照表

乾宫卦	乾	夬	大有	大壮	小畜	需	大畜	泰
连山易	崇山君	君臣相	君民官	君物龙	君阴后	君阳师	君兵将	君象首
归藏易	天气归	归藏定位	归生魂	归动乘舟	归长兄	归育造物	归止居域	归杀降
乾坤易	乾形天	地天降气	日天中道	月天夜明	山天曲上	川天曲下	云天成阴	气天习蒙
兑宫卦	履	兑	睽	归妹	中孚	节	损	临
连山易	伏山臣	臣君侯	臣民士	臣物龟	臣阴子	臣阳父	臣兵卒	臣象股
归藏易	藏归交	地气藏	藏生卵	藏动鼠	藏长姊	藏育化物	藏止重门	藏杀盗
乾坤易	坤形地	天地贺丘	日地圆宫	月地斜曲	山地险径	川地产平	云地高林	气地下湿
离宫卦	同人	革	离	丰	家人	既济	贲	明夷
连山易	列山臣	民君食	民臣力	民物贷	民阴妻	民阳父	民兵器	民象体
归藏易	木气生	生归孕	生藏害	生动勖阳	生长元胎	生育泽	生止性	生杀相克
乾坤易	阳形日	天日昭明	地日景随	月日从朔	山日沉西	川日流光	云日蔽露	气日缯部
震宫卦	无妄	随	噬嗑	震	益	屯	颐	复
连山易	兼山物	物君金	物臣木	物民土	物阴水	物阳火	物兵执	物象春
归藏易	风气动	动归乘轩	动藏受种	动生机	动长风	动育源	动止戒	动杀虐
乾坤易	阴形月	天月淫	地月伏辉	日月代明	山月升腾	川月东浮	云月藏宫	气月冥阴
巽宫卦	姤	大过	鼎	恒	巽	井	蛊	升
连山易	潜山阴	阴君地	阴臣野	阴民鬼	阴物兽	阴阴乐	阴兵妖	阴象冬

归藏易	火气长	长归从师	长藏从夫	长生志	长动丽	长育违道	长止平	长杀顺星
乾坤易	土形山	天山岳	地山盘石	日山危峰	月山斜巅	川山岛	云山岫	气山岩
坎宫卦	讼	困	未济	解	涣	坎	蒙	师
连山易	连山阳	阳君天	阳臣干	阳民神	阳物禽	阳阴礼	阳兵谴	阳象夏
归藏易	水气育	育归流	育藏海	育生爱	育动渔	育长苗	育止养	育杀畜
乾坤易	水形川	天川汉	地川河	日川湖	月川曲池	山川涧	云川溪	气川泉
艮宫卦	遁	咸	旅	小过	渐	蹇	艮	谦
连山易	藏山兵	兵君帅	兵臣佐	兵民军	兵物材	兵阴谋	兵阳阵	兵象秋
归藏易	山气止	止归约	止藏渊	止生貌	止动济	长植物	止育润	止杀宽宥
乾坤易	雨形云	天云祥	地云黄英	日云赤县	月云素雯	山云叠峰	川云流	气云散彩
坤宫卦	否	萃	晋	豫	观	比	剥	坤
连山易	迭山象	象君日	象臣月	象民星	象物云	象阴夜	象阳昼	象兵气
归藏易	金气杀	杀归尸	杀藏墓	杀生无忍	杀动干戈	杀长战	杀育无伤	杀止乱
乾坤易	风形气	天气垂氤	地气腾氲	日气昼围	月气夜圆	山气笼烟	川气浮光	云气流霞

六、《道德经》中的自然哲学与中医学

1. 自然哲学四要素与中医学遵道思想

哲学离不开宇宙的起源问题。但中国传统自然哲学没有完全基于物质的宇宙起源的观点。中国自然哲学中的物质是涵盖了规律和特性的物质。一旦说物，自然包括了其相关的规律和特性。这种包含规律的物在中国传统自然哲学中被称为"道"，道的禀性、特质则为本道之"德"。《素问·天元纪大论》："夫五运阴阳者，天地之道也。"此"道"即中国自然哲学中的道，也是《道德经》中的道。《素问·标本病传论》"夫阴阳逆从，标本之为道也。小而大，言一而知百病之害；少而多，浅而博，可以言一而知百也"，就是说道有其规律，一旦认识了某道，就可以同类相推，以少识多，掌握事物变换的普遍规律。

在中国自然哲学中，道无所不在，无所不存，是亘古恒存的，先于物质或寰宇的起源，是一切之所以发生、存在、变化的基础。有了道，才有了精神和物质，才有了灵魂和肉体，才有天、地、人并构成大千世界，构成了自然世界必不可少的四要素：天、地、人、道。其中以道为最根本。这种"道"是天、地、人的道，它不是空泛无物的道。在中国自然哲学

中，一说到"道"，它就自然包含了天、地、人要素。

"道"是包含了事物规律的道。老子《道德经》第一章"道可道，非常道"，这里的"可"既可以是"否"的反面，也可以表"所"。前者表明道是可以用来遵循的，也是可以被认知和掌握的。后者指出，作为万事万物起源之道，之所以为道，因为它是大道而非常道。（大）道为万事万物之所源、万事万物之所存、万事万物之所变，为天地之母。《道德经》第五十二章"天下有始，以为天下母"，认为"母"是万物之源始。这样的"道"当然是"非常道"了。道是可以掌握、可以遵循的。守道而行，就是遵守自然规律，就是得道、合于道、同于道；否则为失道、无道。人处于天地之间，是三才的核心，也是识道、遵道、行道的主体。所以《黄帝内经》认为，人与万物一样，必须遵守道的法则，也就是《素问·天元纪大论》所说要"谨奉天道"；如"无道行私"则"必得天殃"。又说"善言近者，必知其远，是则至数极而道不惑"，指出掌握道，就是要善用规律来判断事物或疾病的发生发展，才能做到"不惑"。故《素问·六微旨大论》说："与道合同，惟真人也。"如失道，则会生乱，在人则发为疾病。临床疾病证候就是失道或不合于道所导致的。正如《素问·五运行大论》所说："夫候之所始，道之所生，不可不通也。"

2. "道"的规律性是养生防病的基础

《道德经》第二十五章"有物混成，先天地生，寂兮寥兮，独立而不改，周行而不殆，可以为天下母。吾不知其名，强字之曰道，强为之名曰大"，指出世间万物都各按其独立的运动规律，周而复始地运行，规律之名是大，规律之字是道。将规律的名与字联起来，就是"大道"。大道产生的万物，它的存在和运行都是有规律的。但作为规律的道，具有"视之不见""听之不闻""搏之不得"的特点，老子称之为"混成"。这种"混成"状态虽然看不到、听不到、摸不着，但其本质还是属于"有"。只有"有"，我们才能去认识它，从而掌握它、遵从它。

在老子思想中，万物始终是生于"有"的，只是"有"的状态不同而已。老子认为是"道"生万物。产生道之前的状态是"无极"。《道德经》说"天下式，常德不忒，复归于无极"，指出阴阳变化按规律而行，周而复始，不断地经过无极的循环。无极即没有极限。可以想一下，没有极限的状态是一个什么状态？我们通常所说的有范围的东西，都可以概纳于时間与空间两个方面。"无极"既包括了大或多的无限性，也包括了小或少的无限性。也就是说，在老子的思想中存在着这样一种状态：它在空间上既无限大又无限小，在时间上既无限久远同时又无限近，或者时间既无限长同时又无限短。这种状态是"有物混成"前的状态，是产生"道"的状态，那就是"静"。所以《道德经》第十六章说："夫物芸芸，各复归其根。归根曰静，静曰复命。""根"是万物阴阳运动的根本。阴阳相对运动，最终归于静。静是阴阳平衡的终极状态，是阴平阳秘的状态。但这种"静"的状态也只是一个过程，是运动中的静，而不是停止的静。万物一旦达到静，下一次阴阳对立运动就开始了。可见，万物阴阳运动变化的前提是"有"，道是"有"的道。

有道就要遵道。万事万物都必须遵守阴阳运动变化的共同规律，这就是"大道"。"大曰逝，逝曰远，远曰反"，说出了大道变化的基本规律是"大""逝""远""反"，也就是事物循环发展的规律，物极必反的规律，这也是事物发展变化的内在动力。《道德经》第四十二章说："道生一，一生二，二生三，三生万物。万物负阴而抱阳，冲气以为和。""二"即阴阳，万物都具有阴阳属性；"三"即天、地、人三才，有了天、地、人，就可化生万物。也可将三才视为八卦中三爻，由三爻构成八卦，由八卦可推演万物，而构成八卦的基本要素还是阴阳二爻。只要阴阳和谐，万事万物就可以正常依道变化，遵道的具体方法就是顺应自然。故《道德经》第五十一章说："是以万物莫不尊道而贵德。道之尊、德之贵，夫莫之命而常自然。"《道德经》第二十五章说"人法地，地法天，天法道，道法自然"，指出顺应自然是遵道的根本。

人在天地之间，须同万物一样，依道而生，遵道而存，这就要掌握道的规律，《素问·四气调神大论》："与道相失，则未央绝灭。唯圣人从之，故身无奇病，万物不失，生气不竭。"指出失道导致人生病、亡绝；遵从于道，则可身体健康。"提挈天地，把握阴阳"是遵道的最高法则，从而实现"无有终时"的永生；次则"和于阴阳，调于四时"，可达到益寿强身的目的。五星阴阳运动是大自然的基本规律，与万事万物大、逝、远、反的普遍规律相一致，也是人类生存健康的基本法则。《素问·四气调神大论》"夫四时阴阳者，万物之根本也。所以圣人春夏养阳，秋冬养阴，以从其根"，指出维护四时阴阳的平衡，是万物生存之本；维护四时阴阳平衡的基本养生方法就是遵从四时阴阳变化的规律，进行"春夏养阳，秋冬养阴"。如"天地四时不相保"，则"四时之气，更伤五脏"。"五藏应四时"是四季养生的基础，通过遵从五脏应四时的功能变化，平衡脏腑阴阳，达到养生防病的效果。四时养生的另一个要点是"守静"，《素问·痹论》说："静则神藏。""静"是达到阴阳平衡的最后状态，静能藏神，神能守舍，则不生病。通过"静"以实现"阴平阳秘，精神乃治"。《素问·上古天真论》说："恬淡虚无，真气从之，精神内守，病安从来。""恬淡虚无"就是"静"，静则养神。这些都反应了《道德经》所说"致虚极，守静笃"的中国自然哲学观。

3. 知"墙"养生，道法自然

"墙"即边界，也就是"度"。凡事都要有度，不可过，也不可不及。《道德经》第五十九章："治人事天莫若啬。夫唯啬，是为早服。""啬"通"墙"，是道的组成部分。阴阳的相对运动要维持在特定的范围，运动不能过墙，才能维护事物的生化。过则阴阳失调，必令受伤。只有掌握了道的边界，才能算是掌握了道的规律；也只有守住了道的边界，才能算是遵从了道。《素问·玉版论要》："揆度者，度病之浅深也。"掌握病之深浅，就是要认识事物的度。"揆度"之法同"权衡"之策，是掌握养生之道的边界的基本方法。"平治于权衡"就是在掌握了疾病的度后，采用恰当、适中的治疗方法进行干预，从而更好地达到"巨气乃平"（《素问·汤液醪醴论》）的健康状态。《素问·平人气象论》"平人者不病也"，认为阴阳平衡的人就不会生病。

只有在"墙"所限定的范围内的阴阳对立运动，才能实现阴阳的平衡运动，才能维持对立双方的不断转化而实现永生或健康长寿。《道德经》第二十八章："知其雄，守其雌，为天下溪。为天下溪，常德不离，复归于婴儿。"雄与雌，谓阴阳也；天下溪，为大道也。只有大道常德不超过其墙，事物才能反复循环，复归于本真。《素问·病能论》"度者，得其病处，以四时度之也"，认为要通过"度"来获得生病之"墙"的所在，从而能自觉遵守四时阴阳之法度，才能不生疾病。

人之所以生病，就是不知道"墙"之所在，没有遵循自然法则，导致养生失度。《素问·离合真邪论》"时大时小，大则邪至，小则平，其行无常处，在阴与阳，不可为度"，表明阴阳的相对运动度时大时小，超过度则过大，导致邪至而病；在度的范围内小幅运动，则能维护正常的阴阳平衡状态。《素问·阴阳应象大论》"喜怒不节，寒暑过度，生乃不固"，说明人的情志过极失其度，寒热超过了度的范围，都会影响健康。

在诊治疾病时，不管其病因是什么，都要首先研判、揣度其饮食、起居是否失度，必先调之。所以《素问·徵四失论》说："诊病不问其始，忧患饮食之失节，起居之过度，或伤于毒。"《素问·方盛衰论》也说："起所有余，知所不足。度事上下，脉事因格。是以形弱气虚，死……"说明找到疾病有余或不足的上下边界，因势而治，方能愈病。《素问·示从容论》："夫圣人之治病，循法守度，援物比类。"通过度四时阴阳之"度"来确定疾病之所在；圣人治病之效果优良，是因为其遵循阴阳运动的法度，不超过同类事物阴阳相对运动的范围。

道法自然就能实现治人事天不过"墙"，是平衡阴阳、达到阴平阳秘的养生法则。《道德经》第二十八章："知其白、守其黑，为天下式。天下式，常德不忒，复归于无极。"表明，自然万物运动不息都是阴阳变化的结果，都要遵守大、逝、远、反（返）的自然通则。阴阳的运动在正常的范围，不超过就不会出差错，事物才能不断地反复循环，在人则实现健康长寿，不生疾病。《素问·四气调神大论》："秋三月，此谓容平。天气以急，地气以明，早卧早起，与鸡俱兴，使志安宁，以缓秋刑，收敛神气，使秋气平，无外其志，使肺气清，此秋气之应，养收之道也。逆之则伤肺，冬为飧泄，奉藏者少。"秋三月养生的方法是早卧早起。这种早卧早起不是越早越好，要"与鸡俱兴"，达到"使志安宁""使秋气平，无外其志"的目的，这就是"养收之道"，就是知"墙"养生，是道法自然的方法。《素问·三部九候论》："无问其病，以平为期。""平"就是不过，不过多，也不过少，在墙所限定的范围。《素问·脉要精微论》："微妙在脉，不可不察。察之有纪，从阴阳始；始之有经，从五行生；生之有度，四时为宜。补泻勿失，与天地如一，得一之情，以知死生。"说明掌握度是决定治疗效果、影响疾病预后的关键。

4. 道之德与病机治法

德，即事物的本质特征，是事物的基本属性。凡道必有其德，道载其德；凡德必有其道，德显其道。中国哲学的聚类比象的方法，不仅仅是关注一个物的象，而是要找出"类象"特征，根据"类象"特征来认识事物，从而将事物"聚类"加以认识。事物的这种类象特征，即事物的基本属性"德"。中华文化包括中医学，认识事物不是给事物下定义，而是将事物抽象化进行描述，提取其能反映事物类象的基本特征（德）。尤其是对于道这种抽象的概念，任何的定义都会显得肤浅和流于表面。智慧的老子深知这一点，于是采用了比象的方法进行阐释。《道德经》第二十一章就通过"德"来阐释了什么是"道"——"孔德之容，惟道是从"，开章即表明本章所言之"道"是言道的"孔德之容"，阐述空旷无边之道的容貌（征象），即大道的本质特征。紧接着就说"道之为物惟恍惟惚，惚兮恍兮其中有象，恍兮惚兮其中有物"，进一步指出了道虽然恍惚不可着摸，但"其上不皦，其下不昧"，其中有物可类、有象可循，其依据就是德。《道德经》第五十一章说："道生之，德畜之，物形之，势成之。是以万物莫不尊道而贵德。"指出生物在于道，而道要发展壮大，要通过德来聚类而畜之，其实质是据德识道，德畜而势成。进一步又说明了"玄德"的特征是"生而不有，为而不恃，长而不宰"。《道德经》第五十四章善德："修之于身，其德乃真；修之于家，其德乃余；修之于乡，其德乃长；修之于邦，其德乃丰；修之于天下，其德乃普。"这就是说，以善修养个人自身，其彰显出来的特征是"真"；以善治家，其特征是有"余"。一个家庭，最要紧的是什么都不缺，什么都有。没有粮就会挨饿，没有衣穿就会挨冻。以善治家就要做到样样有余。以善来治理天下，就要做到普施普惠，天下人人受益。如天下不公，其势必乱。故必施以德普。

这种据德识物、循德施用的思想，体现在中医学中就是辨证施治。找到事物的特征（德），据以解决问题，达成事物的有序、健康，这在中医学中就是提取病机。《素问·五运行大论》："东方生风，风生木，木生酸，酸生肝，肝生筋，筋生心。其在天为玄，在人为道，在地为化。化生五味，道生智，玄生神，化生气。神在天为风，在地为木，在体为筋，在气为柔，在藏为肝。其性为暄，其德为和，其用为动。"指出风木类事物共同的特点（德）就是"和"，在功能上体现为"动"。在《素问·气交变大论》中又说"敷和之纪，木德周行，阳舒阴布，五化宣平"。肝之五行属木，肝德当合于木德。因此肝系脏腑功能也具有"和"的特征，如发而为病则往往与功能失和有关，当顺其德治以"和"之法。《素问·五运行大论》又说："中央生湿，湿生土，土生甘，甘生脾，脾生肉，肉生肺。

其在天为湿，在地为土，在体为肉，在气为充，在藏为脾。其性静兼，其德为濡，其用为化……"濡，润也；古代与滞连用为"濡滞"，表明总是与水湿有关。《素问·气交变大论》又说："中央生湿，湿生土，其德溽蒸。"进一步说明中央土这一系列的德为濡，化为病邪则为湿。而湿之德是溽蒸，也就是酿生湿热。脾之五行属土，若发为病则易受湿邪，临床需要用化湿的方法治之。

可见，中国自然哲学意义上的道与德，与中医学的基本理论、养生法则、辨证论治，具有异曲同工之妙。中医学本身就是一门讲究道与德、研究人体运动平衡的科学。

参考文献

[1] 刘志一. 贾湖龟甲刻符考释及其他. 中原文物，2003（2）：10－13.

[2] 邓宏海. 论汉字的始祖文字——贾湖刻符及其记录和似播的世界最早阳历［M］∥浙江省文物考古研究所. 跨湖桥. 北京：文物出版社，2004：37，48.

第三节　物灵同源世界观与聚类比象方法论

引言：阐述物灵同源世界观和在该世界观下形成的聚（取）类比象方法论的基本内涵，是中医学的文化基础。

物灵同源是中华文化的第一根基。无所谓有，也无所谓无；无所谓意志，也无所谓物质；无所谓天地时空，这样的状态为"混沌"，先贤称之为"无极"。自从无极生了"太极"，自然同时产生了两个东西——灵与物（或阴与阳），从而"有"与"无"的概念产生了。天地时空从此具有了其存在的必要。一旦有了灵与物，选择就成了必然，物以类聚就成了自然而然的事。随着灵与物的进化，物与物的不同特性自然从不同的聚类中体现了出来，形成千变万化的"类象"，"取类比象"的认识论于是在自然的演进中形成，这可以追溯到旧石器时代以前，即中华文化的第二根基。中华文化的一切光华，如天人合一、道法自然、和、中庸等，无不产生于"物灵同源"和"聚类比象"两大基石。诚然，中医学也不例外。

整部《黄帝内经》无不体现着物灵同源的思想，《伤寒杂病论》则是在物灵同源的世界观基础上，将取类比象的方法论应用于医学领域的优秀范例。《伤寒杂病论》所讨论的类象，首先是人与自然的类象，然后才是人体病理生理的类象，最终落实到人类疾病的类象上。

一、"灵"是感知并反应的能力

在中国医学中的物灵同源思想，是"天人合一"的立论基础。正确地理解中国哲学中"物灵同源"世界观的内涵，是正确认识中国医学理论的关键。其一，中国自然哲学中的灵，重点是关注物与物、人与自然界的相互感应，体现在与物的互感之中。其二，中国自然哲学认为，灵可以对所感应到的信息做直接的反应。而这种直接的对信息的反应，不需要如皮球砸在地上，自然会反跳回来一样的物物的直接接触，也不需要反应方思维活动的参与，不具有主观意识的特征，把灵和思维活动区分开来。如台湾辅英科技大学尉迟淦在《道家的灵性关怀》一文中，就把儒家的临终关怀分为生理、心理、灵性与社会四个层面，其中在灵性层面上，指人不仅要一生善尽本分，还要让生命进入道德永恒世界，这就包括了逝者。这种灵的不灭观，是中国古代哲学的基本思想。这与西方哲学及神话中的灵性具有进行思维、推理、行为选择和构建的能力是完全不同的。简单地说，中国自然哲学中的"灵"就是"感知并反应"。物和灵为一种共生共存关系，是物不可分割的两个方面。正如任何物都具有阴和阳、上面和下面对立的两种属性一样，两者同时产生又同时消散（注：不是消亡），两者无主次之分。

人们常将灵与魂并称"灵魂"，实际上灵与魂是有本质区别的，是完全不同层次的东西。灵是物质的固有特性，具有客观存在性，属于基本面。物质不生不灭，动物虽然可以死亡，但其作为物质的部分并未消失，而是转化为其他物质形式而存在。因此，灵也不生不灭，只随物质的形式转化而转化。大物质有大灵，小物质有小灵。一个大物质转化成多个小物质，灵也随之转化为同样多的小灵。万物皆有灵，各物灵独立，此灵可感知彼灵并做出反应。"魂"则属于五志之一，它不是物质原本固有的属性，而是在灵的基础上产生并进化而成的高一级精神活动，是有机物件尤其是人类特有的属性，具有主观意志和情感属性。

二、物灵同源世界观

基于现代科学体系，按照苏格拉底的观点，首先必须区分"自我"和"自然"，于是有了社会科学和自然科学。现代的三级学科体系，其下还有若干级学科分类。随着现代科学研究的不断深入，学科分类越来越走向专门化和细化。这个分类体系本身，就是笛卡尔（1596—1650）和培根（1561—1626）建立的现代（西方）科学方法论的一种体现。中医学则是融合了自我、自然并且不能将自然和自我分开的综合学科，它涵盖的不仅仅是医学的内容，更承载着中华文化的全要素或完整体系。世界观是特定自然科学形成的基础，也在一定程度上决定着社会科学的内涵。中医学作为最具中国文化特色的自然学科，自然离不开其所依存的世界观。

世界观既是社会实践的产物，也是对社会存在的反映。人们在实践活动中，首先形成的是对于现实世界各种具体事物的看法和观点。久而久之，人们逐渐形成了关于世界的本质、人和客观世界的关系等总的看法和根本观点。同时世界观的形成和确立，都要利用前人传递下来的现成的思想材料。越是早期的人类，与自然万物的关系越密切。正如《素问·移精变气论》："往古人居禽兽之间，动作以避寒，阴居以避暑。"所以越古的人们对自然的理解、感知越深刻。在距今约 70 万年至 20 万年前的史前时代，即人类进化的早期，猿及猿人与自然事物，包括飞禽走兽、花草树木、山川河流等都同等同级，正如《庄子·齐物论》所谓"天地一指也""道通为一"，《庄子·天地》"万物一府，死生同状"等。没有语言和文字，他们与自然世界有序地持续地进化发展，说明自然事物之间都存在不依赖于语言文字而进行交流的共有元素，使自然万物之间具有一种天然的感知能力，这种元素就是"灵"。可以认为，这种状态下的灵，其基本特征就是"感知并反应"。一切意识、信念、思想、精神的东西，都是在灵的基础上产生和发展出来的。猿人们在生存实践中感知到自然万物因有灵而能相互影响，自然而然地形成了万物有灵的观念。

中国文化的起源、发展的历史，本身就是一部物灵同源思想的应用历史。始于距今大约 16 000 年前的伏羲时代，一直到春秋的 10 000 余年的时间，被称为"卦象时代"，没有成熟的文字，人们通过卦象来感知万物、记录事件，这是文字的最初来源。文字是文化的载体。原始的文字创造和应用都是受一定的思维方法或定式影响和制约的。思维方法受制于对自然世界的基本看法和主张。因此，原始文字的创造和应用真实地反映了那个时代的世界观。反映距今8000多年前史实的河南舞阳贾湖遗址，反映7000多年前的蚌埠双墩遗址，反映约6500年前至4500年前的大汶口文化遗址等，无不说明中国文字最早起源于卦数占筮，称作"卦象文字"。

西方文化自苏格拉底、亚里士多德、柏拉图逐渐将物质与灵（精神）对立起来。中国文化的连续性，决定了中国文化中带有更多古老的文化思想，这决定了中国文化的传承特点。先人们能把这种万物感知的体验和认识代代传下来。《周易·系辞》中说："仰以观于天文，俯以察于地理，是故知幽、明之故……精气为物，游魂为变，是故知鬼神之情、状。""可见"为明，物可见，精气所化；"不可见"为幽，魂灵（游魂）无形而变，故幽。情者无形，感而知之；状为有形之物。因为"象"是物及其灵的综合表征，说明通过观察天地自然之象征，可以掌握万物及其魂灵的状态和演化规律。这是物灵同源思想的体现。

现代有人提出"医学3.0"的概念，认为人类在自然界的生存与发展过程中，不仅涉及肉体，还涉及心理和精神，构成了"身－心－灵（body－mind－spirit）三位一体"的完整系统。"医学3.0"，体现在从"中医＋西医＋生物学＋生命科学＋生物工程＋生命起源与进化＋动机进化论＋意识＋精神"到针对"人与自然、身心健康的综合，系统、全面、科学的理解过程"。理解了灵在健康中的价值，才"真正能理解自然的良好动机"。这些思考，应该说都是对物灵同源思想的丰富。

三、《黄帝内经》中的物灵同源

在人类历史进展的长河中，物灵同源的思想已经根植于中华民族的灵魂深处。人们的思想行为无不基于物灵同源观念。《黄帝内经》奠定了中医学基本理论体系，其中处处反映出物灵同源的思想。如《素问·宝命全形论》"人以天地之气生，四时之法成"，说明人是自然的产物。人生于自然，与自然同源，就必然与自然遵循相同法则。《素问·阴阳应象大论》："阴阳者，天地之道也，万物之纲纪，变化之父母，生杀之本始，神明之府也。"这里所讲的"阴阳"实际上包含了广义的对立双方。《老子》"反者道之动"，表明阴阳对立双方的制约、转化是事物进化发展的内在动力。

变化、生杀都是针对"万物"而言的，"神明"也必然是针对"万物"的，表明"神明"是万物的基本属性。天地自然万物，都遵循着阴阳法则；自然万物及其神明的发生、发展、演化的根本原因在于阴阳对立双方之变化，物与神明同生共存。

《素问·生气通天论》："夫自古通天者，生之本，本于阴阳……天地之间，六合之内，其气九州、九窍、五脏、十二节，皆通乎天气……故圣人传精神，服天气而通神明。"神明是灵的反映。"天"即大自然，"通天"，就是与自然交感或交换信息。指出不但整体的人能通过阴阳与天地自然万物交换信息，而且人的脏腑器官、四肢百骸，都具有独自不依赖于整体而与自然万物相通的能力。人体的组织器官或任何一部分与自然相通是其固有的属性。人要健康，必须适应自然、与自然交感。由于"灵"是思维、情素、志意等精神活动的基础。灵的发展，分而可为七情、五志等。五常则是人类灵发展的高级形式。《素问·宣明五气》进一步指出了人之五脏与自然相感的规律或特点，如心藏神、肺藏魄、肝藏魂、脾藏意、肾藏志。

由于人与自然相感，人体生理病理的变化是与自然的变化相应的。如《素问·阴阳应象大论》"清阳为天，浊阴为地。地气上为云，天气下为雨。雨出地气，云出天气"，说明了自然阴阳云雨变化的特点：自然之清阳本当在上，如当上而下则生变，故天气下则为雨；自然之浊气本应在下，如当下而上则生变，故地气上为云。天地交感、云雨变化是通过气的转化来实现的。紧接着，该文又阐述了与此自然变化相应的人体生理变化规律："清阳出上窍，浊阴出下窍。清阳发腠理，浊阴走五藏。清阳实四支，浊阴归六府。"人的阴阳功能变化与自然阴阳变化相应。又如，《素问·阴阳应象大论》先阐述了自然阴阳消长转化的特点："积阳为天，积阴为地。阴静阳躁，阳生阴长，阳杀阴藏。阳化气，阴成形"，接着又阐述人体阴阳寒热转化的规律："寒极生热，热极生寒。寒气生浊，热气生清"，然后进一步阐述人体阴阳之气变化异常所发生的疾病情况："清气在下，则生飧泄；浊气在上，则生䐜胀。此阴阳反作，病之逆从也"。通观《黄帝内经》各章，其建立的理论框架都以"天人相感"的认识，反映了"物灵同源"的思想，也是在物灵同源世界观指导下奠定了一个应用学科的理论基础。

四、聚类比象方法论

"象"是万物固有的基本特征，是物与灵的共同载体和表征。万物都通过"象"来表征自我，同时又通过"象"来认识非我。因此，象是联系万物的桥梁和纽带。《周易·系辞》曰："见乃谓之象。""见"有我见和他见之别。因此，象的基本含义有主、客两端，对于客体即"我见"或"所见"，对于主体即"我形"。

"象"的意义不仅在于人类，而更在于其可在万物之间架起互通的桥梁。"我形"为象，万物有"我形"；"我见"为象，万物都可感知自身环境。从广义上说，不但人类可以取象认物，其他的动物、植物也可取象感物。可见，"象"是万物有序的源泉。"识象"是万物之所以能存在的基本要素和前提。

人类一旦有了信念或意识，就具有了更高级的感知外界的能力。在这种能力下，人们最容易感知到的也是事物的外部特征或表象。通过对表象的感知，发现万物如此井然有序，相同表象的事物群聚，正如《周易·系辞》所谓"方以类聚，物以群分"。不同事物之间相互依存、影响和作用，自然形成了类象思维，即把具有相同表象的事物视为同类，同一类事物根据其不同特点的表象又可以分为若干亚类。为了区分和认识不同的类象，已经具有抽象思维能力的人类，通过对不同类象的特征进行直观归纳并以最简捷的方式来表达，这就形成了最具中国文化特色的卦象学。卦象就起源于"观物取象"的类象区分的思维方式。随着卦象学的发展和不断推衍，就产生了八卦类象。显然，这种类象是以"取意"为主的，故《周易·系辞》中说："子曰：'圣人立象以尽意，设卦以尽情伪。'"所以认识象的关键是辨出其特征，以简单、形象、易懂的方式表达出来。故《系辞》又说"易者象也"。

识象需要比象。通过对比来区分这些物象的异同，需要自觉或不自觉地把这些物象放在一起进行比较方能得出。《周易·系辞》中说："象也者，像也。"把"象"相像的事物视作同类，这就自然而然地形成了"聚类比象"的认识客观世界的方法。中国传统就善于通过讲故事来明事理，本质上就是类象思维，如《老子》说"上善若水""治大国若烹小鲜"等，《墨子》《庄子》《吕氏春秋》，乃至当今的文学家莫言等无不如此。

易经中的不同卦象实际上是不同类自然的取意（卦德），从八卦到六十四卦，再到一百二十八卦，就是对自然万象从大到细的逐级分类，在逐级分类后再对具体的事物进行定性（爻）。不同卦象之间的关系就是不同自然类象之间的关系。吾淳《中国哲学的起源》指出，从殷商至春秋战国形成类、象观念，并进而发展为阴阳、道、命、数、气等哲学理念。可以认为中国文化的诸多传统，都具有类象推衍的特征。

由此可见，在中华大地上，人类在生存繁衍中形成了"物灵同源"世界观，又在感知世界、认识世界过程中，形成了"聚类比象"方法论。人们认识世界和改造世界的态度和采用的方法，是由世界观决定的，"物灵同源"世界观必然产生"聚类比象"方法论。这既是中国传统文化的基本特点，也是中医学的基本特点。

五、《伤寒论》中的聚类比象方法

只有理论框架，没有具体的适应学科特点的工作方法，是不能真正形成一个完整的学科体系的。有了在特定世界观基础上形成的基本理论框架，还必须要有与之相应的方法论作为实践的具体指导。《伤寒论》就是一部与"物灵同源"世界观相应的方法论著作。《伤寒论》的不朽之处在于其反映《黄帝内经》的理论思想，但并不直接讲述理论，而是寓理于事；也不讲其建立一个什么方法学理论，而是以事示理，即通过讲述外感疾病的临床特点、变化规律，间接地反映"聚类比象"方法论。在《伤寒论》中所形成的聚类比象方法论并不是凭空产生的，而是基于在物灵同源世界观基础上产生的《黄帝内经》理论体系指导建立的。由物灵同源世界观到聚类比象方法论，是一个自然而然的过程，所以《伤寒论》并不说理是情理之中的事。就好比人吃足饭就会饱，之后还必须排便一样，虽然其中有复杂的过程，但我们对这个事实的掌握和应用并不必了解其复杂的中间过程。在《伤寒论》中，最具特色的是建立了外感热病六经辨证体系，包括六经病证发病特点、病证特征、发展转归规律、治疗方法等。其本质是根据众多外感热病的象征（临床表现），按照聚类比象法则，把具有相似特点的归为同类，最终把外感热病分为了六类。由于"象"具有持续变化的特征，且其变化有其规律性和渐变性。《周易·系辞》所谓"易者象也"，即指出"象"的基本特征就是不断变化。六经辨证的传、变规律就是外感热病"象"的变化规律。这为后世对不同病种进行辨证分型奠定了基础。

可见，中华民族在早期人类进化的日常生活实践中形成了"物灵同源"世界观，应用到医学领域就成为中医学的理论基础；由此而产生的"聚类比象"方法，移植到医学中成了认识疾病的方法论。物灵同源世界观和聚类比象方法论既是中华民族的文化特征，更是中医学体系的两大基石。

参考文献

［1］庄子．庄子［M］．孙通海，译注．北京：中华书局，2017.

［2］孔健民．中国医学史纲［M］．北京：人民卫生出版社，1988.

［3］庄子．庄子［M］．安继民，高秀昌，译注．郑州：中州古籍出版社，2008.

［4］周易［M］．杨天才，译注．北京：中华书局，2017.

［5］许慎．说文解字［M］．李伯钦，译．九州出版社，2012.

［6］老子．老子［M］．饶尚宽，译注．北京：中华书局，2015.

［7］吾淳．中国哲学的起源［M］．上海：上海人民出版社，2010.

［8］衡先培．序．［M］∥温馨滔．步入伤寒论之门．北京：人民卫生出版社，2018.

［9］杨吉德．试论周易卦象与汉字造字法的同源思维关系［A］．首届国学国医岳麓论坛暨第九届全国易学与科学学会研讨会、第十届全国中医药文化学会研讨会论文集，2007.

［10］尉迟淦．道家的灵性关怀［J］．江西师范大学学报（哲学社会科学报），2006，39（4）：9－15.

［11］张成岗，巩文静，李志慧，等．医学3.0为中西医融合发展提供新机遇．中国中西医结合杂志，2020，40（10）：1258－1263.

第四节 "象"与"象－势"认识论

引言：基于"象"字的起源及考古史料，分析"象"所指由实转虚的变化过程，从中领悟到类象思维的本质特征，决定了中国传统文化和中医学的灵活性和复杂性。"象－势"认识论是中国传统文化和传统中医学认识事物的基本方法，是取类比象思维和辨证论治方法的基础。"感"是识象的基本手段，通过对不同感知方式的分析，从不同识物的方式中找出共同的特性，从而对不可认识的"物"进行认识，即识物是目的，识象是途径，识势是手段，这是"以象测势"或"取类比象"的基本特征；对比分析"象－势"认识论与"象－物"认识论的基本特点。

"象"字在中医学理论和临床体系的构架中具有不可替代的关键地位。现代有人提出"象思维"来解释中医的合理内核，及"藏象"在中医学理论宝库中的核心地位，都需要对"象"字的本身进行深入认识。其中认识"象"字最为关键的是了解其如何从表实的象形字，转化为表虚的象，这也是打开中医学神秘之门的钥匙。

一、理解"象"字以识中医之"象"

在中国汉字中，有很多象形文字，如人、马、猪、牛、木、禾、从等，这些字无论它有多少个含意，应该说都是其本意的延伸。唯独"象"字，虽然其本义仍然是一个象形文字，但在实际应用中，绝大多数时候用它所表，都与其本意无关。"象"字是最让人着迷的汉字单字之一。《说文解字》："长鼻牙，南越大兽，三季一乳，象耳牙四足之形。"可见其原本是指象这种特定的实体动物，是一个非常经典的象形文字。具有今天实体象特征的象祖先出现在距今约2300万年至530万年的中新世，具有长鼻、长牙、大耳等头部特征的是剑齿象，与同时期的恐象、铲齿象的头部特征明显不同。根据甲骨文"𧰨"及金文"𧰨"，古人造字是抓住其长鼻、长牙、发达的四肢特征。这正好突出了大象在人们生活中的应用价值。

但现实生活中，用其来表实体动物象的机会是很少的。而更多的时候是用来表达抽象的意义。因所用的场合不同，其含义涉及宗教、法律、自然科学、医学、行为方式、思想，以及汉语语法表达等，如象设（佛象的别称）或象教、象典、气象、数学上第几象限、什么象（像）什么、想象、抽象、象样、象棋、印象、迹象、现象、表象、中医藏象等。为什么没有用同样是象形字的"羊""牛""马"或"人"等来代替上述"象"

字，把"象典"说成"羊典"，把"气象"说成"气牛"，把"印象"说成"印猪"，把"张三象（像）李四"说成"张三马李四"？把"第几象限"说成"第几马限"等呢？由于中医是建立在象思维基础上的，"以象测势"是中医"象－势"认识论的基础。因此，弄清"象"字从表实到表虚这一转变的缘由，对于认识中医学具有重要价值。

"像"字与"象"具有密切的关系。一般认为"像"字起源于战国时期。而在战国以前的《周易》《老子》等著作中没有"像"字。东汉《说文解字》："像，似也。"要评价两个存在是否"像"，其基本依据当然是"象"。无"象"就无所谓"像"。从后面"象"意虚化的分析中可以看出，本质与取"像"过程密切相关。也就是说，在整体意义上"象"字的含义完全涵盖了"像"字。"像"其实是分离了部分"象"的意义。因此，段玉裁注《说文解字》："然韩非之前或只有象字，无像字。韩非以后小篆即作像。许断不以象释似，复以象释像矣。《系辞》曰，爻也者，效此者也。象也者，像此者也。又曰，象也者，像也。"所以，"像"的基本含义是基于"象"的。在经典中国自然哲学中，不存在"像"的概念，中医学中一概作"象"。

在中医学中广泛使用"象"字，但与实体的象已经没有直接关系，其用法有多种。当作名词时，含意与"形象""样子"相似；当用作表述功能时，也作名词。当作动词时，其意同"像"；还可以同时具有动词和名词双重作用，意为"取象"。《素问·上古天真论》："其次有贤人者，法则天地，象似日月，辨列星辰，逆从阴阳……"这里的"象"是名词，作"形象""样子"解。《素问·五藏生成》"五藏之象，可以类推"，《素问·六节藏象论》"藏象何如"，其中的"象"都是指五藏功能的类象，名词。《素问·五藏别论》说"此五者，天气之所生也，其气象天，故泻而不藏"，这里的"象"用作动词，意同"像"。《素问·五藏别论》"脑、髓、骨、脉、胆、女子胞，此六者，地气之所生也，皆藏于阴而象于地，故藏而不泻，名曰奇恒之府"，其中的"象"是"取象"的意思。可以看出，《黄帝内经》中的这些"象"字已经跟大象没有直接的关系了，都是虚化了的象。虽然在中医学中"象"字的用法与含意有多种，由于在虚化过程中存在共同的逻辑，其实都可作"表征"解。《素问·脉要精微论》"五色精微象见矣，其寿不久也"；《素问·经脉别论》"帝曰：阳明藏何象。岐伯曰：象大浮也"等，都是如此。

二、基于"象"意由实转虚的逻辑探索中医取象思维特点

"书画同源"之说自唐以来长期是我国文字形成的主流观点（唐代张彦远《历代名画记·叙画之源流》），"象"字的产生符合此说。但后来大量的考古发现表明，汉字的起源最早源于宗教祭祀，主要用于表意。如距今约6500—4500年的大汶口墓葬、7000多年前的蚌埠双墩遗址等。尤其是20世纪90年代在河南舞阳发掘的贾湖遗址，出土了距今9000—7800年的一批刻符，迄今21个刻符已经全部译出，显示当时已经有"大""日""泪""鸟"等文字符号。对于擅长创造表意字符的文字系统，完全可以单独创造一个表达"象"字表虚意义的字符，但事实上却借用了表实的"象"字来表虚。为什么会有这样的借用？这个转化说明了什么问题？

《韩非子·解老》有："人希见生象也，而得死象之骨，案其图以想其生也，故诸人之所以意想者皆谓之象也。"这就是说，当时（中原地区）很少人能见到活象，都是通过所见到的象骨来推测活象的形态，所以每个人心目中的活象形态都不完全一样。这样"象"的含义就由实转虚了（这其实就已经包含了战国以后的"像"字含义）。但远古时期，在伏羲、神农等影响的地域是有大象分布的，如近三十年来，在甘肃、山西、广西、长江以南各省，都发现了大量的东方剑齿象化石。《山海经·南山经》有"祷过之山（今广西河池一带）多象"之说。可能华夏古人也曾用象于战争。如北宋晁补之《广象戏格·序》说："象戏，兵戏也，黄帝之战驱猛兽以为阵，象兽之雄也，故戏兵以象戏名之。"再如中国的象棋，其实它与实体象一点关系都没有，为什么不说成马棋或者羊棋呢？这也提示象可能参与了古代打仗。且韩非的说法尚不能解释"象"与宗教、法律、医学等诸多方面的联系。

说到实体的象，不得不说的是印度。据考古发现，大象在古印度的地位，类似于龙在中国文化中的地位，至高无上，是权力和身份的象征。这是由于在人类完全依靠自然生存的时代，大象以强壮的身体、温和的性格和高智商，不但被用作人们主要的交通工具，而且在决定部落生死存亡的古战争中是克敌制胜的法宝。因此，古印度人逐渐形成象崇拜文化是合情合理的。印度早在公元前3000—前2000年的哈拉巴印章文明时代的岩画、

青铜遗物等中，都出现过象的画符，贵霜王朝的银币上也铸有大象。到公元前1100年左右的佛陀时代早期，印度人逐渐把象崇拜融入原始宗教，开始了象的虚化，并在印度北方盛行的原始密教中，逐渐衍化为密宗（属佛教），神化象的形象逐渐清晰，大概在公元前600—前500年期间，象头神成形。这个时期正好是我国诸子百家争鸣的春秋末期，与老子（公元前571—前471年）、孔子（公元前551年—前479年）生活的年代重合。

考古学家推测，约在公元前2350年至公元前1770年间，印度河流域与两河流域之间已经有大规模的贸易活动。中华文明经过长江中下游平原，在地形上能方便进入中南平原。而在中南平原今泰国所在地区，沿海岸经缅甸可进入印度河流域。考古学家在泰国班清发现了公元前3500年—前2000年的制作精致的青铜器，比中国和中东要早得多，很可能是世界上最早的青铜文化。在缅甸北部崩岛崩雅地区发现了4000万年前的古猿下颌骨及骨骼碎片化石，比埃及古猿化石早700万年，是目前考古发现最早的化石。在掸邦宾德亚石窟发现了石器时代的岩画。可见泰国文明、缅甸文明历史也十分悠久，在公元前600年至前500年期间完全具有传播文化的客观条件。

《康熙字典》"象，形也。万物无不成形于西方"，提示"象"字的含义转虚而指形象的转变不是起于中原地区。古代常常将印度视为西方。民间将死亡称为"上西天"，家喻户晓的唐僧取经是去"西天"或"西方"，都是指古印度。表明在中华文化中，"西方"已经与精神、神灵、宗教等联系在一起。"形象"的实质是实体在精神中的印象或轮廓，带有很大的个体化特征。同一个实物，在不同的人的大脑中的形象是有差异的，说明形象的产生离不开精神，形象是实体在精神上的反映。所以"象"的含义虚化的本质是精神化，是实体与神灵或精神间沟通的桥梁。《康熙字典》引《礼·王制》中说："南方曰象。"印度宗教化、神化的象，完全有条件在公元前600年—前500年期间通过中南平原传到我国南方，这可能是中原文化将抽象化的"象"视为我国南方象征的原因。古人还认为动物象及其身体构件具有交通天地万物的能力。如《康熙字典》引王安石《字说》："象牙感雷而文生，天象感气而文生"，认为象的构件与自然现象交通。在老子、孔子所生活的年代，虚化的"象"字应用已经十分广泛。如果印度宗教化、神化的象在公元前600年—前500年传到我国，这正好符合老子、孔子所在轴心文化时代的时空和社会背境。如《道德经》第四十一章说"大象无形，道隐无名"，前一句是说想象中的象，或者说精神化的象，是没有固定形态的。《道德经》第二十一章说"惚兮恍兮，其中有象"，指出了虚化象的特征。孔子在《周易·系辞》中说"在天成象""刚柔者，昼夜之象也"等，皆是虚化"象"之意。"象"意一旦实现虚化，就为其广泛应用和构词创建了条件。

可见，"象"含义的虚化，既可能是韩非之说，但更可能是由印度虚化、宗教化的"象"意传播而来。后者更符合中华文化中广泛使用的"象"字的含义，它是沟通"物"不可见和可见两个方面的桥梁。虽然"象"是对客观存在的忠实反映，但"象"意虚化与宗教之间的关系表明，"识象"并非是对客观的忠实反映，而是与个人的主观体验密切相关的。不同人对同一对象所产生的"象"可能不一致，从而构成了大千世界纷繁复杂的基础。

三、象是物及其灵的综合表征——认识虚化"象"及其应用

全世界所有的人类，在进化早期，都认为万物是有灵的，即所谓"泛灵论"，人与万物同。但在西方的观念中，灵是独立于物而存在的，所以基督教不能融入后来的医术。在中国传统文化，尤其是道文化中，灵与物是一个问题不可分割的两个方面，人是灵与物的统一体，人的灵和肉体共同维护人的健康。

1. 象与易

易经是中华文化的始祖，是中国文化道、儒、墨等各家的共同依据。《周易》分经和传两部分。经的部分是孔子整理前人成就而成，反映的是其以前中国易学思想。传的部分一般认为是孔子及其学生所写的十篇论文集，其中《周易·系辞》为孔子所著，是《周易》之精化。《周易·系辞》："易与天地准。"《前汉·律历志》："绳直生准。准者，所以揆平取正也。"认为易经是反映天地法则的，天地法则就是"揆平取正"，也就是平衡法则。易之理即天地之理，易之象即天地之象。天地之理，其象抽象，象在意中，只可意会而感知，不可夷、不可希、不可微。先圣通过将抽象的自然之理，经过意会整理制成爻卦，使天地之理变得可见、可视。爻卦即天地之象。伏羲五符爻，其中"一"象天属木；"人"象人阳属金，

"八"象人阴属水;"十"象地阳属土,"乂"象地阴属火。"＞I＜"为一个二爻卦,取象人阳穿过人阴,示意天地相合而化生。

伏羲后之先贤将五符爻改为二符三爻或六爻卦,以"—"象阳,"--"象阴。三阳爻乾卦(☰)象天,三阴爻坤卦(☷)象地,天地相合六爻卦为泰卦(䷊),取象天地相感而交合,事物发展顺利,变化井然有序。如天地异位,主次交错(六爻卦以下三爻为主卦,上三爻为辅卦),则变为否卦(䷋),象征天地不交,事物发展不顺。可见,卦象就是取卦之象,反映天地自然变化规律的顺、从、逆、反、转等不同情况。这是将虚化象的应用上升到了一个系统的理论高度,表明易学的本质是象学,以取象议事之法,分析自然的变化。故《周易·系辞》说"圣人设卦观象",就是用卦来取象自然,记录和分析自然。"天垂象,见吉凶,圣人象之",就是通过观察天象,以预测自然之变化,及时做好事态变化的准备。

2. 象与《道德经》

老子十分重视象。象是老子自然哲学思想的重要内容。在他的自然生成观中,对物的认识是完全基于象的。老子认为物的象主要通过意会、感知来获取。事物的象不是清清楚楚的,只能在若隐若现中去寻求。圣人能"执大象",能掌握大象,懂得认识和预测事物发生发展的自然规律。

老子认为,天下有二大,一大为象,故称"大象";二大为帝,故称"象帝"。二大之中,唯象恒大,故大即象,象即大。圣人能识象而知幽明之变,顺应自然,故能"天下往"。之所以圣人才能识象,因为真正的大象是无形的,正如道是存在于事物自然发生发展过程中而并无名分称谓一样,它只能在无形中去感知。这正是"大象无形,道隐无名"的道理。

3. 象与人体健康

古人十分重视天象变化,认为自然界的变化、人类疾病与健康,都与宇宙天体的整体运动态势密切相关。中国传统医学文化认为,人是一个小宇宙。人体五脏六腑、气血经络,都与天体运行具有相类的法则。《周易·系辞》说:"在天成象,在地成形,变化见矣。"《素问·离合真邪论》:"夫圣人之起度数,必应于天地,故天有宿度,地有经水,人有经脉。天地温和,则经水安静;天寒地冻,则经水凝泣;天暑地热,则经水沸溢;卒风暴起,则经水波涌而陇起。夫邪之入于脉也,寒则血凝泣,暑则气淖泽,虚邪因而入客,亦如经水之得风也。"《素问·气交变大论》也说："收气不行，长气独明，雨水霜寒，上应辰星。"因此，根据天地变化，可以理推人体气血阴阳的变化。《素问·气交变大论》又说："五运更治，上应天期，阴阳往复，寒暑迎随，真邪相薄，内外分离，六经波荡，五气顷移，太过不及，专胜兼并。"这是因为四时气候的变换，风暴旱涝的规律，无不与天象变化密切相关，而这些变化都与人体健康状态密切相关。寒主收引，风性开泄，是取天象以象人也。《素问·阴阳应象大论》："天有四时五行，以生长收藏，以生寒暑燥湿风。"可见，天时主宰自然生态和气候的变化，并通过这些变化影响人体阴阳盈亏、腠理开合。《素问·八正神明论》说："星辰者，所以制日月之行也。八正者，所以候八风之虚邪以时至者也。四时者，所以分春秋冬夏之气所在，以时调之也，八正之虚邪，而避之勿犯也。以身之虚，而逢天之虚，两虚相感，其气至骨，入则伤五藏，工候救之，弗能伤也，故曰天忌不可不知也。"中医学根据天人相应的法则，也基于这些天象变化，来推演人体的生理病理变化，用以指导人体的防病治病与预防养生。古人教诲"夫道者上知天文，下知地理，中知人事，可以长久"，不可谓不真切。

四季气候的周期性变化，是天体之间相对运动的结果。人体阴阳盛衰、气血盈亏、腠理开合，与天体的运行关系密切。与人类健康关系密切的天体，在中医学中莫过于木星、火星、土星、金星、水星五大行星，中医取之以象人体肝、心、脾、肺、肾五大系统，并以五星之性象人体五脏系统功能之性。《素问·金匮真言论》详细论述了五星与五脏功能系统的关系。《素问·六元正纪大论》所论：太阳司天，水土合德，上应辰星、镇星；阳明司天，金火合德，上应太白、荧惑；少阳司天，火木同德，上应荧惑、岁星；太阴司天，湿寒合德，黄黑埃昏，流行气交，上应镇星、辰星；少阴司天，金火合德，上应荧惑、太白；厥阴司天，风火同德，上应岁星、荧惑。现代已经知道，木星的体积和质量占太阳系八大行星总量的60%～70%，且其由层流气体构成，不同于其它星体由固体构成。木星自身以气旋风暴的形式存在并运动。中国传统自然哲学将木星与风联系在一起，认为其德象风，中医学以之象肝、主升。现代医学的肝脏是人体能量代谢的中枢。中医认为春天阳气升发，肝气升散，代谢旺盛，与天地相应，似有异曲同工之妙。木星的至与往，都会因其产生的太空气旋、所引发的潮汐变化等，对地球生态、人体生理产生影响。所以《素问·气交变大论》说："岁木太过，风气流行。"再如，金星是太阳系唯一没有磁场的星体，且距离地球最近、自转方向与地球相反。因此，金星对地球没有电磁力的影响，其运动所产生的太空风暴也很小，对地球的影响主要来源于万有引力。中国传统自然哲学将其与金联系在一起，认为其德象金，中医以之象肺、主降，认为其性清肃，以降为顺。秋天象金，五藏取象类肺，万物趋静。《素问·四气调神大论》："秋三月，此谓容平。"《说文解字》容"盛也"。表明秋三月之"象"为正气充盛，人体神气收敛、正气运行平衡如常，这时肺气清肃，与秋气相应。肝应春天，象风、主升；肺应秋天，象金、主降，二者主令有时，升降相因，时刻处于升降的动态平衡之中。这种平衡一旦被打破，就会产生疾病。

中医学不但以星辰来论述人体的生理病理变化，还根据星辰的运动变化来指导临床医疗。《素问·八正神明论》中说："凡刺之法，必候日月星辰四时八正之气，气定乃刺之。是故天温日明，则人血淖液而卫气浮，故血易泻，气易行；天寒日阴，则人血凝泣，而卫气沉。月始生，则血气始精，卫气始行；月郭满，则血气实，肌肉坚；月郭空，则肌肉减，经络虚，卫气去，形独居。是以因天时而调血气也。"这里明确指出人体血气的状态与日月星辰相候，气候温暖时，血行冲和而卫气走于表；气候寒冷，则血易凝滞，卫气沉于里。又说："是以天寒无刺，天温无疑。月生无泻，月满无补，月郭空无治，是谓得时而调之。因天之序，盛虚之时，移光定位，正立而待之。故日月生而泻，是谓藏虚；月满而补，血气扬溢，络有留血，命曰重实；月郭空而治，是谓乱经。"这说明针刺治疗必须顺应气血应天之变，对于中医临床诊治疾病、调制平衡，具有重要的指导意义。

为什么说治疗疾病要"因天时而调血气"？天时即天体运动的周期性规律，不同的天体因时而至，因时而往，一至一往，都与整个天象密切相关。任何一个天体的至与往，都不是孤立事件，都是整体寰宇协调运动的结果。不同天体的至与往，因为其自身的特点（势）不同，对人体阴阳、气血的影响不尽相同。天体有大小之异、轻重之别、疏密之分，其运行有快慢、自转与公转方式的不同，其对地球所产生的影响也各异，导致对人体气血阴阳的影响不尽一致。气血阴阳的协调平衡是人体健康的基本条件。不同星体的至与往，不同程度、不同性质地影响人体气血、阴阳的运动平衡，从而对人体健康状态产生各别的影响。因此，临床也应当"因天时"而判断人体气血阴阳的状态的特点，采用相应的调治策略，以维护人体的健康。天时变化不息，人之气血阴阳的运行也需要不断的进行变化，以应天时之变。这种思路，不但奠定了中医天人相应、因时而治的思想，也是中医学预测疾病、实施预防保健的重要依据。

此外，中医辨证的本质就是识象，通过识象来推知病势，即形成病机。对人体疾病而言，象至少包括了不同疾病各异的主观症状、神色形态等不同的表征，更包括了其无形的灵态。症状可通过倾听患者的叙述而得；表征可通过望、闻、切诊来获取；而其无形的灵态，则需要通过感而知之。医者仁心，以其仁心之灵气，去与患者灵气相感，感而存于心。能识此象者，需明，需仁，需静。只有充分识象，才能预测疾病的发生、发展与转归之势，从而为疾病的防治制定合乎道的策略。《素问·四气调神大论》"圣人不治已病治未病"，说明充分识象并非易事，只有心存明、仁、静者，方能识象，从而有效地防治疾病。

四、识象与识势

中国传统认为，凡事皆有道。道，即客观存在，包括物及其规律。《道德经》第二十一章："道之为物，惟恍惟惚。"道具有内在和外在两个方面。内在的是"物"，外在的是"象"。物是象的内在基础，象是物的外在表征。故《道德经》谓"惚兮恍兮其中有象，恍兮惚兮其中有物"。内在的东西是不可直接认识的，但外在的象是可以通过视、听、抟来感知的，人们只能通过对外在象的感知，来推测认识物，即"以象测物"。以象测物的基础是早先的经验和在经验基础上形成的习惯。这些经验和习惯既可以是自己的生活总结，也可以通过学习来获取。然而经验和习惯都是具有极大的局限性和片面性的，对物的认识只是相对的正确，永远达不到完全认识和完全正确。这就是认识物的"相对正确性"。

《道德经》第二十一章对"道"和道的两个方面"物"与"象"，都是通过"恍惚"这个特征来描述的。不但物是惚恍的，物之象也是惚恍的。什么是"恍惚"或"惚恍"呢？《道德经》第十四章认为"无状之状，无物之象，是谓惚恍"，这就是没有明确固定的形态，只见其象的状态。更具体地说，这种状态有三个特征，一是能视而不见；二是能听而不闻；三是可抟而不得。能视、能听、可抟，当然是有物了。这三种状态又分别被称为"夷""希""微"。视而不见，是因为我们所看到的只是物的象，而不是物本体。物的象和物本体是不能划上等号的。物本体包括了物的全部，表里内外各个部分，大的部分或者小的部分或者更小的部分，无限可分的部分。这些大大小小的部分，我们是看不见的。我们看见的只是物本体的象。"大象无形"，即使是同一个物，它的象都不是固定的，它随着物所处的环境、时间、空间的不同而不同，也随着测量者所取的视角、方式，提取象的方法、维度、工具等的不同而不同。因此它是"视而不见"的。同样，可以用听来感知物，但我们只能听物产生的声象，而不能听到物本身。通过听来感知物的声象，声音这种"象"有频率的高低、波幅的大小等多种不同，我们可以感知得到。但我们不能感知到声象所代表的具体的物态。我们用触觉可以感知物的有无，但触觉是不能明辨物的内部情况、构成构造等内容的。触觉只能感知"有"，却不能明确获得它的具体内涵。

比如风，我们通过视觉知道在吹风了，但我们真正看到风了吗？没有。我们通过听觉，可以知道在吹风了，但我们听到风本身了吗？没有。通过感知，我们可以知道在吹风了，但我们真正抚摸到风了吗？没有。传统中医学是在象的基础上建立起来的，没有象就没有中国传统中医学。中医识象，有的通过类推（聚类取象），有的可通过目察，还有的则必须通过意来识象。这就是《素问·五藏生成》所说的"夫脉之小、大、滑、涩、浮、沉，可以指别；五藏之象，可以类推；五藏相音可以意识；五色微诊，可以目察。能合脉色，可以万全"。这里的"意识"是说用意会或感知或体会的方法去认识或识别。这与《素问·四气调神大论》"冬三月，此谓闭藏。水冰地坼，无扰乎阳，早卧晚起，必待日光，使志若伏若匿，若有私意，若已有得"中的"意"的用法相同，是一个动词。

在老子的自然哲学中，物都是具有灵的物，物和灵是一个事物的两个方面，物是可测量的，灵是用来感知的。所有的物都是具有灵的物。"夷""希""微"的特性告诉我们，物具有可知性，但物是难以绝对认知的。对道或物我们虽然不能明明白白认识，但也不能不去认知。物的真正价值在于它发生的作用，这种作用需要一个表达方式，即"势"。有作用即得"势"，得势就必定通过"象"表现出来。"势"是"象"的综合反应，它随着时间、空间环境的变化而持续变化；也随测量者感知的不同而不同。因此，"势"是无穷变化却又是最能准确反映物表征的。势的无穷变化不是无规律的或者无序的变化，它是逐渐的、有序的、有规律的、遵循时空法则的变化，更是有"墙"的变化。因此，"势"是可认识、可预测的。测"势"是通过识"象"来实现的，"势"具有客观性；"势"的客观性通过"象"的主观性来反应。但"象"代表了主观和客观的综合结局。主观是依赖客观而存在的，主观也是对客观的反应，是带有个性特征的反应。《素问·五常政大论》说："气始而生化，气散而有形，气布而蕃育，气终而象变，其致一也。然而五味所资，生化有薄，成熟有多少，终始不同。"这就是说，可以从物之生化来表现气的运行；通过形来表现气的聚散；通过物的繁衍情况来表现气的布散情况。气的变化自始至终都伴随着象（表征）的变化，虽然不同阶段的象有所不同，但其理是一样的。无论如何，对于特定的识"象"者来说，"象"是对势的忠诚反应，通过"象"就可以（个体化）准确地认识势，即"以象测势"（图1-9）。

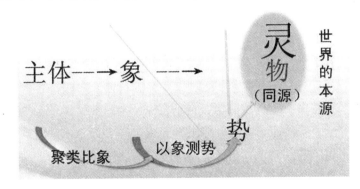

图1-9　中国传统世界观与方法论

由于"以象测物"具有永恒的不确定性，"以象测势"具有永恒的准确性和实用价值，因此以象测势方法论在我国古代获得了广泛应用。在"物灵同源"世界观前提下，以象测势方法自然演化出"取类比象"方法论。这就奠定了东方方法论（认识论）基础。

五、"象-势"认识论与"象-物"认识论

"象-势"认识论（如图1-9）是基于物灵同源世界观与聚类比象方法论建立起来的东方认识论，其基本特征是"以象测势"。东方世界观认为，

万物皆有灵，"灵"是万物天然具有的"感知并反应"的能力，是万物的基本属性。有形的物与无形的灵是客观物不可分割的两个要素。"势"是物与灵的一体化特征。由于灵的抽象性，"势"必定是抽象的。基于聚类比象，通过对所见（象）进行类比，来认识事物的基本特征，即势征。物质的势征与其所存在的时、空环境密切相关。同一机械物在不同时空条件下可以表现为不同的势征，而不同的机械物在一定条件下又可以表现为相同的势征。由于基于象的势征具有客观性，从象到势的认识过程只需要抽象，不需要主观推论。因此，象-势认识论是一个十分客观的认识论。

基于物灵同源世界观和聚类比象方法论的象-势认识论，其基本原则是整体观。象-势认识论的方法是解决人类所面临的两对最基本的关系，即人与自然的关系，为天人相应或天人合一；肉体（机械物）与精神（灵）的关系，为形与神俱。象-势认识论的实现措施是辨证施法，包括辨证论治、辨证护理、辨证养生、辨证发展、辨证管理、辨证社交等。因此，基于东方哲学的象-势认识论不但适用于中国医学，也适用于社会学、自然科学，以及管理学、社会发展战略等（如图1-10）。

与象-势认识论对应的，是建立在现代科学机械唯物主义与分析-还原方法论基础上的"象-物"认识论（图1-11）。象-物认识论的基本原理是"以象测物"，以机械的物为唯一认识目标。因此，其认识具有具体性、可及性。由于"以象测物"的依据完全来源于经验，这种"测"是完全依靠经验来推测而实现的。但由于经验是基于部分列举的推演，其正确性都是有限的和相对的，经验永远不可能达到100%正确。因此，基于机械唯物主义的象-物认识论，始终存在不确定性和犯错误的风险。

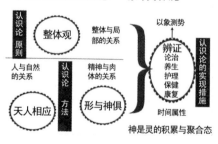

图1-10　象-势认识论基本架构

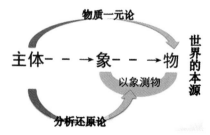

图1-11　现代科学（现代医学）世界观与方法论

参考文献

[1] 刘志一. 贾湖龟甲刻符考释及其他[J]. 中原文物，2003（2）：10 - 13.

[2] 邓宏海. 论汉字的始祖文字——贾湖刻符及其记录和似播的世界最早阳历［M］//浙江省文物考古研究所. 跨湖桥. 北京：文物出版社，2004：25 - 373.

[3] 蔡运章，张居中. 中华文明的绚丽曙光——论舞阳贾湖发现的卦象文字［J］. 中原文物，2003（3）：17 - 22.

[4] 宗冠福. 中国的剑齿象化石新材料及剑齿象系统分类的回顾［J］. 古脊椎动物学报，1995，33（3）：216 - 230.

[5] 衡先培. "象 - 势"认识论 VS "象 - 物"认识论［N］. 中国医师报，2018 - 11 - 15（7）.

第五节　健康体系维护的基本法则

引言：人体健康维护的本质是维护阴阳的动态平衡。动态平衡是依靠"感"与"反"的法则来实现的，是事物生生不息之本。"感"与"反"中的动态平衡是维护衡医健康体系的基本法则，衡医治病的基本原则就是在"感"与"反"中维护对立面双方的动态平衡。

一、"感"与"反"——事物生生不息之本

万物为何能生，为何能够如此和谐有序、生生不息地一代又一代地发展、演化？为什么同类事物能类聚？为什么事物没有因为对立面的存在而相互消灭？这就涉及到事物生生不息的根本原因——"感"的呼应、"反"的推动。

"感"从"咸"从"心"。"咸"由"戊""口"构成。其中"戊"在《康熙字典》中归"戈字部"。《说文解字》戈"平头戟也"。《康熙字典》"戈，短兵也"，"戟小支上向则为戟，平之则为戈"。《康熙字典》"丿"意为"夭"，"短折曰夭，寿之反也"。可见，"戊"有用武力短人性命的含义。"口"置"戊"中，是用强力限制"口"，以制其动而阻其发声也。口被封堵而不能发声，相互之间如何交流？《周易》咸卦"象曰：咸，感也"。咸卦为上兑下艮，主卦艮象山征男，客卦兑象泽征女。卦意在自然

为山泽通气，在人为心灵相通。心灵相通即山泽通气，"气"是相互"感"而相交的中介。在天为自然之气，在人为灵气。可见，"咸"这个会意字已经充分体现出"感"的含义。再在"咸"下加一个"心"，更强调用心灵去相互交流的内在含义。

《周易》咸卦："天地感而万物化生。"一个"感"字，道出了万物化生的根本原因。感则动，动则化，化则不息。天地感则生万物，男女感则繁衍人类，生生不息无穷尽也。认为万物都因天地相互感应而产生，又因天地相互感应而变化。可见，"感"是万物发生发展的源泉。万物非"感"不能动，不动则不生；非动不能化，不化则灭。又说："观其所感，而天地万物之情可见矣！"这里重点词"观"，"观"即看也、察也。"观"何？当然是观"象"了。"象"是事物及其所赖以存在的时空的总和（即"势"），既反映了事物的存在状态、环境，又反映了事物的持续性变化。通过观象，可以了解事物的发生、变化与存亡。"观其所感"是观"感"之象。"感"之象何以可观？动也，感则动！通过观察天地万物因感而动的态势，就能认识其变化规律；通过对"感"的分析，就能掌握天地万物的态势，即"析感而明势"。可见，"感"是万事万物发生、发展、衍化的原因。感而有象，因象析势，故有"感"则可观。

《道德经》第四十章"反者道之动"。一个"反"字，说出了事物发生发展的动力所在。"反"字为象形字，甲骨文字形从"又"从"厂"，本义为手心翻转。《说文解字》："反，覆也。"《诗经·卫风·氓》："不思其反。"《康熙字典》："师古曰：反，谓回还也。"这种回还或反折，本质上是对"感"的一种反应。"反"不自动发生，它因"感"而生。事物因感则动（反应），动则化，化则变，终变必极，物极必反（回还）也。循环往复之"反"是事物由一个层次变化为另一个层次的必须过程，是事物运动变化的基本法则。"反者"也含对立面之意。因有对立面的存在，事物才会在矛盾中变化，在矛盾中求变。"反者道之动"提示对立面是事物变化的推动力。

"感"与"反"的法则，反映了事物生生不息的理由："感"是动因，因感而动；"反"是规则，物极必反。"感"是源泉，感不尽而动不止；"反"是推动因素，因有反而变化日速。非"感"不能动，非动不能生变，非变不能至极，则物不能返也；对立面非"感"不能相应，不相应则孤，孤久必灭。《素问·汤液醪醴论》说（病）"其有不从毫毛而生，五藏阳以竭也，津液充郭，其魄独居，孤精于内，气耗于外，形不可与衣相保，此四极急而动中，是气拒于内，而形施于外"，这就是阳动过"墙"而竭，阴与阳不能相感，而导致孤精于内，气耗于外。可见，"感"与"反"的相互作用，构成了事物生生不息的持续力量。

二、"感"与"反"运动中的平衡是维护健康体系的基本法则

人体健康，必定在"感"与"反"的法则中求得。健康的对立面是疾病，疾病生于邪，或为内邪，或为外邪。健康的维护者是正气，时时刻刻守护着人体健康。正气与邪气相感，互相抗争，永争不息，构成正、邪双方持续存在的理由。在正、邪抗争中，正胜于邪，则健康得以维持，获得持续的健康运动状态。日久则极，物极必反，健康也终将停止；邪胜于正，则疾病发生。如邪盛至极，物极必反，则为下一轮的健康埋下伏笔。因此，正邪的交争本身是健康并充满活力的条件。非邪则无所谓正，正气失去其存在的理由；非正不能生邪，邪气无以为害。只有正、邪相感，相互抗争，遵循物极必反的法则，才能保有持续的健康状态和生命体的新旧交替，乃至生生不息。

《周易》乾卦"终日乾乾，反复道也"，告诉我们应当时时遵从事物循环发展的规律，才能在"反"与"复"的运动中维持持续的发展和健康。《周易》复卦进一步指出："复亨，刚反，动而以顺行，是以出入无疾，朋来无咎。"指出事物要当反则反、当复则复，循环系统才不会破裂，才能在运动中顺利发展，在人体才能维持正常的生理平衡，不致于发生疾病。复，反之反者也，《说文解字》谓之"往来也"，《康熙字典》谓之"返也"。《素问·六微旨大论》："夫物之生从于化，物之极由乎变，变化之相薄，成败之所由也。故气有往复，用有迟速。"可见，知刚而反、遵道能复，是事物发生发展的基础，是维护健康平衡的必要条件。

实现反与复的正常运动，离不开对立面的"感"。《周易》咸卦"柔上而刚下，二气感应以相与""是以亨，利贞"，对立面相互感应，是获得持续健康发展的先决条件。《素问·天元纪大论》"故（阴阳）在天为气，在地成形，形气相感而化生万物矣"，指出阴阳相感是万物化生的根本。同时，阴阳的互感，是事物发展和生命体健康与否的关键。因此，该篇又

说："天地者，万物之上下也；上下相召，而损益彰矣。"利与弊、健康与患病，都在这感召中发生，在感召中维持反与复的循环。感与反的法则失常则病生：对立面因感而反，需要保持适当的程度，反的过与不足，都会导致系统异常或疾病的发生。《素问·六元正纪大论》"五之气，畏火临，暑反至，阳乃化，万物乃生乃长荣，民乃康……五之气，春令反行，草乃生荣，民气和"，即是对立面双方当反则反、反而不过所建立起来健康状态。《素问·阴阳应象大论》"寒气生浊，热气生清；清气在下，则生飧泄；浊气在上，则生䐜胀。此阴阳反作，病之逆从也"，则是阴阳反回太过的情况。清气在上，升发到适当的时候当返下与阴气交汇，实现阴阳平衡。但如果阴阳反复太过，阴阳上下错位，则平衡打乱，所以疾病发生。《素问·六元正纪大论》"动复则静，阳极反阴"，也是说明同样的道理。

三、在"感"与"反"中维护动态平衡是中医治病基本原则

"感"与"反"的法则失效，对立面双方的平衡被打破，导致疾病。治疗疾病，就是重建对立双方的动态平衡，这就必须要恢复双方对对立面的感召，并同时对对立面的感召发出感应，因感而反，遵感而反，而不是为反而反。为反而反，则可反而太过，超过了对立面的感招所需，致使反而不复。"反"的强度，必须与"感"的强度一致，太过与不及，都会导致疾病。《灵枢·根结》"岐伯曰：天地相感，寒暖相移，阴阳之道，孰少孰多，阴道偶，阳道奇"，指出在对立面双方相互感召中，必须保持反与复的动态平衡，掌握反的多少、复的轻重，遵道而行。例如寒暖相移，寒极生热，热极生寒，寒与热相互制约，寒不能过极，热不能过墙。一旦发生疾病，则要知多知少，补不足而泻有余，才能恢复对立面双方的平衡稳态。所以该篇又说："发于春夏，阴气少，阳气多，阴阳不调，何补何泻？发于秋冬，阳气少，阴气多；阴气盛而阳气衰，故茎叶枯槁，湿雨下归，阴阳相移，何泻何补？"春夏阳多而阴少，至夏至、小暑大暑阳盛至极，阴弱亦至极，则阴阳互感，各自开始向对立面回归。如果回归太过，则阴气盛而阳气衰微，则发生疾病。这时当扶阳抑阴，补泻得当，使阴阳重归于平衡。

"感"与"反"的法则指导疾病治疗，重在调复平衡。《素问·玉版论要》说"阴阳反他，治在权衡相夺，奇恒事也，揆度事也"，指出阴阳

反而太过，则要通过辨证，评估轻重，掌握对立面双方所处的势态，补不足而夺有余，在动态调节中掌握平衡，以恢复阴阳的平衡状态。《素问·举痛论》说"寒气客于五藏，厥逆上泄，阴气竭，阳气未入，故卒然痛死不知人，气复反则生矣"，表明对阴阳失衡而致寒邪过极，导致寒痛之病，治疗的方略就是扶阳折阴，只有使阳气回复，疾病才能得到有效治疗。《素问·调经论》说"厥则暴死，气复反则生，不反则死"，也是说对于寒凝暴厥、阳气衰微的疾病，必须通过回阳救逆之法，复其阳气，才能重建阴阳的平衡以恢复健康。

可见，疾病是对立面双方"感"与"反"的失度。治疗要权衡双方的态势，泻有余、补不足，恢复对立面双方的均势，重建对立面双方的互感互反的动态平衡。

第二章 衡先培医论

第一节 中医特色新解

引言："中医特色"是中医面临存亡危机的产物。过去认为中医特色是"整体观"和"辨证论治"。笔者认为中医特色必须建立在以中国自然哲学为基础的中国文化之上，提出"物灵同源""取类比象"是中医学的两大基石，"整体观""天人相应""形与神俱""辨证论治"是中医四大支柱，共同构成中医特色的基本内容。前二者在衡医哲理中已经阐述。

关于学问，存在就有其存在的基础，本无必要讨论什么特色。需要拿"特色"来求得生机，必然是出现了生存危机。中医学存在了上千年，理所当然地维护着中华民族的身体健康，从来就没有人谈什么"中医特色"。现在要谈中医特色了，当然不例外也是有生存危机了。"中医特色"是随着西方科学尤其是西方医学的大量引入始被关注的话题，它关乎中医继续存在的价值和必要性。现代人，大多认为中医特色是整体观和辨证论治。笔者认为，这实际上是在西方医学思维局限下提出的，且并不全面。讨论中医特色，必须根植于中国传统文化去全面、深刻认识，中医特色必须包含中国传统文化特色。因此，笔者提出中医特色的"两基石""四支柱"观点。前者包括物灵同源世界观和聚类比象方法论，已在本书第一章讨论。后者包括整体观、天人相应、形与神俱、辨证论治四大认识论支柱，对于指导中医学的发展和应用具有实践价值。

人们的行为方式，在自觉或不自觉地受世界观和方法论影响的同时，也一定会自觉或不自觉地受一定行为准则的具体指导。这些行为准则是人类在一定世界观和方法论指导下，在长期生存实践中形成的经验法则，是认识论基础。先辈们在日常生活中会自觉或不自觉地将这些行为经验一代代传给其后代。中华民族在长期的生存实践中所形成的健康行为准则，可以概括为四大支柱。

一、整体观

整体观就是我们在认识事物时，不能把事物从它存在的环境中脱离开来，而是要把它放在应该存在的时间和空间中去，连同时空去认识它。可见整体观必须有以下四要素：一是认识的主体，二是认识的特定对象，三是特定对象所存在的环境，四是时间要素。在这四个要素存在的情况下，现代科学分析还原方法是完全无法认识的，它只能在认识的主体和特定对象两个要素下认识事物，尤其是加上时间要素，分析还原论就彻底丧失了其价值，得出的结果必然脱离真实。

以整体观认识事物，是物灵同源世界观和聚类比象方法论应用的必然结果。因为所有事物都具有灵，事物之间能相互感知并做出反应，同类事物趋于相聚，或者说同类相吸。"感知并反应"和相聚是一个随时间动态进展的过程。在这个过程中，事物的"象"也不断地发生着连续性变化，且这个变化随着时间而无限持续地进行着。通过聚类比象，随时可以把不同事物的"象"进行比较，把事物进行动态归类加以认识。可以看出，这个认识过程，必然将特定事物放在其应该存在的空间和时间环境中，连同时空环境进行整体认识。任何的割离和静止的认识都不能完成这个认识过程。把这种认识方法运用到中医学中来，认识人的生理病理变化、疾病的发展转归，必然离不开人体所存在的时空环境。在中医学中，整体观的含义至少包括四点：一是人自身是一个不可分割的整体，人的组织器官、四肢百骸不能脱离整体的人而存在。二是人与自然是一个整体，人的生长发育、体质、生理状态应当结合其生长环境来认识。三是人生疾病，是人及其所处自然、社会环境共同作用的结果，认识疾病的病因、病机及发展规律，也必须同时考虑相应的时空环境状态。人的生理、病理的节律，以及三因制宜等，都体现了人与环境的整体性。四是对疾病的治疗，必须把所处的环境考虑进去，有的需要治人，有的需要治环境，还有的需要同时治疗人和环境。治人好理解，但治环境是被现代医疗体系常常疏忽的。有时通过治环境来治疗人的病，更能击中病本而愈病。如：林某，男，34 岁。体质壮实。每年夏天即头痛、肩痛已经 5 年，长期中西医治疗。询问了解到其为办公室人员，夏天空调都开在 20℃ 左右，自己夜卧也将空调开 24℃，捂被睡觉盖下身而不盖肩背。嘱其改变环境，调高空调温度，空调房内用护肩。一周后其头痛、肩痛自愈。

另一方面，由于环境对人的方方面面都会产生影响，不同环境中的人，具有不同的体质特点、思维方式、行为特征、生活习惯，这必然导致疾病的差异。在我国，北方气候寒冷，人们常吃燥热之食物抗寒。同时由于外环境寒冷，寒主收引，皮肤毛窍闭塞，阳气不得外达，易内闭生热。所以，北方人常内热外寒。在南方，气候火热，人们常吃冰凉食物，久则损伤内在阳气。同时由于环境炎热，皮肤毛窍开泄，阳气易耗散。这就导致了南方人内寒外热的特征。我们在临床诊治中，不但要辨析病人的症征，也应当把这种"北方内热外寒，南方内寒外热"的地域差异考虑进去，才能取得更好的治疗效果，这是针对环境治疗的另一种方式。

二、天人相应

我国早期哲学称"天人合一"，狭义内涵为天人相感、天人相参，是关于人与自然关系的认识论基础，指人与自然有着一致的本源、属性和规律，并且随时间的变化通过相互感应以协调同步、相互作用、互为因果。物灵同源，天地自然万物都是物与灵的统一体，有灵就能相互感知并做出反应，这就是天人相感或天人相应。《庄子·山木》云"人与天一也""有人，天也；有天，亦天也"，包含了三层意思：一是人与自然在本源或产生上具有同一来源，二是人与自然在随时间变化上的协调同步，三是人与自然在异常变化时相互影响、互为因果。

《老子》中说"有物混成，先天地生，寂兮寥兮，独立而不改，周行而不殆，可以为天下母，吾不知其名，字之曰道"，指出人与自然的共同来源为"道"。也就是说，道是天地万物包括人类化生的共同本源。合则为道，分则为三：天、地、物（人）。《周易》中每卦三爻，从上至下分别代表天、人（物）、地三才，合则为一卦，与天人合一是同一思想。

《庄子·达生》曰："夫形全精复，与天为一。天地者，万物之父母也。"万物应天地而生，天地气交而生石物，故《素问·六微旨大论》说："言天者求之本，言地者求之位，言人者求之气交。"人之既成，居于天地之间、气交之中，即所谓"上下之位，气交之中，人之居也"之意。人居气交之中，人的气之变化都必与天地气之变化相应、相感。中医学中的气交学说、五运六气学说、五行学说，都反映了这种思想。《灵枢·刺节真邪》说："与天地相应，与四时相副，人参天地。"《灵枢·岁露》云："人与天地相参也，与日月相应也。"说明人的生、长、化、收、藏等生理变化，都应当与自然相应同步。故《素问·四气调神大论》说："春三月此为发陈，天地俱生，万物以荣。"对应于人，则当"夜卧早起，广步于庭，被发缓形，以使志生"。同时，人疾病的产生与变化，也与自然变化相关。如该篇接着春三月说："逆之则伤肝"，认为人的生活起居不应春气则生肝病。《灵枢·顺气一日分为四时》："夫百病者，多以旦慧、昼安、夕加、夜甚……朝则人气始生，病气衰，故旦慧；日中人气长，长则胜邪，故安；夕则人气始衰，邪气始生，故加；夜半人气入脏，邪气独居于身，故甚也。"论述了人体阳气随一日时间变化，导致疾病出现旦慧、昼安、夕加、夜甚的变化特点。《灵枢·经水》篇云"此人之所以参天地而应阴阳也"，以及《素问·咳论》篇云"人与天地相参"等，都说明了疾病随自然演变而发生改变的道理。

天人相应观对养生保健具有引领作用。人们可按照天人相应思想进行养生以促进健康。《素问·宝命全形论》："夫人生于地，悬命于天，天地合气，命之曰人。人能应四时者，天地为之父母。"说明人的身体健康和生存与自然密切相关。养生的关键是应四时而变，饮食起居、七情五志、劳思逸享，都当"随应而动，和之者若响，随之者若影"。如《素问·离合真邪论》："夫圣人之起度数，必应于天地。"《素问·四气调神大论》中说"夏三月，此为蕃秀"，此时自然的特点是"天地气交，万物华实"，相应的养生方法是"夜卧早起，无厌于日，使志无怒，使华英成秀，使气得泄"。如养生不当，逆自然之道，则"逆之则伤心，秋为疟，奉收者少，冬至重病"。可见，养生必须遵循天人相应法则，顺应自然，方能保持健康。

三、形与神俱

"形与神俱"本质上是"物灵同源"世界观的延伸，是物灵同源世界观在高级有机生命形式中的体现。万物都只是空间的存在形式，是永恒不变的。只有灵才能随着信息量的积累而向高级进化。《素问·上古天真论》："法于阴阳，和于术数，饮食有节，起居有常，不妄作劳，故能形与神俱，而尽终其天年，度百岁乃去。"其中的"神"即是"灵"的高级有机生命表现形式，包含了当今"精神"的内含，但又远远超出精神的意义。在《黄帝内经》看来，"形与神俱"是健康长寿的必具条件，只有做到了"形与神俱"才能"尽终其天年"。实现"形与神俱"的良好状态，必须具备两个条件：一是要"法于阴阳，和于术数"，即要认识自然规律和顺应自然，也就是必须"道法自然"。二是合理的日常生活安排，包括饮食起居和劳逸适度。其中条件一是战略层面的大原则，条件二是战术层面的具体行动。

形与神的关系是物灵同源世界观在高级有机生命中的表达，本质上是物与灵的同源关系。故张景岳说"形者神之体，神者形之用""形神具备乃为全体"；姚止庵说"形者神所依，神者形所根"，说明形是神的基础，神是形表达存在的依托。神的化生离不开物质。如《素问·八正神明论》说："血气者，人之神。"《灵枢·营卫生会》也说："血者，神气也。"说明正常化生之"神"依赖于人体气血的充盛。而气血又化生于水谷精微。故《灵枢·平人绝谷》中说："神者，水谷之精气也。"

在中医学中，神并不抽象，它可以以具体的形式表现出其盛衰，这是"灵"的高级有机生命形式的特征。如《素问·六节脏象论》说："天食人以五气，地食人以五味。五气入鼻，藏于心肺，上使五色修明，音声能彰……神乃自生。"其中"五色修明，音声能彰"就是神气旺盛的外在表现。同时，物质的化生也受神的制约。《素问·汤液醪醴论》说："帝曰：形弊血尽而功不应者何？岐伯曰：神不使也。"表明如果神不健旺，药物治疗是无法弥补血与形之不足的。因此，该论下文又说："精神不进，志意不治，故病不可愈。"《素问·上古天真论》又有"恬淡虚无，真气从之；精神内守，病安从来"的著名论断，更强调了精神对躯体健康的决定作用。

精神与形体互为健康的条件。形健则神旺，神旺气血充。如脏腑等有形之体有病，则神必因之而生病。如《灵枢·本神》："肝藏血，血舍魂，肝气虚则恐，实则怒……心藏脉，脉舍神，心气虚则悲，实则笑不休。"相应的，精神异常日久也必伤及脏腑等有形之体，如《素问·阴阳应象大论》中曰："怒伤肝，喜伤心，思伤脾，悲伤肺，恐伤肾。"后世医家如张景岳、张子和等，都在这方面有丰富的论述。

在中医学领域，"形与神俱"论在疾病诊断、治疗、预后判断，以及日常生活、保健中都具有广泛的应用，尤其是养生方面。如《灵枢·本神》说："智者之养生也，必顺四时而适寒暑，和喜怒而安居处，节阴阳而调刚柔，如是则僻邪不至，长生久视。"以及《素问·四气调神大论》中的四季养生论述，都体现了形神结合的养生法则。三国时期的嵇康提出："修性以保神，安心以全身……又呼吸吐纳，服食养身，使形神相亲，表里俱济也。"就是希望通过合理的日常保养，来达到形与神俱、形神合一的健康境界。

四、辨证论治

辨证论治的实质是辨证施法或辨证施策，是以斗争与联合相连接的辩证法的观点，来指导干预的方法或策略，是具有突出中国思维特征的概念。辨证论治虽然源自中医认识疾病和治疗疾病的实践总结，却是典型的以时间为本位认识事物的基本方略，与西方科学以空间为本位的方略具有本质不同。形成辨证论治这一基本方略的前题是聚类比象方法论。《周易·系辞》："方以类聚，物以群分。"不同方位的种群以类相聚，天下万事万物以群相区分，这是"物灵同源"的必然结果。通过对不同类群的比较认识，可以更方便地认识事物、区分不同事物、掌握不同事物的特征。这就为准确地应对自然变化创造了条件。人类的疾病纷繁复杂，不同个体的人也是千差万别的。同认识自然一样，要对这些纷繁复杂又千差万别的人类疾病进行认识和治疗，对特征进行归类无疑是最为高效的。虽然对于"辨证论治"这一提法是何时被倡导的这个问题，有不同的看法，但其精神实质确实与中国传统文化一脉相承，作为一种处理疾病或认识事物的方法是自古存在的。如墨子在《鲁问》中所提出的"择务而从事"的治国方略，就是这种辨证精神的反应。《伤寒杂病论》首先以事实而非空洞的概念系统地应用了这种聚类比象（辨证论治）方法。辨证论治的重要特点是以时间为本位恒动地认识疾病，并且恒准地治疗疾病。辨证论治的"二恒"特征，较以针对特定靶点的静态"精准医疗"，具有更高的合理性和优越性。

作为四支柱的健康行为准则是中医学乃至中国哲学的认识论基础，其中又以整体观为认识论原则；天人相应、形与神俱则可视为反映整体观的认识论方法，前者解决了人与自然的关系，后者解决了精神与肉体的关系。而辨证论治作为实现认识论的措施，在自然实践、社会实践、医疗养护等人类面临的各个方面，都具有广泛的指导意义。

参考文献

［1］黄学宽．郭子光临床经验集［M］．北京：人民卫生出版社，2009.

［2］章士嵘，卢婉清，蒙登进，等．认识论辞典［M］．长春：吉林人民出版社，1984.

［3］庄子．庄子［M］．安继民，高秀昌，译注．郑州：中州古籍出版社，2008.

［4］老子．老子［M］．饶尚宽，译注．北京：中华书局，2015.

［5］潘怡宏，丁莉，王平．《黄帝内经》的形神兼养观及其现实指导意义［J］．中医杂志，2014，55（5）：361-364.

［6］许建良．嵇康"世无自理之道"的道德实践思想［J］．广西社会科学，2002（6）：30-32.

［7］刘长林．中国象科学［M］．北京：社会科学文献出版社，2008.

［8］周易［M］．杨天才，译注．北京：中华书局，2017.

［9］张效霞．辨证论治的由来［N］．中国中医药报，2015-8-10.

［10］墨子．墨子［M］．高秀昌，译注．郑州：中州古籍出版社，2008.

［11］郭子光，冯显逊．伤寒论汤证新编［M］．上海：上海科技出版社，2010.

［12］陈可冀．中医辨证论治［M］．北京：中国人事出版社，2002.

第二节 五诊论

引言：基于中国传统文化，提出"感诊"在中医临床诊疗中的重要作用，"感"是实践衡医的基本要素。临床我们不但要通过望、闻、问、切来认识疾病，更离不开"感诊"来更准确地获取疾病的病机。

衡先培医论与临床经验

中国自然哲学与传统中医学临床的有机结合

中医学的发展史，是一部探讨中华民族与自然和谐共处的历史，是人类生存繁衍适应自然、认识自然，不断总结自然生存法则的历史。它随着人类的产生而产生，随着人类的繁衍而发展。中医学的发展史，本质上既是中华人类的进化史，同时也是中华文化的发展史。中医学起源、发展的历史，决定了其粗放性、宏观性、直觉性并符合人性。

中医认识疾病的粗放性体现在其起源上。原始的人类，缺乏复杂的工具，没有精密仪器，完全靠直觉来宏观地认识客观世界，这种直觉一是通过感官获取，二是通过心灵的体验来获取。前者主要获取或有形、或有声、或有气味的信息，也可以通过皮肤来感知接触性信息，这就是今天的望、闻、问、切四诊。也有通过望、闻、问、切而不能得者，则通过"感"以知其妙，这是直觉的绝妙之处。中华文化，自盘古开天地、伏羲制八卦、神农尝百草，以及《老子》《周易》等民族文化奠基圣典，无不重视"感"在万物之间的交流作用。中医诊法实则为望、闻、问、切、感五诊。

中医认识疾病的宏观性，决定于其获取信息的直觉性。直觉获取信息依赖于感观，通过感观认识宏观事物。感观认识宏观事物必须依赖于事物的表征，即事物显示在外的征象，传统文化称之为"象"。可见，"象"是联系主观感观与客观事物的桥梁。人类正是通过"象"来认识自然和掌握自然的，中医也正是通过"象"来认识疾病和管理疾病的。中医通过望、闻、问、切、感五诊来获得疾病的象，即获得疾病的临床类象特征。

辨证的过程就是寻找类象特征的过程。构建类象特征的依据，一般认为是望、闻、问、切四诊素材。望可收集形、色特征，闻可收集气味和声响相关特征，问可收集患者的主观感受和病史，切可以获得触摸源性特征。尚有望、闻、问、切而不得者，当以"感"诊之。所谓"感"是通过只可意会、不可言传的体验，来认知对象的灵态或体验。只有临床工作经历及体验极为丰富的医生，才能体会到感诊微妙。四诊所获得的是对象"物"的信息，是诊病的基础层面；而"感诊"获得的是对象"灵"的信息，是诊病的高级层面。通过感觉、感受、感应，以感而知其灵。《周易》咸卦说："观其所感，而天地万物之情可见矣！"通过对"感"的分析，就能掌握天地万物的态势，即"析感而明势"。把望、闻、问、切、感五诊所得信息进行综合比象，获得患者的象类，即当今的证型。再以该象类

（证型）的治疗通法为基础来确定治疗方法。可以看出，辨证论治的本质跟形与神俱是一致的，是物灵同源世界观和聚类比象方法论的延伸。

通过"象"认识事物所获得的信息，显然不是事物的物质信息，也就是说通过象所认识的事物所获得的信息，与事物内部的微观构成、化学成分没有直接的关系。它认识的是事物存在的宏观状态。中华文化将这种存在状态进一步升华，以获得事物存在的本质特征，这就是"势"。"势"所反映的不仅仅是"物"的形征，更重要的是，它是物及其所在环境、条件等一切因素的总和。物的"势"能否表现出来、如何表现出来，并不只决定于"物"，而更重要的是决定于其所存在的环境、条件。只要环境、条件一定，即使没有甲物来占领这个"势"，必定会有乙物来占领这个"势"。

由于环境、条件的持续变化特征，对"势"的认识是不可能用现代科学的"分析还原"方法来实现的。因此，只有通过"感"，才能直观、全面和动态地获得对"势"的认识。《周易·系辞》："天地之大德曰生，圣人之大宝曰位。何以守位？曰仁。"为何孔子认为"位"对于"圣人"很重要？因为"位"是"势"的直接反映。得"位"即得"势"，得势者昌。"昌"有两种互通的含义，一是昌盛，二是"猖狂"。某某在得"势"时权力膨胀，气势压人，这只能从感觉上反应出来，没有可能拿出物证。人们常说某某气场很强，怎么知道的？就是通过感觉得出的。因此，"感"是识"势"的基本方法。"感"性强者，对"势"的反应敏感。所谓"感"性，也包括了现在所谓的"情商"。所以情商高的人更能识"势"，所谓"识时务者为俊杰"，大多是情商高者。

时空环境的变化是导致特定事物势发生变化的关键要素。一物失势，必有更能适应新的环境时空的事物来得其势。中国传统文化有"得势则昌，逆势则亡"之训，就说明"势"对于事物存在性的关键作用。中医将"势"的内涵移植到医学中，这就是"病机"。

从上述可以看出，传统中医是通过疾病特有的"象"或临床表现来认识疾病的，通过疾病的象来推测疾病的势，也就是通过疾病的临床表现来归纳提取疾病的病机，从而为治疗用自然中药提供依据。因此，中医讨论疾病，必须要有临床表征，包括灵与肉体方面的表征。没有临床表征的疾病，不属于传统中医讨论的范围。

第三节　"见湿不清热"论

引言：基于天人相应的思想和取类比象思维，结合湿邪的性质和致病特点，提出"见湿不清热"的治疗学主张。

凡湿为病，其苔必腻，其阳必损。治湿之要，无论芳化、淡渗、燥化，必不可伤其阳，见湿不清热也。

一、湿邪有两性

凡伤人之湿，皆有两性。

其一是易化易腐。湿随阳则化气，附阴则生腐。所谓化，是湿化为气。气性散，湿随气散，湿化为气则散，则湿渐去也。譬如日照则衣服干，太阳晒则草可干。衣干人不病，草干自不腐。所谓腐，是湿邪壅郁而化腐，或生热，或生毒，或成痰，皆致病之邪。譬之若湿草堆积，久则其内生热，继而腐烂。此天人相应之道。

其二是易凝可行。湿为阴邪，得寒则凝，遇热则行。寒冷则水凝成冰、气凝成雾，此湿得寒则凝之理。凝则固，固则坚，坚则为痰为邪，变生痼疾。湿得热得阳则化气，化气则行，湿化气则行而散。譬如日晒雾散、阳高冰溶之象。

二、阳热胜湿，湿生因阳损或阳郁

食五谷，生百病。人体健康离不开水谷精微的滋养。凡水谷皆具湿之性，因其生于土也。人皆摄水谷之精，有病者，有不病者，何也？曰：皆因于阳气。阳虚则病也。缘五谷生于土地。地阳属土，土因阳而能生万物；地阴属火，主藏。地阴之火旺，则地阳化生有源。如若水湿壅盛，火焉能不灭？地火若灭，地阳不生则土寒也。是故土生万物，必赖阳气，生于地阴之火。火生热，热则散，阳主化。阳旺能化气，气畅则湿不郁，热自不生。即阳气不虚不郁，湿邪不内生，水谷不生湿也。病者，必阳气受损或被郁。阳不能化气，水谷之湿不化，久郁于内，变生为致病之湿邪。凡干之物，其阳必盛。凡固结成形，必阳有损。《经》（本节指《黄帝内经》，下同）云阳气者若天与日，其容大，其势张。容大则疏，疏而不结；势张则散，散而有力，邪有去处也。若阳已损，其容小、其势弱，欲疏不能，欲散无力，必凝而成形，气聚成湿也。若阳被郁，内外不通，不能与天气相交，气不得散而化为湿。故湿之生必因阳损阳郁。脾主运化，脾运化有力，水行气化则不生湿。阳热胜湿者，火为土之母，火盛则土暖，湿不壅土，是母旺生子，使子不受邪也。

三、治湿之要，见湿不清热也

湿郁生热，因于阳气不足。湿为何郁？因湿不化也。湿为何不化？是阳不化湿气也。故凡湿郁必因阳损。或曰：阳既不足，何能生热？此因郁而生热也。凡湿邪不化，其势必郁，或有热，或无热，皆由其是否通气。气通者，是阳虽损而未致虚，湿虽郁但尚可与天气相通。天气通于阳，能与阳相交，故不热也。气不通者，郁闭于内，气不得外达，内外不交，郁邪不得天气之助，故生热也。犹如成堆湿草，外闭其气，其内生热，皆因内郁而外不通也。治湿不清热，何也？湿邪为病，阳本不足，清热更伤其阳，使湿不能化气也。湿不得阳，犹露水在夜里不干。湿既不化，其郁亦不解，热自不能清也。湿虽生热，但凡化湿、利湿、燥湿，疏郁通气，专祛其湿即可。然因湿为阴邪，当胜之以阳，故芳燥之药必不可少，其兼通气也。待其湿化则不郁，热无所附，其热自消。犹如湿草逢烈日，散而晒之释其气，其热自消。临床此类病案很常见，此不赘述，可见于本书其他章节的临床案例。

第四节　"见寒不养阴"论

引言：基于天人相应的思想和取类比象思维逻辑，结合寒邪的性质和致病特点，提出"见寒不养阴"的治疗学主张，并列举真寒邪假阴虚的实例。

寒之为病，澄澈清冷，皆伤阳气，主聚主收，易凝易停，耐夏不耐冬，是不能化气也。

78

一、寒之为病，主聚主收，易凝易停

夫寒者，阴气也，主聚主收，易凝易停。

主聚主收，即向内也。向内则不向外，与天地背驰，渐失天地之气，其生机失也。天地者，万物之上下也。上下相召，而损益彰矣。天地所以生万物也众。既失天地之气，人何以生？故寒不能生物也。向内则小，小则少，此不良之象。两军相对，小则败；两物相争，少则败。

寒之为病，易凝易停，为何？象天地也。《经》云：天寒地冻，则经水凝泣。此因寒而凝也。凝者，收之甚者也。故凡收凝聚缩，皆寒之类。人之受寒必缩，水之受寒则凝。故《经》也云：天寒日阴，则人血凝泣，而卫气沉。沉者，亦凝、亦聚也。为何卫气沉？卫气不守也。

停则聚，聚则郁，郁久热自生，此因寒生热之道。凡为寒邪致病，无论虚实，皆为共性。

二、寒分内外，其性一也

寒热者，水火也，《经》谓阴阳之征兆也。外袭之寒，固收于表，气不得通，使营卫气血与天地失交也。内外隔绝，内闭者郁，其热自生。《经》曰：今夫热病者，皆伤寒之类也，其理如是也。寒邪伤阳，头为诸阳之会。伤于外寒，头先受之，内外失交，营卫闭，经络不行，头项必痛。背为诸阳经所聚，通于脑，故与脑同病也。《经》谓：伤寒一日，巨阳受之，故头项痛腰脊强，亦此理也。《经》所谓"肺恶寒"，何也？肺主气，通于天气。天气大，易耗散也。以肺之小阳，交于天之大阳，是以小撼大也。天寒地冻，肺气易损，怎不恶寒？

寒自内生者，别有虚实。水谷之寒热，感则害于六府，此内生实寒也。人赖水谷以生，凡感寒，必伤阳，阴盛阳弱也。阴胜则身寒，汗出，为何？寒邪伤阳，卫外不固也。身常冷，数栗而寒，寒则厥，此实寒之象。

虚寒始于足，足寒通于脑。故凡足寒者，其阳必虚，其头怕寒恐冷。《经》谓"气逆者足寒"，是阳本已虚，气反向上，足失温煦也。阴气胜则骨寒而痛，是阳虚而阴胜也，骨寒而痛是失温煦也。所谓阴气有余为多汗身寒，是阳气不足，卫外不固，失于温煦也；脉细，皮寒，气少，泄利前后，饮食不入，此谓五虚，皆阳气不足，寒气内生也。

是故寒无内外，皆伤阳气；寒无虚实，皆主收易凝。

三、顺势治病，见寒不养阴

治病之要，在于顺势。何谓顺势？邪喜散则愈，我必散之；邪需行则化，我则行之。邪欲散，我却收之，是助邪也；邪欲行，我却阻之，必致病重也。顺势祛邪，让邪能去也。治以养阴者，必用滋腻之药，其性寒，其势沉，其动聚。譬之若生地黄，玄参，天、麦冬之类，既寒也沉又聚，其势与阳反，其性与寒同，用之岂能不助邪伤正乎？见寒养阴，阳气被遏，必助寒邪，病岂能愈？是故治病之要，见寒不养阴也。《经》云：风寒客于人，使人毫毛毕直，皮肤闭而为热。当是之时，可汗而发也，即顺势之治也。或痹不仁，肿痛，当是之时，可汤熨及火灸刺而去之，亦顺势去邪之法也。

寒之为病，口干皮燥者常有。因于寒，主收易凝，津液不布，诸窍失养，皮表失荣，类阴虚也。如予养阴，其病必加，其邪愈深。如口干而鼻塞，粪干而腹痛，是寒也，不可增液养阴。因寒而生热者，其热闭于内，不伤肤窍之津液。伤寒生热，散其寒则口干自愈。水谷之寒，当暖其胃。阳虚之寒，伤于脏腑，温化正治。

是故五脏所病，无论虚实，见寒不养阴，此治病之要，不可忘也。

第五节　论病机分治的理论基础与临床应用

引言：系统阐述病机分治的理论基础与临床应用形式。基于中医经典关于病机分治的经意，提出病机分治是辨证论治的表现形式，主要适用依据是同时患多种疾病，存在多种病机，或虽单一疾病但病机复杂的病例。进而论述病机分治的四种形式：先愈一机治法、先后交替治法、早晚并行治法、常变结合治法，并以临床实际病案为例论述。

辨证论治是中医的基本特色之一，其本质是辨机论治。目前中医临床诊治疾病，一般都采取一患者、一病机、一处方的诊疗模式。这与目前高等中医药院校教材的疾病展现方式是一致的。对于较为简单的普通疾病，这种诊疗模式简单、方便、适用。但对于疑难病、重症病例，尤其病机复杂者，这种诊疗模式就具有明显的不足。这时必须根据特定患者的特殊病情，包括病机的新旧、治疗的难易、病证的主次、患者的主诉等，对病机进行分解治疗，采取不同的分解治疗方法，以提高临床治疗的灵活性及疗效。

一、病机分治的理论依据

病机治疗分先后是中医经典建立的治疗规范之一。《素问·标本病传论》："先泄而后生他病者治其本，必且调之，乃治其他病。"指出疾病有先后，相应病机也有先后，并且可以根据病机的先后进行分解，给予先后不同的治疗。在本条论述中，"泄"的病机在前，予先治；"他病"病机在后，予后治。"急则治其标，缓则治其本"是另一个广泛指导临床实践的病机先后分治指导原则。疾病在发展过程中出现紧急危重症候，危及患者生命，就应先行解除，后再治本。如鼓胀出现重度腹水，致呼吸喘促，难以平卧，二便不利，若正气可支，就应攻逐利水，以治其标，待水消病缓，再予补脾养肝，以图其本。又如阴虚咯血，则咯血为标，阴虚为本。若咯血量多，则应先治其标以止其血，存得一分血则保得一分命；血止再治其本，滋养肺阴。《灵枢·师传》："春夏先治其标，后治其本；秋冬先治其本，后治其标。"指出了病机先后治要因时、因人根据具体情况而定。春夏阳气易张，故当先治标；秋冬阳气内敛，腠里密闭，证象不易外显，故当先治本。

又如表里同病，要分先后缓急。急者先治，缓者后治。《金匮要略》："病有急，先救里救表者，何谓也？师曰：病，医下之，续得下利清谷不止，身体疼痛者，急当救里；后身体疼痛，清便自调者，急当救表也。"这是病在表，误下伤其脾而导致表证之身体疼痛未解，反而又出现里证之下利清谷不止。脾胃为后天之本，脾胃受伤，后天生化无源，标证更难解，故当先救里。如果脾胃无伤而外感表邪，导致身体疼痛，则当先解表。临床上应权衡表里轻重，以免引起其他的变化，致危候发生。又如痼疾加卒病，《金匮要略·脏腑经络先后病脉证》曰："夫痼疾加卒病。当先治其卒病，后乃治其痼疾也。"这是论述新久同病时的先后缓急。新病与久病同时存在时，因久病势缓，不能急治；卒病势急，迟则生变。且痼疾难拔，卒病易治，故先治卒病，后治痼疾。明代医学家李时珍说："百病必先治其本，后治其标。"指出病机先后治的普遍性，强调了病机先后治的必然性。

二、病机分治是辨证论治的表现形式

辨证论治要求通过审查患者的症征，以归纳出当前病情的病机，基于病机进行遣方用药。患者的症征是复杂多变的，与内因、外因变化密切相关。如外因的气候温度、湿度，四时季节的变化，地理环境不同，空气质量的差异，饮食结构的改变等；内因如正气的盛衰，先天禀赋强弱，既往病史，胃气强弱，女子月经、孕产前后的特殊情况等，都会影响症征的表达。辨证论治的实质是"聚类比象"。患者的症征的本质是由内外因综合作用后表达于外的象征，在聚类比象方法论的指导下，通过"象"征获得病机，再通过病机来获得当前患者的治疗类别。在复杂内外因素的影响下，可能出现复杂病机情况，超出通常的单一证型病机，或者同时可归类为两类或多类病机。这就需要对同一个患者进行多病机治疗。病有久病与新病之分，病机有深浅之别，更有在气在血、在经在络、在脏在腑之不同。因此，不同病机对治疗的响应具有不同特点。基于分散突击、各个击破的思路，对于响应迅速易治的病机，可以考虑先予治疗，以尽快减轻患者的痛苦。对于病情较深、对治疗响应慢的病机，则逐次跟进治疗，进而达到全病机治疗的目的。《素问·标本病传论》："先病而后生中满者治其标；先中满而后烦心者治其本。"指出中满者当先治，因为中满患者往往最容易感受到，又往往是患者的主要临床症象，是患者的主要痛苦，也是当前辨证的主要依据，故当先治。同理，"先小大不利而后生病者治其本"，也是基于辨证而确定的病机分治指导原则。

临床辨证的关键之一是辨同一患者多种疾病及复杂病机之轻重缓急。辨清楚病机的轻重缓急是选取正确治疗方案进行有重点的治疗，是提高临床疗效的前提，我们已经总结了一些经验。《素问·标本病传论》曰："间者并行，甚者独行。"指出，一病一治疗的标本兼治的辨证论治方法，适合于大多数病情较为轻浅、病机较为单纯的"间者"病例。日常普通诊疗大多属于"间者"，因而"并行"的治疗方法临床应用普遍。而对于疾病重、急者，则应当分清复杂病机的先后缓急，属于"甚者"之急、重病机当"独行"先治，轻、缓部分病机可以暂缓治疗。这确定了临床辨证施治选取治疗方案的重要原则：以人为本、留人治病。《素问·评热病论》中论治风厥"表里刺之，饮之服汤"属于标本同治的"并行"病例，既治发热之表，又治烦闷之里。而《素问·病能论》中治疗阳厥怒狂"服以生铁落为饮"，则是取生铁落气寒质重、下气急速之性以"独行"，先治疗急重病机，后再缓图其本。

三、病机分治的临床应用形式

在临床诊疗实践中，对于病机复杂者，或者多疾病、多病机者，患者的临床表现如有明显的轻重缓急之不同，为了尽快稳定病情和减轻患者痛苦，就可以考虑病机分治的办法，或者先愈一机，或者多机先后交替治疗等灵活施治。

1. 先愈一机治法

得病有先后之不同，病机有深浅之差异。有久病遇新感者，多因慢性久病损伤脏腑经络，邪气内生或者正气内伤，为外邪的入侵创造了条件，易于感受外邪，表现为表里同病。这时患者往往在里病表现基础上出现外邪表证的表现，并且当前多以表证表现为突出。这时既可以表里同治，也可以表里分治。但表里分治、先治表证病机的方案，更能够较快减轻患者痛苦。因此，采取表里分治、先愈表证的策略更为恰当。例如重度高脂血症患者，可表现为头昏如蒙、困倦身重等，多属痰浊为患，治当化痰涤浊开闭。今又感风寒，恶寒发热、头痛身痛。恰当的治法是暂停化痰降浊开闭，先祛风解表、散寒止痛，待表证风寒痊愈后再治高脂痰浊病机。如患者先有宿疾，又患新病，既可宿疾新病多机并治，也可病机分治。在有明显缓急之分或某病易治的情况下，则当先治急者、易治者。如久患消瘅，又生胃寒腹疼。胃寒腹疼急而易治，消瘅乃缠绵之疾，故应先予温胃散寒止其痛，寒散痛止再治其消瘅。临床上，一般表里同病，或宿疾遇新病，或慢病现急证，或难治病与易治病同见，都可考虑先愈一机的分机治法。

2. 先后交替治法

当今，随着生活条件的改善和食物的丰富，因食不裹腹、衣不蔽体而生的急性病、外感病逐渐减少，慢性病，尤其是代谢疾病、肿瘤、老年病日益增多，一人同时患两种或多种慢性病的情况，临床相当常见，如同时患有糖尿病、高脂血症、高血压。糖尿病基本病机多阴虚有热，高脂血症多痰浊为患，高血压常阳亢风动，三者都属于缠绵难愈病机。如果采用多机并行治法同时用药，将会药力分散，治不得力，临床难以显效。如果采用病机分治法，分机交替治疗，可集中药力，以优势兵力分散突破，分别逐一缓解单个方面的病情，渐次达到全部病情好转的目的。例如共患上述三病者，当前表现为口干不喜饮水，头晕昏沉，肢体困重，皮肤干燥，小便量多，舌苔黄干而厚，既有津液亏乏而生热的表现，又有痰浊困痹之征象，治疗可从痰浊病机入手，先予化痰降浊治疗数日，再间以生津止渴之剂数日，交替使用。如患者一次取药两周，可先7剂化痰降浊，继之7剂益津疏热。使病情的严重程度交替逐次下降，最终可达到全病机治疗的目的。同时也要注意遣药组方考虑尽可能周全，如本例用化痰药需慎防伤阴，不宜用法夏等燥热之类；补津液又当勿助痰浊，不宜用熟地等滋腻之品。

3. 早晚并行治法

临床患者的病机症候具有多样性，其中有些宜晚上治。这时就可以将适宜晚上治的部分提取出来，开专方给予晚上用药，其他部分白天用药，以提高治疗的针对性，从而提高疗效。如一般失眠、多梦、盗汗等属于晚间发生的症候，用酸枣仁、茯神、磁石等，宜晚上用药，而将其他证机用药放在白天。有的仅仅晚上出现某个症候，如仅晚上口干，不少是因于神不守舍，宜晚上用远志、酸枣仁等；或仅晚上口苦，是胆胃不和而夜间胃气上逆，宜在晚上用栀子、法半夏等宁胆和胃。有的疾病病机晚上治疗效果更好，也宜晚上治疗，如更年期综合征所表现的潮热、心烦、易出汗等为夜间阴尽阳未生、阴阳不相顺接的症候，给予顺接阴阳之品，晚上用药疗效更佳。

4. 常变结合治法

临床可见一些病症仅仅在特定的时间发作，发作时病机与一般时候的病机不同。如素体体质偏颇之人，有的在每年春天发生喘咳、鼻塞等，是平素阳气不旺，在春季阳气当生之时生发不足，平时治之在填精助阳，常予山药、山茱萸、菟丝子等以治其本；春季病发时予解表和营，多与桂枝、杏仁、白芷等急治其标。寒邪内伏女性，临经腹痛，平时重在治疗病因，当补肾助阳，常可与杜仲、菟丝子、补骨脂等；而临经腹痛时，则须先治其痛，当温经暖宫止痛，则常予炮姜、艾叶、当归等，痛甚者尚可考虑用桂附之类。如若不分常变，长时间用辛温燥烈之药，则有耗伤真阴之弊。还有的患者，在某个特定的时间发作某症状，如下午或晚上发热、晨时头晕等，则可发病前半小时给予对症调治，其他时间针对全身情况调治。

四、病案举例

病案 1：陈某，男，65 岁。左脚及胫前红肿疼痛一天，双下肢凹陷性水肿，肤色瘀暗。心烦，大便稍干，口干，唇色偏暗，苔腻偏黄，脉数。考虑病机为痰瘀久结，暴生热毒。因热毒为无形之邪，病在气分，散之容易；痰瘀为有形之邪，祛之不易。而患者目前的主要痛苦来源于气分热毒，故先治其气分易治之热毒，后治其痰瘀。治热毒邪气必予以重剂清热解毒为主。方药：紫花地丁、蒲公英、千里光各 30g，白头翁、川牛膝、益母草、三棱、莪术、丹皮各 15g，黄柏、知母、桃仁各 10g，黄连 6g。4 剂，水煎服，日 1 剂，分 2 次服。忌辛辣油腻之品。服药后患者热毒渐解，疼痛减轻，继改治其痰瘀为主。方药：瓜蒌、川牛膝、丹参、葛根、白头翁各 15g，薤白、法半夏、僵蚕、郁金、赤芍、川芎、知母、黄柏各 10g，蒲公英 30g，黄连 6g。4 剂，水煎服。服药后患者病情持续减轻。继以上法调治。

病案 2：李某，男，61 岁。以"反复发热 3 周"为主诉入院。既往糖尿病史 1 年，未系统诊治。入院时述反复寒战、高热，以午后和夜间为主；且神疲乏力，睡眠差，口干喜饮热水、食欲减退、时感恶心、便溏。入院后 CT 提示可疑肺部感染，血常规显示中性粒细胞偏高。当值医生予两联抗菌素静滴加中药治疗 1 周，病情无好转，体温不降。中医会诊，表现同前，舌淡胖，苔白腻，脉细滑。考虑患者素体脾本不足，内生之湿邪已潜伏体内，复又外感寒湿，内湿与外湿合邪为病。治疗拟病机分治，未发热时益脾化湿，助脾阳舒展，不可发散更伤脾阳；发热之时，以辛温强剂散寒解表，同时化湿通气，使表寒表湿得散，则内湿不再郁遏，热自不生。故无发热时予以温阳益气、健脾化湿，处方：干姜、生黄芪、茯苓、生白术、陈皮、甘草、佩兰、藿香各 10g，薏苡仁、神曲各 15g，淡竹叶 6g。水煎服，4 小时温服 1 次，1 剂服 2 次。发热前予以散寒解表祛湿，处方：羌活、防风、佩兰、白芷、生姜、茯苓、薏苡仁各 10g，生白芍、滑石粉各 15g，五味子、桂枝、细辛各 6g，大枣 6 枚。患者交替服用两方，当日体温逐渐下降，次日体温恢复正常，未再发热，体温正常 4 日后出院。

参考文献

［1］李晓玲，衡先培．衡先培早晚分治的学术思想与临床经验［J］．中华中医药杂志，2018，33(6)：2400-2403.

［2］衡先培．衡先培序［M］∥温兴韬．步入《伤寒论》之门．北京：人民卫生出版社，2018.

［3］衡先培．叶天士络病学说初探［J］．成都中医药大学学报，1995(3)：5-8.

［4］徐睿熙，衡先培．衡先培从痰瘀论治非酒精性脂肪肝的经验［J］．广西中医药，2016，39(2)：62-64.

［5］刘冲，衡先培．衡先培论治糖尿病平调心神的经验［J］．中华中医药杂志，2017，32(3)：1128-1131.

［6］柯娜娜，衡先培．衡先培论治亚急性甲状腺炎临床经验［J］．中华中医药杂志，2017，32(7)：3033-3035.

［7］江政烨，衡先培．衡先培治疗甲状腺相关性眼病临证经验［J］．中华中医药杂志，2019，34(4)：216-219.

［8］邹苏芬，衡先培．衡先培治疗糖尿病注重改善生活质量的临床经验［J］．中华中医药杂志，2017，32(8)：3543-3545.

第六节　分析－还原医学的局限与解困

引言：以西方文明发祥地为线索，分析从西方哲学和西方科学的特点来认识西方医学的理由。并以代谢病的治疗为例，具体深入地讨论西方医学的特点与局限性，并从哲学高度指出其发展方向。

本节要说明的核心问题并非是哲学，而是希望从最根本的层次讨论一下中西医学的不同，或者证明笔者的一个观点：中西医学两种不同的思维模式（世界观和方法论）完全是基于其产生的土壤。西方医学基于其产生土壤的地缘环境，必定走向机械唯物主义，其认识事物的方法论必定走向分析－还原方法论。西医学在其特定的生态环境下也只能产生基于机械唯物主义的世界观和解剖还原方法论；而中国医学在中华大地上产生，它的思维方式必然是基于物灵同源世界观的聚类比象方法论。

一、西方文明发祥地必然重视机械唯物主义

文化特点是基于哲学思想的。以世界观和方法论为核心内容的哲学思想，是特定条件下人群固然传承的思维模式，不依赖于其文化层次和受教育的程度。那什么是"哲学"呢？这里我们不去争论众多不同说辞的是是非非，而是只表述笔者个人的观点，这点很重要。因为这是有关本节讨论目标问题的前提。本书基于的"哲学"是"动态认识人与自然关系的学问"，其中必然包含了对人自身属性的动态认识和对自然属性的动态认识。之所以说哲学是一种"学问"，因为它不是天然的存在，而是可以通过思考，或者自主或不自主地学习获得的。

说起西方文化和哲学，必须从希腊半岛说起。希腊是欧洲文明的发源地，被称为"西方文明的摇篮"。希腊半岛山地密布，地处两河流域与尼罗河流域的中间地带，无流域广的大河，没有早期产生农业的条件。人类文明起源于农业所产生的剩余物质财富。公元前 4000 年前的两河流域和尼罗河流域由于灌溉农业的发展，产生了丰富剩余物质财富。希腊半岛与两河文明和尼罗河文明都相距不远，是两大文明的天然交汇处。两大文明通过商旅（物物交换）传到希腊半岛，并曾由此在半岛上引发过陆地文明（两河文明）与海洋文明（尼罗河文明）的战争（雅典与斯巴达之间的战争）。两大文明在此融合，到大约公元前 1600 年形成了成形的希腊文明，并于公元前 12 世纪发展到了高潮期（也是末期）。大约 4000 年前，南俄印欧人向南迁徙，历经数百年，接替了希腊文明，尤其是马的驯化和车轮的出现，促使印欧人由半岛向外进一步迁徙、扩张。可见，希腊文明的起源与商业及物质交换有密切关系，这就决定了当时在希腊人的观念中，他们更加关注物质实体及其存在的客观性。

哲学问题的提出开始于公元前 6 世纪，伊奥尼亚的一些哲学家开始提出世界的本源问题，认为世界是由水、气、火等物质组成，用自然本身来解释世界的生成，代表的有泰勒斯（Thales）、阿那克西美尼（Anaximenes）、赫拉克利特（Heraclitus）等。后来的恩培多克勒（Empedocles）认为物质处于永恒的运动和变化之中，元素是水、火、土、气四

种。德谟克利特把万物的本质归结为最小的不可再分的"原子",不同物质的原子没有性质上的差异,只有形状、排列状态的不同,万物由原子组合而成。亚里士多德在《范畴篇》中认为,理念是形式,物质为原料,事物是由形式和原料组合而成的。形式不是在物质之外独立存在的,它只存在于具体事物中,和原料相互结合而存在。亚里士多德除在哲学方面的突出贡献,还是主张以实测检验和数学演绎为基本特征的科学方法学,如逻辑学、伦理学、政治学、天文学、心理学、生物学等学科的最早建立者。唯物主义哲学家伊壁鸠鲁对希腊纪时期的自然科学,如数学、物理、天文、地理、医学等成就,做出了哲学总结,提出原子的重量也是彼此不同的,因而在运动中能够产生偶然性的倾斜,并猜测事物运动的原因在于事物的内部。这些哲学家的观点都有共同的特点,一是机械性,把一切运动归结为机械运动,用力学观点解释一切现象;二是形而上学性,孤立、静止地看待事物;三是依赖直观,一切依靠测量;四是不彻底的唯物主义,坚持唯物主义自然观,却又奉行唯心主义的历史观。不难看出,机械唯物主义自然观仍然是今天科学研究方法的基础和前提。近年来开展得轰轰烈烈的人类全基因库的建立、蛋白分子信息的研究,本质上与机械唯物主义自然观是一脉相承的。人类基因组的研究,事实证明远未达到当初设想的价值和作用,当初许多美好的幻想破灭了,其根本原因就在于机械唯物主义的缺陷。事实上,西方哲学从早期的神学过渡到自然哲学,也有不少基于唯心主义的内容。但从建立西方科学体系的线索上看,从现代文明的发源、发展、传播来看,无不与实物的物物交换密切关联,并向着物质唯一观方向发展,即所谓机械唯物主义观。

二、机械唯物主义产生分析 – 还原方法论是顺理成章的事

苏格拉底之前的哲学家,依靠推论和观察来阐明围绕他周围的真实自然界。对于"物质世界的本质"这一核心问题,虽然各派哲学家具体所指不同,但都认为是"物质的",如泰勒斯说是水、阿那克西美尼说是气、赫拉克利特说是火。这种基于实物的哲学基础,其早期是通过对宇宙的直观观察得出的,特别重视所见。随着技术的进步,精细化的方法学出现是必然的趋势,这就要求将直观所见向微观延伸。结合德谟克利特和伊壁鸠鲁的"原子"说,以及亚里士多德的实测检验方法,分析或解剖的方法作

为更深入认识实物的手段而出现就成为必然。从西方哲学的发展过程中分化出现代科学，必然产生分析－还原方法论。现代科学的源头在古希腊，这与西方哲学的发源地在希腊是一致的。

三、分析－还原方法论的问题

分析－还原方法论与分析－归纳的内涵基本一致。分析是将整体分解为部分进行认识。还原是将分解的部分恢复到原位，看看这一分一合变化发生了什么，从中找出各部分之间的相互关系。这种关系即所谓"科学"定义的"科学定律"或"自然规律"。这种实验方法看起来有其反映客观的一面。但支撑现代科学这一方法论（理论大厦）的前提是非理性的信念：①必须相信自然规律是可以认识的；②科学家相信他们所发现的科学定律就是自然规律；③需要假设自然规律遵循思想经济原则。

从现代科学（西方科学）的发展历程不难看出，精细化现代科学之方法论的适用前提，应具有以下属性：①物质性——机械唯物主义观；②经济性——具有价值取向；③必须假设无数的整体服从有限的个体或局部；④物质内部各部分之间的相互作用是直接的和单线的；⑤事物内部各部分之间的相互作用是恒量的，不受事物内部和外部的其他条件的影响。上述特性①是具有局限性的，特性②是受主观影响的，特性③、④、⑤都只有在假定的前提下才能完全满足。在实际中，完全满足这些条件的适用前提是不存在的，只能是相对的满足。

四、现代医学的固有缺陷

现代医学分化于现代科学体系，是基于现代科学方法论产生的，必然具有现代科学体系属性。人体作为现代医学的研究对象，是否都满足现代科学方法论（分析－还原论）的适用前提呢？第一，人的物质性可以满足机械唯物主义观，但人还有精神、意志等方面，更具有丰富的社会属性，这就远远超出了分析－还原论的适用范围。第二，现代科学方法的经济性，又可以自觉或不自觉地影响测量的结果。比如当前最为盛行的所谓循证医学，看起来很合理，但研究表明60%～80%已发表的循证医学研究结果都存在不同程度的问题。第三，有限的研究对象对于总体来说总是不足的。正如临床循证研究，有限实证对象一般都是经过严格选择的，其个体的具体特性与总体往往具有相当大的不同。临床实践中不可能像循证研究一样去严格选择应用对象。实践中我们常常可以看到，循证研究中的获益在实际应用中难以观察到。第四，任何固有自然事物内部各部分之间，都存在复杂的相互联系，虽然主要联系可能是直接的，但众多的间接联系有时可能主导事件的结局。如早年曾经认为疾病是由基因决定的，后来发现这个认识并不完善，又发展为基因组学。但近年又发现很多复杂的疾病，如糖尿病，关键的基因组虽然与疾病相关，但对整个疾病的发生发展并不起决定作用，而起更大作用的是数量数百倍于核心基因（责任基因组）的周围基因，于是又提出全基因组学。可以推测，未来必定会证实即使全基因组学也不是完美的，一定还有基因之外的因素影响疾病的发生和发展。再如肠道与肺，肠道的吸收功能、排泄功能、内分泌功能，以及肠道对体液和电解质的调节功能等，都可对肺产生影响。同时肠道还可以通过其他多器官间接对肺产生影响；其他器官的功能或结构状态，也会对肠道与肺之间的相互作用产生影响。食物的种类、食量，进食时间、排便的时间与频次等诸多因素，都可能不同程度地影响肠道。因此，严格意义上说，要通过基于解剖的分析－还原方法，来准确、精细化地认识人体器官之间的复杂性以及相互作用，几乎是做不到的。因此，解剖还原论对人体的认识总是有缺陷的、不全面的。但事实是，现代医学对人体的认知几乎都来源于解剖还原方法论。关于人体生理、病理的宏观或微观研究，各种生理或病理通路，本质上是分析－还原论的延伸。由此可以看出，形而上学唯物主义和分析－还原方法论，既是现代科学（包括现代医学）的基础，同时也是现代科学固有缺陷的根源。2017 年 9 月，刘为民教授作为一位从业 30多年的现代医学的著名医学家，在卫生部的一个新闻会上演讲，提出了"取消西医的几点倡议"，其依据及对西医学的评价，无不基于西医学的机械性、形而上学性，充分认识到了现代医学建立在机械唯物主义的基础之上，形而上学的方法论（分析－还原方法）必定把西医学带入偏离真实世界的道路上。人类基因组学事实上是失败了。可以预言：当前开展的轰轰烈烈的所谓"靶向治疗""精准医学"，注定也将以失败而告终。因为这些研究都具有浓厚的机械唯物主义色彩。

"现代医学"能克服其固有缺陷吗？

五、基于代谢性疾病看现代医学的固有缺陷

分析－还原方法论认识事物，要求精细和微观。落实到现代医药的研发上，就要求药物必须化学结构清楚，作用靶点明确。化学药物结构具有单一性，作用靶点具有唯一性。这在整体代谢的干预中必然存在三大矛盾，即化学药物作用强大与治疗错位的矛盾，生理靶点的多效性与化学药物阻断、激活无选择性的矛盾，疾病的多因性与药物的专效性的矛盾。

1. 化学药物作用强大与治疗错位的矛盾

2型糖尿病作为典型的代谢性疾病，现代医学把它的发病原因归结为胰岛素抵抗和胰岛功能缺陷，在此基础上发生高血糖。现代循证医学确定，糖尿病的根本问题是长期高血糖所带来的各种并发症，是糖尿病致残、致死的根本原因。所以现代医学研制了大量降糖药。不可否认，所有的降糖化学药物，其降糖效果都是杰出的、强大的，几乎都能立竿见影，用后即降。虽然血糖降了，糖尿病的问题解决了吗？实践证明，远远没有解决，甚至有的降糖药在降血糖的同时，反而间接地加重了病因。

现代医学认为，糖尿病病因是多方面的，其中过食、运动量不足、肥胖及与之相关的胰岛素抵抗是主要的。在病因长时间的作用下，逐渐进展为胰岛功能减退，使糖尿病被固化。在过食、肥胖的进程中，过剩的热量以脂肪的形式在肝脏贮积所导致的非酒精性脂肪性肝病（NAFLD），在胰岛素抵抗的形成机制中起到了关键作用。可以看出，要真正治疗糖尿病，解决能量过剩及其所导致的肥胖、脂肪肝、胰岛素抵抗，才是根本之策。进一步还需要解决胰岛功能减退的问题。但是，我们看看这些治疗糖尿病的药物，无论是老三类降糖药磺脲类（SU）、二甲双胍、胰岛素，还是后来上市的糖苷酶抑制剂、餐时促泌剂、噻唑烷二酮类（TZD）、DPP－Ⅳ抑制剂，哪种药物能从根本上解决能量过剩问题？都不能！因为这些药物都主要针对糖尿病中后期机制，包括促泌、补充胰岛素、改善胰岛素抵抗等，对糖尿病的病因学方面如肥胖、脂肪肝等，没有良好的治疗作用，甚至有的药物可能在降糖的同时还会加重病因。如促泌剂、胰岛素都会增加食欲、抑制热量物质的分解、促进脂肪的贮存、增加体重，并存在加重胰岛素抵抗的潜在机制。噻唑烷二酮类虽可改善胰岛素抵抗，却也促进热量贮存和增加体重，也是加重糖尿病病因的。糖苷酶抑制剂虽可抑制碳水化

合物的吸收，但对体内贮积的热量没有作用。二甲双胍虽有一定促进热量消耗作用，但由于其单成分和强选择性作用，对于多病因的 2 型糖尿病显然是不足的。可以看出，当前临床使用的治疗糖尿病的主流药物，除了降糖之外，在根本上对糖尿病是没有真正意义上的治疗作用的。这就可以解释，为什么用化学药物治疗，血糖降了，但整体上患者的寿命延长非常有限，生存质量总体上也未得到有效改善。

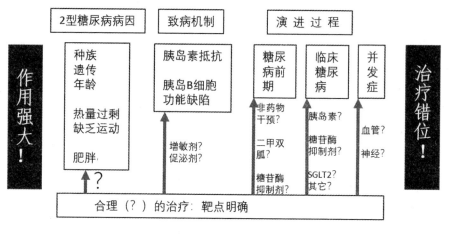

图 2 - 1　化学降糖药的优势与缺陷共存

2. 病理靶点的多效性与化学药物阻断、激活无选择性的矛盾

在分析 - 还原方法论指导下研发的化学药物，都要求有效成分明确，作用靶点明确。化学药物的治疗作用是通过对特定的病理生理靶点的激活或抑制来实现的。如具有 PPARγ 激活作用的噻唑烷二酮类，以及糖苷酶抑制剂、DPP - Ⅳ抑制剂等。如果被作用的靶点的下游为单一靶点，这种靶点激活或抑制的治疗思路就是完美的。但事实是，大多数靶点的下游都是多通路的，而其中真正与目标疾病有关的致病通路只是个别。

先以代谢病最为重要的靶点——被称为"能量开关"的 AMP 依赖的蛋白激酶（Adenosine 5' - monophosphate（AMP）- activated protein kinase，AMPK）为例，来说明激活的无选择性。从图 2 - 2 中可以看出，AMPK 下游调控着糖、脂肪及蛋白质三大物质的代谢，对人体器官功能、蛋白质的合成和人体生长发育等都具有重要影响。其中与糖尿病相关的核心靶点是葡萄糖转运子 - 4（Glut4）。由于 Glut4 活力下降导致胰岛素作用效力降低，从而对糖尿病具有致病作用。激活 Glut4 的上游靶点 AMPK，可以增强 Glut4 的作用，从而改善胰岛素的降糖效力。二甲双胍、噻唑烷二酮类降糖药，都可通过激活 AMPK 来增强 Glut4 的功能，以降低血糖。但由于 AMPK 的激活，在上调其下游 Glut4 作用的同时，也激活了 AMPK 的所有下游靶点。研究表明，在无干预的情况下糖尿病患者 AMPK 的活性是正常的，AMPK 下游其他众多靶点活性也是正常的。Glut4 活性下降与 AMPK 没有关系。现在为了提升 Glut4 的作用，而把原本活力正常的 AMPK 过度激活，同时也过度激活 AMPK 所有下游靶点，从而更加广泛地干扰了三大物质的代谢，不可避免地影响了与 AMPK 相关的生长发育和细胞功能。更不用说 AMPK 下游不同通路之间的相互作用，也可能会因此受到程度不同的干扰。牵一发而动全身啊！

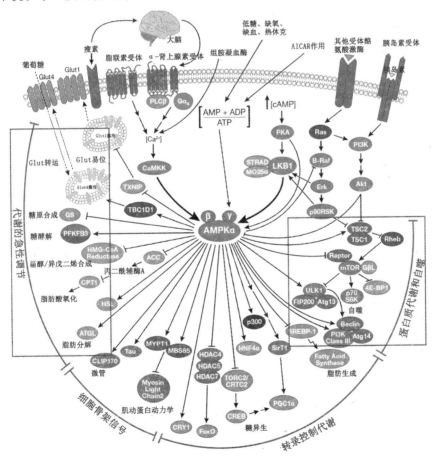

图 2-2　AMPK 信号通路

再说阻断的无选择性，以目前研究最为成功的代谢调控药——他汀类的作用靶点羟甲戊二酰辅酶 A（HMG – CoA）为例（如图 2 – 3）。在 HMG – CoA 的催化下，乙酰 – CoA 经过多次转化，生成胆固醇。同时，在 HMG – CoA 催化以后的一系列转化过程中，还产生有多种萜类、植物固醇等，这些物质对人体也具有不同的作用，如抗炎、抗肿瘤等。他汀在抑制 HMG – CoA 以降低胆固醇的同时，也同步抑制了这些萜类、植物固醇的生成，人体抗炎、抗肿瘤的能力因而受到影响。有荟萃分析显示，长期使用他汀者，发生肿瘤的风险是有所增加的。虽然这并不影响他汀的心血管获益，但问题还是客观存在的。大量的研究表明，无论高血压、糖尿病患者，还是心血管疾病患者，其体内 HMG – CoA 的活力都是正常的，并没有异常升高。这与降糖药激活 AMPK 一样，虽然用药后血脂、血糖降了，但都是错打鸳鸯，把原本活力正常的 HMG – CoA 或 AMPK 变成了活力异常，导致一些原本正常的生理通路，被错误地抑制或激活，增添了导致内环境紊乱的因素。

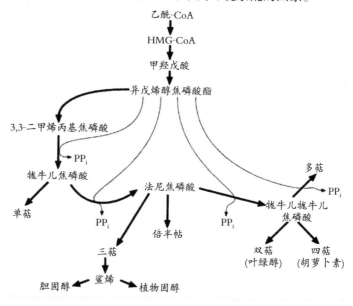

图 2 – 3　HMG – CoA 调控机制

3. 疾病多因性与药物专效性的矛盾

通常，一个化学药物有一个与之对应的固定的作用靶点，药物通过其特有的结构与靶点上特定的结构结合，以影响靶点的作用，从而治疗疾病。这种通过药物与靶点——结合的作用方式，决定了一个化学药物通常只有一个主要靶点。比如磺脲类作用于 SUR，TZD 类作用于 PPARs，DPP – Ⅳ 抑制剂作用于二肽基肽酶等。但是，在代谢病中导致某种病变的异常上游往往有多种，某种病变如糖尿病的高血糖，导致血糖升高的直接机制，过去认为有胰岛 β 细胞的胰岛素分泌缺陷、脂肪组织对葡萄糖摄取减少、肝糖输出增加等。后来又增加了肠促胰岛素效应减弱、基础胰高血糖素水平升高、肝糖输出增加、肾脏对葡萄糖的处理失当及神经递质功能紊乱等，统称为"八重奏"。这"八重奏"几乎在每个 2 型糖尿病患者身上，都同时发挥着致高血糖的作用。但是，目前几乎所有的降糖药，每个药都有只能主要作用于一个靶点，只能影响上述八个异常中的一个，目前没有哪种化学药物同时解决"八重奏"。而且，在分析 – 还原方法论指导下，永远也不可能研发出同时解决"八重奏"的化学药物。那么对于一个前来治病的糖尿病患者，医生是不是要同时给他开出 8 种药来解决"八重奏"呢？理论上应该这样，但实际上是不可能的。首先患者不答应，同时医疗政策也不容许。通常，医生只会给患者开出 1~3 种降糖药，开上 4 种的很少。这就出现了疾病的多因性与药物作用的单一性的矛盾：一种药只能针对一个机制，八个异常机制导致的高血糖，现在只用 1~3 种药来治疗，血糖是否真的能控制得了？如果 1~3 种药真的把血糖控制好了，是否提示这 1~3 种药作用过度或过量？这过量的药物会不会存在导致新问题的风险？"八重奏"中其他几个未被治疗的致高糖机制，任其下去会不会导

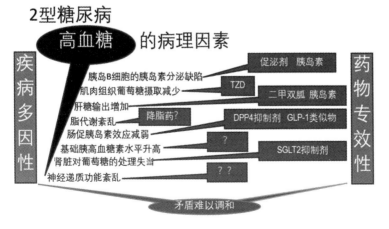

图 2 – 4 "八重奏"与降糖药：疾病多因性与药物专效性的矛盾

致其他的问题？可见，化学药物的降糖治疗还远未完美，需要研究和论证的疑问还多。

六、小结

西方医学是伴随着西方文明的进化而产生和发展起来的。西方文明起源地的地域特点及人们的生产生活方式，决定了其机械唯物主义（物质一元论）占主导地位的世界观，并由此产生分析－还原方法论，从而决定了西方重视局部、个体的认知行为方式，西方科学发展模式是向纵深和微观推进。相应地对整体、局部之间的相互作用则关注不足。派生于西方文化的西方医学，受制于机械唯物主义世界观和分析－还原方法论，也天生具有西方文化的认知行为方式特点。这些特点决定了西方医学固有的特点和缺陷。西方医学的固有缺陷和基于分析－还原方法论研发的化学药物的固有缺陷，严重制约了西方医学对疾病的全面认识和疗效的提高。西医学要克服其固有缺陷，必须突破基于物质一元论的机械唯物主义世界观和分析－还原方法论，融合整体，纳入时空和精神元素。

参考文献

［1］衡先培．基于 ACCORD 研究看中医药治疗糖尿病的前景［N］．中国中医药报，2015－11－20（17）．

［2］衡先培，杨柳清，李亮．基于代谢病肝病传脾探索早期干预 2 型糖尿病的新思路［J］．中国中西医结合杂志，2015，35（5）：756－761．

［3］戴维·林德伯格．西方科学的起源［M］．王珺等译．北京：中国对外翻译出版公司，2001．

［4］衡先培．糖脂代谢病药物治疗的问题与挑战［J］．中国中西医结合杂志，2021，41（1）：9－12．

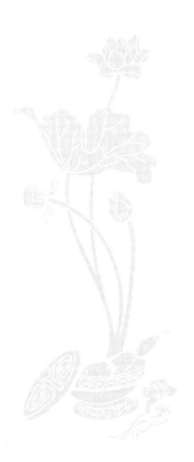

第二篇 糖尿病机理与证治新论

第三章　理论发明

第一节　从中医"一病三段"论认识 2 型糖尿病

引言：基于历史文献提出中医有"消病"之说，认为消病即当今的糖尿病，并提出消病纵向发展的三个阶段：脾瘅、消渴、消瘅。

一、糖尿病在中医当为"消病"

目前临床一般将西医学糖尿病视为中医消渴，几乎已经是不成文的共识。全国中医系统医疗机构，在书写临床文书中，凡西医诊断为"糖尿病"者，中医诊断都命之为"消渴"。这种做法虽然有很大值得斟酌的空间，但确是一个不争的事实。在中医古籍中，与消渴直接相关的病名还有消瘅、脾瘅、三消、膈消、肾消等。而糖尿病全病程的特点与中医消渴存在高度的一致性。

消，在民俗五行归类中属水，《说文解字·卷十一·水部》："尽也。从水肖声。"清代段玉裁《说文解字注》："尽也。未尽而将尽也。"说明"消"字本义是指水由多变少的过程。从这里看出，"消"字至少应当包含以下两个方面：①与水有关，在人体水即津液；②总量由多变少，是一个动态下降的过程。在《康熙字典》中将"消"字归入水部，认为本字还有减、释、消耗等解释。应当关注的是，在《康熙字典》中特别说明"消"本身就是一种疾病名称，宗《正字通》，认为消"与痟通"。《后汉书·李通传》有"通素有消疾，自为宰相，谢病不视事"的记载。李贤注："消，消中之疾也。"说明在古代有独立的"消疾"病名。根据"消，消中之疾"的注释，可以推论以"消疾"命名是取"消"字的本意，即是以体内津液逐渐减少为基本特征。由于在字意上，"消"字还有减少、消磨的含义，表明在疾病进行中，伴随着津液的减少还可有身体的变瘦、体重的减轻。

古代医家，也有基于疾病的表现来解"消"字之意者。如王冰注消为："善消水谷"，马莳注为"胃中热盛……水谷即消"。这是基于本病多食特征来解释的。《景岳全书·消渴》又说："消，消烁也，亦消耗也。凡阴阳气血日见消败者，皆谓之消。"这是基于消耗性疾病特征——多食而消瘦来解。《儒门事亲·三消之说当从火断》谓："消者烧也，如火烹烧，物之理也。"则是着重于消病多热的特点来解。这些以病的特点来解"消"字意，有助于深化对疾病特征的认识。但消病的最基本特征仍然应当从"消"字本意上去理解，即津液渐损伴体重渐减。

通过以上分析可以看出，消疾或消病最基本的病机是津液渐损而致不足，临床可表现为津液失于润养的症状和体重减轻。至于导致津液渐损而发消病的原因，则是多方面的。

二、消病分三段：脾瘅、消渴、消瘅

1. 解"瘅"

《说文解字》：瘅"劳病也。从疒单声。"段玉裁《说文解字注》："劳病也。大雅：下民卒瘅。《释诂》《毛传》皆云：'瘅，病也。'《小雅》'哀我瘅人'。"提示"瘅"本身具有两重意义：一代表是一种疾病；二代表这种疾病的特征是消耗性的。《康熙字典》在宗《说文解字》劳也、病也之意的基础上，又有他意，如"又《博雅》：瘅，苦也"；"《广韵》劳也，怒也。《正韵》亦作悼"。此外，《康熙字典》中又有"注：瘅，难也"，表明瘅病具有难以彻底治愈的性质。

"瘅"字本身不具有"热"的意义，它只代表一种消耗性疾病。如要表明瘅是热病，还需要加修饰词。如《康熙字典》"《广韵》火瘅，小儿病也"；《史记·扁鹊仓公列传》"肺消瘅也，加以寒热"等，均表明"瘅"字不包含寒热的意义。再如，《素问·疟论》"瘅疟者，肺素有热气盛于身，厥逆上冲……令人消烁脱肉，故命曰瘅疟"这段，更是突出了"瘅"的消耗性疾病特征。也可从治疗上来反证"瘅"本身不具有热的内涵。如王冰注《素问·奇病论》"脾瘅……治之以兰，除陈气也"时，指出："兰，谓兰草也。《神农本草经》曰：兰草味辛热平，利水道，辟不祥、胸中痰癖也。"能用"辛热平"之药治疗的疾病，怎么会是热性疾病呢？《素问·腹中论》："帝曰：夫子数言热中消中，不可服高粱芳草石药，石药发瘨，芳草发狂。夫热中消中者，皆富贵人也，今禁高粱，是不合其心，禁芳草石药，是病不愈，愿闻其说。"这里明确指出，属于热邪伤津所致的消渴消中不可以服用芳草石药。而兰草在《神农本草经》中明确指出其气芳香"除陈气也"。反而推之，既然用了这种芳草来治脾瘅，显然脾瘅不应当是热邪致病。后世从热解"瘅"，将"瘅"解释为具有热特征的疾病，是误扩其意。

2. 消病为总称，分则为脾瘅、消渴与消瘅

如果基于上述将糖尿病诊为中医消病，基于传统认识和糖尿病发生发展规律，消病可分为脾瘅、消渴、消瘅三类。这三类消病，在疾病发生发展过程上有不严格的先后关系，脾瘅多属糖尿病的萌动阶段或糖尿病前期，大多处于糖调节受损阶段；消渴阶段患者症状显著，既消也渴，多属临床糖尿病阶段，为脾瘅的进一步发展；消瘅则是消渴长期不愈，耗损日益加深，疾病深入，变症丛生，进入难治阶段，是消病日久成瘅。消瘅的"瘅"即久病成劳而难治的意思。

由于中医的诊断是基于临床宏观症征的，这三个阶段与现代医学的糖尿病血糖发展并非完全一致。如脾瘅患者突出肥胖、口甘、水液异常停聚的表现，这类人群大多处于代谢综合征或糖调节受损阶段。也有一部分患者血糖虽然已经达到了糖尿病诊断标准，但按照中医临床辨证诊断仍然属于脾瘅范围。但通常脾瘅不可能与消瘅重叠。消渴诊断主要基于其既消而渴的表现，这些患者大多血糖显著升高并达到了现代医学糖尿病的诊断标准。但也有一些患者血糖仅轻微升高，仅属糖尿病前期，还不能诊断为糖尿病，但临床烦渴、多饮等症状却很显著，按中医宏观辨病仍应诊断为消渴。由消渴发展到消瘅，是一个渐变的过程，临床很难找到确切的分界点。对于病情深重、变症多者，将消瘅与消渴鉴别是容易的。但对于过渡阶段的患者，可能处于消渴、消瘅两可之间，临床可根据主次适当归诊。

关于脾瘅与消渴的阶段关系，在《素问·奇病论》中有明确的论述：脾瘅"此肥美之所发也，此人必数食甘美而多肥也，肥者令人内热，甘者令人中满，故其气上溢，转为消渴"，是脾瘅肥胖患者内热中满、浊气上逆而转为消渴。说明消渴是脾瘅的进一步发展。而消瘅又是消渴的后续发

展，最初的病因都是过食。如《素问·通评虚实论》"凡治消瘅仆击、偏枯、痿厥、气满发逆，肥贵人，则高粱之疾也"，既说明过食肥胖是消瘅的病因，又说明消瘅是久病之重症。接着又对本病病机进行进一步分析："隔塞闭绝，上下不通，则暴忧之病也；暴厥而聋，偏塞闭不通，内气暴薄也；不从内外中风之病，故瘦留著也"，这些病机都是疾病危重的表现。其中还说明，显著消瘦是非中风的消瘅期患者的显著特征。这时患者已经由过食肥甘而肥贵的过盛状态，转入显著消瘦的虚弱状态。《史记·扁鹊仓公列传》："齐章武里曹山跗病，臣意诊其脉，曰：肺消瘅也，加以寒热。即告其人曰：死，不治。适其共养，此不当医治。"同样说明消瘅属疾病危重阶段。马蒔《素问注证发微》指出"五脏皆有消瘅之证，其间各有所指"，指出五脏消瘅虽然名同，但要点各有侧重。《灵枢·五变》说："五脏皆柔弱者，善病消瘅。"说明发生消瘅的前提是五脏虚弱，多因久病而致，病情病机复杂而多变。由脾瘅到消渴不仅仅是肥贵人内热中满、浊气上逆这么简单。在《灵枢·邪气藏府病形》中，分别论及了心、肺、肝、脾、肾五脏消瘅之病机。

由此可以看出，糖尿病全病程与中医消病相似。而消病又分为脾瘅、消渴、消瘅三个阶段。2 型糖尿病与消病全病程的关系如表 3 − 1。

表 3 − 1　糖尿病不同中医病名之间的关系

糖尿病不同阶段	脾瘅	消渴	消瘅
嗜食肥胖期	──		
糖调节异常	──	──	
临床糖尿病	──	──	──
多并发症		──	──

1 型糖尿病多可归入消渴或消瘅范围，如确有肥胖、口甘者，也当归入脾瘅范围。

第二节　论消病的病因与病机

引言：论述消病（糖尿病）共同的病因病机：长幼相授，本在肾虚；父母失养，病及其后；体质不强，易发消病；生活失节，促发消病；后天因素独立致消渴。

一、长幼相授，本在肾虚

生之来，谓之精。人之所以成形，全赖先天禀赋于父母之精气。肾主先天，肾为先天之本、生命之源。因此，先天因素往往通过肾精来体现。肾精之病，有因于质者，也有因于量者。无论因于质或因于量，都属于中医肾虚的范围。如《外台秘要》中指出："消渴者，原其发动，此则肾虚所致。"因于肾精之质缺陷者，无论其精量足与不足，都成为消病发病的主要原因，对于不少患者来说都具有决定性作用。肾精质的缺陷是完全客观的、不以人的意志为转移的，临床主要表现为肾精亏损。《灵枢·本藏》"肾脆则善病消瘅易伤"，其所谓"脆"可以理解为不健全的意思，即可看成是肾精质的缺陷之特征。

肾主水，化津液。下焦之肾水充足，则可化为津液，上滋中焦脾胃及上焦肺金。因肾精之量不足者，是为有形之阴精不足，不能化生充足的津液以上达，终致三焦津亏液乏。肾精包含肾之阴精和肾之阳气两部分。临床虽多以肾之阴精亏乏为主，但也有属于肾阳虚者，是阳不能化水，多与肾精之质的缺陷有关。如《伤寒杂病论》"男子消渴，小便反多，以饮一斗，小便一斗，肾气丸主之"，即是肾之阳气不足所致消渴的例子。

属于长幼相授为病者，往往代相授予，上至祖宗，下至子孙，代代都具有发生消渴之可能。有发病的可能，是其具有发生消渴之潜在危险，并非必然发病。祖宗有发病危险，未必祖宗皆发生过消渴，只表明有发生消渴之可能；但这种发病的可能性却可传给其后代，使其后代也存在发生消渴的风险。同样，子孙患消渴之危伏也只表明子孙存在发生消渴之较大可能，决非必然发病。为何有危伏却未必发病？此决定于后天生活的节制与护养。先贤孙思邈十分强调养生防病的重要性，提出"安不忘危，预防诸病"，认为"夫养性者，欲所习以成性……性既自善，内外百病皆悉不生"。这说明虽然先天具有发病的可能性，但如果后天养生恰当，也可以不发生疾病。并且认识到运动和饮食调养是养生的重要内容。他认为"养性之道，常欲小劳"，就是说养生的方法就是要经常运动，适度劳作。对于饮食养生，指出"善养性者，先饥而食，先渴而饮，食欲数而少，不欲顿而多"，明确论述了少食多餐的养生食疗原则。这一点不但是消渴饮食养生的原则，也是防病养生的通则。即使是健康人，如果既不控制饮食，也不注意运动，就构成了患病的重要前提，也就是孙先圣所论"饱食即卧，乃生百病"的道理。后天生活的节制与护养不但影响自身消渴发病的可能性，也显著地影响其后代发生消渴的机会。

二、父母失养，病及其后

《灵枢·本神》："生之来谓之精，两精相搏谓之神。"提示凡与生俱来就具有的特性，都是由精气决定的，而这种与生俱来的精气源于父母双亲。由于父母双亲两精相搏，人就具有了后天的特性。从父母那里得来的与生俱来的个体特性，不仅仅是父母的精气，还同时具有了父母身体的诸多特点，包括父母精气的盈亏、体质状态、健康状况、年龄特征、食物营养是否均衡、七情特质及起居养生是否顺应天时等。人活一口气，气则源于神，没有神则没有气。故自古常"神气"并称。"两精相搏"，搏的是神气。父母两精相搏时的神气也是新生命健康与否的重要因素，这也是由父母的身体条件决定的。

人的一生健康与否，不但跟与生俱来的精气盛衰有关，还与后天的保养有密切关系，是由先天与后天共同决定的。肾为先天之本，脾为后天之本，因此父母的健康与父母脾肾的功能密切相关。但五脏的健康与否与先天和后天因素均有关。同时五脏皆有所主，主的是人的生命特征，如五志、五气、五味等，因此五脏通过其所主，也影响父母及后代的身体健康。《临证指南医案·三消》："三消一证，虽有上中下之分，其实不越阴亏阳亢，津涸热淫而已。"如果父母失养，导致其气血津液失调或阴阳失衡，津伤生热，则生殖之精是人体精气的一部分，包含了人体精气的所有信息和功能，具有父母生命信息的生殖之精，必将这些变化带给其所产生的新生命，成为后代发生消渴的隐患。

父母失养，饮食失节，伤及脾胃。脾胃为后天之本，气血生化之源。脾主运化，胃主受纳。如饮食失于节制，胃之受纳太过，壅郁生热，脾失运化，酿生痰湿。痰湿郁遏，其母则胞宫壅塞，气机不化；其父则天癸受困，痰壅精室。盖至两精相搏时，则痰随精动，湿随气荡。至两精合而成形时，痰湿之特征也随附之。其子必胖，易生热，阳气易困，继则伤津。如父母脾胃不健，胃之受纳不足，精气必少，其精必弱，宫必弱而不满。

其子必瘦而易生热，因瘦则形不足，阴虚则热。饮食失调，饥饱不匀，五谷偏废，则体从谷气，谷燥则体易伤津，谷凉则体阳易损，谷慓悍则阳气易动而胖，继而传子，子受其气。故凡父母饮食失节者，其子或易生痰湿，或为阴虚阳旺之体，或为阴阳失衡之躯，气血津液不顺，产生消渴发病的风险。

父母五志失节，气机失调，伤及五脏。《素问·阴阳应象大论》："人有五藏化五气，以生喜怒悲忧恐。"五志过激常损伤其五脏所主，但多与肝相关。肝主疏泄，性喜条达。五志所伤，气郁为本，致使肝失疏泄。气郁不行，久遏生热；气为血帅，气郁血易滞；津液的敷布赖气的蒸化，气郁津失所化，均可导致气血津液运行失常及阴阳失于平衡。《素问·阴阳应象大论》："喜怒伤气""暴怒伤阴，暴喜伤阳"说明了五志失节对人体的伤害。胞宫气顺而能纳，血畅则能长，津液敷布方能得其涵阳。待至两精相合时，父母的气血津液信息也同时赋予了新的生命。并且五志失常所致胞宫气郁、血滞、津液失化，也易郁滞生热。因此五志失节不但对父母本身造成身体的损害，也给新生命埋下了气血津液失调及阴阳失衡的隐患。

父母劳欲过度，损伤肾气。劳欲所伤，无论劳体、劳心，还是房劳，都常损阴而暗生内热。劳力过度，耗散精气，损伤形质，劳火内生。劳心气郁，郁则生热。房劳伤精，精泄无度，肾气耗损。《外台秘要》"房室过度，致令肾气虚耗，下焦生热……"论述了父母房劳过度对自身的损伤。凡劳体、劳心、房劳所致内生之热，都可通过煎灼生殖之精，影响其子，使后代形成阴亏阳易旺之体质特征。

父母起居养生失当，也可影响自身的健康，病及生殖之精而传予其子。自古养生顺应天时，春夏养阳，秋冬养阴，使人与自然相应而融为一体。如与自然相悖，则会耗伤精气。如《素问·四气调神大论》："所以圣人春夏养阳，秋冬养阴，以从其根，故与万物沉浮于生长之门。逆其根，则伐其本，坏其真矣。"所谓"伐其本"，即是耗损真精，对于后代来讲，其本就是父母的生殖之精。

养生除了以上饮食、七情、劳欲、起居外，合理的运动也是重要的内容。适当的运动对于气血的和调、脾胃的运化、情志的舒展等都是极重要的，有助于维护身体的健康。运动不足，体质不健，或易胖而生痰湿；运动太过，如同劳体过度，也耗散真气，均有损于形，而病及其精。总之，合理养生对于维护身体的健康及生殖之精的健全，从而降低子代患病的危险性，都是有价值的。

三、体质不强，易发消病

现代医学非常重视体质在糖尿病发病中的意义，例如作为糖尿病发生的两大因素——胰岛素抵抗与胰岛细胞功能缺陷都与体质有一定关系。肥胖体质的人不少存在着胰岛素抵抗的隐患，如脂肪细胞肥大、胰岛素受体相对减少等；胰岛功能缺陷又与免疫缺陷体质及营养不良体质存在一定的相关性。在一定的促发因素的作用下，糖尿病就很可能在这两类体质的人群中发生。

体质作为中医发病学的重要内容，历代医家都极为重视。所谓"正气存内邪不可干，邪之所凑其气必虚"，实际上是对强健的体质在防病御病中的作用的高度概括。自然，中医学对消渴发病的体质因素也极为重视，在中医文献中很多关于消渴发病机理的论述，实际上多与体质有关。经过上千年不断总结和提高，现代中医界已经基本上对消渴发病的特殊体质形成了共识，认为素体阴亏是绝大多数消渴发病的基础。由于阴亏体质，阳热偏旺，津液暗耗，更伤阴精，如此形成正反馈式恶性循环，一步步在阴亏体质基础上向消渴的病理基础靠近。在其他相关致病因素的作用下，如情志失节、饮食失宜、房劳所伤、金石丹药等，上述变化可在量变的基础上迅速跃升到质的变化，从而产生临床消渴病证。人的体质与遗传是紧密相关的，有的体质相关因素实际上是由遗传物质决定的。因此，在传统中医理论中，体质和先天因素常常难以截然分开，共同构成了消渴产生的基本条件。如《实用中医内科学》论述消渴的病因病机时提到"先天禀赋不足，五脏虚弱"，涵盖了遗传与体质两个方面。

先天禀赋是影响体质的重要因素，但体质并非等同于先天禀赋，而更多的是与后天保养关系密切。如肥胖是消渴发病的重要体质，肥胖体质虽与先天相关，但后天的饮食调理尤其重要。中医早在《黄帝内经》中就已经对此做了肯定的论述。如《素问·通评虚实论》"消瘅……肥贵人则高粱之疾也"即指出消渴是那些多食、肥胖人易患的疾病。既然是多食而致肥胖，当然是后天所致，不良的饮食习惯起到了决定性作用，与我们今天的认识高度吻合。由于肥者多内热，热则伤津液，津伤更助内热，也形成恶性循环。因此肥胖者患消渴同样具有阴虚这一基础，其特点是同时兼痰浊为患。

素体体质不够强健是消渴发病的重要原因。《灵枢·五变》："五脏皆柔弱者，善病消瘅。"这里"五脏"既指藏象五脏，同时也概指整个身体体质。提示传统中医认为各个系统都不强健的人易于患上消渴。同时，这里的"柔弱"即不强健的含义，要从多个方面去理解才能全面认识中医消渴的体质观。一是肉眼可见之柔弱，如过胖或过瘦：过胖是阳化不足，痰浊外盛，形成貌盛而实弱的体质特征；过瘦是阴亏失于滋养。又如慓悍与怯弱：慓悍是阳刚太过，实则阴柔不足；怯弱是阳气不足，可致津液不化。二是无形之柔弱，如脏腑不坚，或免疫力低下，或脏腑功能失调等。就虚实而言，不但与肾有关，也与五脏关系均密切。因此，消渴体质的强弱与否，不可简单化，往往需要动态观察和反复推敲方可识别。

四、生活失节，促发消病

生活调节是消渴发病因素中最能反映人的主观能动性的方面。通过良好的生活调节，养成良好的生活习惯，可明显减少消渴的发病率，这已经被现代国际国内大规模的循证医学证据所证实，如我国的大庆研究、美国的糖尿病防治研究（DPP）等。所谓生活，包括的内容非常广泛，如个人饮食习惯，或生活嗜好、情志特征、个性偏爱，甚至房事、工作习惯及作息规律、体力劳作、运动习惯等。这些生活内容的不合理、不科学，都会成为消渴发病的原因。

首先是饮食失节。所谓饮食失节是指失去了应有的合乎生理的饮食规律，包括摄食过于精细、摄入过多、长期营养过剩、长期偏食，或进食不规则，以及长期饥饿营养不足、营养不均衡等，都属于后天失养范围。饮食失节、后天失养也是影响素体体质的重要原因。阴虚者多后天失于营养，如营养不足或不均衡，必需氨基酸、蛋白质及微量元素缺乏。阴虚兼痰浊者多属后天失于饮食调养，如摄食过多、过于精细、过于厚腻等。就我国现在的情况来看，过食肥甘厚味是饮食失节的主要表现。肥甘之品酿生内热，热气上炎，消灼津液是其主要机理。正如《素问·奇病论》："此人必数食甘美而多肥也，肥者令人内热，甘者令人中满，故其气上溢，转为消渴。"先贤孙思邈指出，"安身之本必资于食"，"不知食宜者不足以存生也"，可见古人对通过饮食养生来预防疾病是十分重视的，认为饮食是否合宜是一个人能否健康生存的决定性因素之一。"善养性者，先饥而食，先渴而饮，食欲数而少，不欲顿而多"，具体指出了少食多餐，按需而食的饮食防病原则，同时还从反面告戒"夜勿过醉饱"，这与当今糖尿病的三级预防不谋而合，可见当时人们已经认识到饮食控制是可以预防消渴的。20 世纪 70 年代以来，我国的大庆研究、美国的 DPP 研究、印度的糖尿病防治研究等，都从现代医学的循证角度，科学地肯定了饮食干预对预防糖尿病的重要贡献。这比孙氏先贤的明确论述要晚 1500 余年。可以说，中国的糖尿病预防学思想是走在世界前列的。

饮食治疗作为糖尿病治疗的"三驾马车"之一（另两驾为运动治疗和药物治疗），古人的重视程度与现代认识一点也不差，如孙思邈指出："医者当须先洞晓病源，知其所犯，以食治之。食疗不愈，然后命药。"结合其"养性之道，常欲小劳"的精辟论述，可以发现糖尿病非药物治疗的理论体系已完全构成，即预防为前提，已病者先进行非药物治疗，非药物治疗不能控制病情时才进行药物治疗。

当今而言，不良的生活嗜好最为流行的，莫过于酗酒和吸烟。酒乃谷物所化，其性辛燥，易伤津液而引发消渴。《备急千金要方》曰："凡积久饮酒，未有不成消渴者。"并阐释其机理是"酒性酷热……酤兴不解，遂使三焦猛炙，五脏干燥"。认为酒性热，过量饮酒则使热盛伤津，津伤又常化燥，因此长期大量饮酒是引发消渴的重要原因。现代认识到，酒的热量是每克 7kcal，接近常规碳水化合物的两倍，酗酒者常常少则半斤，多则一斤甚至数斤，同时酒精会通过影响肝酶的作用而影响热量代谢，酒精性肝病也是消渴发生的重要诱因。有人认为长期饮酒能引起铬和锌缺乏，暴饮还易引发胰腺炎。这些均可能与消渴发病有关。

烟性燥热，具有熏蒸灼热之性，损伤津液较酒更为直接。因此中医认为大量抽烟可能与发生消渴有关。现代医学至今还没有这方面的认识和循证医学的证据。但近年现代医学提出的"共同土壤学说"颇为流行，认为持续存在的低度炎症状态是多种疾病的共同基础，如冠心病、动脉硬化、肥胖、糖尿病等。由于持续存在的炎症状态可引起胰岛素抵抗，长期的胰岛素抵抗可耗竭胰岛功能，从而引发糖尿病。长期吸烟能影响血氧的交换，慢性轻度缺氧是激活低度炎症的一个重要原因。尤其是肥胖者，脂肪组织已经存在氧供不足，再加上吸烟的影响，即使很轻微，也是一个进一步加重缺氧的因素。最近有研究发现，肥胖者微炎症首先源于脂肪组织缺氧，这种轻微的缺氧既是引起微血管新生和进一步肥胖的原因，也是引起胰岛素抵抗的因素。同样，血管壁的轻度缺氧也会损伤内皮细胞，可能激发血管内皮细胞的轻度炎症状态，这不但进一步促进胰岛素抵抗的加重，也是动脉粥样硬化发生发展的病理基础之一。可以看出，千年不老的古典中医学与发达的现代医学的认识真是殊途同归、不谋而合了。不过这一说法还需要更多的研究来证实。

情志失调，尤其是七情太过（过于激烈或过于持久），可导致气郁结滞不散，久郁化热而伤津。过怒伤肝，过喜伤心，两者太过都可因冲逆太过而伤气。忧思气郁则伤脾，悲则气下伤及肺。因脾主运化、肺主升发。可见七情不节都与气郁有关，进而化火，衍生燥热。《灵枢·五变》："怒则气上……转而为热，热则消肌肤，故为消瘅。"是举例说明了因怒致消的机制。《临证指南医案·三消》有"心境愁郁，内火自燃，乃消症大病"等论述，提示内生郁火是情志致消的基本原理。现代医学观察到，精神紧张、情绪激动、心理压力，以及突然的精神刺激如中年丧偶、老年丧子等所导致的悲、伤、惊、恐等，可以引起某些应激激素如肾上腺素、糖皮质激素等分泌大量增加，从而拮抗胰岛素，诱发高血糖。反复的心理应激，交感神经张力增加，产生氧化应激，导致全身性微炎症反应，也可导致胰岛素抵抗，从而促进糖尿病、高血压等疾病的发生和发展。

房事是人类生存繁衍的必然活动，与人类文明的进步和健康保养有着密切的关系，在中医学传统养生中具有不可或缺的地位。自古以来，中医对房事劳伤过度与消渴发生的密切关系一点也不含糊，认为其机理是：房劳伤肾，阴精暗耗，一不能化生津液，二又内生阴火更耗阴精。这在文献中记载颇详，如《备急千金要方·消渴》："盛壮之时，不自慎惜，快情纵欲，极意房中，稍至年长，肾气虚竭。"认为青壮年时为求一时之快，房事过多而伤肾，从而为消渴发病埋下隐患。《外台秘要·消渴消中》："房室过度，致肾气虚耗故也，下焦生热，热则肾燥，肾燥则渴。"则更进一步说明过度的房事是通过损耗肾气而生热化燥，以引发消渴的，论述了房事致消渴的机制。尽管中医对消渴（糖尿病）与房事之间的关系认识如此之清晰，而现代医学至今仍未认为房事与糖尿病的发生之间有内在联系。虽然从应激角度来看，现代医学的认识也可以找到过度房事对糖尿病的影响，但对糖尿病发病的影响情况却不得而知，这值得进行大规模的循证医学研究。

不良的个性偏爱可促进消渴的发生和发展，如喜静喜坐、嗜食含糖食物、夜不入睡、暴饮暴食等。有的人喜欢工作到深夜不就寝，白天久卧不起，三餐不按时，这些都可引起阴阳失于平衡。嗜食含糖食品，壅滞脾胃，酿生湿热，都是消渴发生发展的不良因素。工作紧张，常常深思积虑者，思虑伤脾，耗伤神气，消散津液；天性少动之人，气血失于条达，内生痰浊，若食不节慎，久必积痰而壅，阳盛积热，其津暗损。由此而诱发消渴者，其为渐生隐发，加之此类人必疏于自顾，甚或消症已至，还以为常。故伤及血脉者甚为常见。

延年益寿是自古养生家的梦想，通过服用所谓丹药以期延年益寿的做法在古代甚为流行。现代医学已经知道，有些化学药物可能导致糖尿病，如苯妥英、糖皮质激素等。传统中医学虽然没有化学药物这一说法，却更早认识到乱服丹药（相当于现代化学药品）导致消渴的事实。中医认为久服金石丹药及壮阳之药与消渴发生有关，机制是这些药物均具有温散之性，易于耗伤津液。如古代医家观察到，为达延年益寿等目的，不少方士及富贵人家常服这类药物，最终导致消渴的发生。《诸病源候论》中就明确指出了"由少服五石诸丸散，积经年岁"而致消渴的事实。《外台秘要》《备急千金方》《金匮钩玄》等也有类似记载。古代盛行服丹药以延年益寿，这些所谓延年益寿的丹药大多含有硫黄、雄黄、阳起石、白矾、铅等，如《串雅内外编》中用于"延年益寿、返老还童"的彭祖接命丹就与铅有关。这些药物中毒是否引起糖尿病，值得研究。

五、后天因素独立致消病

一般而言，消渴发病以先天因素为基础，后天因素在先天因素存在的前提下促发消渴。有时由于先天因素较为隐蔽，不进行仔细推敲可能难以发现。而后天引发消渴的因素反倒显而易见。人们在没有认识到先天因素对消渴发病的决定作用时，可能误以为后天引发因素是消渴的病因。如大多数情况下的饮食失节、劳逸失度、情志所伤等，都是先天易发因素存在的情况下的引发因素。因此我们把这些内容重点放在了养生失宜引发消渴范围。但临床确有因为后天因素（或者环境因素）过于强大时，在没有先天易发因素存在的情况下，独立引发消渴者。

传统中医认为，消渴为肾、肺、脾之病。肾为先天之本，肾之强弱主要取决于先天；脾为后天之本，后天之身体强壮与否决定于脾之功能。肾与脾又具有互生互养的关系，先天之肾生后天之脾，而后天之脾又能养先天之肾。肺为轻清之脏，生于后天，同时受先天肾和后天脾的滋养。《灵枢·本藏》"肾脆则善病消瘅易伤"，突出一个"善"字，指出先天不足之人，易于患消渴，是糖尿病染病之隐患。同一篇又指出"肺脆则苦病消瘅易伤"，突出一个"苦"字，有两层含意：一是后天肺脆之人，患消渴之后易使肺脏受伤；二是后天失养之人，身体易于受损而发生肺脆，一旦肺脆则易患消瘅。因养生必须节食、戒欲、小劳，这对于嗜食纵欲之人当然是苦事。为了不发消瘅，这些人必须食"数而少"，"每食不用重肉"，"夜勿过醉饱"，革除这些一时之快的生活习惯，否则"病消瘅易伤"。可以认为这是后天因素失当而致消渴的经典论述。《灵枢·五变》："此肥美之所发也，此人必数食甘美而多肥也，肥者令人内热，甘者令人中满，故其气上溢，转为消渴。"《临证指南医案·三消》论道："心境愁郁，内火自燃，乃消症大病。"都具有后天因素致病的含义。临床可观察到，由于后天养生不当等因素，导致暴感外邪，邪气直入阳明。阳明多气多血，易于壅滞，郁而化热，化燥伤津，则可引发中消之症，可表现为多食易饥、口渴喜饮水等，舌质常红，苔黄或薄黄，夹湿者可为黄腻苔。又如，对于嗜食肥甘、酿生痰湿者，如长期不能改变不良生活习惯，使痰湿之邪日积益甚，体型由肥胖变得更加臃肿，气机必因之而不畅，最终痰气相遏，壅塞三焦，渐渐生热，暗耗津液而发消渴。这与现代医学研究发现，过胖者脂肪组织缺氧引发微炎症，导致胰岛素抵抗而发生 2 型糖尿病的认识十分吻合。由于这种后天因素致病的演变过程是缓慢的、渐进的，人体感观易于适应，致使临床难于发现疾病之渐生风险。

就临床经验分析来看，一般临床上能促发消渴的环境因素，在条件适当和强度足够时，都有独立导致消渴之可能。在环境因素独立导致消渴的病机演变方面，常常具有一定的规律：一是致病因素有化热之性，其化热过程可以是渐生的，也可以是暴发的。二是邪热当有耗津的特点。有的邪热耗津不显，临床并不化燥；而有的邪气则易于化热生燥损伤津液，因而具有导致消渴的更大危险性。三是此类燥热邪气常因始发环境因素不消除而长期难以消退，化散不能，使消渴不解。四是如处理及时，尤其是能迅速有效地去除不良的环境因素，澄源截流，釜底抽薪，以消除不良环境因素，此类消渴不少可能治愈。

过于强大的后天因素，无论主要影响到肾、脾、肺，还是心、肝，都具有导致消渴的可能。对于肾、脾、肺而言，均为主水之脏，是三焦之主使，邪郁生热，伤津化燥而生消渴，前面已经有所论述。至于心肝，两者均为易于生热化火之脏。心为君主之官，五行属火。心之受邪，易从阳化生热，耗伤阴津。肝为阳刚之脏，性喜条达而恶抑郁，郁则生热，郁热伤津则渐致消渴。还有一种瘀血致消的特殊情况，一是因为津血同源，血滞为瘀则津液必伤；二是气血相关，气为血之帅，血为气之母，瘀阻则气滞不升，水津失于敷布，致使清窍失养而发消渴。三是瘀郁生热而耗津。所以瘀阻血滞，积郁不散，具有导致消渴的潜在可能。《血证论》提到，"瘀血发渴者，以津液之生，其根出于肾水……有瘀血，则气为血阻，不得上升，水津因不能随气上布"则发消渴。这与现代医学发现，轻度循环缺氧引起组织微炎症，诱发胰岛素抵抗，进而可导致糖尿病的认识是一致的。由瘀血致消渴者，虽与五脏均可能有关，但因心主血脉，肝主藏血，两者均为多气、多血之脏。因此心肝二脏与瘀血致消渴的关系最为密切。凡发消渴，若是外邪独立致病，必须具有足够强大、持久的特点，邪气的性质当属风火热燥之类，或者具有壅郁化热之性。若阴寒之邪要致病，也必须随着疾病的进展而逐渐阳化，这种情况是很少见的。

消渴致病之因，无论长幼传授，先天肾虚，或是父母失养，殃及其后，或者体质薄弱，易发消渴，还是生活失节，促发消病，甚至在强大的后天外因作用下独立致病等，最终均要伤津化燥。若消渴之病已成，病机逐渐演变，往往出现瘀阻血滞，痰浊内生，络脉闭阻等病理变化，从而发生血脉之变症。

可以看出，上述很多传统中医对消渴（糖尿病）发病、疾病发展、预防与治疗的认识，与现代医学是不谋而合的，有的是现代医学近些年才认识到的。更为重要的是，还有不少中医的认识，现代医学根本还没有涉及，要充分认识中医学的这些理论，还需等待现代医学的进一步发展和完善。可以毫不怀疑地预期，随着现代医学的不断进步，尤其是循证医学的快速发展，将会有更多的中医学的闪光思想被证实、接受和运用。

第三节　论实邪致消的病机与治疗

引言：基于长期大量临床实践所面临的困惑，深入分析经典医籍关于消渴（包括脾瘅、消渴、消瘅、消症、消病、消）的论述，基于"邪气盛则实，精气夺则虚"阐明本病虚实的不同内含，突出了邪实为病的重要作用。提出实邪无论内生、外感均可致消，前者多因实邪壅堵或邪郁生热；后者主要通过干扰腠理的生理功能进而影响三焦气化而致消。并讨论实邪致消本症及变症的临床特点、治疗要点及治疗禁忌等。对于扩展临床对本病的论治思路具有一定的启发作用。

消渴在古代常与脾瘅、消瘅、消症、消病、消等混称。虽然称呼不尽相同，但总体病机都与津液代谢密切相关。现代文献强调从虚论，多认为其病机在于阴虚为本、燥热为标。全国高等中医药院校规划（第十版）《中医内科学》，在消渴概念中认定其基本病机是"阴虚内热"。在病因病机统论中更进一步明确指出："消渴病机主要在于阴津亏损，燥热偏盛，阴虚为本，燥热为标。"明确指出本病当属虚。虽然教材在"辨证论治"中也前后自相矛盾地出现了肺热津伤、胃热炽盛两个实证证型，但其他气阴两虚、肾阴亏虚、阴阳两虚三个证型均为虚证。但从临床实践来看，本病不但有邪热致病之实证，也有不少痰邪、气郁、郁热、瘀血致病之实证。因此，有必要从经典文献出发，正本清源，将实邪致消的思想做进一步完善和系统研究，以期更加符合临床实践。

一、从实论消话经典

《素问·通评虚实论》："黄帝问曰：何谓虚实？岐伯对曰：邪气盛则实，精气夺则虚。"明确指出所谓虚与实，是针对不同的对象而言的。"实"针对的是致病邪气，邪气只有强弱，邪气旺盛为实，邪气没有"虚"。"虚"针对的是正气，正气只有足与不足，正气足为常态，正气（精气）不足为虚，正气不能言"实"。因此，虚实所指的是两个不同的对象，是对同一疾病、同一阶段相互对立的两个独立方面的概括。

《素问·脉要精微论》："有余为消。"正气无有余，故"有余"必是邪实有余。《说文解字》：消为"尽也"。《广雅疏证》谓："消，减也。"《素问·皮部论》："热多则筋弛骨消，肉烁䐃破。"《新华字典》详细解释："消，烁也。"可以看出，所谓"消"，当是邪热为病，是邪热消烁耗伤，导致肌肉、津液的消减。热邪的消烁作用是发生消病的重要因素。因热邪易伤津，故有消多当渴。

《素问·通评虚实论》说："帝曰：消瘅虚实何如。岐伯曰：脉实大，病久可治；脉悬小坚，病久不可治。"本句第一明确指出消渴既有虚，也有实，也就是说消渴既有正气的不足，也有邪气之有余。第二是指出了判断消渴虚实的方法：如以邪实有余为主，常脉实而大；如以正气不足为主，常脉悬小坚。第三是指出可根据虚实的主次来判断消渴预后：邪实为主者即使病久治疗效果也相对较好，正虚突出者病久治疗效果就不理想了。结合临床来看，对于特定的消渴患者，可能出现下列几种情况：一是仅有正气不足之虚证，并未感受致病邪气，即纯虚无实。二是正气充足如常，是致病邪气侵袭而致病，正气未伤，属纯实无虚。三是先正气已损，再有邪气侵袭，是正虚为本、邪实为标。四是在正气充分的情况下遭受邪气侵袭，然后损伤正气，是邪实为本、正虚为标。第三、第四种情况都是正、邪两个方面为病同时存在，因此在辨证时需要分清当前是以正虚为主，还是以邪实为主，或者正虚与邪实俱显著三种状态。明代医家张景岳在《景岳全书·三消干渴》中明确指出，消渴的治疗必须首先辨识属虚还是属实，而不能一味地从虚论治，是宗于《黄帝内经》之要旨。

《灵枢·五变》："人之善病消瘅者，何以候之？少俞答曰：五藏皆柔弱者，善病消瘅。"后世有人据此指出消渴本质属虚。可以看出，本句一个"善"字，即明确指出《黄帝内经》的本意是说五脏不足者，更易患消瘅，说的仅仅是消病的一种情况。本句紧接着又说"……夫柔弱者，必有刚强……"，文中"柔弱"代虚，"刚强"则代实。此进一步指出：消渴不能只看到五脏不足之虚，还应看到消渴之邪实。本段后续立即又给出气逆血滞化热而致消渴实证的例子："……怒则气上逆，胸中畜积，血气逆留，䐃皮充肌，血脉不行，转而为热，热则消肌肤，故为消瘅。"

可见，消病仅仅强调虚是不够的，着眼于虚去强调阴虚为本、燥热为标是消渴的唯一基本病机的认识也是不全符合《黄帝内经》宗旨的。我们既应该看到消渴阴津不足之虚的一面，也必须看到消渴邪气为患之实的一面，才符合临床实际，也才符合《黄帝内经》之虚实要旨。

二、内生实邪致消的病机

1. 消病总纲突出邪实为病

《素问·阴阳别论》"两阳结，谓之消"，是对消病总体特征的高度概括，是消病总纲。明确指出手足阳明热结致消，高度总结了消病的病机特点是阳结生热。金元四大家之一的张子和《儒门事亲》提出"三消当从火断"，是对消渴阳结生热总纲的临床诠释。特别指出，该论的要点是因邪热耗津而生消渴，而绝非因阴虚生热，这是本质的区别，前者是实邪有余，病因在邪实；后者是正气不足，病因在阴虚。因此，本句强调的是因邪实致消渴的情况，与因正虚致消渴的情况具有同等重要性。《金匮要略·消渴小便利淋病脉证并治》中论消渴："趺阳脉浮而数，浮即为气，数即消谷而大坚；气盛则溲数，溲数即坚，坚数相搏，即为消渴。"详细阐述了手足阳明热结致消渴的病机。《金匮玉函经二注》指出，本证消渴的主要表现包括足阳明热结所致之消谷善饥，手阳明热结所致之大便坚、小便数。《金匮要略》此条经论注解了"两阳结，谓之消"的消渴总纲。

2. 内生实邪致消的病机要点

内生实邪无论痰浊、气郁、瘀血、郁热等，皆可导致消病。实邪导致消的病机途径主要有两条：

（1）实邪壅堵，妨碍了津液运行之道路，使津液敷布失常，导致津液不能发挥其正常的滋养、濡润等功能，这是实邪致消的共同机制。如《素问·脉要精微论》："有余为消……溢饮者，渴暴多饮，而易入肌皮肠胃之外也。"这是因痰饮阻滞津液运行之道路，使津液不能正常敷布以发挥其生理功能，而错误地渗入肌皮肠胃之外，从而发生渴暴多饮的例子。后世医著多有发挥邪实致消渴者，如《血证论》："瘀血在里则口渴。所以然者，血与气本不相离，内有瘀血，故气不得通，不能载水津上升，是以发渴，名曰血渴，瘀去则不渴矣。"这是继承了《黄帝内经》瘀血实邪致消的论述。

（2）实邪壅郁生热，邪热炎上，伤津耗液。《素问·奇病论》："此肥美之所发也，此人必数食甘美而多肥也。肥者令人内热，甘者令人中满，故其气上溢，转为消渴。"明确指出消渴的病因是"数食甘美而多肥"，即吃得过多、营养过剩，致实邪壅郁而发生肥胖。病机是"内热"，内热生于肥胖。因满则有余，郁而生热，故"中满"也是内热。内热熏蒸，邪热耗津，则发为消渴。对于感受实邪的个体是否生热，与其自身的体质和病情特点相关，临床也应当通过辨证来判断实邪致消渴的患者是否已经生内热。如上条《素问·脉要精微论》溢饮致消渴就未生热，而本条过食肥甘而肥胖生痰致消渴就有生热，这完全取决于个体病情的特点。《临证指南医案·三消》"心境愁郁，内火自燃，乃消症大病"，是气郁实邪生热而发消渴，与《血证论》瘀血发渴却未生热不同。

三、感受外邪致消

不但内生实邪可导致消病，感受外邪也可导致消病。感受外邪致病，必是因邪而病，其致病的主体是邪气，病机性质属于邪实。外邪致病时，病体可以有正气的不足，即为正虚邪实。也可以是正气充足却因邪气过于强大而致病，则为正盛邪实；此时如因邪伤正，则可形成邪实正虚。无论如何，因邪而生本病是感受外邪致消发病的主要矛盾。

《灵枢·五变》"余闻百疾之始期也，必生于风雨寒暑，循毫毛而入腠理……或为消瘅……"认为百病之初发，都与感受风、雨、寒、暑等外邪有关，消瘅也不例外。外邪致病的机制是"循毫毛而入腠理"。何谓"腠理"？《灵枢·本藏》认为："三焦膀胱者，腠理毫毛其应。"即腠理为三焦之外应，指出腠理与三焦有密切的关系。《金匮要略·脏腑经络先后病》："腠者，是三焦通会元真之处，为血气所注；理者，是皮肤脏腑之文理也。"解释了腠理与三焦是通过血气的灌注来相互联系的。三焦为人体津液运行之道路，腠理对三焦功能的发挥有重要的影响。说明腠理的病理变化可通过三焦来影响津液的代谢，具有导致消病的病理生理基础。至于腠理的生理功能，一是排泄代谢产物，如《灵枢·决气》中说："腠理发泄，汗出溱溱，是谓津。"说明排泄汗液是腠理的重要功能。二是津液气化之通道，如《素问·阴阳应象大论》中说："清阳发腠理，浊阴走五藏。"是说津液在阳气的温化下发生气化，气化之津液经腠理发散开去，进而滋养全身。王冰注："腠理为渗泄之门，故清阳可以散发。"可见在功能上腠理与津液代谢密切相关，津液正常的敷布有赖于腠理功能的正常状态。同时腠理也是外邪致病的门户，《灵枢·岁露》："腠理开则邪气入，邪气入则病作。"《灵枢·五变》："人之有常病也，亦因其骨节皮肤腠理之不坚固者，邪之所舍也，故常为病也。"故外邪入侵腠理，可干扰其生理功能，进而导致津液敷布失常。

综上可以看出，外邪致消渴，外感实邪是主体，主要通过干扰腠理的正常功能，进而影响三焦之气化，使津液敷布失常。在外邪致消渴的病机中，可以有正气的不足，这种正气的不足主要是卫气不足或营卫失和而导致卫外不固，而非阴虚津亏。

四、邪实致消的临床特点

1. 邪实致消本病临床表现特点

在《素问·奇病论》中已经明确提到，食欲旺盛、进食次数增多、过食肥甘厚味是消渴的重要特点，肥胖是消渴实证的重要临床体征。如果是消渴，当有口干而渴。该篇还说："有病口甘者……此五气之溢也，名曰脾瘅。"既然是"五气之溢"，满则溢，溢则有余，故必是有余之疾。说明口中有甜味也是消病脾瘅实证的临床表现。

《灵枢·师传》："胃中热则消谷，令人县心善饥……"认识到胃热消渴者，表现为易于饥饿。"县"古同"悬"，系也。心在上焦，胃在中焦悬心下。因胃热熏蒸，消谷耗气，饥则气更不足，必使升举乏力，故出现心如吊悬，这是饥饿难忍的表现。《灵枢·经脉》又提到"……其有余于胃，则消谷善饥，溺色黄"，说明尿黄也是胃热致消的临床表现。

2. 邪实致消变证临床表现特点

《黄帝内经》已经论述到，消渴患者可发生多种变症。临床除表现出消渴本病的症候外，还常合并变症。对消病实证者，有时变症的临床表现更为急迫。《素问·通评虚实论》："凡治消瘅仆击，偏枯痿厥，气满发逆，肥贵人则高粱之疾也。"从"肥贵人则高粱之疾也"可以看出，本论所指是消病实证。这类患者，可发生仆击、偏枯、痿、厥、气满发逆等多种临床表现。

《素问·脉要精微论》曰："心脉搏坚而长，当病舌卷不能言，其耎而散者，当消环自已。"关于"搏"的本义，《说文解字》："搏，索持也。"

颜师古注《急就篇》:"索,总谓切撚之令肾者也。"故杨上善《黄帝内经太素》对"心脉搏坚而长"的注解是:"此为心脉盛动坚。"这就是说消渴患者可有心脉搏动太过、脉体坚实紧缩而长的临床表现,而且这类人易于发生以舌卷不能言等为表现的血管病变;如果其脉表现为柔软而冲和,提示病情向好。这与《素问·通评虚实论》根据脉实大或脉悬小坚的临床体征来判断治疗效果的论述相一致。

可以看出,《黄帝内经》已经认识到,消病容易发生心脉、心神之临床病变。这些临床表现与消病的转归密切相关。

五、实邪致消的经典治疗

1. 实邪致消的治疗原则

《黄帝内经》全书很少论及具体疾病的治疗及用药,其涉及治疗的内容,一般是从原则性的高度进行阐述,以举例的形式对治疗要点给予提示。对消病的治疗仅在《素问·奇病论》涉及一处:"有病口甘者……曰脾瘅……此肥美之所发也,此人必数食甘美而多肥也,肥者令人内热,甘者令人中满,故其气上溢,转为消渴。治之以兰,除陈气也。"本论所涉及之消病脾瘅,为过食肥甘,导致痰湿壅滞而肥胖口甘发为脾瘅;如进而内生郁热,阻碍气机,使津液敷布失常,则可发为消渴。病性为纯实之证。津液敷布失常的原因是痰浊(痰湿、痰饮、水饮)、郁热、气滞。痰瘀互生,气郁生瘀,故应有血脉瘀阻。可见此句在论述病机的含意上应分为两部分,一部分是论脾瘅,一部分是论脾瘅如何转化为消渴。后面的治疗应当是针对前一部分的脾瘅而言的。"除陈气也"即消除蓄积之邪气,以推陈致新之意。"兰"一般认为是指佩兰,即《神农本草经》之兰草。《神农本草经》曰:"味辛平。主利水道……辟不祥。久服……通神明。"说明这是一种气芳香,能通气开闭、疏畅水道之品,可使气机流转,痰从水消,津液流畅。有人认为兰草为泽兰。泽兰在《神农本草经》中也具有与佩兰相似的流疏津液、畅通水道之作用,同时还能活血消瘀。"兰"的这些功效与脾瘅病机完全符合。因此从本论可以看出,治疗实邪致消的基本原则有以下几点:

(1)以祛除邪气为主要出发点,重在消除壅滞于三焦及腠理的痰饮、水湿之邪,疏理气机。邪郁生热者,也当疏郁清热;因郁生瘀或因痰生瘀者，又当活血行血，化瘀通脉。

（2）以畅通津液运行之道路为要务，只有津液运行之道路畅通，津液才能正常地敷布，实现其濡润、滋养的生理功能。

（3）用药宜清疏流动、通宣透气，多用具有芳香透气、开闭疏郁，以及通利三焦水湿之品，目的是给邪以出路，祛邪外达。根据《神农本草经》药物作用记载，具有以上特点的药物如佩兰、泽兰、葛根、知母、茯苓、川牛膝、茅根、水萍等。

以上治疗原则，与《金匮要略·消渴小便利淋病脉证并治》中之消渴五苓散证相一致。

2. 实邪致消的治疗禁忌

实邪致消者，其致病之因在于实邪壅阻，使津液失于正常的敷布。致病之邪气主要在痰湿、水饮、气郁，以及郁热、血瘀等。因此，凡不利于祛除上述邪气的治疗或其他因素，都当列为相对禁忌的范围。结合《黄帝内经》关于实邪致消的病机特点及相关论述，在临床治疗消病实证的用药中，主要应避免以下两个方面：一是对于胃热消渴者，不宜用温热耗津之品。因脾喜濡润。如误用则必助邪热而损伤脾阴，从而加重消渴。正如《素问·腹中论》指出："夫子数言热中消中，不可服高梁芳草石药……何以然？岐伯曰：夫热气慓悍，药气亦然，二者相遇恐内伤脾。"二是不宜用滋腻壅滞之品，因其可能助长壅滞之邪气，使邪实难消。

诚然，消病属虚者不少，但这并不能否认消病实证的客观存在。不但《黄帝内经》对消渴邪实为病有如此系统的论述，历代不少医籍也对邪实致消提出了精辟的见解。归纳起来，这些致消之实邪，以因于过食肥甘厚味及肥胖所致的痰邪（痰湿、痰饮、水饮）壅滞、气机失调（气郁、气滞、气逆），以及阳明内热或邪郁生热、血脉瘀阻等常见。如《神农本草经》之论知母、葛根治消渴，《金匮要略》之五苓散证，《儒门事亲》之三消当从火断，《血证论》之瘀血致消渴论等，已在前文涉及。以补肾著称的"医门柱石"张介宾，也主张消渴之治首当辨清虚实。如《景岳全书·三消干渴》："凡治消渴，最当先辨虚实。若察其脉证，果为实火致耗津液者，但去其火则津液自生，而消渴自止。"叶天士在强调"三消之证……其实不越阴亏阳亢，津涸热淫而已"时，也认识到"心境愁郁，内火自燃，乃消症大病"的实邪致消渴之情况存在。因此，《黄帝内经》对实邪致消已经有了系统的论述，自古历代医家都已论及，并在实践中不断践行，是消病病因病机、辨证及治疗的基本组成部分。

参考文献

［1］张伯礼，吴勉华．中医内科学［M］．北京：中国中医药出版社，2018：316 – 322．

［2］顾从德翻刻．黄帝内经素问［M］．北京：人民卫生出版社，1956．

［3］许慎．说文解字［M］．北京：中华书局，1963：235，251．

［4］王念孙．广雅疏证［M］．北京：中华书局，1983：61．

［5］中国社会科学院语言研究所．新华字典［M］．北京：商务印书馆，2003：536．

［6］张介宾．景岳全书［M］．北京：中国中医药出版社，1994：227．

［7］灵枢经［M］．赵府居敬堂刊本．北京：人民卫生出版社，1963．

［8］张子和．儒门事亲［M］．北京：人民卫生出版社，2005：104．

［9］张仲景．金匮要略［M］．北京：人民卫生出版社，1989：21，363 – 364．

［10］赵以德．金匮玉函经二注：卷十三［M］．上海：上海科学技术出版社，1959：6

［11］唐宗海．血证论［M］．北京：人民卫生出版社，1990：69，85．

［12］叶天士．临证指南医案［M］．上海：上海科学技术出版社，1959：415 – 416．

［13］黄帝内经素问［M］．王冰注．北京：人民卫生出版社，1963：45．

［14］史游．急就篇［M］．颜师古注．长沙：岳麓书社，1989：176．

［15］杨上善．黄帝内经太素［M］．北京：学苑出版社，2006：211．

［16］神农本草经［M］．顾观光辑．北京：学苑出版社，2002：76 – 77．

第四节　肥胖 2 型糖尿病的核心问题与治疗方向

引言：传统降糖化学药物，包括各类胰岛素及促泌剂、胰岛素增敏剂、格列汀等，都是基于胰岛素抵抗和胰岛功能不足致病机制的药物。大量的循证医学研究结果表明，这些传统降糖药不能给 2 型糖尿病患者带来心血管获益，甚至可能增加全因死亡风险。本节基于迄今公布的研究证据提出，热量超载增加 2 型糖尿病发病与患病几率，降低热量负荷显著减少 2 型糖尿病发病率，即热量超载是肥胖 2 型糖尿病的病因。同时引证大量研究结果表明，热量超载是胰岛素抵抗的原因，胰岛素抵抗和胰岛功能减退是抵抗热量超载的保护因素。基于胰岛素抵抗和胰岛功能不足致病机制的药物都会增加热量贮备，导致或加重肥胖，相当于加重了肥胖 2 型糖尿病的基本病因，同时也是加重了 2 型糖尿病的心血管危险因素。最后提出防治肥胖 2 型糖尿病的合理策略是促进热量贮备消除和热量负平衡。中医药可以从多方面促进热量负平衡，可为肥胖 2 型糖尿病防治带来新希望。

用药如用兵，治病如治国。鲧禹治水的故事在中国家喻户晓，鲧治水以堵，结果水患愈重；禹治水以疏，结果水患大治，百姓安居乐业。而今社会肥胖流行，过剩的热量之于人体如洪水泛滥，失治则发为 2 型糖尿病。当前广泛使用的基于胰岛素抵抗与胰岛功能不足的 2 型糖尿病治疗策略，犹如鲧之治水以堵，大量的循证研究已经证实几无获益。2 型糖尿病治疗当遵循禹治水以疏的策略，促使过剩热量清除，才能维持人体正常的热量平衡。

一、肥胖 2 型糖尿病的本质是热量过剩

1. 热量过剩增加 2 型糖尿病发病与患病概率

2 型糖尿病的暴发式流行是近 20 年的事。其主要原因在于生活方式的变化，其中以饮食结构的改变最为关键，同时伴随着运动量的不足，以及作息时间和工作方式的改变，导致长期热量的摄入超过消耗，促进脂肪组织堆积和体重增加。

据中国疾病预防控制中心报告，中国饮食结构改变的特点是精加工食

物占比增加，动物性食物、脂肪摄入量增加，果蔬及粗粮摄入不足；同时体力活动不足加重了热量过剩，在 2 型糖尿病患病率快速增长中起重要作用。2010—2012 年，中国居民的谷物食品消耗量为 337g/d，蔬菜 269g/d，水果 41g/d，食物纤维 10.8g/d，豆类及产品 11g/d，乳品及制品 25g/d，肉类 90g/d，食用油 42g/d；31.7% 的人群体力活动不足。据《中国居民营养与慢性病状况报告（2015 年）》，在 2015 年前 10 年间，中国居民豆类和奶类消费量依然偏低，蔬菜、水果摄入量下降，伴钙、铁、维生素 A、维生素 D 等部分营养素缺乏；但脂肪摄入量过多，平均膳食脂肪供能比超过推荐的最高占比 30%。同期全国 18 岁及以上成人超重率为 30.1%，肥胖率为 11.9%；高于在 2007—2008 年的调查中成人超重率 25.1%、肥胖率 5%；更高于 2002 年的 22.8% 和 7.1%。2015 年报道中 6～17 岁儿童青少年超重率为 9.6%，肥胖率为 6.4%，分别比 2002 年上升了 5.1% 和 4.3%，呈成倍增长的趋势。杨文英教授等的流调表明，2007—2008 年我国糖尿病患病率达到历史性的 9.7%，较 2002 年农村 1.8%、城市 4.5% 的糖尿病患病率显著增加。2013 年发表在《美国医学会杂志》（JAMA）上的调查显示，我国 2010 年糖尿病患病率又进一步跃升到 11.9%。对北京人群膳食结构变化的调查结果显示，膳食中蛋白质的人均摄入量每天增加了 114g，但果蔬摄入显著减少，总摄入量显著增加。在空勤人员膳食结构中，谷类较推荐膳食结构构成比低 9.45%，蔬菜、水果类较推荐构成比低 4.46%，但高热量乳类、鱼禽肉蛋类及油脂类分别较膳食结构推荐显著增加。据 2017 年的调查报道，成都大学生 40% 有吃夜宵的习惯，这无疑会大大增加每日摄入总热量。这些研究都表明，随着我国食物的日益丰富，各类人群每日摄入总热量都在增加，促进了肥胖发生率的增加，支撑了日益增高的糖尿病患病率。

芬兰赫尔辛基大学的研究显示，红肉和加工肉食品的摄入量，与水果、全谷物、坚果的摄入量呈反比；无论男性、女性，肉食的消耗量都与体质指数呈正相关。据 20 年前的调查，美国 2 型糖尿病的发病率与果蔬摄入量具有显著相关性。20 年前美国糖尿病发病率迅速上升，同期食用油消费量上升了 20%，猪肉上升了 40%，而大米消费下降了 30% 左右。从 1995 年到 2010 年，美国被诊断为糖尿病的人数急剧上升。美国疾病预防控制中心（CDC）的一项研究表明，美国 42 个州的糖尿病患者增加了

50%以上，18个州的糖尿病患者增加了100%。另有研究显示，欧美2型糖尿病发病率的增加也与摄入热量的增多和肥胖增加有关。

更值得关注的是儿童、青少年的肥胖和2型糖尿病发生情况。美国1994年儿童肥胖患病率是1980年的2倍，北美儿童、青少年2型糖尿病从1967—1976年到1987—1996年发病率增长了6倍。北京某医院调查结果显示，北京儿童、青少年2型糖尿病的发生率增加与肥胖流行呈现显著相关。表明儿童、青少年肥胖与2型糖尿病的发病率呈现与成人相似的同步增加的趋势。JAMA发表的文章显示，美国2001—2009年青少年2型糖尿病总体患病率升高了30.5%，并且更可怕的是，同期青少年1型糖尿病患病率也升高了21.1%。这是否也与不良的生活习惯有关呢？

2. 降低热量负荷显著减少2型糖尿病发病率

大量研究表明，控制摄入总热量可显著降低2型糖尿病发病率。希腊Harokopio大学研究发现，低脂、低热量的"地中海饮食"，较高脂、高热量的饮食能显著降低高胆固醇、糖尿病、肥胖及高血压的患病风险。中国大庆研究随访20年的结果显示，糖尿病高危人群在接受6年的生活方式干预后再随访14年，糖尿病发生率较非干预组降低51%，23年随访结果显示积累糖尿病发生率减少17.3%（89.9% *vs.* 72.6%）。美国糖尿病预防研究（DPP）显示，经过平均15年的随访后，与安慰剂组对照，糖尿病的发生率在生活方式干预组下降27%，而在二甲双胍干预组下降18%。在第15年，生活方式干预组糖尿病的积累发生率为55%，二甲双胍组为56%，而安慰剂组为62%。其中在有妊娠糖尿病史的妇女中，强化生活方式干预组糖尿病发生率较安慰剂组下降35%，而二甲双胍组下降40%。在没有妊娠糖尿病史的妇女中，强化生活方式干预组糖尿病发生率较安慰剂组下降30%，而二甲双胍组的糖尿病发生率却没有下降。DPP研究中生活方式干预在减少2型糖尿病发病率方面的获益甚至超过二甲双胍，提示二甲双胍预防糖尿病的获益可能主要来源于应用二甲双胍后的胃肠道不良反应导致摄食减少。ACE研究显示，纳入时有冠心病和糖耐量受损的中国样本人群中，与安慰剂比较，阿卡波糖组进展为糖尿病为13%，安慰剂组为16%。在中位数随访期为5年的人群中，胃肠道严重不良反应发生率在阿卡波糖组为7%，而在安慰剂组为5%。

近年来，美国人由于饮食结构得到显著改善，豆类食品得到广泛欢迎，脂肪消耗量显著减少，同时流行病学调查结果显示美国 2 型糖尿病发病率上升的势头得到有效控制。

热量过剩增加 2 型糖尿病发病与患病几率，降低热量负荷显著减少 2 型糖尿病发病率，表明热量过剩是 2 型糖尿病的病因。因此，有人认为 2 型糖尿病与肥胖具有共同的病理生理通路。大多数患者首先出现肥胖，随后进展为糖尿病。

二、胰岛素抵抗和胰岛功能减退是抵抗热量过剩的保护因素

1. 热量过剩是胰岛素抵抗的原因

研究表明，2 型糖尿病患者 90% 以上存在不同程度的胰岛素抵抗。弄清胰岛素抵抗与肥胖的因果关系，对于制定 2 型糖尿病防治策略至关重要。现在已经基本明确，摄食增多、耗能减少促进体重增加和脂肪组织堆积。肥胖促进外周组织胰岛素抵抗和 2 型糖尿病发生。Stern 等对 2138 例非糖尿病者行胰岛素钳夹试验，结果表明越肥胖者 HOMA – IR 越大，空腹血浆胰岛素水平也越高。Christian Weyer 研究了亚利桑那的印第安人在糖耐量正常（NGT）向糖耐量受损（IGT）及糖尿病转化过程中体重、胰岛素抵抗的变化。结果发现，NGT 转化为 IGT 者，体重增加较仍然维持 NGT 者高2 倍，胰岛素刺激的最大葡萄糖无氧氧化处置率较未转化者低 31%；由 IGT 转化为糖尿病者，体重和胰岛素刺激的葡萄糖处置率变化情况与 NGT 转化为 IGT 者相似。这与大量研究表明肥胖是胰岛素抵抗的独立危险因素，2 型糖尿病患者的胰岛素抵抗往往随着肥胖的加重而加重的研究结果是一致的。有人用高胰岛素正葡萄糖钳夹试验（HECT）评估了 NGT、NGT 伴高胰岛素血症（HINS）、IGT、新诊 2 型糖尿病（T2DM）四类人群的胰岛素抵抗情况，结果显示腰围和空腹胰岛素水平是胰岛素抵抗的独立影响因素。表明肥胖、胰岛素水平与胰岛素抵抗具有密切相关性，支持了 Christian Weyer 的研究结果。Zeng K 等的动物实验研究证实，高脂、高热量食物降低 PPARα – PGC1α 轴的表达，导致胰岛素抵抗（IR）。我们的研究也表明，即使高糖、高热量食物也显著增加体重和多种胰岛素抵抗相关基因的表达，促进糖、脂代谢紊乱。表明过多摄入高热量食物和超重是产生或加重胰岛素抵抗的原因。

改善 IR 不降低体重反而增加体重。Mojtahedzadeh 的临床研究发现，

吡格列酮改善糖尿病患者的 IR，但患者体重显著增加，并且使用时间越长体重增加越多。即使每天少至 7.5mg 的吡格列酮也增加体重、水肿和心力衰竭。这表明胰岛素增敏剂并不能降低热量堆积和体重。用葵花籽饲养黄牛，可显著增加脂肪组织中多不饱和脂肪酸生物氢化物的含量，同时改善空腹及餐后血浆胰岛素水平，增加 INS 的敏感性，但不能降低血脂，且显著增加了肾周等内脏脂肪量。姜黄素升高 PPARα – PGC1α 轴表达而改善了 IR，但体重并不降低。说明单纯用胰岛素增敏剂改善 IR 无益于减少脂肪的堆积。

有 IR 的个体未必肥胖。如 B 型胰岛素抵抗综合征和矮妖综合征。通过对 100 例糖耐量正常的非肥胖者行葡萄糖钳夹试验，结果发现仅有 1/3 的个体胰岛素敏感，1/4 的个体胰岛素抵抗程度与 IGT 或糖尿病者相同，其他个体都存在程度不同的 IR。瘦型 2 型糖尿病胰岛素敏感性与年龄匹配的非糖尿病一样。Reaven 等发现，有 IR 的个体未必有糖尿病，与 Yang 等的研究一致。Stern 等发现在非糖尿病人群中有 33% 的个体有 IR。Reaven 以胰岛素钳夹试验研究了 74 例 NGT 者，发现胰岛素的敏感性在 NGT 者间也存在差异。因此，有些 IR 的人并不肥胖或也不患糖尿病。另外的研究还表明，无论是控制热量的摄入，还是手术治疗，只要减轻体重就能改善 IR。

从上述研究看出，热量超载、体重增加则 IR 加重，是肥胖导致 IR；改善 IR 体重不降低反而增加；体重降低则 IR 改善。这充分说明热量超载是因，IR 是果；糖尿病的病因是热量过剩而非 IR。

2. 胰岛素抵抗和胰岛功能减退是抵抗热量超载的保护因素

肥胖的本质是热量过剩。过剩的热量以脂肪的形式在细胞内堆积。人体摄取过多的热量进入细胞贮存的过程，需要胰岛素的参与。胰岛素敏感性高低决定了能进入细胞的热量的多少。在相同条件下，胰岛素越敏感，进入细胞贮存的热量必然越多，细胞贮存热量的压力就越大；胰岛素越不敏感，进入细胞内的热量就越少，相对就减轻了细胞的贮能压力，有利于阻止变胖。B 型胰岛素抵抗综合征和胰岛素受体缺陷所致的矮妖综合征都是 IR 导致的疾病，却常表现为消瘦，甚至营养不良。Stern 的研究表明，越肥胖则 IR 越显著，支持 IR 的本质是减少热量贮存和阻止肥胖加重，从病因学上来说对超重 2 型糖尿病是有益的。研究发现 PPARγ 拮抗剂在降低

PPARγ 活性情况下，能减轻体重，抑制脂肪细胞的分化与脂滴的积累，并可防治遗传性肥胖 ob/ob 小鼠糖脂代谢紊乱与糖尿病。美国麻州大学 SU 等研究发现，GO2KA1 抗糖尿病的作用可能与抑制肠道 PPARγ 的表达有关。这些研究都支持 IR 是阻止肥胖和 2 型糖尿病的保护因素，拮抗 PPARγ 已经成为防治 2 型糖尿病的新思路。

在肥胖 2 型糖尿病中，由于 IR 削弱了胰岛素的作用，促使胰岛产生更多的胰岛素，以增量的方式来增加胰岛素的作用。如果胰岛功能足够强大，无论 IR 多重，胰岛也能通过产生更多胰岛素的方式来弥补 IR 所带来的胰岛素作用降低。2016 年 *Lancet Diabetes & Endocrinology* 发表了韩国学者 Ohn 的研究，纳入 4106 例糖耐量正常（NGT）者，在随访 10 年中所有的受试者胰岛素敏感性都进行性下降，但其中仍能保持 NGT 者 60 分钟胰岛素生成指数（IGT60）显著代偿性增加，但进展为糖尿病者 IGI60 无代偿性升高。由于高胰岛素血症对食欲的促进作用，如果这种以增量弥补作用力降低的方式无限制进行下去，势必导致热量无限制地在体内堆积，肥胖无限制地加重，这对于人体是毁灭性打击！人体是有严密的自稳功能的，为了阻止肥胖的极端状态发生，人体在整体信号协调下，通过多途径下调胰岛功能，如增加脂肪细胞因子、产生氧化应激与炎症等，导致胰岛损伤，促进胰岛细胞凋亡和减少胰岛素的分泌，客观上起到阻止肥胖加重的作用。这可以被认为是较 IR 更进一步的阻止热量超载的自稳行为。在胰岛素抵抗和胰岛素减少共同抵制下，摄入的过剩热量不能再过多地进入细胞进行贮存，结果导致血糖升高。当血糖超过肾糖阈时，被通过尿液排到体外，阻止了热量的继续集聚和肥胖的极端状态。可见胰岛功能减退有利于减少热量的贮存和控制体重、减轻肥胖，是身体抵抗热量超载的保护因素。

三、针对胰岛素抵抗和胰岛功能不足的 2 型糖尿病治疗策略加重热量过剩和肥胖

针对胰岛素抵抗与胰岛功能不足的传统治疗方案，包括使用胰岛素增敏剂、促泌剂（磺脲类、格列奈类、肠促胰素相关药物）及注射胰岛素。可靠的循证医学研究表明，基于胰岛素抵抗和胰岛功能不足机制为主的降糖措施，几乎不能给 2 型糖尿病患者带来最终益处。在英国糖尿病前瞻性

研究（UKPDS）中，与几乎不用药的传统治疗组相比，以磺脲类、胰岛素为主的降糖药强化降糖治疗达 10 年之久，却未显示这些药物使患者心血管获益。强化组体重平均增加 2.9kg，显著超过传统组。其中胰岛素组平均增重达 4kg，氯磺丙脲、格列苯脲分别增重 2.6kg 和 1.7kg。在糖尿病患者心血管风险控制研究（ACCORD）中，经过 3.5 年的随访，强化组在使用了更多的降糖药，不但糖化血红蛋白，而且收缩压还是舒张压都比标准组控制更好的情况下，不但没有显著减低主要心血管事件和任何单一原因导致的死亡，而且全因死亡率显著超过标准治疗组。强化降糖的负获益还有延续性，表现为增加随访至 5 年的全因死亡率强化组仍然超过标准组。比较两组用药可以发现，强化组使用胰岛素（77.3% *vs.* 55.4%）、促泌剂（86.6% *vs.* 73.8%）、噻唑烷二酮类（91.7% *vs.* 58.3%）都远远超过标准组，体重较基线增加 10kg 以上者占比达 27.8%，同时标准组体重增加 10kg 以上者也有 14.1%。VADT 研究几乎就是讨伐传统药物治疗强化降糖的檄文。强化组在 5.6 年的随访中，主要心血管事件、死亡及微血管并发症较标准组均无获益，且不良事件（24.2% *vs.* 17.6%）超过标准组。在基线时强化组甘油三酯水平显著低于标准组，干预后强化组没有任何一项有益指标获益，反倒是体重均数较标准组超出 9 磅，达到显著的统计学意义。对 VADT 用药分析发现，强化组胰岛素（89% *vs.* 74%）及 TZD 类药（53% *vs.* 42%）使用率都远远超过标准组，而其他药物两组使用率基本接近。无论各种胰岛素、磺脲类、格列奈类，还是 DPP4 抑制剂、TZD 类，都会导致体重显著增加。一项涉及 4000 余例的 RCTs 研究结果表明，治疗 2 型糖尿病即使在充分联合二甲双胍的情况下，无论磺脲类还是 TZD 类，仍然可增加体重约 2kg。因此，可以发现这里存在一个悖论：一方面高血糖增加心血管事件风险，另一方面降糖治疗又存在固有的缺陷。

关于 TZD 干预非酒精性脂肪性肝病（NAFLD）的荟萃分析显示，TZD 应用 6～24 个月，平均体重较基线增加 2.7%。而在小样本的研究中，TZD 增加体重更为显著。另一项关于增敏剂治疗 NAFLD 的荟萃分析，纳入 15 个 RCTs 研究，治疗 6～12 个月。结果表明，二甲双胍可减少体重 4.3～6.7kg，而吡格列酮和罗格列酮则增加体重 2.5～4.7kg。

可见，基于胰岛功能不足和胰岛素抵抗的传统降糖药显著增加 2 型糖尿病患者热量超载和增加体重，即使获得了更佳的血糖控制，也未有临床尤其是心血管方面的净获益。

基于胰岛功能不足和胰岛素抵抗的降糖药，其降糖本质是将血液中超出机体需要的多余热量，强制性地贮存在体内，而不是将这些多余的热量消除掉。其结果必然是加剧机体的热量超载，在 2 型糖尿病发病学角度看，是加重了肥胖 2 型糖尿病的病因。有学者指出，用化学药物长期强化降糖，增加体重，恶化高胰岛素血症。胰岛素和磺脲类不但增加体重，也加重胰岛素抵抗。研究发现，胰岛素通过 PI3K - AKP 途径影响 FoxOs 活性来负性调节 Nampt 基因的转录。而 Nampt - NAD$^+$ 则正向调控三羧酸循环代谢水平。胰岛素增加不但促进合成代谢、抑制脂肪分解，还间接下调三羧酸循环以减少热量的产生与消耗。TZD 的靶点 PPARγ 和 PPARδ 都是 Nampt 的负调节剂。TZD 在促进脂肪细胞分化的同时通过 PPARs 来抑制三羧酸循环。三羧酸循环活性下调最直接的作用就是减少葡萄糖的分解供能，使进入细胞的热能无去处而就地在体内贮积，同时 TZD 还诱导骨髓间充质干细胞成脂分化、增加骨髓中脂肪的含量，可能因此增加骨折发生几率和使体内积累总热量不断增多。此外，罗格列酮还促进小肠摄取葡萄糖。

棕色脂肪组织活力降低代表机体热量消耗减少。Loh RKC 等的临床研究表明，TZD 类降糖药都会减少寒冷条件下棕色脂肪组织对葡萄糖的摄取，减少了热量的消耗，从而增加体重。

四、防治肥胖 2 型糖尿病的合理策略是促进热能消除和热量负平衡

目前有确切证据证明，能改善 2 型糖尿病患者预后和死亡风险的药物，都是增加热量清除和促进热量负平衡的药物。SGLT2 抑制剂（列净类降糖药）通过促进热量从肾脏排泄，减少热量的贮存，促进了热量的负平衡，在降糖的同时减轻体重。在一项涉及 7034 例 2 型糖尿病患者的研究中，观察了恩格列净干预心血管高风险的 2 型糖尿病伴或不伴肾脏损害的患者，结果发现在 3 年的观察期内，恩格列净减少了心血管死亡风险、全因死亡率、心力衰竭住院率和全因住院率。但由于其逆生理作用，恩格列净长期的安全性尚待观察。

二甲双胍是另一个被证实治疗 2 型糖尿病有净获益的降糖化学药物。UKPDS 34 显示，与强化饮食干预的传统治疗组相比，单用二甲双胍糖化血红蛋白较传统组多降低 0.6%（7.4% *vs.* 8.0%），任何糖尿病相关的终

点下降 32%，糖尿病相关的死亡率下降 42%，全因死亡率下降 36%；并且任何糖尿病相关的终点、全因死亡、卒中都显著优于氯磺丙脲、格列苯脲及胰岛素等加重能量超载的药物，均具有显著的统计学意义。但与单用磺脲类相比，早期联合二甲双胍显著增加糖尿病相关的死亡。SPREAD - DIMCAD 研究在有冠脉疾病史的 2 型糖尿病中，比较了磺脲类与二甲双胍对主要心血管事件的影响。结果表明，二甲双胍与格列吡嗪相比，治疗 2 型糖尿病 3 年，在中位数 5 年的随访中，二甲双胍降低主要心血管事件发生率优于格列吡嗪。表明加重热量超载的药物与二甲双胍联用可能降低二甲双胍的获益。荟萃分析显示，二甲双胍较安慰剂平均可以降低体重 3.17kg。

Anabtawi 等认为二甲双胍的心血管获益的主要机制在于降低能量摄入，也就是说二甲双胍的临床获益可能主要因为其显著增加食物在肠道滞留时间及消化道不良反应使患者摄入食物减少，从而导致热量负平衡。同时二甲双胍还改善血脂和降低血压，这也是其心血管获益的原因。但在 Adopt 试验中，约 4400 例患者随访 4 年，发现二甲双胍、格列本脲、罗格列酮对死亡或心血管事件的风险没有显著差异。英国的 COSMIC 研究显示，单用二甲双胍治疗 2 型糖尿病，与单用磺脲类或饮食控制随访 4 年相比，在严重不良反应（SAEs）、全因死亡率和住院率方面，二甲双胍也没有更优。可能是因为这些研究在基础饮食控制方面比较严格，从而抵消了部分二甲双胍的获益。也应注意，二甲双胍长期应用可导致维生素 B_{12} 缺乏，同时也可能导致或加重乳酸中毒、肾功能损害，尤其是在老年人中使用。因此二甲双胍的确切净获益可能还是有限的，或者因人而异。

其他有利于促进人体热量负平衡或显著降低体重的干预，包括减肥手术、严格的摄入限制等，也可对 2 型糖尿病防治带来净获益。如在中国大庆研究 20 年的随访中，生活方式干预组积累心血管疾病死亡发生率为 11.9%，而对照组为 19.6%（$P = 0.033$），全因死亡率分别为 28.1% 和 38.4%（$P = 0.049$）。非干预的 IGT 患者 23 年心血管事件发生率为 44.44%，心血管疾病死亡率为 20.00%，而生活方式干预组为 37.84% 和 12.53%，差异均具有显著统计学意义。强化生活方式干预组糖尿病视网膜病变累计发生率较对照组低 47%（$P = 0.048$）。表明仅生活方式干预就显著改善了血糖相关的不良心血管预后，获益超过任何基于胰岛素抵抗或胰岛功能不足的干预措施。

在DPP研究中，1887名妇女微血管终点恶化。其中安慰剂组恶化占11.0%，生活方式干预组占8.7%，二甲双胍组占11.2%。强化生活方式干预组较安慰剂组低21%，较二甲双胍组低22%，差异均具有显著统计学意义。研究显示，体重减轻可以改善胰岛细胞功能，降低血浆糖原浓度，增强胰岛素的生物学作用。Villareal等的研究结果显示，减重的效果不但可在肥胖者中观察到，在老年患者中仍然有这种效果。此研究进一步表明，防治2型糖尿病关键的是热量控制和热量负平衡。

中医药防治2型糖尿病可从多方面获益，不依赖于增加胰岛素敏感性或影响胰岛素的分泌。如我们的研究发现，痰瘀同治中药可通过抗过氧化应激，抑制有害的细胞因子如ET1、TNF-α、vCAM-1，促进有益的细胞因子如脂联素等；抗高糖和秋水仙碱的细胞毒性，保护线粒体功能和细胞周期，降脂降糖并防治脂肪肝，从多方面消除高糖毒性以实现"高糖无害化"的防治策略，从而有效防治糖尿病导致的微血管和大血管损伤，保护心、脑、肾等重要器官。中医药在辨证论治的指导下，可通过多途径促进患者机体实现热量负平衡，尤其是中药复方。如不少中药都具有促进胃肠动力作用，如理气药枳壳、大腹皮，化痰药瓜蒌、白芥子，活血药当归、三棱等；或者促进通便，如火麻仁、肉苁蓉、番泻叶、大黄等，可以缩短食物在胃肠停留时间，从而减少食物吸收。胆道也是一个促进热量排泄的通道。中药如覆盆子等通过调控SHP基因，可促进胆汁的产生；茵陈、金钱草、栀子、大黄等，可促进胆汁排泄，防止瘀胆，并减少肠肝循环中固醇类等热量物质的重吸收。研究已经表明，中药能增加AMPK的表达或者促进其磷酸化，有利于改善能量代谢。此外，促进三羧酸循环是中药促进热量负平衡的重要途径。我们在与中国基因中心南方中心合作所做的转录组研究中发现，中药可增加Nampt基因的表达，通过Nampt-NAD$^+$途径加速三羧酸循环代谢，从而促进热量的产生与耗散，克服了传统降糖化药的劣势。降低食欲、减少食物的主动摄入，在中药实现热量负平衡的干预中极为关键。我们的研究还表明，中药减少食物主动摄入的机制之一是增加POMC释放α-MSH。同时还可促进白色脂肪的米色化及黑皮质素受体MC3R表达。可见，中药可望在抑制食欲、减少摄食，促进体内热量的产生与消除，并促进体内富热物质的多途径清除，从而实现稳定的热量负平衡，减轻体重，为 2 型糖尿病治疗带来净获益。

总之，肥胖 2 型糖尿病治疗的基本策略不应当是专注于增加胰岛素及其敏感，而应当是多途径促进热量负平衡。

参考文献

［1］ Heng XP，Li XJ，Li L，et al. Therapy to Obese Type 2 Diabetes Mellitus：How Far Will Wego Down the Wrong Road？ Chin J Integr Med，2020，26（1）：62 － 71.

第四章 临证革新

第一节 2型糖尿病临床辨治五要

引言：介绍衡先培论治2型糖尿病的五要点：燥热伤津，以清疏之品生津养液而非厚重滋腻补阴；气阴两虚，重在养阴化气而非补气助火；肾精亏虚，填精为主平调阴阳；脾虚湿盛，健脾化湿恢复降糖西药之疗效；痰瘀互结，痰瘀同治是防治糖尿病血管与神经并发症的关键。

一、燥热伤津，以清疏之品生津养液而非厚重滋腻补阴

1. 病机及证候特点分析

在消渴的初期阶段，或消渴长期失治，或疗程不足而断续诊治，患者出现口干喜饮，唇红，舌质红，苔薄或无苔，或有多食易饥等，即属邪热伤津。此邪热是本，津伤是标。但临床表现主要由津伤直接引发，患者常以口干为第一主诉症状。因此，治疗时控制症状重在养津生液。津液虽为阴质，但津液亏虚与阴虚有本质的不同，临床在处方时要注意将生津养液与补阴区别开来，这是提高临床疗效的重要方面。要使养津生液疗效持续，就必须同时清除燥热，以使津液不继续被损耗。

2. 理法方药

这种证型可参考下方自拟清热生津方加减治疗。处方：葛根15g，天花粉10g，芦根15～60g，五味子10g，知母10g，丹皮10g，玉竹10g，石斛10g。其中葛根、知母、天花粉、芦根清热不伤津并兼能生津，是标本兼治之剂；玉竹、石斛生津养胃液，使液足能化津；五味子酸甘化津，为止渴最善之品，若用之渴仍不止，可加白芍，亦取其酸甘生津之效。用丹皮走血分，一可透热外出，二可防邪热深入营血分，具有既病防变的意

义。若伴手足心热，或烦热不宁，大便偏干或至少不腹泻，酌加桑白皮、地骨皮，加强泄热之力，但不宜用芩、连苦寒伤津之品；兼气滞者可加荔枝核；兼肢麻者加桑枝；烦渴突出，上方多剂而症状缓解不明显，但纳食不减者，可加石膏以泻火除烦。

二、气阴两虚，重在养阴化气而非补气助火

1. 病机及证候特点分析

津伤则耗气，津液久亏也必伤阴，导致气阴两虚。患者临床证候表现为疲乏无力，精神欠佳，或肢软喜坐，或有口干，或伴心烦，舌质淡，苔微薄或无苔，脉细弱无力，则属气阴两虚证候。本证病机中以阴虚为源，由津液不足发展而来，是津液虚乏在疾病层次上的升迁。气虚多生于阴虚，但本证患者临床常以气虚症状为主要表现，一般以疲乏无力为第一主诉症状。阴虚病机常由诊者通过望诊舌质、舌苔而获得。治疗益气养阴并举，但养阴应重于益气。因气有余易化热生火，不利于阴的复盛。阴质有形，生之不易；阴足气有所附，自不耗散，则相对易复。

2. 理法方药

应注意这里的补阴不同于邪热伤津证的生津，补阴之品应更为厚重，而不似清热生津之品清疏的特性。益气养阴基础方组成：太子参15g，麦冬10g，五味子10g，玄参10g，生地黄15g，柏子仁10g，百合10g，川牛膝15g。其中麦冬、五味子、玄参、生地黄、百合补阴，阴足可旺津液，气不耗散。五味子为纯阴之品，伍补阴之品则其性厚重补阴，伍生津增液之药则其性清疏生津。仅以太子参一味补气，而更重要的是在补阴至正时可以引气从阴生，可保气不化火。但如确有气虚突出，虽阴虚但舌苔薄灰者，可加黄芪，以其生气之阳刚来扶正舌苔灰薄之微凉。静则养，乱则伤，如国之安定则富强，国之动荡则败伤。用柏子仁意在宁静心神，消其阴虚之烦躁，兼有滋润之性，有助于消除肠中糟粕，免其壅结生热。川牛膝通畅水道，疏通血脉，血行则气行，故可助阴生与气旺。

三、肾精亏虚，填精为主平调阴阳

1. 病机及证候特点分析

素体不强、先天缺陷是消渴的重要发病因素，《灵枢·五变》说："五

脏皆柔弱者，善病消瘅。"素体不强多与肾精不够充旺有关，而先天缺陷又常常是导致肾精不旺的原因。肾精为一身精气之本，五脏之精皆源于肾。如肾精不足，不能生阴化精，则致阴津不足。阴不足可生热，津不足则清窍失润，"火因水竭而益烈，水因火烈而益干"，肾精盈亏能对消渴的发病产生显著的影响。因此，对于消渴肾虚者予补肾益精治疗，既是针对病因的根本治疗，又是辨证论治和对症的治疗。临床对于无不适主诉，患者自觉尚好，病情稳定者，如果希望以中药保养，通常使用补肾益精法。肾虚消渴一般表现为身体整体机能低下，主观判断生命活力不足，患者主诉精力明显下降，脑力、体力劳动的能力均下降，或合并腰膝酸软，夜尿量多，或健忘。舌质淡红，苔薄，脉弱或沉弱。

2. 理法方药

选用补肾益精基础方：枸杞子 10g，桑葚 10g，黄精 10g，制何首乌 10g，枣皮 10g，山药 10g，川牛膝 15g，桑寄生 10g，茯苓 10g。方中枸杞子、桑葚、黄精、何首乌、枣皮、川牛膝、桑寄生，均具有补肾填精之效，肾精旺则可化生五脏精气。桑寄生性平中寓温，不滋不燥，取其阳中求阴；川牛膝补肝肾精血，其性走而不腻，兼能行血以助精生；脾为后天之本，先天肾精需得后天之供养，方能久盛不衰，茯苓实脾，求化源于水谷精气，冀之以水谷之有形补精血之有形，是取景岳以形补形之意；脑力劳动力下降者，可加远志、石菖蒲以开窍增智，但此为治标之法，仍以益肾填精为主，使精足则智聪；腰膝酸软者，加杜仲、续断等补肾强腰，益肾壮骨；夜尿量多者，多合并肾阳不旺，因阴阳根于肾，肾精为阴阳生化之本，肾精不足既可导致肾阴虚为主的证候，也可导致肾阳虚为主的证候，这两种情况都有共同的特点，就是在本质上都具有阴阳两虚的病理机制，是在整体较低水平上形成的一个相对平衡，只是临床表现证候的偏向性有所不同。因此，对于夜尿量多的患者来说，其肾阳不足的表现只是更为明显一些。对于此类患者，在补肾填精同时应当关注补肾助阳的必要性，可在基础方的基础上加用菟丝子、益智仁、桑螵蛸等，也可改用右归饮加减。

此外，在临床上，有时会遇到部分患者血糖很容易波动，经常在同一天内血糖高值与低值之间相差在 10mmol/L 以上，即使微量调整降糖药尤其是胰岛素的用量，都可能引起血糖的一个大的升降，这就极大地增加了患者发生低血糖的风险，有人称之为脆性糖尿病。目前尚缺乏理想的方法能够很好地解决其平稳降糖问题。对这类患者，可以联合中药与降糖药，用中药补肾填精为主，同时平其阴阳盛衰和调其气血津液，可望加速其血糖水平达标和持续平稳。仍用上述补肾益精基本方加减。

四、脾虚湿盛，健脾化湿恢复降糖西药之疗效

1. 病机及证候特点分析

消渴基本特征在于阴虚，但临床上确也常表现出脾湿为主的症状。脾主运化水液，位居中焦，是津液代谢升降枢纽。又脾主运化，运化则健；喜燥恶湿，受湿则滞。消渴久病，津液代谢失调，下焦气化无力，水湿不能上达则积于中；上焦肃降失职，水道失于通调，水液不能下注也常积于中，故中焦易于遭受水湿之困。同时，消渴为三焦之病，脾运多不健，一旦水湿滞留则无力疏浚，因而困脾。湿既困脾，脾胃必将更为呆滞，临床常常表现为食欲不旺，摄食不香，或不饥不饿，舌苔腻甚或厚腻；尚可有脘腹痞闷，或肢体困重，喜坐懒动，或精神困顿，尤如多日睡眠不足。这类患者不少对降糖药反应效果差，即使同时联合应用多种降糖药，其血糖水平仍变化不明显；相反，也有的患者本来已经接受了多种药物联合降糖治疗，但在治疗过程中自行突然停药，但其血糖值并无显著变化，这种现象也符合脾被湿困、湿性黏滞的内在特性。

2. 理法方药

对湿浊困脾者，不同程度的脾运失健是其内在的病理特征，治疗当以健脾除湿为主。这里的健脾是以助脾之运化为主，而非补脾益气。健脾除湿基本方：茯苓 10g，薏苡仁 15g，陈皮 10g，苍术 10g，白术 10g，厚朴 6g，莱菔子 15g，法半夏 10g，白豆蔻 6g。其中陈皮、苍术、厚朴、白豆蔻为芳香温燥之品，功能醒脾运脾，使脾湿消于无形，因太阴脾土得阳始运。茯苓、薏苡仁、白术淡渗实脾，使有形之湿邪从小便而出，与前组陈皮等芳化升散之品配合，使中焦之湿上下分消，驱寇出寨。莱菔子行气宽中，走而不守。法半夏味辛性温，长于运脾而消痞。阳性升散，治之宜降不宜升，如阳不降而反升之，必使阴潜脱阳而浮阳无根；阴性潜藏，治之宜升不宜降；如阴不升而反降之，将会逼阳耗散而独阴自危。莱菔子、法半夏二味皆顺阳明通降之性，使阳明能降，则太阴脾方能升，升降相因，

以体现中焦升降之枢的生理作用；对本证，重视芳香燥化为基本用药思路。因湿性重浊黏滞，具有难祛的特性，用芳化之药宜趋重不宜就轻，只有脾醒气转，运化得复，湿方能除。因湿为阴邪，得温易散，得寒则凝，故本证用寒凉药宜慎，一般舌苔稍黄者不必用苦寒清利，只要湿化脾疏，中焦湿蕴得解，其热自散。应强调，在治疗湿盛时，健脾不宜用参芪。用参则助湿，用黄芪则助湿化热，更致湿未去却阴复伤，必使治疗更难。

五、痰瘀互结，痰瘀同治是防治糖尿病血管与神经并发症的关键

1. 病机及证候特点分析

临床研究证实，糖尿病患者70%以上都具有痰与瘀的特征。而且临床单纯的痰证或血瘀证型还是比较少见的，且常只出现在消渴早期作为消渴病理启动的最初阶段。大多数情况下，痰浊与瘀都是同时并见的，痰瘀互结是启动糖尿病神经血管并发症的病机基础。两者可以有轻重主次之分，也可并重，这主要是通过对证候的分辨来判断。治疗当痰瘀同治，使痰化则瘀血不结，血滞可行；瘀散则痰不坚结，痰更易散。通过治痰和治瘀，以达到相互促进提高疗效的目的，使病情得到更全面的控制。在痰瘀互结的情况下，如果只单纯治痰而不治瘀，则会因瘀血的坚固而痰亦不散；如果只治瘀而不治痰，则会因痰邪的黏着而瘀滞不易行。所谓痰瘀同治，就是同时配合使用活血化瘀药和祛痰化饮药，使治痰、治瘀药同时在疾病治疗过程中发挥作用，以达到事半功倍的疗效。

2. 理法方药

在选择药物方面，要注意根据病情的程度不同来确定用药及剂量。如痰瘀之邪初起，予瓜蒌、茯苓、川牛膝、郁金等即可，一般单药不超过10g；如痰瘀互结，病已深入，则当用浙贝母、皂荚、桃仁、川芎等，用药量也可酌情大一些；如痰瘀之邪已经坚结于脉，搏坚之脉已形成，则当注意选用软坚散结之品，力求使病变向着好的方向发展。笔者总结长期从事糖尿病临床诊疗工作的经验，结合张仲景经方瓜蒌薤白半夏汤和国医大师郭子光教授经验方新四物汤，形成了体现痰瘀同治法则的丹瓜方，用于治疗具有痰瘀互结病机的糖尿病患者，能良好地保护其由于高糖导致的血管损伤。丹瓜方由丹参、瓜蒌、半夏、薤白、川芎、赤芍等药组成。根据临床实际情况，经常使用以下几个药物组合：一是郁金配白芥子，长于走窍

开闭；川芎配白芥子，长于走脑，消除胶结于脑的痰浊瘀血；虎杖配瓜蒌，善走胸肺，祛胸肺痰热瘀血；桃仁配瓜蒌，善走阳明，祛除肠道结滞之糟粕，使痰瘀随大便而出，对于痰瘀互结所致之脘痞食少，或便结不通，或脘腹胀满等，都能见长。川牛膝配葶苈子，善于清除因血行滞塞所致的痰瘀互结证，引痰浊瘀血下行。另外，针对同一个主要症结，选用具有共同作用的同类药配伍，可增加治疗效果。如痰浊闭胸，瓜蒌配薤白，祛痰开闭，启胸阳效力倍增；痰饮所致胃气上逆、呕吐痰涎，法半夏配竹茹或旋覆花可标本兼治并增其降逆之力。瘀阻化水，川牛膝、益母草、泽兰、虎杖相伍，祛瘀降浊药力并行，功专而力足，常作方中臣药。

参考文献

［1］刘士格，杨柳清．衡先培教授辨治Ⅱ型糖尿病临床经验总结［J］．福建中医药，2010，41（1）：20－21.

第二节　衡先培早晚分治的学术思想与临床经验

引言：早晚分治是物灵同源世界观和取类比象方法论的具体体现，顺应自然、阴阳气血的昼夜节律和自然药物的作用特性是早晚分治的理论基础，早晚分治应结合平衡、顺势、反势、适时四大原则。早晚分治的几个具体策略：邪正并治，早祛邪晚补虚；脾肾同治，早补脾晚补肾；阴阳双补，早补阴晚补阳；气火同调，早调气晚降火；以及早晚证、症分治等。最后以病案说明早晚分治的具体方法及疗效。

一、早晚分治的理论基础

1. 早晚分治是中医学顺应自然治疗学思想的体现

《灵枢·本神》曰："智者之养生也，必顺四时而适寒暑，和喜怒而安居处，节阴阳而调刚柔。"人以天地之气生，四时之法成，顺应自然界的阴阳变化而适时做出相应的调整，这不仅是我们养生的基本准则，在临床疾病的治疗中亦可加以继承并予借鉴的。

在中医的理论体系中，讲究"天人合一""天人相应"的整体观及辨证方法。人体是一个有机的整体，法象自然，与自然界的种种变化息息相关：无论是外界的风、寒、暑、湿、燥、火等六淫之邪，还是日夜之间的不断更替，都对人体的健康有不同的影响。正如《灵枢·顺气一日分为四时》中所云："以一日分为四时，朝则为春，日中为夏，日入为秋，夜半为冬。"《素问·生气通天论》亦云："故阳气者，一日而主外，平旦人气生，日中而阳气隆，日西而阳气已虚，气门乃闭。"自然界昼夜晨昏阴阳变化，人体的阴阳之气亦随着昼夜交替而产生更迭变化，不断地循环轮回。

2. 阴阳气血为病与昼夜节律有关

凡治病必本于阴阳气血。《素问·阴阳应象大论》："阴阳者，天地之道也，万物之纲纪，变化之父母，生杀之本始，神明之府也。"疾病的本质所在不外乎是人体气血阴阳的平衡遭到了破坏，而药物对于人体的治疗作用正是在于纠偏。阴阳是一个事物相互对立的两个方面，分而言之，又具有不同的特性，如《黄帝内经》所言："阴静阳躁，阳生阴长，阳杀阴藏，阳化气，阴成形。"这些阴阳的自然属性，比象于人体，是完全一致的，人体必须适从之，否则必"阴阳反作"而生病。适阴阳而生，必须掌握阴阳的平衡原则，阴阳失衡是疾病之本。如既生病，又当查病之逆反，因势导之，调阴阳，和气血，此乃治病之根本所在。朱丹溪在《丹溪手镜·杂病气血阴阳》中亦指出："日增夜静，是阳气病，而血不病；夜增日静，是阴血病，而气不病。"疾病的发生因其病变之阴阳气血的不同而有了相应的昼夜变化。在治疗疾病之时，应顺应疾病内在阴阳气血的虚实盈亏，顺势进行早、晚分治，以提高疗效。

3. 药物的药理特性与早晚节律变化存在相互作用

中药因时而生、长、化、收、藏，其在不同的时辰所得之气各异。因而我们要知其常变，反其逆从，根据时气、病气的变化，结合其在不同时间的升降浮沉，合理地把握阴阳之间的相互转化，将疗效发挥到最大程度。服药的时间对于疾病的治疗也有十分重要的意义。《本草蒙筌》中说："昼服之，则从热之属而升；夜服之，则从寒之属而降。至于晴日则从热，阴雨则从寒。所从求类，变化犹不一也。"换言之便是顺应自然，根据不同时间气机的升降浮沉以及药物的寒热温凉，结合疾病的寒热虚实等特点进行调治。《侣山堂类辩》云："经云：升降浮沉则顺之，寒热温凉则逆之。"早晚阴阳转换、昼夜交替对药物性味功效有影响，需在不同的时机选择最为合适的药物，运用早晚分治的思想，可将药物的功效发挥到最大，提高治疗效果。

早晚分治还有药力集中、针对性强、起效及时等优点。不同于平时常见的一方兼多症，通常是一方主一症或一方主一病机。古人云"用药如用兵"，这与《孙子兵法》中的"分而治之，各个击破""以正合、以奇胜"的思想理念不谋而合。

二、早晚分治的四大原则

疾病的发生不但与人体自身气血阴阳异常有关，也与外邪、环境、心理等因素密切相关，治疗疾病时应多方综合，取其宜而用之。一般情况下，早晚分治应遵循平衡、顺势、反势、适时四大原则。

1. 平衡

中华文化崇尚平衡，维护平衡是任何稳态正常运转的基础。人体具有多种平衡，如体液平衡、升降平衡、出入平衡等，而以阴阳平衡最为关键。维护这些平衡是辨证论治的核心。维护平衡的治疗方法即为补其不足及消其有余。而这些平衡大多有早晚节律的变化。抓住早晚节律变化的关键时机以药调治，可提高疗效。

阴阳两虚之病，当早补阴而晚补阳。因平旦阳气升，阴气势渐衰，处于相对的阳强阴弱之势；而晚上阴气渐盛，阳气渐消减，又处于相对的阴强阳弱状态。治疗当扶弱平强，促进恢复阴阳对立面的均势。

2. 顺势

气血阴阳都具有由强渐弱、由盛到衰的周期性动态变化过程。虚者宜得势而助，如气虚早益气、阳虚早补阳，犹如顺水推舟，事半而功倍。

3. 反势

对于太过导致之实证，在其欲盛而未肆张之时平抑之，如气盛早降气、阳亢早抑阳，则又可达逆水抑舟、四两拨千斤之效。

4. 适时

视病之所现而择时治之。如失眠、早泄当晚治之；男女性事失能当晚治之；夜尿频者、五更泄者当晚治之。晨泄者当早治之；有的患者头昏或心悸常常在上午出现，亦当早治之。如此适时而治，必得卓效。

三、早晚分治的具体策略

1. 邪正并治，早祛邪晚补虚

临床上，患者的病情往往较为复杂，不能一味地以绝对的虚实寒热来论定。如糖尿病患者往往素体阴虚，虚火蒸灼阴液，痰浊内生。正如《灵枢·五变》篇云："五脏皆柔弱者，善病消瘅。"患者五脏之气本虚，病程日久迁延，体内酿生痰瘀，久病入络，痰瘀阻于脉络，百病丛生。故应抓住糖尿病虚实夹杂这一病理特点，结合人体营卫阴阳之气早、晚重复更替的规律，采取早祛邪、晚补虚的治疗方法。白天人体阳盛，多趋于表，治以攻邪为主，药力随人体正气升发之力直驱病灶以攻邪，起效时间更快，祛邪之力更强；此外晨起阳气渐盛以护卫机体，使邪去而不伤正。早攻邪，逐邪之力更盛而不伤及人体正气。晚服方以益肾填精补虚为主，夜晚营卫之气交替，阳气入于里，营气行于外，此时服药以补虚，药力随人体营气布散于周身以濡养四肢百脉，补益之效更宏。早祛邪、晚补虚之法，充分体现了易经中阴阳变化之理。治病如作战，用药如遣兵，早攻邪晚补虚，巧妙地结合了古代兵家刚柔、攻防、彼己、虚实等对立关系相互转换的思想，掌握了攻补的最佳时机，故可取得佳效。

2. 脾肾同治，早补脾晚补肾

脾胃者，仓廪之官，为气血生化之源，是人体的后天之本。脾主运化，主升清，脾气的运动特点是以上升为主，脾的升清功能正常，水谷精微物质方可布散于全身，濡养四肢百脉。李东垣亦强调脾气的升发，脾气功能正常，则元气充沛，人体始有生生之机，脏腑亦各司其位不致下垂。肾为先天之本，为脏腑阴阳之本，生命之源，主藏精。《素问·六节藏象论》："肾者主蛰，封藏之本，精之处也。"也强调了肾脏藏精的功能。精气是构成人体的基本物质，也是人体生长发育、各种活动及功能的物质基础。肾对精气的闭藏作用，使得精气不得无故流失，在体内充分发挥其应有的效应。明代著名医家李中梓重视脾肾互济同治，他在《医宗必读》中反复强调"肾为先天本，脾为后天本"论。在补益脾肾之时，他亦曾提出顺应早晚阴阳之变化，早补脾、晚补肾的治疗思路。早治脾以复其升发，晚治肾以助其收藏。在治疗脾肾两虚的患者之时，应顺应脾肾各自的功能特点，集中药力，早补脾晚补肾，从而提高治疗效果。

3. 阴阳双补，早补阴晚补阳

"夫自古通天者，生之本，本于阴阳"。阴阳的动态平衡乃维持人体正常生命活动之根本。故治病必求于本，在疾病的治疗过程之中，需透过疾病的表面现象，抓住阴阳平衡这个真正的关键点，务必以调整其动态平衡为治病之本。"阴胜则阳病，阳胜则阴病。阳胜则热，阴胜则寒"。阴阳失衡，百病得生，凡阴阳之要，阴平阳秘，精神乃治。人体阴阳之气随自然阴阳交替而不断变化，阴阳两虚者，在清晨之时阳渐趋旺，阴相对变得愈弱；反之，晚上阴气渐盛，但阳气则相对更弱。因此，阴阳俱虚者，早、晚存在相对加重的阴阳失衡。因此，对于阴阳两虚者，宜早补阴以配自然升起之阳气；晚补阳以配自然趋盛之阴气，以实现阴阳的平衡。

4. 气火同调，早调气晚降火

"人以天地之气生，四时之法成""天地合气，命之曰人"。气是构成人体的最基础的物质，也是维持人体正常生命活动的基本物质。张景岳在《类经·摄生类》中亦提及："人之有生，全赖此气。"早上人体的阳气随着自然界中阳气的升发，逐渐运行于人体体表，故在此时顺势运用理气之品对人体阴阳之气进行调节，便可借自然阳气升发之势而获得事半功倍之效。夜间人体阳气多趋于里，营气行于外，此时随人体阳气内藏之势，适当运用降火之品，便可更有效地清除火热病邪，达到良好的降火之效。故在诊治气机运行不畅又兼有火热之邪内扰的患者之时，应遵循早调气晚降火的治疗原则，合理地借助人体阴阳之气在不同时机升发内藏的生理特点来进行早晚分治，从而提高疗效。

5. 早晚证、症分治

当然，在日常门诊碰到的患者的病情总是千变万化的，有些患者的病证发作具有明显的时间特点，应根据其病情进行合理的分析并处以适当的早晚对症治疗。如围绝经期的女性糖尿病患者，常有不同程度的潮热、易汗、易激动、烦闷、易惊等，并且晚上口干突出，每夜必饮水数次，舌质偏红，苔薄，脉细。这类患者的基本病机为冲任失职、阴阳失调，且属于阴虚阳浮而导致的阴阳失调。白天虚阳浮于外则感烦热，晚上阳郁于里而化热上蒸，阴本已虚更受其伤，故口干症状于夜间更为突出。当投之以二仙汤。二仙汤总体上偏温，若在此基础之上更加清热药，势必更损虚阳，极大可能导致白天症状的进一步加重。故予其二仙汤早服，另予清热生津之方晚上服用。若围绝经期的女性糖尿病已经有明显的并发症，亦伴有烦热、失眠、易激等围绝经期症状，则早治糖尿病及并发症，晚治围绝经期表现。通常，阳痿及性功能下降、失眠、夜间口干、夜尿频多、围绝经期表现等宜晚治，食欲下降、痰湿困脾、阳亢、热盛类，多宜于早上治疗。当然也应当结合患者的实际情况。如有显著便秘或者需要常规多通大便（如糖尿病肾病）的患者，若患者白天方便，则将通便药放于早晨服用，以免晚服通便影响睡眠质量。如若患者白天工作繁忙或不方便，则可将通便药放在夜间服用，一切皆以患者方便为先。

四、病案举隅

病案一：患者，男，66岁，糖尿病病史9年余，自诉近期自觉全身皮肤刺痛不适，左下肢尤甚；四肢倦怠无力，腰部酸麻不已，常感腰部冰冷不温。寐不甚安，纳可，小便调，大便干结，舌暗红，苔薄白少津，脉象细弦。本病例属虚实夹杂，实以痰瘀结滞，虚以肝肾不足，治疗拟虚实分治。据用虚实同治宜早祛邪、晚补虚的策略，分别以自拟痰瘀方、补肾强筋方加减。早服方以祛实为主：川芎10g，赤芍10g，郁金10g，瓜蒌15g，半夏6g，薤白6g，僵蚕6g，丹参15g，茯苓10g，黄芪30g，红花6g，酸枣仁20g。晚服方以补肝肾为主：杜仲10g，狗脊10g，白芍10g，泽兰10g，酒黄精10g，独活15g，桑寄生10g，仙鹤草10g，陈皮10g，川牛膝15g，川芎10g，续断10g，夜交藤15g，酸枣仁20g，柏子仁20g，巴戟天10g。各4剂，水煎服，每剂服2次。嘱患者慎起居，节饮食，适寒温，勤活动，调情志。1周后复诊，患者自诉周身皮肤已无刺痛感，腰部酸冷缓解，但睡眠质量仍较差，入睡困难且亦惊醒。此时患者肝肾不足仍然明显，但当前失眠表现为突出症状。拟取适时施治的原则，采用早晚证、症分治策略，予早补肝肾，晚宁心神，分别用自拟补肾强筋方及安神宁心方加减。早服方：杜仲10g，狗脊10g，白芍10g，泽兰10g，酒黄精10g，独活15g，桑寄生10g，仙鹤草10g，陈皮10g，川牛膝15g，川芎10g，续断10g，夜交藤15g，酸枣仁20g，桂枝10g。晚服方：远志6g，茯神10g，首乌藤15g，合欢皮15g，柏子仁20g，川芎10g，知母10g，酸枣仁20g，栀子10g。各7剂。2周后复诊，患者腰部酸冷已好逾八九，睡眠质量明显改善，但入睡仍较为困难。效不更方，守方加减再进。

按：在治疗该患者之时，结合其当前主诉，采用早攻邪、晚补虚的治疗理念，处以早攻邪用痰瘀方、晚补肾用强筋方的治疗。待患者痰瘀之症所引起的周身刺痛不适有所缓解后，再根据证、症分治的思想，早治其肾虚之本，晚治其夜寐不安之标，标本同治。适时变法，依症变方，灵活转变治疗思路，故取得良好的临床治疗效果。在疾病的治疗过程之中，应建立在物灵同源的基础之上，基于比象的认识法则，充分认识到疾病的发生、发展规律并与自然界中阴阳之变化相结合，将这些规律运用到实际的临床之中，因时变方，早晚分治，可提高疗效。

病案二：患者，女，64岁，糖尿病病史6年余，形体肥胖，舌暗红，可见瘀斑，脉象弦滑，平素规律服用二甲双胍0.5mg，1次/天；瑞格列奈2mg，3次/天，嗜食肥甘之品，运动控制不佳。患者近期血糖波动较大，餐前血糖较为平稳，控制在5.3~6.8mmol/L，餐后血糖较高，波动于12.5~18.0mmol/L。糖化血红蛋白7.9%。自诉平素自觉四肢乏力，腰酸不适，口干、口苦，纳可，寐欠佳，小便频数，大便干结难解。患者年事较高，气血津液皆有所不足，不能濡养四肢百脉，肾府亏虚，肝肾精血不足，故自觉四肢乏力，腰酸不适；阴液亏损，阴火炽盛，消烁阴血，瘀血内生，故舌暗红，可见瘀斑，皆为瘀血内停之象；形体肥胖，易生痰湿，偏嗜甘美，更助痰邪内停，导致内热中满，痰浊内生，蓄积于脾，上蒸于口，故自觉口苦、口干不得解。患者病属本虚标实，虚为肾精不足，实为痰瘀互结。根据虚实同见，早祛邪晚补虚的策略，予早祛痰活血，晚补肾益精。分别以自拟痰瘀方及补肾方加减。早服方：川芎10g，赤芍10g，郁金10g，瓜蒌15g，半夏6g，薤白6g，僵蚕6g，丹参15g，茯苓10g。晚服方：菟丝子15g，金樱子10g，枸杞10g，黄精10g，山茱萸6g，川牛膝10g，槲寄生15g，茯苓10g，山药10g，酸枣仁20g。各4剂，水煎服，每剂服2次。嘱患者慎起居，节饮食，勤活动，调情志。1周后复诊，测餐后2小时血糖为9.1mmol/L，周身乏力以及腰部酸痛不适症状较前有明显改善，二便已调，纳可，寐欠安。守前方继续加减治疗：早服方加杜仲10g，淫羊藿15g；晚服方加酸枣仁30g，柏子仁20g，淫羊藿15g。半个月后复诊，测餐后2小时血糖为7.6mmol/L。自诉已无不适，精神好。续予上法加减，巩固治疗。

按：患者痰瘀症状明显，肾亏表现亦甚，权衡病证之后，按照早攻邪晚补虚的治疗原则，予早服痰瘀方，晚服补肾方。痰瘀方中丹参活血祛瘀，瓜蒌化痰理气，佐以赤芍、川芎、半夏、郁金等行气化痰、散结消痞，共奏痰瘀同治之功；补肾方中诸益肾填精之品配以补益脾胃之药，使得滋补而不致滋腻。二方同用从而达到邪气得去而正不伤、肾虚得补亦濡周身之效。

参考文献

[1] 李晓玲，衡先培. 衡先培早晚分治的学术思想与临床经验 [J]. 中华中医药杂志，2018，33（6）：2400－2403.

第三节 衡先培寒湿立论、辛温除热治疗 糖尿病合并高热临床经验

引言：辛温除热法用于治疗一些长时间发热，或高热反复，或长期使用抗菌素而体温不降者，常能速效。这也是"治湿不清热""见寒不养阴"的理论的应用体现。并附两例糖尿病患者高热久治体温反复不降的案例分析。

一、以辛温除热治疗高热的病因病机基础

李东垣在《脾胃论·饮食劳倦所伤始为热中论》中指出"内伤脾胃，乃伤其气"，论脾胃气虚、脾气下陷与发热有关，提出"甘温除热"之说，创补中益气汤补脾气、升脾阳以治疗发热。结合临床来看，东垣所论之发热多为低热或无体温升高的自觉发热，常见于久病内伤的患者。

2 型糖尿病患者大多因为长期饮食不节，损伤脾胃，脾失运化，内湿由生，湿困脾阳，而致脾阳受损。同时，肥胖多偏阳气不足，在湿困脾阳的情况下，易于感受寒邪，进一步闭郁阳气，使内郁之阳气不得宣发而出现发热。因此，中医传统有"内伤脾胃，百病由生"之说。随着现代生活方式及饮食结构的改变，加上南方地区地理、气象的特殊性，温热而湿气重，热则腠理开，阳气易泄；外湿重又使邪热不易散发。况且，南方因气候热而多用空调降温，外寒内热使阳气不得宣发；又因热而渴，常常饮冰

冷水，更损脾阳。因此，夏天南方的糖尿病患者发热常有三种情况：一是过饮冰冷之物，损伤脾阳，表现出脾阳虚、脾湿内盛之象；二是暴热之余、汗出蒸蒸之时，急于凉爽而进入空调低温环境，使肌腠急闭而邪热不得散发，表现为外寒内湿之征象；三是同时合并上述两种情况，既有在内的脾阳不足并且湿浊困郁，又有感受外寒，闭阻肌腠毛窍。这类糖尿病患者的发热，多表现为持续高热或反复高热，西药治疗效果欠佳。加上患者因反复发热及久病，已使用大量西药尤其是多种抗菌素，损伤脾胃，致脾气更虚，湿热留恋而致热象缠绵。故糖尿病合并的这类特殊的高热，其基本病机具有如下特点：以脾阳不足为本，湿浊困闭为基本条件，感寒为发热的直接原因。此与外感伤寒发热明显不同。

二、辛温除热法治疗高热的用药思路

部分糖尿病患者常常出现困倦嗜睡，纳呆口腻，头昏沉重，舌体胖，或舌边有齿痕，苔白腻或灰白等脾阳不足、湿浊困闭之象。肥胖者更为常见。若脾阳不足又夹湿的糖尿病患者感寒发热，常表现为发热不爽而常不伴恶寒，有的高热，有的定时发热，或上午热清、午后热势加重，或傍晚发热，或热退后复又高热，这是正邪抗争的表现。但由于阳气不足且被湿困，抗争无力，故不恶寒。因伤于湿，常无汗或汗出不畅；脾阳不足而津液不得宣发，患者渴不多饮或口淡不渴。伤于外寒者，多有肌肤不爽，或伴肌肉酸麻或酸痛。伤于冷饮者，可有腹胀或腹泻，或脘闷，食欲下降。患者多神疲乏力，舌淡或有齿痕，苔或白或灰白色，多腻。也有苔微黄腻者，这是阳虚而湿郁不化的表征。最常见的情况是患者除不同特征的发热外，其他症状往往都不明显，需要反复仔细询问，方能获得。其治疗思路一般可以分为下列三种情况：

1. 辛温扶助脾阳

脾阳不足是本类患者发病的基础，故治当以辛温除热，兼健脾治本为主。临床常用辛温的干姜健脾温阳、桂枝助阳发散以开郁。在不方便取药的地方，也可予辣椒、花椒煎汤热服。对于同时又肌表感寒者，可伍以防风、羌活之类辛温发表，给郁热之邪以出路。确兼脾胃气虚者，又可宗甘温除热之法，兼用黄芪、白术、炙甘草等品补其中气，助升其中阳；并配伍少量升麻以升阳明之清气，少许柴胡以升少阳之清气，清气升则浊阴

降，郁火可消。但发热苔腻者不可早用参芪甘草。

2. 辛温开闭透达肌表

患者以脾虚为本，运化不力，常易湿从中生。且脾主肌肉而为气血生化之源。故患者又常肌表不固，易于感受寒邪。内湿既生，复加外寒束表，湿气不能发散而内郁，化而为热。湿性黏滞，与郁热相纠结，致使邪热欲散不能，反复发热。其热生于湿，又因寒闭而致湿气与热气俱不能散发。热气本有散发之性。如肌表未束，毛窍得开，热自能散。对此类情况，辛温宣透肌表是退热之前提；使脾能运化而内湿不生，是切断生热之源的根本。因此，对这类患者应当重在辛散宣透，透达郁阳。临床上以桂枝、细辛辛温开闭、助阳宣透，配生姜温胃散寒，辛散郁火。根据表邪轻重，可选加荆芥、防风、苏叶、威灵仙、羌活等。此重在宣透肌肤，使郁邪向外透达。

3. 芳化湿浊以开通阳气

夹湿是本类患者的基本特征。脾主运化，脾阳虚衰无以鼓动水谷精微蒸腾化气，导致内湿不化；水湿停聚，亦可致脾之运化功能失常。"湿为阴邪，易伤阳气"。阳之气化不足，阴之成形有余，易致湿病的产生。若能保证阳之气化正常，方可除阴成形有余之虞。所以湿病的治疗虽然有燥湿、化湿、利湿等多种途径，但殊途同归，都是以恢复脾阳升运的功能为主。湿多有碍脾腻脾之弊。湿闭则阳郁，阳郁则生热。湿邪阻碍脾气升发，清阳不升，浊阴不降，则脾湿益甚，致中阳虚馁，热亦难除。因此，欲开通阳气，必化湿浊；欲化湿浊，必投芳香宣透之品。这类糖尿病并发热的患者，治疗在芳香燥化以健脾运脾的基础上，还应注重脾虚易生湿，重视脾湿的治疗。临床上多用白豆蔻、藿香、苍术、佩兰等芳香化湿，以及茯苓、白术、薏苡仁等健脾祛湿。湿为阴邪，其性重浊黏腻，易阻碍气机。气机阻滞，又使湿邪不得运化，故临床上这类患者常常出现胸膈满闷、恶心呕吐、嗳气腹胀等气滞症状，多应配伍如陈皮、厚朴等行气化湿之品，以求气化则湿化。特别要强调，第二章提到的"见湿不清热"论，是治疗本类发热获得速效的关键。因为湿之生必因阳气不足，这时患者即使苔黄腻，也不宜清热，以免伤阳而湿久不化。

4. 轻清宣散，慎用苦寒

湿为阴邪。湿困脾阳，阳气被遏，必蒸蒸发热。如见此蒸蒸之热治之以寒凉药物，必将更损伤阳气，重挫脾阳，加重脾失运化，内湿之生益盛，使湿邪对于脾阳的困遏加剧。苦寒之品易导致邪陷入里，徒伤阳气；苦寒太过易化燥伤阴，同时苦寒直折，又会凝滞气机，难以使邪气外透，内陷生变，使病情加重。抗菌素与苦寒药相似，久用则损伤阳气，戕害脾胃。临床常见发热日久屡用抗菌素而无效者，多系脾胃阳虚之故。且糖尿病等慢性病病久脾胃已弱，故治疗糖尿病并发热时应重视顾护脾胃，用药宜轻灵。如果热势过盛，可酌选淡竹叶、淡豆豉等轻清宣透之品，并可配伍健脾和胃药，以期中焦健运，生化有源；切不可一心想"杀菌"离不开黄芩、黄连、栀子、知母、银花、连翘等，或予以甘渗微寒的滑石，利湿宣透，药量宜轻，不可重剂，否则欲速而不达，反伤中气。

三、辛温除热法常见适用证型

1. 湿困脾阳，寒邪内袭

本证型脾阳虚、寒湿之邪在里，典型临床表现为大热无汗，口干不饮水。热势也可或高或低。可有神疲或乏力，少气懒言，大便或闭或溏薄，舌淡苔白，脉沉。这类患者临床除体温升高外，还可出现一派实热之假象，如大便闭而不解，解则如羊屎，此是阳虚不得运化津液；或尿黄如浓茶、酱油，量少而频，则是真寒强盛而贼藏于内，迫阳外达。辨识的要点在于其苔多或灰或黑，舌质淡，脉细弱必数而疾。贪凉饮冷的病史也是判断的关键依据。病多因素体脾阳虚，暴晒暴热之后，急饮冰冷之物，致中阳更虚，而致虚阳外越。治当以辛温扶助脾阳，兼健脾化湿，用干姜、桂枝或仿麻附细辛汤，必重用姜，参以藿香、佩兰、滑石、陈皮等芳燥化湿运脾之品。如偏远乡村，可就地取红辣椒、花椒浓煎热服。患者多不过半小时即会便通尿清而热退。这类患者用抗生素、激素效果都差或者无效，切勿轻用。

2. 脾虚湿困，外感寒邪

本证型湿困脾虚在里，寒邪在表，典型临床表现为易感冒，发则体温升高，畏冷为主，少数恶风，头目不清，纳少便溏，身重嗜卧，舌淡胖或有齿痕，苔白润，脉浮或浮滑。特别说明患者并无明显恶风寒症状，仅在发热前稍感怕冷。病多因素体脾虚，脾为湿困，易感寒邪。感寒之后，又寒湿胶着，困遏脾阳，郁而发热。治疗要以辛散之法，扶脾与开闭透表并举，同时当健脾祛湿。此证辛温之药常用细辛、桂枝、生姜以辛散透表，不可用干姜、花椒、肉桂辛热燥烈之药。除湿常以藿朴夏苓汤加减，化湿健脾以助宣透，用防风等发散在表之风寒，或加滑石利湿宣透。必要时可少佐菊花轻宣通气。

3. 脾虚湿困，内外皆寒

本证型脾阳虚夹湿，表里皆寒，临床表现为热势缠绵，形寒怯冷，欲加衣被，口淡不渴，身热而四肢不温，大便稀溏，或四肢水肿，小便清长或不利，舌淡胖嫩，舌苔白润或灰白，脉沉迟。病多因脾阳虚，寒从中生，复外感寒邪，阳虚无力鼓动气血，邪正交争而致发热。当表里同治，里温燥助阳、外辛散祛寒，同时予健脾除湿之法。常以理中汤加荆芥、香薷、防风之类，可以干姜与生姜同用，并助以健脾利湿之茯苓、薏苡仁等。

四、病案举隅

病案一：杨某，男，48岁。此次因"反复口干1年余，乏力10余天"入院，主要住院调控血糖。入院第2天患者自行外出后出现发热，体温高达39.1℃，伴全身困重，肢体酸楚不适，偶有咳嗽，咳痰白而黏。辅助检查未见明显异常。西医考虑"呼吸道感染"，予"哌拉西林钠/舒巴坦钠、左氧氟沙星"抗感染，并退热及补液等对症处理1周，体温仍反复，并出现胸闷，活动后气喘不适。患者平素反复口干，喜热饮但不多饮。刻下神疲，肢体酸楚，全身困重，汗少而黏，胸闷气喘，口干喜热饮，夜寐尚可，腹胀纳差，食不知味，便黏不爽，小便稍赤。查之舌体胖大，苔白厚腻、中黄，脉弦滑略数。体温39℃。中医诊断：消渴，发热。证属脾虚湿困，感受寒邪，是寒邪在表。治以辛散透气，通表化湿，理气醒脾舒郁。处方：桂枝10g，生白芍10g，细辛6g，藿香15g，佩兰15g，苍术15g，生白术10g，桔梗10g，半夏10g，厚朴15g，陈皮10g，茯苓30g，薏苡仁15g，滑石20g，淡竹叶6g。水煎服，早晚各1次，服药2次后全身微微持续汗出，次日体温降至正常，继续原方服用2剂，未再出现发热，全身困重、肢体疼痛基本缓解，无恶寒、咳嗽、胸闷气喘。续以健脾之法善后。体温正常5天后出院。

按：患者素体脾虚，湿邪困脾，津液不能上承，故见反复口干喜热饮，但不多饮。近乏力 10 余天，乃湿困脾胃较甚，又加之住院期间，不慎突感外寒，故见身体困重、肢体酸楚、汗少而黏；湿为阴邪，闭郁阳气而正气难以奋起抗争，故无明显恶寒。湿性重浊黏腻，易阻碍气机，故见胸闷气喘、腹胀纳差、食不知味、便黏不爽、小便稍赤。其舌体胖大，苔白厚腻、中黄，脉弦滑、略数乃湿欲化热之象。故治当辛散透气、通表化湿，理气醒脾舒郁，使热退于无形。方中用滑石、淡竹叶，是取其透气之用，使气通以退热，而非清热。治湿有"外透、中燥、下渗"三法，但尤其以芳化宣透为祛湿治热之关键。凡属湿气为病，当宜芳化宣透为治；而湿浊为病，则首当渗湿利湿治之。茯苓、白术甘温健脾益气，药性柔和，培本扶中。薏苡仁健脾渗湿，再辅以化湿的藿香、佩兰、苍术；并予淡竹叶轻清宣透，桂枝、细辛辛温达表散寒，配伍陈皮、厚朴、桔梗等理气之品以求气化则湿化。全方共奏辛温达表、化渗分消湿邪之功，使阳升湿除，热消于无形。治湿之要，切勿见热象即清热，"见湿不清热"是治湿之核心要旨。凡见内生寒邪，必不可养阴。

病案二：李某，男，61 岁。以"反复发热 3 周"为主诉入院。入院前 3 周无明显诱因出现发热，最高体温 39.8℃，无汗，伴全身酸痛。曾就诊于当地诊所，予退热处理（具体不详），体温有所下降，但反复升高，以午后和夜间为主，为进一步系统诊治，求诊我院，门诊拟"发热待查"收入院。既往糖尿病病史 1 年，未规范诊治。入院体格检查及辅助检查未见明显异常。入院后西药予胰岛素控制血糖，先后予哌拉西林/舒巴坦钠、左氧氟沙星、美罗培南抗菌，奥司他韦胶囊抗病毒，并使用非甾体类抗炎药退热，同时配合积极补液处理。经上述治疗 8 天后患者仍反复发热，体温最高达 40℃，常于午后发热。患者平素畏冷喜暖、四肢冰凉、神疲乏力，口喜热饮，纳差呕恶，大便稀溏。刻下发热无汗，全身酸痛，喜暖，神疲乏力，口喜热饮，纳差呕恶，大便稀溏。查之四肢冰凉，舌淡胖，苔白腻，关脉沉细数。中医诊断：消渴，发热。证属脾阳亏虚，寒湿束表。根据患者的病情特点，采用病机分治的办法：①无发热时治里为主：治以温阳健脾，益气化湿。处方：茯苓 10g，生白术 10g，干姜 10g，淡竹叶 6g，生黄芪 10g，甘草 10g，薏苡仁 15g，佩兰 10g，藿香 10g，陈皮 10g，神曲 15g，1 剂分 2 次煎服，每 4 小时服用 1 次。②发热前治表祛邪：治以散寒祛湿，助阳解表。根据发热规律，于发热前（14：00、17：00、20：00、

00:00）服用。处方：羌活 10g，防风 10g，生白芍 15g，五味子 6g，桂枝 6g，细辛 6g，滑石 15g，佩兰 10g，白芷 10g，生姜 10g，大枣 6g，茯苓 10g，薏苡仁 10g。患者交替服用两方，体温逐渐下降，2 天后体温恢复正常，未再发热，体温正常 4 天后出院。

按：患者素体脾阳亏虚，寒湿内生，故畏冷喜暖，四肢凉，神疲乏力，喜热饮，纳差呕恶，大便稀溏，舌淡胖，苔白腻，脉沉细等。脾为太阴湿土，湿最易伤脾，脾虚又易生湿。午后属阴，湿为阴邪，湿借其旺之时，与热相争，故发热常于午后开始。因内阳虚而外受寒湿闭阻，故见发热、无汗、全身酸痛等。治予温补脾阳，散寒化湿开闭。然阳气虚弱，不可过于发散，需于未发热之时，阳气与邪气还未争相搏击，予温补中阳，化湿醒脾。故用干姜温中助阳，黄芪、茯苓、白术甘温健脾益气，薏苡仁健脾渗湿，加藿香、佩兰化湿，陈皮、神曲健脾和胃。当在里之脾阳得助，振奋欲与邪斗争之机，发散寒湿，以期在发作时一战而愈。故发作前予桂枝汤及白芷、防风、羌活、细辛等辛温解表、外散风寒。最终以复盛之正气助以祛邪之药，使邪祛而正复热退。

五、讨论

脾虚发热的理论最早见于《黄帝内经》。《素问·调经论》："有所劳形，形气衰少，谷气不盈，上焦不通，下脘不畅，胃气热，热气熏胸中，故内热。"即劳倦伤脾，致上焦与下脘不得相通，中焦气郁而为热。脾虚易外感邪气。《素问·经脉别论》："饮入于胃，游溢精气，上输于脾，脾气散精，上归于肺，通调水道，下输膀胱。"脾处中焦，为气机调节之枢。脾阳虚衰，影响脾气的升降功能，水谷精微无法上输于肺，外致皮毛不密；脾虚不运，水液停滞，寒湿内生，聚而生痰，肺气壅滞。两种原因合之是造成外感发生的内在因素。

李东垣倡导"百病皆由脾胃衰而生也"，他对脾虚发热机制有深刻见解，认为："脾胃之气下流，使谷气不得升浮，是生长之令不行，则无阳以护其荣卫，不任风寒，乃生寒热，皆脾胃之气不足所致也。"简而言之，脾胃虚弱，中气下陷，正气不足，卫外不固，所以容易感受风寒而得外感病。然而李东垣对脾虚外感倡导的甘温除热法，适用于脾气亏虚所致之低热。

若属伤寒夹湿，历代医家早有论述。如"绍派伤寒"的代表人物俞根初，辨证重湿是其施治伤寒的一个特色，他提出："浙绍卑湿，凡伤寒恒多挟湿。故予于辛温中佐以淡渗者，防其停湿也……辛温发汗法虽同，而佐使之法则异。治正伤寒证，每用以代麻桂二汤，辄效。"在此理论基础上，其创立代表方"苏羌达表汤"。至于辛温扶正解表之法，明代陶节庵《伤寒六书》中记载的"再造散"，用桂姜附加参芪，是针对脾阳虚气弱而感受风寒，而非夹湿之证。

本节所述之辛温除热法适用脾阳素虚致湿浊内生，又感寒邪所致之高热，与李东垣的甘温除热法所治之低热为主有所不同。这类发热患者为内外合邪，脾胃之气先度，复感外邪为病，单用驱风胜湿，调和营卫或淡渗分利，甘温除热均不切病情。治应标本兼顾，治疗重心在寒湿。现代医家蒲辅周老认为"……湿为阴邪，寒湿同体，非温不通，非辛不散，非淡不渗。若不辨其所因，分析病因病机，轻微之差亦必纠缠难解"。因而，对这类发热患者，重在辛温散寒、除湿健脾。

辛温除热有三种情况：一是脾阳虚，寒湿之邪在里而发热，该证型以阳虚偏重为主，寒湿证为辅，主要表现为身大热、便秘却怕冷的"真寒假热"之象或口干不欲饮、神疲乏力、便溏等脾阳虚之征，治当用辛温扶助脾阳为主，兼健脾化湿。二是湿困脾虚在里、寒湿在表而发热，其神疲乏力、纳差便溏等脾虚症状较轻，而肢重、身体酸楚等寒湿症状较重。治当用辛散宣透之法，扶脾与开闭透表并举，同时健脾祛湿。三是脾阳虚夹湿，表里皆寒，阳虚与寒湿症状并重，主要表现为身重形寒肢冷，舌淡胖，苔白，脉沉细。治当用健脾除湿温阳与辛温透表并举。三者皆取辛温，实有不同，当细品其异。这三种情况都与糖尿病患者长期慢性疾病体质造成正气不足有关。此外，值得一提的是，对于寒湿侵袭，湿重而阳气未伤者，常规治疗应以散寒除湿为主，如临证收效不满意或不明显，则应考虑适当加入温阳之品，鼓舞阳气以温化寒湿。

参考文献

[1] 邵明义，魏明，李发枝. 基于"脾为升降之枢"探讨感冒（虚实夹杂证）的论治 [J]. 辽宁中医杂志，2011（10）：1984 - 1985.

[2] 李东垣. 脾胃论 [M]. 北京：人民卫生出版社，2006：15.

［3］李杲. 内外伤辨惑论［M］. 北京：人民卫生出版社，1959.

［4］俞根初. 重订通俗伤寒论［M］. 徐荣斋，重订. 北京：中国中医药出版社，2011：45，50，55，57.

［5］陶节庵. 伤寒六书［M］. 北京：人民卫生出版社，1990：136－137.

［6］陈晓红，王永发. 衡先培教授采用辛温除热法治疗2型糖尿病合并难治性高热临床经验［J］. 中国中西医结合杂志，2022，42（4）：504－507.

第四节　衡先培从湿浊困脾论治糖尿病口干症的经验

引言： 口干是糖尿病的典型症状之一，令许多糖尿病患者感到不适，是困扰众多糖尿病患者的一个症状。通常认为口干多为热盛津伤，阴液不足，其实，在临床中，因津液不敷布导致的口干也不少见。这类患者脾失运化是津液不能敷布的基本病机，湿浊困脾是脾失化津的常见原因，化湿醒脾是助脾化津的基本治法，临床常用化湿醒脾法治疗这类津液失于敷布的口干患者。

口干是糖尿病临床最常见的症状之一，是影响患者生存质量、促使患者就诊的主要原因。患者自觉口中干燥、缺少津液，大多通过饮水来解渴。轻者饮水则渴止，重者频繁饮水而渴不易解，甚者影响日常生活和睡眠，导致烦躁、大便干燥等。既往认为，渴而饮水多为津液不足，渴而不喜饮为脾虚或湿热，但临床烦渴频饮由湿邪所致者并不少见，当前的教科书并无此内容，故往往被误作阴虚来治疗。这类患者往往四处求治却疗效甚微，故而迁延数年，患者痛苦不堪。

一、脾失运化是津液不能敷布的重要病机

口干可由各种原因导致口窍失于滋润、濡养而生。《伤寒六书》云："口干者，邪热聚胃，消耗津液，故少阴证，口燥咽干，急下之。"可见，通常认为，引起口干的原因多为热盛津伤，津液不足，但在临床实践中，因津液不敷布而产生的口干病证是屡见不鲜的。津液不运并非以津液耗伤

为特征，而以津液不能敷布蒸化达于清窍，从而不能发挥正常的濡润之生理功能为主要矛盾。不运原因有二，一为运行无力，一为运行不利。阳主动，气行津，运行无力主要与阳气不足有关；而不利者，无非水湿困遏、痰滞气阻等原因阻碍津液输布，致使津液不能到达身体各个部位发挥作用。脾为后天之本，脾的主要生理功能之一是运化水液，即脾对水液的吸收、转输和布散作用。其中，运是指脾将水液吸收运输到五脏六腑、四肢百骸，而化则是脾将吸收转化成的津液布散至全身，若雾露之溉。《素问·经脉别论》云："饮入于胃，游溢精气，上输于脾，脾气散精，上归于肺，通调水道，下输膀胱，水津四布，五经并行。"可知津液主要是在脾的主导下，在肺的协调下，达到水津四布和五经并行，发挥滋养濡润的作用。当脾失运化时，进入人体内的水液无法正常化为身体需要的津液，而被转运至全身各处发挥濡养滋润作用，进而产生口干、皮肤干燥等缺乏津液症状。因此，脾失运化是津液不敷布的重要原因。

二、湿浊困脾是脾失化津的常见原因

造成脾失运化的原因较多，有虚实之不同。常见病性属虚者，如脾阳受损、脾气亏虚等，是脾本身不足。因太阴脾土，喜燥恶湿，易被湿困，故病性属实者，多与湿邪有关，是湿困脾呆而不运化。湿邪又分为外湿和内湿，外湿多为感受外界湿气，是外因；内湿则为脾不运化生湿，是内因。湿为阴邪，阻遏气机，损伤阳气；湿邪黏滞，留滞于脏腑经络，常常阻遏气机，使气机升降无能。脾为太阴土，和阳明土胃喜润勿燥的生理特性相反，具有喜燥恶湿的生理特性，故易受湿浊侵袭，易被湿邪困阻。《圣济总录·消渴后成水》："脾，土也，土弱不能治水，脾土受湿而不能有所制……"可见，脾要运化才能制水。若脾为水湿所困，失于运化，则水液不能蒸化，不能如雾露之灌以养清窍。这种口干的原因不在于水津不足，而在于水津不布，是湿浊困脾、脾不运化而致水津不布。因此，湿浊困阻脾阳，影响脾的运化功能，导致脾不能发挥运化水液、敷布津液的作用，进而产生津不上承而导致口干的病症。

凡具有重浊、黏滞、趋下特性的致病邪气，称为湿邪。湿邪致病最基本的临床表现是舌苔腻。根据湿邪的特点，大体可分为湿气、水湿、湿浊、痰湿四种。湿气是"湿"的最稀薄的状态，以气的形式存在；水湿是

"湿"的具体形态中最清的状态，像清水般；湿浊则是"湿"中略微浑浊的状态，较水湿厚重，若浊水般；痰湿是"湿"呈胶体般厚腻状，状态类痰般黏稠。四者虽然同为湿邪，但是状态、质地等不同决定了其对脏腑可造成不同的病理改变，故在治疗上既有相同之处，又因为各自的特殊性在治疗过程中各有侧重，在临床中需要区别对待，不可一概而论。

脾湿因湿从寒化和湿从热化可分为寒湿和湿热两种。寒湿困脾和湿热蕴脾都可引起脾失运化，津液不能正常敷布，或游于毛窍，或停于肌肤，或阻于脏腑，或荡于胃肠，但不能濡养清窍，故引起口干。其中寒湿困脾是指寒湿内盛，困阻脾阳致脾失温运，以纳呆、腹胀、便溏、身重的寒湿证候为主要临床表现；而湿热蕴脾是指湿热内蕴，脾失健运，以腹胀、纳呆、发热、身重、便溏不爽为主要表现的湿热证，临床又有湿重于热、湿热并重、热重于湿等情况的差异，在表现上有细微的差别。在临床选方用药时也应充分考虑特殊性辨证治疗。

随着现代生活方式的改变，湿热蕴脾在临床中出现得更为广泛。明代秦景明《症因脉治·外感三消》提出湿邪致消之说："酒湿水饮之热，积于其内，时行湿热之气蒸于其外，内外合受，郁久成热，湿热转燥，则三消乃作矣。"秦景明对于消渴的论述中精要地阐述了饮食中水酒和外界的湿热气候内外一起加重体内湿热而致使湿热化燥，进而产生消渴病。在临床中，湿浊与热邪搏结导致的湿热蕴脾证治疗起来有一定难度，要分情况来处理。具体来说，有湿重于热、热重于湿和湿热并重三种情况。因湿为阴邪，热为阳邪，在治疗上有矛盾之处。为了治疗热邪，我们必须采用寒凉药物，但是如此这般便会损伤阳气尤其是脾阳，从而加重脾失运化，湿邪对于脾阳的困遏加剧，使病情加重。因此在治疗时要处理好化湿和清热的关系。在湿重于热时，我们将矛盾锁定在湿上，只化湿，不清热。在热重于湿时，我们可以看到患者有明显的热象，舌苔黄腻，此时我们采取化湿并清热的治法，但是依然强调化湿的重要性。在湿热并重时，我们以化湿为主，佐以少量清热药物。之所以强调化湿的重要性，在于湿与热之间的微妙关系，自古医家强调湿热难治，在治疗时对两者用药的比例难以斟酌，但基本的治法都是湿去热孤，强调化湿的重要性。

五脏六腑之间联系紧密，而脾与心、肝、肺、肾的关系都很密切，在临床中，脾脏常常与多个脏腑相结合而发病，故临床中湿浊困脾多夹杂其他脏腑病证共同发病。心为君主之官，属火，脾属土，心与脾为母子关系，两者之间相互影响，故湿浊困脾导致脾的运化失常，会影响心的生理功能，在临床中多有心脾两虚及心脾不调。肝属木，与脾土属于相克关系。津液的输布离不开气的推动作用，而肝主疏泄，调畅气机，对于津液的输布有不可替代的作用。肝木的疏泄功能失调，极易横逆客犯脾土导致脾失运化加剧，而湿浊困脾导致脾气壅滞、脾阳不升，进而气机升降失调，会影响肝木的疏泄功能，故临床中肝脾不和是常见病证。肺属金，和脾土之间也为母子关系，这里脾为肺之母。《素问·经脉别论》云："饮入于胃，游溢精气，上输于脾，脾气散精，上归于肺，通调水道，下输膀胱，水津四布，五经并行。"可知在脾运化水液的生理功能中，需要肺通调水道，才能完成对水液的吸收、转输和布散，从而"水津四布，五经并行"。湿浊困脾导致脾不运化，母虚子亦虚，必然导致肺脏的虚弱，而肺的生理功能失常，必然使这一环节不能正常进行，从而体内水液积聚，水湿困脾更剧。脾与肾的关系不言而喻，肾为先天之本，脾为后天之本，先天后天之间相互影响，共同维持人体正常的生理功能，一方出现问题必然牵扯另一方的生理功能不能正常发挥。又因两者之间有相克关系，即土克水，当脾为湿困，不能发挥正常的生理功能，会导致土不克水。脾土不能制约肾水，使肾主水的生理功能也受到影响，从而湿浊侵袭下焦，水湿泛滥，出现脾肾两虚的病证。

三、化湿醒脾是助脾化津的基本治法

在治疗湿浊困脾证时，应采用化湿醒脾的治法。化湿醒脾的关键在于"化"字，化是转化、变化之意，在祛除湿浊的同时将湿浊转化为机体可以利用的津液，更好地缓解口干症状以及消渴病中津液不足所引起的一系列症状。在临床中，对于湿浊困脾，医师多采用燥湿的手法祛除湿邪，但是燥湿多多少少造成体内阴液的亏损，不仅不利于缓解口干症状，反易加重口干，在临床中不可取。化湿的奥秘在于将困阻脾阳的水湿化散，重新转化为正常的津液以濡润五脏六腑，和燥湿的机理有所不同。在临床中，可多用陈皮、藿香、佩兰等芳香化湿药物，因脾喜燥恶湿，"土爱暖而喜芳香"，此类药物辛香温燥，主入脾、胃经，能促进脾胃运化，消除湿浊，故谓之"醒脾化湿"。辛能行气，香能通气，能行中焦之气机，气行则湿

化。化湿醒脾，使困遏脾阳的湿气得散，湿气转化为津液布散至全身各处，脾气得升，脾阳得振，脾运化水液的功能正常发挥，津液得以输布全身，口中得以津液润泽，口干症状治愈。

在处理"湿"的四种病理状态时，必须能够准确区分四种"湿"不同的临床表现。湿气的典型表现是兼感到头闷、四肢不爽。水湿常兼肢肿、面目水肿。湿浊则兼面色晦滞、大便不爽、头昏。痰湿则多兼咯痰、脘痞闷、大便干或数日不排。对待湿气困脾，重在芳香、宣化、通气，多用藿香、佩兰、白芷等药物，病情较重者可用荆芥、防风等药物以加大发散湿气的力度；水湿困脾要注意利水渗湿、淡渗实脾，常用茯苓、薏苡仁、泽泻等药物，如水湿显著化而为饮，可加桂枝 6~10g，以温化水饮。湿浊困脾重在化湿去浊，常用石菖蒲、泽兰、香薷、藿香、佩兰等芳香开窍药物。痰湿困脾在化湿的同时要化痰，多用法半夏、苍术、陈皮等药物加减。

因湿从寒化导致的寒湿困脾证，临床多有喜温喜暖、苔白腻、脉沉紧的症候，治以散寒温里，化湿醒脾，在用化湿健脾药物的同时加用高良姜、干姜、紫苏温中散寒。对于湿热蕴脾证，临床多见舌红苔黄腻、脉濡数或滑数，治以清热利湿，多用黄芩、黄连、茵陈、虎杖等药物。根据湿热的不同程度，在用药时要做适当加减。

人体是一个统一的整体，脏腑之间联系密切，脾的生理功能失常，常常导致其他脏腑共同发病，在临床中要在抓住主要矛盾的同时不能忽略次要矛盾，从而达到对疾病的全面把握。在心脾两虚时多加养心补脾药物如黄芪、远志、酸枣仁、茯神、龙眼肉以补益心脾。如果有肝脾不和的症状如胸胁胀痛、脘闷嗳气、不思饮食，可加柴胡、香附、枳壳、陈皮疏肝解郁。在肺气不足时，可多用山药、人参、白术补肺脾之气，以达健脾益气、补土生金之效。脾肾两虚则加健脾补肾的药物如黄芪、白术以健脾益气，加山萸肉、胡桃肉、杜仲、补骨脂以补肾纳气。

四、以法制方，化湿运脾

湿浊困脾导致脾不运化、津液不能正常敷布，故口干，治以化湿醒脾，助脾化津。药用：陈皮 10g，藿香 10g，苍术 10g，佩兰 10g，砂仁 6g，薏苡仁 15g，茯苓 10g，白豆蔻 6g，天花粉 10g，茵陈 10g。陈皮、藿香为君，芳香醒脾。藿香芳香化湿，《本草正义》云："藿香芳香而不嫌其猛烈、温煦而不偏于燥烈，能祛除阴霾湿邪，而助脾胃正气，为湿困脾阳，倦怠无力，饮食不甘，舌苔浊垢者最捷之药。"陈皮者，味辛、苦，温，归脾经，味辛则能散能行，具有理气健脾之功。两者共用，奏化湿醒脾之功，陈皮可理气，气行则湿化，加强化湿功效。茯苓、苍术、佩兰、砂仁、薏苡仁、白豆蔻为臣。苍术、佩兰均属芳香化湿药，佩兰性平而苍术苦温燥烈，不仅适用于湿阻中焦，亦可用于其他湿邪泛滥之症，在湿浊困阻中焦较重时多加减应用。《中药志》云："佩兰发表祛湿，和中化浊。"茯苓、薏苡仁利水渗湿，归脾经，在化水湿同时又可健脾，在脾虚湿盛下多用。《世补斋医书》云："茯苓一味，为治痰主药，痰之本，水也，茯苓可以行水。痰之动，湿也，茯苓又可行湿。"而在《本草纲目》中有对薏苡仁功效的记载："薏苡仁，阳明药也，能健脾益胃……土能胜水除湿，故泄泻、水肿用之。"两者合用，相辅相成，在化湿同时加强脾胃运化之功，效果更佳。砂仁、白豆蔻都具有化湿行气的作用，临床上常相须为用，化湿行气之力倍增。其中，白豆蔻化湿行气之力偏中上焦，而砂仁偏中下焦。临床上白豆蔻多用于湿温痞闷，温中偏在胃而善止呕；砂仁化湿行气力略胜，温中重在脾而善止泻。以上诸药共用为臣，加强君药化湿行气，健脾利水功效。茵陈、天花粉为佐药。茵陈苦泄下降，性寒清热，善清利脾胃肝胆之热，又具有利湿之功，故湿热蕴脾多用此药。天花粉甘寒，既能清热，又能生津止渴，可更好地缓解口干症状，是治疗积热内蕴，化燥伤津之消渴病常用药。

五、病案举隅

李某，男，70岁。初诊时间：2013年5月3日。

患者有糖尿病病史20年，因口干难忍，经多家三甲医院反复住院及门诊治疗2年余，但口干不解。每隔1～2小时必饮水，心情烦躁，夜不得安卧。近期因上述不适在某三甲医院内分泌科住院治疗17天，且近1周来伴尿痛，下肢稍肿。出院后即来我处就诊。辰下症：表现同前，舌苔厚腻偏黄，脉滑数。此属湿浊困脾之证。观其2年来所服中药处方，大多以养阴为法，清热之方也不在少数。偶涉及除湿之治者，都仅两三味淡渗之品，力实不足也。当前治疗宜芳化醒脾，运脾除湿，重在治脾湿之本。虽苔微黄示有微热，但此热乃因湿郁而生，只要湿除，其热必退，切不可以大用清热之品，折伤脾阳反助湿邪。因本患者口干全在乎脾不化津，而非津液不足，故也不可用滋阴之品，免使脾湿更壅。处方：陈皮 10g，藿香 10g，苍术 10g，佩兰 10g，茯苓 10g，薏苡仁 15g，砂仁 6g，草豆蔻 10g，白豆蔻 6g，天花粉 10g，茵陈 10g，夜交藤 10g。水煎服，每日 1 剂，早、晚各服 1 次。并嘱咐患者勿吃寒凉油腻食物，加强体育锻炼。

二诊（2013 年 5 月 8 日）：口干稍减，已延至 2～3 小时饮水 1 次。排尿好转，尿道口仍感稍热。脉细，苔腻稍黄。上方加葛根 15g，舒郁生津，升阳助脾化津。

三诊（2013 年 5 月 13 日）：口干明显减轻，夜已经能睡一会儿觉，精神也有好转迹象。尿道口仍热，舌脉同前。中药上方加瞿麦 10g，扁蓄 10g，以加强利尿通淋，除下焦之郁热邪气。

四诊（2013 年 5 月 20 日）：口干显著减轻，整夜饮水已经不超过 3～4 次，基本上可以睡觉。但尿道口余热未尽。上方去茵陈、扁蓄以免伤津，另加知母 10g，黄柏 10g，清下焦之热而坚阴。

继续调治至 2013 年 6 月 3 日，舌苔已能见底，苔色微黄，口干基本消失，小便基本恢复。以后中药随证调治。一直观察到 2014 年 6 月 9 日，身体一天比一天好。

参考文献

［1］刘亚楠. 衡先培从湿浊困脾论治糖尿病口干症的经验［J］. 江苏中医药，2015，49（5）：29－31.

第五节　衡先培诊治糖脂代谢紊乱的学术思想与经验

引言： 人以五谷为食，化生营卫，奉养周身，所以血糖、血脂在生理上属于中医学"营气"的范畴。在临床中发现糖脂代谢的异常确以五谷偏废、饮食不节者多见，故提出从"营气为病"论治糖脂代谢紊乱的新思路，并指出人之禀赋有阴阳之偏，病后有阴阳之别，所以营气为病也有从阴化、阳化的不同，诊治时应辨清其寒热虚实，分型、分证治疗。

营气来源于中焦脾胃化生的水谷精气，脾气升清，又将其上传于肺，化生血液，行于百脉，而营养全身。正如《灵枢·营卫生会》言："人受气于谷，谷入于胃，以传与肺，五脏六腑，皆以受气，其清者为营，浊者为卫。营在脉中，卫在脉外，营周不休。"血糖、血脂代谢后可以提供给人体生命活动的能量，所以它们也属于水谷所化生的精微物质，在生理上应归于中医学"营气"的范围。又因两者特点不同，治疗血脂通常半个月显效，故为"旬气"；而血糖在治疗当日即可见效，称为"日气"。若饮食不节、五谷偏废，肥甘厚腻之品摄入过多，或饮食失调、饥饱不匀，伤脾失运，血中之糖脂不能布散，导致营气绝对或相对过剩。糖脂代谢异常为病时，可从营气论治，临证首察人体质之阴阳强弱，再辨营气气化之阴阳偏性，而后泻实补虚、平调阴阳，使之病安。

一、偏阳质者，营气为病易阳化伤阴

《灵枢·通天》和《灵枢·行针》两篇中分别根据人体阴阳含量的多少和阴阳之气的盛衰将体质分为五态（太阳、少阳、太阴、少阴、阴阳和平）和四型（重阳、重阳有阴、阴多阳少、阴阳和调）。张景岳则从禀赋阴阳脏气的强弱偏颇、饮食好恶、用药宜忌等将体质归纳为阴脏型、阳脏型、平脏型三类。是以体质偏热偏燥、偏动偏瘦实者，当属《灵枢》所谓重阳（太阳）、重阳有阴（少阳）之类，其特点为"阳气滑盛而扬""阴阳之离合难"，因其多阳少阴，所以易阳亢耗阴、阴阳不合，《景岳全书·传忠录》："禀有阴阳，或以阳脏喜生冷而宜芩连之苦寒……"偏阳质者具有阳热偏旺、性急易怒、消化吸收功能旺盛等特点，所以受邪后多从热化、燥化，易阳化伤阴，故有嗜食肥甘、醇酒香烟之品壅遏气血，郁而化热或情志失调，气血失和，而发营气之病者，其人多食谷过化，未成精壮之躯，反为形瘦之体，以无形之热邪、燥邪为主，临床症状明显，且多高糖、高脂、高黏血症并见。《素问·奇病论》："肥者令人内热，甘者令人中满。"肥甘厚味，摄食过多，不但化精太过致营气过剩，而且壅滞脾胃，酿生痰湿，郁久化热，加以酒性酷热、烟性燥热，又可消灼营阴，使血脉之中的精微物质过度浓缩而为营气之病。肝藏血而主疏泄，因情志失调、肝失疏泄致病者，不唯木旺乘土，肝胃郁热，摄食增而为病，亦有灼津浓营，进而病营者，且气机不利，血行不畅，又可加剧其病。偏阳质者，生性活泼，好动少静，《灵枢·行针》："其神易动，其气易往也。"故亦有因深夜不寝，快情纵欲，暗熬阴精，积年累月，内火热中，而致营气为病者。上述诸因，皆可损耗阴精，上刑肺金则烦渴喜饮，中烁胃阴则消谷善饥，下掘肾阴则约束无权、多尿而甜。正如叶天士《临证指南医案·三消》所云："三消一证，虽有上中下之分，其实不越阴亏阳亢，津涸热淫而已。"

偏阳质者，倾向阳化，又因营气出于中焦，受气于谷，故其病则多发于阳明，谷燥而体津易伤，病初其人多体壮剽悍，病呈实热证，阳热伤阴日久，其人多体弱消瘦，病转虚实夹杂。

此类病机的主要治法是消浊通腑、行气散瘀，主要适用于浊结阳明证。病证特点：常见形体壮实，面色隐红，口干苦臭，多饮、多食，急躁易怒，两胁胀满，小便黄赤，大便秘结，舌红苔黄腻，脉弦实有力。治以消浊通腑方加减。方药：大黄 10g，芒硝 10g，番泻叶 10g，桃仁 10g，大腹皮 10g，陈皮 10g，佛手 10g，香附 10g，枳壳 10g，莪术 10g。方中大黄、芒硝、番泻叶清热泻火，通降阳明，疏其壅塞，消其浊结，承其下降之性以推陈出新，引郁滞之邪下行，恢复胃肠功能，防止恶性循环；然通腑之法，亦需结合患者情况而定，如年老体弱者，去番泻叶、芒硝、大黄等性猛峻下之品，用柏子仁、火麻仁、郁李仁、肉苁蓉等性平润下之品代之。佛手、香附、桃仁、莪术条达肝气，疏泄中土，恢复气机升降，并利气行血，血行则郁风自灭；大腹皮、枳壳、陈皮理气宽中，健脾消痰，气顺浊消则郁火不生；对于热灼阴伤者，亦可适当配伍生地黄、玄参、葛根、天花粉等滋阴清热之品。

养阴生津，清热泻火主要用于阴虚燥热证。病证特点：形体消瘦，颧红面赤，神烦气粗，口干咽燥，消谷善饥，小便频数，大便干结，舌红少苔或苔剥少津，脉细数等。治以清热生津方加减。方药：葛根 15g，天花粉 10g，芦根 15g，五味子 10g，石膏 20g，知母 10g，丹皮 10g，玉竹 10g，石斛 10g。方中葛根、石膏、知母、天花粉、芦根、玉竹、石斛，一可益胃生津，使津足气有所附而不耗散，二可清热泻火，免其火壮食气，标本兼治中寓既病防变之义；五味子酸甘化津为止渴最善之品，若用之渴仍不止，可加白芍、甘草，亦取其酸甘生津之义；丹皮走血分，可透邪热外出，又防邪热深入营血分。若伴手足心热或烦热不宁，酌加桑白皮、地骨皮加强泄热之力，但不宜用芩连苦寒伤津之品。若胃热移肠，腑结便干者可加肉苁蓉、火麻仁、柏子仁、郁李仁等润下通腑之品，以免壅结助热，阴亏愈盛；心境愁郁，内火自燃，致气郁化火，血热血瘀者，加栀子、川楝子、玄参、延胡索等疏肝解郁、清热凉血之品；若壮火食气，气阴两虚，宜用太子参、西洋参、沙参、麦冬等甘凉生津、益气补阴之品，以其至正之性可引气从阴生，不至妄用黄芪、党参、白术、大枣等性温补气之品，以免气余化火，病更难愈。

二、偏阴质者，营气为病易阴化成型

体质偏寒偏湿、偏静偏胖虚者，当属《灵枢》所谓阴多阳少（太阴、少阴）之类，其特点为"阴气沉而阳气浮""其气沉而气往难"，因其多阴少阳，所以易阴盛损阳，阳化不足，脏腑功能偏弱，化生痰瘀、阻滞气机，《景岳全书·传忠录》："禀有阴阳，则或以阴脏喜温暖而宜姜桂之辛热……"偏阴质者，具有阴气偏盛、喜卧懒动、消化吸收功能较差的特点，受邪后多从寒化、湿化，易阴化成型，故有长期饮食不节、五谷偏废或情志不遂、房劳过度，而致营气为病者，其多食谷难化，未成精旺之躯，反为痰瘀之体，以寒湿、痰瘀等有形之邪为主，临床症状不显，理化检查多有病变，且多表现为高糖、高脂并见，神经、血管等病变常发。五谷偏废、嗜食肥甘者，味厚壅滞，聚湿生痰，阻遏气机，代谢废物潴留，有形之邪壅滞，痰结血瘀而化生有形之邪，致营气为病。饮食不定、饥饱不匀者，《素问·痹论》云："饮食自倍，脾胃乃伤。"饮食劳倦，损伤脾胃元气，脏腑功能减退，水谷精微不化则营气失用，糖脂代谢异常而病。如施今墨先生认为："血糖者饮食所化之精微也；若脾运失健，血中之糖就不能输布脏腑营养四肢，积蓄过多则随小便漏泄至体外矣。"偏阴质者，亦有因情志不遂、房劳过度而致营气为病者，但临床并不多见，且其多从阴化，损阳有余，伤阴不著，如情志不遂，致木郁土壅，升降失和者，则脾失健运、胃失摄纳，饮食水谷不化反滞，为湿为痰，阻滞气机，又可致血脉不畅，络阻为瘀；津血同源，血瘀气滞日久，津液运行受阻，也可聚而成痰，正如清代唐容川《血证论》所言："瘀血既久，亦能化痰。"《黄帝内经》认为，因房劳过度者，多耗损肾阳，进败中阳，水谷失于腐熟升清则易下流，肾气失于温蒸约束则易溲多味甘。《金匮要略》："男子消渴，小便反多，以饮一斗，小便一斗，肾气丸主之。"房劳伤肾，中阳不振，又可致津液失于运化，为痰为瘀，而加剧营气之病。《周易》谓："动则生阳，静则生阴。"偏阴质者，因其易从阴化，又懒于运动，阳气不生，谷气难消，血脉失通，所以水谷积聚为病，较偏阳质者更为多见，且其病理产物也多为痰浊和瘀血，两者形成机理一致，在体内相继而生，互相影响，终致痰瘀并见，症状并发，故临床上治疗糖尿病及其并发症时，应重视化痰祛瘀法的应用。祝谌予教授也提出瘀血贯穿糖尿病的始终，要及早应用活血化瘀药，防患于未然，意在未病先防，是深得其论治要旨。

偏阴质者，倾向阴化，又因营气出于中焦，受气于谷，故其病则多发于太阴，谷凉而体阳易损，初起多因阳化不足，津液不化，聚湿生痰，而为痰湿困脾证，病久痰凝血瘀，血瘀痰生，滞脉阻络，而容易发生糖尿病大、微血管病变等并发症。因邪结郁久，也可化热伤津，但邪热耗津不显，临床化燥不著，故无明显的临床症状，在佐以清热滋阴之品治疗时量味要少，甚至不用，以免闭门留寇、损阳助邪。

此类病机的主要治法：

①芳香理气、化湿健脾，主要适用于痰湿困脾证。病证特点：口干渴，但不欲饮，或口黏不爽，食欲不旺，摄食不馨，或不饥不饿，或纳差脘痞，肢体困重，喜坐懒动，或精神困顿，舌苔腻、甚或厚腻，脉濡缓，或脉弦滑。方选化湿健脾汤。方药：茯苓 10g，陈皮 10g，法半夏 10g，藿香 10g，苍术 10g，佩兰 10g，泽兰 10g，砂仁 6g，薏苡仁 15g，白豆蔻 6g，草果 10g。方中半夏、苍术辛温散结，燥湿化痰，使清浊得分，脾气得健，则升降自和，津液自布，精微自用；茯苓、薏苡仁渗湿实脾，使有形之湿邪从小便而去，则湿去而脾安；陈皮、砂仁、藿香、白豆蔻、草果芳香理气，运脾醒脾，助化痰湿；用佩兰、泽兰者，遵《黄帝内经》"治之以兰，除陈气也"之旨，化痰祛瘀，消散郁结之陈积久气，以延缓病情进展。土壅木郁，郁渐化热者，加青皮、香附、夏枯草等疏肝解郁、清热散结之品，不可选用龙胆草、黄芩、黄连等苦寒败阳之品；痰凝血瘀，痰瘀互结者，加丹参、瓜蒌、桃红、益母草等化痰祛瘀、活血通经之品；气虚湿盛，致中阳不振者，加黄芪、党参、白术、干姜等温中补气、健脾化湿之品；房劳伤肾，致脾肾不足者，配合肾气丸使少火生气，补益脾肾。

②活血祛瘀、化痰散结，主要适用于痰瘀互结证。病证特点：头晕目眩，视物模糊，口干但饮水不多，或但欲漱水不欲咽，胸闷气短，痰多口黏，或胸痛心悸，或局部肿块刺痛，或肢体麻木，纳寐欠佳，二便尚调，舌紫暗或有斑点，或边有齿痕，苔浊腻，脉弦滑或涩。治以痰瘀方。方药：川芎10g，赤芍10g，当归10g，丹参15g，瓜蒌15g，僵蚕6g，薤白10g，法半夏6g，茯苓10g，郁金10g。此方痰瘀同治，使痰化则滞血可行、瘀散则结痰易消，共奏活血祛瘀、化痰散结之效。方中川芎、当归、赤芍、丹参、郁金行气活血、通经活络，其中赤芍、丹参、郁金性凉味苦可制约全方之温燥，且具清心除烦、凉血破瘀之效，防止邪结化热、血热助瘀，病更难愈；若邪热伤阴较著，夜寐不安者，酌加玄参、沙参、生地、丹皮、合欢皮等泻火滋阴、安神宁心之品。方中瓜蒌、薤白、半夏、茯苓行气导滞、化痰降浊。若痰浊瘀血胶结于脑海，健忘不慧者，加石菖蒲、远志、白芥子等配合郁金以走窍开窍、豁痰定志；若痰浊瘀血胶结胸腹，疼痛胀闷、便结不通者，加桃仁、杏仁、川牛膝、葶苈子等配合瓜蒌、薤白以祛痰开闭、肃肺通腑，使痰瘀浊邪随大便而出。方中僵蚕剔痰活络、搜邪外出，取其虫类蠕动走串之性，用于病久入络、邪深难解者，病重药轻者还可加地龙、蝉蜕、全蝎、蜈蚣等虫类药。此法甚合叶天士《临证指南医案·积聚》所载："其通络方法，每取虫蚁迅速飞走之诸灵，俾飞者升、走者降，血无凝著，气可宣通，与攻积除坚，徒入脏腑者有间。"如病久邪已坚结血脉，血管出现硬化斑块，肢体麻木刺痛，发生血管、周围神经等病变，持脉亦感搏坚而涩滞不畅时，则当注意选用三棱、莪术、牡蛎、龟甲、鳖甲等破血消积、软坚散结之品。因痰浊瘀血、滞阳遏气致津停水留者，加桂枝、川牛膝、泽兰、益母草等行气导滞、活血利水之品；因元气渐衰，精血渐亏者，加黄芪、当归、山药、地黄等益气补血、填精益髓之品；因肾气不足、精微不固，出现小便失禁、滑精，甚至阳痿早泄者，加山茱萸、金樱子、益智仁、乌药、桑螵蛸、淫羊藿、仙茅等固精缩尿、补肾助阳之品。

三、病案举隅

兰某，男，50岁。2015年10月9日初诊。自诉2年前单位体检时发现空腹血糖升高（7.0mmol/L），间隔一个多星期后于当地某医院复诊，检查结果：空腹血糖 7.6mmol/L，餐后 2 小时血糖 11.2mmol/L，糖化血红蛋白 8.2%，被诊为 2 型糖尿病。其后就诊于该医院内分泌科，予口服格列齐特、二甲双胍等降糖药治疗 1 年余，血糖控制情况不理想。初诊时检测空腹血糖为 8.3mmol/L，餐后 2 小时血糖 11.8mmol/L，糖化血红蛋白 7.8%，总胆固醇 6.28mmol/L，高密度脂蛋白 0.51mmol/L，低密度脂蛋白 4.38mmol/L，上腹部彩超提示轻度脂肪肝。口黏较干，但饮水不多，肢体酸痛，略感疲倦，纳寐、小便尚可，大便稀溏，日行 2~3 次，舌淡胖、苔厚腻，脉沉缓。腹形肥胖，体重 76kg。西医诊断：2 型糖尿病、高血脂、脂肪肝。中医诊断：消渴病（辨证属痰湿困脾）。治以芳香理气、化湿健脾。方选化湿健脾汤。处方：茯苓 10g，陈皮 10g，法半夏 10g，藿香 10g，苍术 10g，佩兰 10g，泽兰 10g，砂仁 6g，薏苡仁 15g，白豆蔻 6g，草果 10g，黄芪 15g。14 剂。每日 1 剂，早晚餐前分服。并嘱节制饮食，加强锻炼。

二诊（2015 年 10 月 23 日）：空腹血糖 7.8mmol/L，餐后 2 小时血糖 11.2mmol/L，口干、疲倦、便溏等症状有所减轻，肢体仍感酸痛不适，舌脉同前。守上方加秦艽 10g，威灵仙 15g。再服 14 剂。

三诊（2015 年 11 月 6 日）：空腹血糖 7.6mmol/L，餐后 2 小时血糖 10.5mmol/L。肢体酸痛好转，以下肢为主，小便偏黄，余无明显症状。守上方去藿香、草果，加独活 10g，泽泻 10g，猪苓 10g。续守上方加减治疗至 2016 年 1 月 6 日，测空腹血糖 6.3mmol/L，餐后 2 小时血糖 8.8mmol/L，糖化血红蛋白 6.7%，总胆固醇 5.31mmol/L，高密度脂蛋白 0.71mmol/L，低密度脂蛋白 3.63mmol/L。患者经过上方加减治疗近 4 个月，诸症不显，舌淡苔腻，脉濡缓。血糖情况控制稳定，血脂亦大有改善，体重减轻 3.5kg 左右，效果明显，守上方加减以巩固治疗。

参考文献

[1] 周博文. 衡先培诊治糖脂代谢紊乱的经验撷菁 [J]. 江苏中医药，2016，48（7）：19-22.

第五章　提高糖尿病疗效的临证窍门

第一节　衡先培治疗糖尿病注重改善生活质量的临床经验

引言： 糖尿病是慢性终身性疾病，漫长病程中繁杂纷芜的症状、合并的各种并发症、用药所致的不良反应及疾病的缠绵难愈，均给患者的生活带来严重影响。而临床医生关注到的往往是血糖等客观指标，容易忽视患者的生活质量。故本节对糖尿病生活质量受损的相关病因病机进行辨析，指出临证时以辨证候、辨疾病特点、辨药物不良反应、辨病者禀赋为思路对糖尿病进行治疗，可使患者生活质量得到进一步改善。而患者生活质量的改善，不仅提高患者治疗的耐受性和依从性，也可增益用药之疗效，使病情得到更好的控制。

一、糖尿病生活质量受损相关的病因病机

《黄帝内经》曰："五脏皆柔弱者，善病消瘅。"首先指出糖尿病的发病可因于先天禀赋不足；而"怒则气上逆……故为消瘅""甘者令人中满……转为消渴"等则指出饮食失节、情志失调、劳欲过度是糖尿病重要的致病因素。《医方考·消渴门》曰："消渴，无水也。"指出糖尿病的病机以阴虚为本，阴亏则燥热偏胜。在疾病过程中，两者愈演愈烈，往往致病证林立，极度影响患者的生活质量。在病变早期，多以燥热内盛为主。由于燥热内盛，肺燥津伤，肠道不得濡润，故可见口渴、便秘；病传中焦，胃热炽盛，又可见消谷善饥、口苦、齿衄等症。疾病中期，因燥热渐退，阴虚明显，元气亦伤。阴亏血燥则心神不养，可致失眠、心悸、胸闷。《黄帝内经》曰"阴虚则无气"，阴损及气可致气阴两虚，气虚故见汗出、

喜静倦怠；病及后期，燥热久耗，损及肝肾阴液，而阴损及阳，又可见阴阳两虚。肾虚不固则夜尿频数；又有因肾阴虚而招致湿热毒邪逆行感染者，则表现为尿频急数痛；或得之于肾阳虚惫者，可见小便点滴难出。由此可见，糖尿病并不囿于累及单个脏腑。临床上糖尿病患者常出现多种并发症，如并发周围神经病变可出现肌萎缩、肌无力、皮肤刺痛；并发自主神经紊乱可表现为便秘、尿潴留、阳痿、外阴干燥等；并发心血管损害者，可引起心功能下降，导致胸闷、胸痛、疲乏等，诸多并发症严重影响患者的生活质量。

因糖尿病属全身代谢性疾病，故代谢紊乱所致病证多端，尤其以老年性糖尿病患者更常见，故而多种药物联合应用不可避免。因疾病症状本已烦扰着患者的生活，用药繁杂所引起的不良反应更令其苦不堪言。葡萄糖苷酶抑制剂因其性滋腻偏凉，久服可壅滞气机而致嗳气、腹胀、腹泻；二甲双胍为寒凉滋腻之品，具有"伤阳、碍气、生湿"的药理特点，久服者多致呕吐、腹痛、腹泻、神倦等症；噻唑烷二酮类药物因其性寒凉易伤阳气，久服可致水湿内停而出现水肿，甚至耗伤心阳而诱发并加重心力衰竭。而糖尿病合并症的治疗用药又将使药物不良反应进一步增多。比如糖尿病患者常合并高血压病，而抗高血压药物可能通过对中枢或外周神经系统、血管系统和激素的作用而影响性功能，其中使用β-受体阻断剂者通常都会出现性功能障碍。而钙通道阻断剂除影响性功能，还可导致水肿、便秘、头痛等。糖尿病合并血脂紊乱并不少见，而降脂药又有导致肌痛无力、肌溶解、肝损害等风险。临证时还须注意的是，因糖尿病患者常严格控制饮食，由此导致营养不足，气血亏虚，出现神疲乏力，亦影响生活质量。

因此在糖尿病疾病演变过程中，存在诸多病理因素导致患者生活质量严重下降，而这也影响着糖尿病的治疗效果，故值得引起重视。

二、改善糖尿病患者生活质量的治疗思路

应当通过辨证治疗糖尿病，改善患者生活质量。临证时当察色按脉，对纷杂的症状以及疾病进展过程中不同阶段的特点进行条分缕析，抓住主要矛盾进行辨治。早期燥热内盛，阴伤不明显者，应清热为主佐以滋阴；燥热炼液为痰与瘀血搏结，致邪气入络者，当活血化痰；疾病中期，阴伤

明显，损及元气者，又当益气养阴，佐以清热；病及末期，阴损及阳，阴阳俱虚者，又当滋阴温阳。疾病过程中，用药过多引起系列症状者，又当兼顾治之。临证时，需把握不同化学药物的偏性，从而对不同药物引起的不良反应进行辨治。如大多降糖药滋腻寒凉易致腹胀、腹痛、嗳气，治疗上当醒脾通阳、行气燥湿。又如久服降糖药引起阴盛阳虚证者，当温阳祛寒。此外，不同体质的人患糖尿病后会侧重于不同系统病变的证候，进一步发生不同的并发症，故临证时值得重视。因男女体质有别，女子以肝为先天，故治之当兼顾养肝血、调肝木；男子时常劳作而易耗气，过劳者又易伤及肾元。临证时不可不知。

三、改善糖尿病患者生活质量的常用治法

1. 益精助阳

糖尿病后期，燥热渐退，阴精耗竭，阴损及阳者，当益精助阳。临床上因二甲双胍寒凉之性常致阳气受损，肾精不藏，故对于服用二甲双胍等降糖药引起阴盛阳虚者尤为适用。主要表现为困倦乏力、性功能下降、情绪低落、畏寒等。

病案：患者，男，48 岁。2016 年 2 月 19 日初诊。患者来诊时诉神疲乏力，勃起困难，性生活质量下降，睡眠欠佳，舌淡暗苔薄白脉弦。既往 2 型糖尿病病史 2 年，合并阳痿、高脂血症。西医诊断：2 型糖尿病，性功能障碍；中医诊断：阳痿（肾精不足、心脾两虚）。处方：①早服方：桑葚、金樱子、枸杞、山药、茯苓、淫羊藿、仙茅、川牛膝、杜仲、菟丝子各 10g，槲寄生、黄精各 15g，山茱萸 6g；②晚服方：远志 6g，黄芪、首乌藤、合欢皮各 15g，栀子、川芎、知母、酸枣仁、柏子仁、茯神各 10g。均为 7 剂，水煎服，每日 1 剂。

二诊（2016 年 3 月 6 日）：患者自诉睡眠仍欠佳，舌脉同前，观其神色，发现其神情愉悦，心情轻松。方药同前，继服 20 剂后来诊，睡眠改善，性功能好转，饮食可，二便如常。

按：患者中年男性，因久患糖尿病阴虚及肾、痰瘀阻络，加之常服降糖药伤阳而肾精不足，宗筋失养，故而阳事不举；思虑劳倦太过，伤及心脾，心阴暗耗，神不守舍，故睡眠欠佳、神疲。中医辨证为肾精不足、心脾两虚，治以补肾填精、安神宁心。于阳气初升之时服补肾填精之剂，可

助其阳气；夜幕阳气渐收之时，予安神养心之方，又可敛其心神。

2. 益气扶正

糖尿病阴虚日久，元气虚馁，当益气扶正。主要适用于长期应用二甲双胍的患者，因寒凉滋腻耗伤中气而出现身困乏力者，严格控制饮食所致气血亏弱者，血压、血糖下降过快过低表现为汗出、乏力、倦怠者，以及服用大量降脂药物者。

病案：患者，女，55 岁。2016 年 9 月 9 日初诊。患者来诊时精神欠佳，诉乏力、口干、口苦，舌尖红，苔黄少津，脉滑数。既往 2 型糖尿病病史 7 年，合并高脂血症。西医诊断：2 型糖尿病；中医诊断：消渴（津亏热甚，元气不足）。处方：地骨皮、知母、桑白皮、玉竹、石斛、天花粉、法半夏、白芍、石膏各 10g，荔枝核、葛根、黄芪各 15g，龙胆草、五味子各 6g。12 剂，水煎服，每日 1 剂。

二诊（2016 年 9 月 21 日）：患者自诉口不苦，但仍感疲乏身困，腰膝无力，口干，观其舌淡红，苔薄黄，脉虚。处方如下：①早服方：守上方去龙胆草；②晚服方：杜仲、狗脊、黄精、桑寄生、续断、白芍、泽兰、川芎、陈皮各 10g，独活、仙鹤草、牛膝各 15g，黄芪 20g。均为 8 剂，水煎服，每日 1 剂。

三诊（2016 年 10 月 7 日）：患者自诉乏力改善，偶有口干，舌脉同前，故守方继服 2 周后来诊，精神、饮食可，二便如常。

按：患者素来嗜食肥甘厚味，脾胃内伤，浊邪内遗血脉，故发为糖尿病、高脂血症；胃火炽盛，故见口苦、口干；壮火食气，故见乏力；舌脉为热盛元气内伤之征。辨证为津亏热甚，元气不足，治以清热泻火，益气生津。方药以自拟方清热生津方加减。全方用大队养阴清热之品以泻邪热，固阴精，其中佐法半夏和胃，龙胆草、荔枝核以遂升发之气。体现了补中有泻，清中寓滋，升降相依之特点。患者再诊时，热象渐退，无口苦，故去龙胆草，改为早服方继续服用；并加用晚服方以温肾益精、强腰膝。守方治疗，后患者来诉病症悉除。

3. 润肠泄浊

因糖尿病燥热阴伤常致便秘、小便不利，二便不利则浊毒内蓄，此时应润肠泄浊。对于肥胖痰湿内盛者，以及水肿、四肢困重、皮肤紧绷感或心力衰竭的患者，因其体内浊毒内蓄，即便大便正常，亦可通过适度的泻下导浊毒之邪从二便而出。

病案：患者，男，53 岁。2016 年 6 月 17 日初诊。患者来诊时诉胸闷不适，大便难排，2 ~ 3 日一行，伴腹胀满不适感，食欲不佳，睡眠欠佳，舌淡暗，苔白腻，脉实。既往 2 型糖尿病病史 10 年，合并动脉硬化伴斑块形成，胃炎。西医诊断：2 型糖尿病，慢性胃炎；中医诊断：便秘（痰瘀互结、腑气不通）。处方如下：①早服方：川芎、赤芍、薤白、郁金、大腹皮各 10g，僵蚕、法半夏、槟榔、番泻叶各 6g，三棱、莪术、瓜蒌、丹参各 15g，柏子仁 20g；②晚服方：桃仁、佛手、莪术、芒硝、枳壳、大腹皮各 10g，郁李仁、火麻仁各 15g。均为 7 剂，水煎服，每日 1 剂。

二诊（2016 年 7 月 1 日）：患者自诉大便 1 次/日，但仍排出不顺，偶有腹胀，舌淡暗，苔腻，脉实。守方继服，2 周后来诊，诉大便已通，睡眠改善，饮食可。

按：患者久病消渴，燥热内盛，耗伤元气。今中气虚馁，脾失健运，则腹胀、纳少，脾虚则痰浊内生，阻滞清阳，发为胸闷；久病入络，浊瘀互结，肠道失润，故大便难出，舌脉乃痰瘀互结之象。故中医辨证为痰瘀互结、腑气不通。治以活血化瘀、泄浊通腑。以自拟方丹瓜方加味作为早服方，配合时间服药，可借清晨阳气初升之机以遂阳气之用。晚服方以通降为主，于阳气日暮以降之时服之，更合气宜。

4. 活血柔肝

糖尿病早中期燥热内盛，耗伤阴血，瘀滞血脉，常致患者烦躁、焦虑、纳寐差、汗出，其中以女性为著，可见月经紊乱、阴道干燥。基于妇女以血为本，以肝为先天，肝气以疏为畅。故通过活血柔肝可改善女性患者生活质量。

病案：患者，女，48 岁。2016 年 8 月 12 日初诊。患者来诊时诉夜间潮热，汗出，易生气，经行小腹刺痛，同房时阴道干涩不适，舌红苔薄，脉弦细。既往 2 型糖尿病病史 3 年。西医诊断：2 型糖尿病；中医诊断：消渴（肝肾阴虚、气滞血瘀）。处方：杜仲、知母、山茱萸、桑葚、枸杞子、黄柏、川芎、赤芍各 10g，香附、仙茅、淫羊藿、益母草、丹参各 15g，红花 6g。14 剂，水煎服，每日 1 剂。

二诊（2016 年 8 月 26 日）：患者诉上述症状有所缓解，但睡眠不佳，舌脉同前。处方：上方加酸枣仁、合欢皮各 20g，以养血柔肝、解郁安神。

20 剂，水煎服，每日 1 剂。

三诊（2016 年 9 月 15 日）：观其神情愉悦，诉夜间少有汗出，经行疼痛减轻，守方继服 2 周后来诊，未诉特殊不适。

按：患者年近五旬，《黄帝内经》："年四十而阴气自半。"况患者久罹消渴病疾，燥热久耗阴液而见夜间烘热汗出、阴道干涩，可见是阴虚无误。然又因素来情志不畅，故肝苦急而见气滞血瘀之象，表现为小腹刺痛、脉弦。辨证当为肝肾阴虚、气滞血瘀。治以滋补肝肾、行气活血，故处以滋阴益精、活血柔肝之剂。

参考文献

[1] 邹苏芬，衡先培. 衡先培治疗糖尿病注重改善生活质量的临床经验［J］. 中华中医药杂志，2017，32（8）：3543－3545.

第二节　衡先培论治糖尿病平调心神的临床经验

引言：糖尿病是慢性终身性疾病，长期的患病服药状态、沉重的经济负担、疾病的难治愈性，往往给患者带来严重的心理负担。而临床往往关注到的仅仅是血糖等客观指标，容易忽视患者的主观感受。本节强调"调心"，重点在于关注患者的精神、心理状态，同时也重视患者的主观感受，并强调医生应以患者的角度去看待其患病状态。若能从"心"出发，患者的心理状态、身体不适有所改善，依从性亦能提高，那么糖尿病将能得到更好的控制。

糖尿病是慢性代谢性疾病，需要终身治疗，长期的患病过程，尤其后期出现并发症时，常导致患者伴有心理障碍，如抑郁、焦虑。有学者对糖尿病伴心理障碍患者进行筛查，发现抑郁、焦虑发病率为 58%，而这种负面心理将会影响糖尿病的发展、转归以及患者生活质量的提高，尤其降低患者对自身健康状态的评价。在中医辨证论治的主导下，同时注意调整患者的心神，结合宁养心神、潜纳安神、益肾养心、理气宁心、治下宁心等治法，可提高患者的依从性和治疗效果。

一、平调心神的基本原理

人体是一个以五脏为中心的有机整体，而在这个整体中，心则居首要地位。《素问·灵兰秘典论》曰："心者，君主之官也。"主要体现在藏神、主神志这两方面。"心者，神之舍也"是谓其为藏神之脏；主神志，即人之心理、情感、思维等一切意识活动均归于心之统帅。中医基础理论强调"形与神俱"，而神是生命存在的根本标志，神气充足则生命力旺盛，如《素问·移精变气论》曰："得神者昌，失神者亡。"脏腑百骸、肢体官窍功能的发挥及协同合作，共同完成生命活动；气、血、津液等物质的生成及正常运作；心理状态的恬淡安宁，诸多方面依赖于心神的主宰和调控。

人体各脏腑、脑窍的生理作用及其神志活动，其物质基础归于血液，《景岳全书·血证》有云："凡滋脏腑，安神魂……凡形质所在，无非血之用也……凡血亏之处，则必随所在而各见其偏废之病。"心主要血脉机能正常，心神才有源可生；若心之功能失常，如心气不足、血虚血少，或外邪扰心而致血液亏损、血行瘀滞者，都可有不同程度的精神、神志的改变。

漫长的糖尿病患病过程可给患者的身心健康造成极大的影响，不仅包括躯体上的不适感，同时还存在一系列的精神压力。由于糖尿病的影响，患者日常工作、生活及社会交往将受到或大或小的影响，容易产生抑郁、自卑等负面情绪，日久将可能导致严重心理障碍的产生。心为藏神之脏，五脏六腑之大主，若情志伤神，则心先受之，故而糖尿病伴心理障碍，可从"心"去考量。

一般情况下，糖尿病患者若伴心理障碍，往往有心烦、失眠、焦虑或者抑郁等心理情绪改变。平调心神并非指通过调心去治疗糖尿病，而是指医生应从自己的内心出发去了解患者的患病状态、关注患者的心理状态及主观感受，若患者身体不适有所改善，那么将有利于提高其依从性。人体是有机整体，局部的病证是整体结构在疾病上的反映，糖尿病在临床上表现为血糖升高，而血糖的紊乱则是全身脏腑功能失调、代谢紊乱所造成的。故在治疗糖尿病伴心理障碍时，应从整体去调理脏腑阴阳气血，以宁养心神、潜纳安神、益肾养心、理气宁心、治下宁心为治疗原则。

二、平调心神的具体方法

1. 伴浊闭心阳者，兼予化浊开闭宁心

患者，男，50 岁。2014 年 9 月 10 日初诊。患者来诊时视物模糊，足背部皮肤呈片状变黑，全身软而无力，大便稀，小便中泡沫增多，唇舌色暗，苔腻，脉弦滑。既往糖尿病病史 13 余年，合并糖尿病肾病、高脂血症。西医诊断：2 型糖尿病；中医诊断：消渴之痰瘀互结、蒙阻心阳证。治以活血化瘀、化痰开闭，同时宁养心神。处方：川芎 10g，赤芍 10g，瓜蒌 15g，丹参 15g，薤白 10g，郁金 10g，僵蚕 6g，法半夏 6g，远志 6g，石菖蒲 10g，首乌藤 15g，合欢皮 15g，柏子仁 10g，茯苓 10g。7 剂，水煎服，早晚各温服 1 次。

二诊（2014 年 9 月 23 日）：患者自诉仍有视物模糊，但乏力较前减轻，大便正常，小便泡沫明显减少，舌脉同前，观其神色，发现其神情愉悦、心情轻松。上方加黄芪 15g，太子参 15g。继续治疗 10 余天后来诊，不适症状基本缓解，睡眠正常，饮食可。

按：脾气主升，升清降浊，运化水谷。糖尿病者，中焦多有燥热，燥热伤胃，脾胃运化失司，水谷精微不循常道，下走二便，故见二便异常；久病致瘀，瘀阻四肢皮肤、经脉则可见足背皮肤片状变黑；脾失健运，痰浊内生，痰瘀胶着，阻滞心阳，胸中阳气不畅，则见无力之症。治宜活血化瘀、化痰开闭、宁养心神。以茯苓、半夏健脾，脾旺则水能行其道，痰浊得化；远志、菖蒲化浊启闭，可使蒙闭之心阳得舒；方中再以首乌藤、合欢皮、柏子仁宁心安神以防心阳郁久躁动不安，未雨绸缪。川芎、赤芍、丹参活血，瓜蒌、僵蚕祛痰散结，再配薤白、郁金行气理气以增活血、化痰之效。

2. 伴心阳浮动者，兼予重镇潜纳安神

患者，男，48 岁。2015 年 4 月 24 日初诊。患者诉耳鸣如蝉，舌淡胖，苔薄，脉弦。既往糖尿病病史 5 年。西医诊断：2 型糖尿病；中医诊断：消渴。观之神情涣散，考虑其脾气不足、肾阴亏损、心阳浮动。治予健脾益肾、潜阳宁心。处方：磁石 20g，桂枝 10g，白术 15g，茯苓 20g，远志 6g，石菖蒲 10g，陈皮 10g，薏苡仁 20g，山药 10g，杜仲 10g，生龙骨 20g，生牡蛎 20g，琥珀 3g，甘草 3g。14 剂，水煎服，早晚各温服 1 次。

二诊（2015 年 5 月 22 日）：耳鸣显著减轻，双目已显有神，唯大便排出不顺，舌脉如前。上方加柏子仁 10g，继服 7 剂以润肠通便。继续治疗 2 周后患者复诊时诉无特殊不适。

按：本案属脾肾不足、阳气浮动之证。糖尿病患者，病位常归于肺、胃、肾三脏，而肾是关键所在。肾主封藏，内含元阴元阳，阴阳交感互藏，阴精虚少无以纳阳，心阳无根，失于依附，则易涣散浮动，可见神情涣散。"肾开窍于耳"，肾精亏虚，清窍失于充养，故有耳鸣。此病以虚为主，属虚实夹杂证，治疗则应虚实兼顾，不足者补之，阳浮则予以潜纳之法。方中重用生龙骨、生牡蛎，取两者镇惊安神、平肝潜阳之用。磁石性寒，镇静之外尚可除烦去热，可止浮阳所致余热。远志、琥珀则可起辅佐之用。菖蒲泄浊开窍以治耳鸣如蝉。"治病必求于本"，潜纳阳气意在治标，阴精不足此为病本，尤为重要。方中加入大量健脾和胃药物，如茯苓、白术、陈皮、山药、薏苡仁等，意在养后天充先天，后天之精充盛，肾中精气方得以盈满。本案中以阴精亏虚为主，却独用一味杜仲，取"阳中求阴"之意。桂枝能温阳调气，敛阴和营，可引阳入阴，使阴阳合调，为全方关窍。

3. 脏腑虚衰、邪气内生者，宜标本分治

患者，男，69 岁。2015 年 7 月 24 日初诊。患者来诊时眼睛干涩，腰酸无力，唇、舌色泽偏暗，苔稍腻，脉沉而弦。既往有糖尿病病史 20 余年。西医诊断：2 型糖尿病；中医诊断：消渴。望患者整体状态，目光呆滞，缺乏精神、活力，断其为本虚标实证，标实为痰浊血瘀，本虚在肝肾不足，而致心阳无根。治疗则当以滋肝补肾、化瘀祛痰为原则。处方如下：①早服方：川芎 10g，赤芍 10g，瓜蒌 15g，丹参 15g，薤白 10g，郁金 10g，僵蚕 6g，法半夏 6g，茯苓 10g。7 剂，水煎服，晨起温服 1 次。②晚服方：桑葚 10g，菟丝子 15g，金樱子 10g，枸杞子 10g，山茱萸 6g，川牛膝 15g，杜仲 10g，桑寄生 15g，山药 15g，茯苓 10g，黄芪 15g，益智仁 10g，远志 10g。7 剂，水煎服，每日晚餐后温服 1 次。

二诊（2015 年 8 月 7 日）：患者来诊时诉腰酸无力较前好转，饮食尚可，苔仍腻，神情状态较前改善。遂守上方继服，并于晚服方中加石菖蒲 10g，以增加化痰泄浊之效。

按：患者年近七旬，脏腑、组织功能日趋衰弱，肝脾肾多脏亏虚。肝

血虚，肝血不能上注于目，可有眼睛干涩；脾虚无以运化则水湿内生，湿聚为痰；肾居腰府，肾精不足腰府失养则有腰酸无力。本案有虚有实，因虚致实，属本虚标实，故在治疗过程中应扶正与祛邪并重，标本分治。予活血化瘀、祛痰化浊之剂早服以寄白天阳动之势而增效果。方中川芎、赤芍、丹参活血，瓜蒌、半夏、僵蚕祛痰散结，活血与祛痰同用，使邪气尽散。而补益肝肾之方晚服，取其精气内守内养之性。方中菟丝子、枸杞子、牛膝、杜仲、桑寄生、桑葚使肝肾之不足得以补全，茯苓、山药、黄芪、太子参益气健脾和胃，可起祛痰泄浊之效；稍佐山茱萸、金樱子、益智仁收敛固涩，使精气不致再度流失。

4. 伴邪郁扰心，兼予理气舒郁宁心

患者，女，51岁。2014年2月22日初诊。患者来诊时自感病情控制不好，对治疗缺乏信心，神情欠爽，舌色暗，苔薄微黄腻，脉弦数。既往糖尿病病史11年。西医诊断：2型糖尿病；中医诊断：消渴之痰瘀互结兼气机郁闭证。治宜痰瘀同治、理气舒郁宁心。处方：川芎10g，赤芍10g，瓜蒌15g，丹参15g，薤白10g，郁金10g，僵蚕6g，法半夏6g，佛手10g，枸杞子10g，黄精10g，香附10g，木香6g，天花粉10g，葛根15g，茯苓10g。10剂，水煎服，早晚各温服1次。

二诊（2014年3月4日）：服药后神情清爽，精神面貌改观。

按：糖尿病患者多喜食味甘厚味之品，此多滋腻碍胃，脾胃运化失常，痰浊内生，病久多生瘀，故本证属于痰瘀互结证，处以化痰、活血之药即可治愈。但患者正值更年期，多思多虑，肝郁气结，气机不畅结滞，气血逆乱，月经紊乱，较糖尿病症状而言，该患者情绪的调节更为重要，因此，论治时应注重调理肝气，于方中加入疏肝理气之品，如佛手、木香；兼有月经不调时，香附、郁金则效果更优，两者行气解郁的同时，尚可活血调经。"诸风掉眩，皆属于肝"，若有头重目昏，则可选取薄荷、菊花等轻宣之品，此两者均归属于肝经，味辛能散能行以清利头目，使脑窍清灵。方中再加天花粉、葛根两者，取其"味甘寒凉之性、清热轻宣之效"，使心阳不亢而宁静舒缓。患者年过半百，肾虚骨弱，故再加枸杞、黄精以补肾填精，茯苓以健脾养胃。

5. 伴腑气不通者，兼清热生津治下宁心

患者，女，24岁，身高164cm，体质量42kg。2015年7月3日初诊。

患者来诊时诉口干，伴乏力，大便每2天一次，舌暗红，苔稍干，脉沉细。既往糖尿病病史8年余。西医诊断：2型糖尿病；中医诊断：消渴。望之神疲、形体消瘦，此属脾肾两虚、郁热伤津之证。治宜补肾生津。处方如下：①早服方以清热生津兼舒郁：桑白皮10g，地骨皮10g，知母10g，葛根15g，白芍10g，石膏10g，玉竹10g，石斛10g，天花粉10g，火麻仁15g，肉苁蓉15g，当归6g。5剂，水煎服，每日晨起口服1次。②晚服方以肝肾双补，宁心安神：桑葚10g，菟丝子15g，金樱子10g，枸杞子10g，山茱萸6g，川牛膝15g，杜仲10g，桑寄生15g，山药15g，茯苓10g，黄芪15g，柏子仁20g，葛根15g，桃仁10g。5剂，水煎服，每日晚餐后温服1次。

二诊（2015年7月13日）：患者诉口干较前减轻，无乏力，但大便排不尽感，舌脉同前。处方如下：①早服方：守上方，去肉苁蓉、当归，加番泻叶6g，知母10g，黄柏10g。5剂，煎服法同前。②晚服方：桃仁10g，佛手10g，莪术10g，火麻仁15g，芒硝10g，柏子仁10g，枳壳10g，大腹皮10g，郁李仁15g，生地黄10g。5剂，煎服法同前。

1周后患者复诊时诉无特殊不适，大便正常，每日1次，饮食、睡眠尚可。

按：《素问·五脏别论》云："凡治病必察其下。"肺主宣发肃降，大肠主传化糟粕，肺与大肠相表里，生理、病理上相互影响，肺之肃降功能正常，则大肠蠕动正常，糟粕能顺利排出机体，故疾病的治疗中应重视大便。糖尿病以阴虚为本，燥热为标。燥热伤肺，肺之功能受损，肺失宣发，津液不能上承于口，则有口干；肺受燥热所伤，肺气壅塞不通，宣肃功能受损，可致腑气不通，故大便不畅；肾之阴精不足，机体组织得不到充养，故有乏力、身形瘦弱；综合考虑此案属于肾精不足、津液亏虚之证。初诊时早服方以清热润燥、生津止渴为主，兼用肉苁蓉补肾、当归养血润燥；晚服方侧重于补益肾精时不忘稍佐润肠之品，如柏子仁、桃仁之品。二诊时患者诉无乏力症状，考虑补肾之法药到病除，遂去补益之药；患者仍有大便不尽感，此时应以此为重点，晚服方以攻邪为主，患者本有津伤，故不可泻下太过以防津液更伤，方中选用桃仁、火麻仁、柏子仁、郁李仁等果仁之属，取其润肠缓下之意；而早服方仍以生津止渴为主，佐少量番泻叶以增通便之力。

三、其他治法

长期糖尿病导致患者出现的心理负担、心理障碍属于神志类疾病，药物治疗的同时，更应该强调心理调节，消除不良情绪，保持心情放松，对疾病的治疗可起到重要的作用。认真倾听、疏导患者，能够消除其心理障碍的诱因，药物治疗与心理开导相结合，往往能收到较好的疗效。

参考文献

[1] 刘冲，衡先培. 衡先培治疗糖尿病平调心神经验 [J]. 中华中医药杂志，2017，32（3）：1128－1131.

第三节 衡先培以通为用论治 2 型糖尿病的经验

引言： 邪气壅塞是 2 型糖尿病的病机特征，治疗中应根据辨证，处以清热润肺，清胃泻火，健脾化痰，活血化瘀等，给邪气以出路，注重"以通为用"。

一、邪气壅塞是 2 型糖尿病的病机特征

糖尿病邪气壅塞包括过食肥胖而壅塞，气滞、痰瘀、腑热、邪结等。

消渴的病机主要在于阴津亏耗，《读医随笔》记载"阴虚必血滞"。燥热偏盛。毒邪相互影响，互相转化，常常兼挟为病，痰阻则血难行，血瘀则痰难化，成为糖尿病的重要致病因素。人体是一个有机的整体，五脏六腑在生理、病理上密切相关，《素问·经脉别论》云："饮入于胃，游溢精气，上输于脾，脾气散精，上归于肺，通调水道，下输膀胱，水精四布，五精并行。"津液的布散、排泄与肺、脾（胃）、肾相互协调。

肺主治节，为水之上源，燥热伤津则津液失布，津液不能上承则口渴多饮，直趋下行则小便频数量多。肺气不足则失于宣降，导致肺气壅塞不通，水津失布，津液凝聚而成痰为饮。长期过度精神刺激，如郁怒伤肝，肝气郁结，或劳心竭虑，近而化火，火热内燔，销铄肺胃阴津而发为消

渴。所以《临证指南医案·三消》云："心境愁郁，内火自燃，乃消症大病。"肝主疏泄，为体阴用阳之脏，阴虚肝旺或肝郁化火之证，既可导致阴虚燥热，又可作为进一步加重病情的因素。

长期过食肥甘滋腻，醇酒厚味，辛辣香燥，水精输布异常，脾胃枢机痞塞，清气不升，浊阴不降，精微物质异化他物；水湿内生，困阻中焦脾土，脾不为胃行其津液，气机升降异常，胃纳无力。形成水精输化异常、水湿内困、津失滋养之象。积热内蕴，消谷耗津，产生消渴。此即《素问·奇病论》所云："肥者令人内热，甘者令人中满，故其气上溢，转为消渴。"脾为后天之本，主运化，为胃行其津液，胃为水谷之海，主受纳腐熟水谷。积热伤及脾胃，胃火炽盛，脾阴不足则口渴多饮，多食善饥；胃火炽盛，肠燥津亏则阴亏腑实内结。脾为后天之本，气血生化之源，脾虚痰湿是疾病始动因素，痰湿瘀互结为重要病理变化，并贯穿疾病始终。

消渴的病变脏腑主要在肾，与肺、（脾）胃、肝密切相关，但常常相互影响，如肺燥津伤，津液失于敷布，脾失健运则痰湿中阻。肺失宣降，水道失于通利，累及于肾，肾失气化，故水肿、小便不利。肺气不通，脾气不运，气虚血瘀，阴虚燥热煎熬血液成瘀，形成瘀血。消渴病程较长，脉络瘀阻是贯穿本病发生、发展、演变过程的重要病机。气滞则血阻，火热可迫血妄行，痰湿阻痹脉络导致瘀血，气虚运血无力，阴虚脉道不充均可导致瘀血的发生。因此，在消渴"阴虚为本，燥热为标"病机认识的基础上，气血失调，痰浊瘀血贯穿络病始终。痰浊瘀血乃络病形成之病理基础，应重视瘀血在消渴病发生发展过程中的应用，当以化痰瘀为辅助，痰瘀逐而络道畅，病自渐佳。

二、脏腑经脉皆以通为用

糖尿病在治疗过程中根据辨证论证，处以清热润肺、清胃泻火、健脾化痰、活血化瘀等，给邪气以出路，注重"以通为用"。根据临床不同的证候特点，采用不同的"通"法，主要有清热润肺生津、清泻胃热、润肠通腑、益气健脾化痰、活血化瘀通络。

1. 燥热伤津

主症：烦渴多饮，口干舌燥，尿量频多，舌尖红，苔微黄，脉数。

主方：自拟清热生津方加减。

处方：葛根 15g，天花粉、知母、玉竹、石斛、桑白皮、地骨皮、白芍各 10g，荔枝核 15g，石膏 10g。其中葛根、知母、天花粉、芦根清热生津，标本同治；玉竹、石斛滋阴润燥；五味子、白芍酸甘化津；若烦热者，加桑白皮、地骨皮，《脏腑药式补正》云："地骨皮，能清骨中之热，泄火下行；以视桑皮，则寒凉又胜一筹，而清肺热、导火气，与桑白皮异曲同工。"桑白、地骨二皮此药对源于《小儿药证直诀》，桑白皮偏入气分，可泻肺中邪热，地骨皮擅入血分，主去肺中伏火，二药皆寒凉、味甘，相须为用，一气一血，可达清肺热而不伤阴、滋阴液而不收敛邪气之功，两药合用，共奏清热滋阴之效。若气滞者加荔枝核行气化痰；若燥热炽盛，大便不通者加石膏清泻肺胃热盛。

2. 胃热炽盛

主症：多食易饥，口渴，尿多，形体消瘦，大便干燥，苔黄，脉滑实有力。

主方：自拟消浊通腑方加减。

处方：三棱、莪术、桃仁、佛手各 10g，火麻仁、郁李仁各 15g，柏子仁、枳壳各 10g，芒硝 20g，大腹皮 10g。其中三棱、莪术、桃仁活血降浊通腑，郁李仁、柏子仁润肠通便，枳壳、大腹皮通降肺胃之气，芒硝软坚散结。《本草便读》云佛手"理气快膈，惟肝脾气滞者宜之"。孙贺营等认为，肝病则肝失疏泄，肝气、肝郁、肝热、肝火等导致肝经实热，久而伤阴是导致肝源性糖尿病的成因，治疗应根据情况施以补肝血、疏肝气、通肝经等治法治疗以达到降低血糖的效果。用佛手疏肝行气不伤阴。

3. 湿浊内蕴

主症：已诊消渴患者兼见形体肥胖、胸闷脘痞、纳呆呕恶、口干口苦、全身困倦、头胀肢体沉，尿黄，舌红苔黄腻脉濡。因寒湿内盛，困阻脾阳导致的寒湿困脾证，以纳呆、腹胀、便溏、身重，舌体淡胖，舌苔白滑或白腻，脉濡缓或沉细等为主要表现的寒湿证候；对于湿热内蕴，脾失健运，以腹胀、纳呆、发热、身重、便溏不爽，舌质红、苔黄腻，脉濡数或滑数为主要表现的湿热证候。因湿为重着之邪，故伤人最易留滞于脏腑经络，阻遏气机，使脏腑气机升降失常，经络阻滞不畅。如湿阻胸膈，气机不畅则胸膈满闷；湿阻中焦，脾胃气机升降失常，纳运失司，则脘痞腹胀，食欲减退；湿滞下焦，肾与膀胱气机不利，则小腹胀满，小便淋涩不畅等。

主方：自拟化湿健脾方加减。

处方：茯苓、苍术、陈皮、薏苡仁各10g，草豆蔻、白豆蔻各6g，佩兰9g，藿香10g，厚朴6g，香附、法半夏各10g。其中茯苓、薏苡仁淡渗利湿，苍术、半夏燥湿化痰。湿邪黏腻，易阻气机，气不行则湿不化，胶着难解，故以陈皮、厚朴、香附行气健脾使气行则湿有所化，佩兰、藿香芳香化湿。以芳香化湿为主，湿性重浊黏腻，不易祛除，湿为阴邪，得阴则凝，得温则散，故不宜使用寒凉之品。

4. 痰瘀互结　活血化痰通经脉

主症：已诊消渴病患者兼见胸闷痞、纳呆呕恶、形体肥胖、全身困倦、头胀肢沉、舌苔或厚腻，六症中有两症为痰证。定位刺痛或伴夜间加重，唇舌发绀或有瘀斑或舌下脉络怒张，肌肤甲错，肢体麻木，四症中有任一症为瘀证，同时具备为痰瘀互结。

主方：自拟痰瘀方加减。

处方：川芎、赤芍、郁金各10g，全瓜蒌15g，法半夏、薤白、僵蚕各6g，丹参15g。方中赤芍、郁金凉血化瘀，半夏化痰散结。"病久入络"，消渴病程漫长，迁延不愈则形成瘀血，瘀血一旦形成，必然影响和加重气机郁滞，即所谓"血瘀则气滞"，故以川芎行气活血通络，薤白行气通阳，寓气行则血行，气顺则痰消。活血化瘀需配合益气、健脾、化痰、通络等灵活运用。且方中妙用僵蚕，通络化痰，诚如《伤寒瘟疫条辨》中指出："僵蚕味辛苦气薄，喜燥恶湿，得天地清化之气，轻浮而升阳中之阳……散逆浊结滞之痰也。"

三、治病以通寓于辨证诸多治法之中

《黄帝内经》云："甘者令人中满，故其气上溢，转为消渴。"指出由于饮食不节导致消渴的发生。糖尿病患者通常腹满肥肠，故在治疗上通腑降浊。《黄帝内经》云："大肠者，传道之官，变化出焉。"糖尿病患者常常多年老体衰，不仅自身脏腑气血不足，而且外加长期罹患糖尿病，阴虚燥热胃肠失于濡润，而浊邪内蓄，极易发生便秘。恰如《血证论·便闭》云："肺与大肠相表里，肺遗热于大肠则便结，肺津不润则便结，肺气不降则便结。"燥热内结中焦脾胃，胃热炽盛，伤及津液，肠道失于濡润，则腑气更为不通，燥屎内结。

主方：消浊通腑方加减。

处方：三棱、桃仁、佛手、莪术各 10g，火麻仁、郁李仁各 15g，柏子仁、枳壳、大腹皮各 10g，芒硝 20g。方中火麻仁、郁李仁、柏子仁养阴润肠通便，芒硝软坚散结，枳壳、大腹皮、佛手疏肝行气。在糖尿病早期，多以燥热内盛为主。由于燥热内盛，肺燥津伤，肺与大肠相表里，故常使肠道失去津液的濡润而致无水载舟，大便干结难以排出；故方中使用一系列润肠通便之品，使便通而阴液不伤。三棱、莪术、桃仁活血化瘀，糖尿病病程迁延不愈，久病多瘀，加入活血化瘀之品往往效果甚佳。

四、病案举隅

患者，女，72 岁。2017 年 8 月 2 日初诊。糖尿病史 24 年，1 个月前无明显诱因出现全身水肿，偶有胸闷气喘，干咳，动则加剧，心悸，头晕，纳可，寐欠安，二便调。舌质淡而稍胖，苔腻。西医诊断：2 型糖尿病；中医诊断：消渴之湿浊困脾。病机为湿浊困脾，脾气不升，致水湿不化；湿浊蒙闭清窍，致使心神活动失常，出现头晕、精神不振；痰浊之邪易于阻滞气机，留滞于脏腑，致脏腑气机失常，如痰浊阻肺则胸闷气喘；湿性趋下，下注足膝，则见水肿。方一以化湿健脾方加减，药用：茯苓、苍术、陈皮、薏苡仁各 10g，草豆蔻、白豆蔻各 6g，佩兰 9g，藿香 10g，厚朴 6g，香附 10g，法半夏 10g，桂枝 15g，杏仁 6g，枇杷叶 15g，石菖蒲 10g。共 3 剂，水煎服，每日 1 剂，早、晚各服 1 次。方中药物以醒脾化湿、淡渗实脾为主，并加入桂枝通阳化气，枇杷叶、杏仁止咳化痰。方二以清热生津方加减，药用：桑白皮、白芍、石膏、地骨皮各 10g，荔枝核 15g，天花粉、知母、玉竹、石斛各 10g，粉葛根 15g，北五味子 6g，茯苓、白术各 15g，石菖蒲 10g，砂仁 6g，草豆蔻、草果各 10g。共 3 剂，水煎服，每日 1 剂，早、晚各服 1 次。2 型糖尿病胰岛素抵抗以脾失健运为病机关键，痰湿内生为重要病理因素，即脾虚为本，痰湿为标，方药以滋阴清热、健脾燥湿为主。现代研究认为葛根、天花粉具有一定的降低血糖的作用，且清热生津而不滋腻碍邪。

二诊（2017 年 10 月 1 日）：仍咳喘，下肢水肿，其余症状同前。察患者舌脉，辨证仍以湿浊困脾为主证，治以清热化湿醒脾为主，佐以行气活血通络。以活血方加减，处方：川牛膝、虎杖、鸡血藤、泽兰、益母草各15g，黄芪、茯苓各30g，桂枝10g，猪苓30g，丹参、郁金各15g。共3剂，水煎服，每日1剂，早、晚各服1次。方药以活血化瘀，健脾利水为主，加桂枝通阳化气。

按：本例患者辨证为脾虚湿困，痰浊困脾，治以醒脾化湿、淡渗实脾，少佐桂枝通阳化气，助脾去湿。二诊时患者仍下肢水肿，考虑或者病久入络，治疗仍以化湿醒脾为主，以茯苓、猪苓、泽兰、益母草健脾利湿，并加入川牛膝、虎杖、丹参、郁金等活血化瘀利水，临床效果明显。

参考文献

[1] 阮艳艳，衡先培. 衡先培注重以通为用论治2型糖尿病临床经验[J]. 中医药临床，2018，30（8）：1418-1421.

第四节　衡先培诊治老年糖尿病夜间咳嗽的临床经验

引言：老年人有着独特的生理基础，且老年人患有糖尿病后出现特殊的病理变化，加之受自然昼夜节律的影响，老年糖尿病患者咳嗽多在夜间发生。根据病因、病机，可将老年糖尿病患者夜间咳嗽分为土不生金、火弱金寒、肝木刑金、肾不纳气、肺气不固五种证型，对证进行治疗。

一、老年糖尿病患者夜间咳嗽的病因病机

年老者阳衰阴盛，天人相应，易受一日之中阴阳消长的影响，因为周期性振荡这一生理特性，机体对昼夜之间的变化感受会不一样。《素问·金匮真言论》曰："平旦至日中，天之阳，阳中之阳也；日中至黄昏，天之阳，阳中之阴也；合夜至鸡鸣，天之阴，阴中之阴也；鸡鸣至平旦，天之阴，阴中之阳也。"人与自然界是一个整体，天人相应，人天相参，合夜至平旦为天之阴，同样为人之阴。对于老年人，人体正气渐衰，阳气渐弱，脏腑渐竭，阴气至盛。肺以气为本，气不足则肺之升降无力，上半夜承白日阳气变化规律继续变弱，使肺气更虚，故凡阳气虚者易于上半夜发

为咳嗽。且肺主气之升降出入，通于天气，在阳气渐弱、阴气主事之时，寒邪易犯，袭于肺金。气血阴阳因昼夜而改变，咳嗽随之表现为昼轻夜重。

消渴病患者在燥热阴伤的基础上，五脏相互受累，《素问·咳论》云："五脏六腑皆令人咳，非独肺也。"张志聪在注解《黄帝内经》"五脏各以其时受病，非其时，各传以与之"时云："肺主气而位居尊高，受百脉之朝会，是咳虽肺证，而五脏六腑之邪皆能上归于肺而为咳。"表明五脏均可引发咳嗽。消渴本因饮食不节、情志失畅、劳逸失调等因素使得胃肠热结，热盛灼伤阴液，出现燥热伤阴的病理基础而发病。随着消渴病情的发展、变化，到了后期，阴损及阳，阳气衰弱，阴阳两虚，故老年糖尿病患者脏腑更加柔弱。脾为后天之本，气血生化之源，脾胃虚弱，不能滋养肺气，土不生金，母病及子，肺失所养，肺气宣发无力，则发为咳嗽；肺脾两虚，卫外不固，入夜则寒邪易入，束于肺金。阳气不足，多责之于心肾，入夜阳气渐弱，温肺无力，可发为虚寒咳嗽。心火不足，肺居其上，失于温煦，致肺脏阴寒，肃降失职而咳。子后则气生，此时肝木主事，阳气易于妄动，病证因而从肝论治。凡阴虚、气郁、阳盛、热伤等为病，常在此时伺机为患。肝升肺降，平则安康。此时肝受邪而动气，打乱平衡，致使肝气横逆犯肺而咳，若肝肺为病，易于下半夜咳。肾主气，且为水火之宅，消渴病患者阴虚燥热的病理基础致肾阴亏耗，日久导致肾阳受损，引起肾不纳气，气不下续而咳。

因此久患糖尿病的老年患者，咳嗽更易在夜间发病。疾病因自然界昼夜节律而在昼夜表现出不同的病理特点，老年糖尿病患者在夜间咳嗽的原因虽多，但有其规律可循：上半夜咳多虚，或为寒邪束肺；下半夜咳多实，或为阴虚、津伤。

在治疗上，首先要辨清是上半夜咳嗽甚还是下半夜咳嗽剧，其次辨明所属脏腑，最后辨清标本虚实。

上半夜咳嗽者病位多在肺、心、脾，病性多属虚证，或为寒邪束肺，故多采用运土平金、补火温肺、补肺固表等治法。下半夜咳嗽者病位多在肝、肾，病性在肝多属实证，常因升发太过；在肾多属虚，或为阴虚，或津伤。故治疗多采用平肝宁肺、补肾降肺等治法。在整个治疗过程中要将人体昼夜阴阳消长变化、气机升降变化与五脏气机升降相结合，注意夜间阴阳的消长关系对人体脏腑阴阳的影响，同时考虑老年糖尿病患者的生理病理特点而适当加减，在联合化学药物治疗时，注意其寒热温凉属性，则用药可不失偏颇，最终恢复肺的宣发肃降功能及整个人体的气机平衡、阴阳协调。

二、分型论治

1. 土不生金证

主症：上半夜咳为主，咳嗽声重，痰多色白，易咯出，伴有脘痞，乏力，或食少纳差，常喜热饮，大便不畅或便次减少。舌淡苔白腻，脉濡缓。

治法：化湿健脾，运土平金。

主方：平陈汤加减。

处方：苍术 15g，厚朴 10g，陈皮 12g，茯苓 20g，半夏 9g，生姜 3 片，大枣 3 枚，白术 15g，白芥子 9g，炙甘草 6g，佩兰 15g，藿香 15g。

脾运无力，致脾气不升。脾土生肺金，脾不生气，使土不生金，肺气升降失常。方中苍术、厚朴燥湿健脾，陈皮、半夏理气健脾，茯苓、白术益气健脾，佩兰、藿香化湿运脾，上药合用使得脾气健运、升清，杜绝生痰之源；白芥子归于肺经以温肺化痰，痰无所贮，且为种子，引气下行，调整肺之升降，炙甘草味甘，补脾和中，生姜、大枣调和脾胃、调和诸药。

2. 火弱金寒证

主症：上半夜咳嗽，或入夜咳嗽加重，咳声沉闷，痰白或清稀，量不多，或者干咳无痰，入夜畏寒，或伴肢冷，小便清长。舌淡苔白脉细弱。

治法：补火助阳，温肺止咳。

主方：桂枝甘草汤合补肺汤加减。

处方：桂枝 10g，炙甘草 6g，紫菀 10g，干姜 6g，款冬花 6g，薤白 10g，茯苓 15g，远志 6g。

心肺同居上焦，心阳不振，使肺金失于温煦，肺不能化水，故水停而为清痰。方中桂枝温阳化气，合甘草辛甘化阳，干姜可入心、肺两经，补助心阳以散寒，温助肺气以化饮，紫菀、款冬花化痰止咳，薤白通阳行气化痰，使寒散气顺痰消，茯苓、远志同用可安神宁心，以防心神失宁。

3. 肝木刑金证

主症：多表现为下半夜咳嗽加重，或仅下半夜咳嗽，咳声多响亮高亢，多无痰或仅为少量脓痰，或伴口干、头晕。舌淡红，苔白或微黄，脉弦细。

治法：平肝宁肺，降气止咳。

主方：属气郁金破者用逍遥散或柴胡疏肝散合三子养亲汤加减，属肝火犯肺者用龙胆泻肝汤加减。

处方：夏枯草10g，菊花6g，沉香3g，旋覆花9g，代赭石9g，莱菔子12g，柴胡10g，磁石20g，白芥子10g，瓜蒌10g，枇杷叶10g。

肝主疏泄，调畅气机。肝升肺降，两者动态平衡则健康。肝本多气多血，如肝气本郁，下半夜肝气升发，冲击郁气，气横拢肺；或肝郁化火，肝火横逆犯肺。其本在肝，其标在肺。方中夏枯草、菊花清泄肝火为君，沉香引气火下行，"诸花皆升，旋覆独降"，旋覆花降气化痰，配伍白芥子、莱菔子增强降气之功，磁石、代赭石质重之品平肝潜阳，柴胡引诸药入肝经兼解肝郁，枇杷叶顺肺金沉降之性而降逆肺气，瓜蒌宽利胸气，使肺气得平。

4. 肾不纳气证

主症：多表现为心动悸则咳，咳声断续而急促，伴咳嗽无力，或动则喘咳，或夜卧则咳。常夜寐多梦，或伴口干。舌淡或偏嫩红，苔薄或微黄，脉沉细。

治法：补肾纳气，降肺止咳。

主方：六味地黄丸或左归丸加减。

处方：熟地黄15g，山药15g，山茱萸10g，泽泻10g，紫苏子9g，前胡6g，川牛膝15g，白芍15g，茯神30g。

肾精不足，或肾阴亏耗，纳气失常，气不得续，"肺为气之主，肾为气之根"，肺气肃降无力。方中熟地黄、山药、山茱萸三药补益肾、脾、肝三阴，白芍增强养阴之效，川牛膝使诸药补而不滞，泽泻、前胡使诸药温而不燥，前胡兼可化痰，紫苏子使气降痰消，茯神防心肾不交而安神。有虚热者用知母10g，黄柏10g加强泻火之力。

5. 肺气不固证

主症：入睡数小时后咳嗽，或寒冷季门窗未闭则夜间咳嗽，常为泡沫痰，或伴颈强肩痛，或轻度头痛，活动或汗出后咳减。舌淡苔白，脉浮弱。

治法：补肺益气，固表止咳。

主方：玉屏风散合桂枝汤加减。

处方：黄芪20g，防风15g，白术15g，桂枝10g，白芍9g，五味子6g。

肺为华盖，通于天气，肺体自弱，不耐寒热，上半夜阴气最盛，感寒束表，肺卫失和。方中黄芪、防风、白术益气固表，桂枝解表祛邪，白芍、五味子敛气、调和营卫。

三、病案举隅

患者，女，67岁。2017年10月18日初诊。主诉无明显诱因出现夜间咳嗽2个月，多在上半夜，痰白质黏，伴全身乏力，口干，腹胀，夜寐不安，自觉胸闷不舒，小便量多，大便时干时稀，舌红苔薄，脉濡。平素喜食甜食，体胖，既往2型糖尿病病史10余年。西医诊断：2型糖尿病；中医诊断：消渴、咳嗽，辨证为土不生金。治以化湿健脾，运土平金。予平陈汤加减，处方：苍术15g，厚朴10g，陈皮12g，茯苓20g，半夏9g，佩兰15g，藿香15g，薏苡仁10g，草豆蔻6g，白豆蔻6g，醋香附10g，砂仁6g。4剂，水煎服，每日1剂，早晚餐前温服。嘱患者勿食冷饮、甘甜及辛辣之物。

二诊（2017年11月6日）：咳嗽频次较前减少，咳痰稀少，夜间能安寐，出现头晕，余症同前。因上述药物已起效，故守方，仍以平陈汤加减，加用薄荷清利头目亦可宣肺。处方：苍术10g，陈皮10g，茯苓10g，半夏9g，薏苡仁10g，白豆蔻6g，佩兰9g，藿香10g，醋香附10g，砂仁6g，薄荷6g。4剂，水煎服，每日1剂，早晚餐前温服。服完药物后咳嗽明显好转，夜寐安，头晕消失。

按：患者年高且久患糖尿病，有饮食不节史，《素问·经脉别论》曰："饮入于胃，游溢精气，上输于脾，脾气散精，上归于肺。"脾胃已伤，无力运化水谷精微，气血生化乏源，影响及肺，肺金失养，失于宣肃，故见咳嗽、乏力。脾失健运、肺失通调，水液输布失常，酿生痰湿，脾不升清，故见腹胀、口干。"脾为生痰之源，肺为储痰之器"，痰浊上干于心肺，则见胸闷，夜寐不安，痰白质黏。患者年过半百，病程亦久，脏腑之气弱，人身之阳衰，上半夜天地之间阴气渐盛而阳气愈衰，内外相合，故咳嗽多发生于上半夜，当夜半之后阳气渐复、阴气渐敛，咳嗽将随之平息。方用平陈汤方加减，陈皮、茯苓、半夏健脾益气化湿，苍术、厚朴燥湿化痰，使有形之邪速消，草豆蔻、白豆蔻、砂仁燥湿行气，加强燥湿之功，且能行气，气行则水行，藿香、佩兰芳香化湿，防止湿邪阻遏脾土，薏苡仁健脾渗湿，与茯苓合用，在健脾的同时，使湿邪从小便而走，香附调理三焦的气机，恢复肺的宣发肃降、脾的健运功能。此方中药物性多温热，寓温阳之效。共奏化湿健脾、运土平金之功。

参考文献

［1］阮怡，衡先培．衡先培论治老年糖尿病患者夜间咳嗽的临床经验［J］．中华中医药杂志，2019，34（8）：3559－3561．

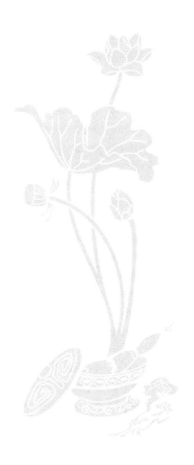

第三篇

糖尿病临床经验精粹

第六章　糖尿病临床诊治经验

第一节　衡先培治疗糖尿病患者
尿液浑浊的临床经验

引言：尿液浑浊属水液代谢失常的病证，肾是致病的关键脏腑，且涉及肝、肺、脾等脏，恢复肾气、清肺生津、运脾化热、疏理肝气是其治疗大法。

一、糖尿病患者尿液浑浊的病因病机

1. 肾气不足是致病的关键

按照中医理论，糖尿病属于津液代谢失常的病证。糖尿病多属于虚实夹杂，阴虚为本，痰浊血瘀为标，常涉及多个脏腑，而肾是其关键所在。《素问·逆调论》云："肾者水藏，主津液。"肾为水脏，调控全身水液代谢，而尿液是津液代谢排出体外的主要途径，故肾脏在津液（尤其是尿液）的排泄中显得最为重要。

中医所说的肾与解剖学意义上的肾脏并不完全相同，中医所说的肾不仅仅指形态结构上的肾脏，更包括肾脏特殊的生理机能。《素问·六节藏象论》有言："肾者，主蛰，封藏之本，精之处也。"蛰者，封藏之意，旨在说明肾为藏精之所。肾气的升降出入运动正常，肾脏得以发挥其生理作用，肾气固摄闭藏，肾的封藏功能正常，肾精才不致无故流失，若肾气不足，其固摄作用也随之减弱，精液不得闭藏随小便而走，故见遗精、尿液浑浊。

肾为先天之本，内含肾阴、肾阳。阳主动，阴主静，肾阴、肾阳本为一体，肾阴、肾阳的相对稳态是肾及其生理功能正常发挥的前提。糖尿病

常有阴虚，病久则气阴两虚，甚或易见肾阴受损。肾阴者，肾之阴气也，阴气不足，失去凉润作用，"阴虚则热"，火热自生，《医林改错·积块》云："血受热则煎熬成块。"血中津液减少，易成瘀阻之象，临床亦常有唇暗、面色偏暗，甚至可见肌肤瘀斑增多；若肾阴虚弱，肾水不能上济于心，则致心火偏旺，扰神乱心。阴阳双方相互促进、相互依存，如王冰注《素问·生气通天论》云："阳气根于阴，阴气根于阳，无阴则阳无以生，无阳则阴无以化。"消渴迁延，肾阴虚损，肾阳化源不足，则日渐亏虚。肾阳者，肾之阳气也，阳气不足，则失去温煦作用，如《诸病源候论》言："胞冷肾损，故小便白而浊也。"故认为肾阳虚可致小便浑浊，临床上常伴有夜尿频多、小便清长、四肢欠温等症状。

2. 肺失宣降、湿热困脾、肝郁气滞是致病的重要因素

人是由多系统、多器官组成的有机整体，各组成要素在功能上互根互用、协调促进，病理上相互影响。《素问·经脉别论》论津液代谢时云："饮入于胃，游溢精气，上输于脾，脾气散精，上归于肺，通调水道，下输膀胱，水精四布，五精并行。"津液的布散、排泄不仅与肾气密切相关，更离不开肺、脾生理功能的协调配合。

肺为华盖，其位最高，肺气宣发肃降主行全身水液代谢，故《医方集解》称"肺为水之上源"。肺气能宣，水谷津液则可敷布至全身以达温分肉、肥腠理之用；肺气能降，代谢产生的浊液方可下输膀胱或肾，以尿液的形式排出体外。若燥热伤肺，肺失宣降，津液不能布散至皮肤孔窍、肌肉筋骨而直趋下行，水谷精微亦随之而下，故见口干、小便量多、尿液浑浊，如《医学纲目·消瘅门》有云："盖肺藏气，肺无病则气能管摄津液之精微，而津液之精微者收养筋骨血脉，余者为溲。肺病则津液无气管摄，而精微者亦随溲下，故饮一溲二。"

脾胃同居中焦，为气血生化之源，并称为"后天之本"。胃为"水谷之海"，受纳饮食、水谷；脾主运化，将胃腑所受纳之物化生为精微以营养全身。《素问·奇病论》云："此肥美之所发也，此人必数食甘美而多肥也，肥者令人内热，甘者令人中满，故其气上溢，转为消渴。"糖尿病患者，平素多食厚味滋腻，碍胃伤脾，酿生湿热，湿热下注，膀胱蕴热而致清浊不分；或下阴不洁，外感湿热，湿热秽浊之邪从下侵袭膀胱，清浊相混，遂见尿液浑浊。

肺、脾同司水液代谢，其生理作用的发挥离不开气的推动作用。全身气机的畅达，均归于肝之疏泄功能的正常发挥。《血证论》云："肝属木，木气冲和条达，不致遏抑，则血脉得畅。"气能行津运血，气行则水行血运，若肝郁气结，水湿不化则聚而为痰，血行不畅则致瘀，共成痰瘀互结之证；肝气调畅，脾胃升降有序，若肝失疏泄，则可致脾失健运，加重水湿停滞的程度；此外，胆汁藏于胆腑，由肝之余气所化生，肝气疏泄正常，胆汁正常排泄则能促进饮食物的消化吸收，若肝郁气结，疏泄不利，则胆汁易于淤积，久而化热，遂成胆腑郁热之证，胆汁不循常道，随小便而走则见尿液浑浊。

二、糖尿病患者尿液浑浊的治疗思路

1. 益肾气、滋肾阴、补肾阳是根本大法

肾者，脏腑阴阳之本，是生命的本源。因此，肾之生理功能正常发挥是机体正常运转的前提。肾之为病，多成虚损状态。肾气不足，开阖失度，主水功能失调，出现水液代谢紊乱，可有尿液浑浊、尿多等症状。若肾气得以恢复，则水液能正常代谢，故补益肾气是治疗尿液浑浊的根本大法。

"腰为肾之府"，肾阴虚则腰府失于濡养，故常有腰膝酸软、乏力，以桑葚、枸杞滋阴补肾，肾得滋补，则腰府有力不酸不软；阴虚生热，伤津耗血，易成瘀象，故常有唇色偏暗、肌肤甲错，用药当以活血散瘀者为首选，如虎杖、泽兰之属，此两者能散能行，既能散瘀，又能利水，使瘀血消散，小便通利；若肾水不能上济于心，则致心火偏旺，扰神乱心，又见五心烦热、夜寐不宁之症，则当宁心安神，药用远志、合欢皮、首乌藤以和心志、安心神。

阳气者，主温煦，善推动。《医碥·杂症·气》曰："阳气者，温暖之气也。"若阳气虚少，则不能温暖机体、促进脏腑生理活动。在糖尿病后期，肾阴亏虚损及肾阳，临床患者出现尿液浑浊的同时，亦有四肢不温、喜热恶凉、小便量多而清长，故补肾助阳是改善尿液浑浊症状的重要方法，常用桑寄生、桑螵蛸、菟丝子等药。若肾阳得复，膀胱温暖而开阖有度，尿液正常排泄，四肢渐暖。又因补益之品大多味厚滋腻，故亦可加入理气之陈皮、活血行水之泽兰使气血通畅，以达补而不滞之效。

2. 清肺生津、理脾除湿、疏肝理气是基本原则

糖尿病，本因阴虚、痰浊血瘀为标。痰浊、瘀血实为病理产物，易化热化燥。阴虚、燥热互为因果，阴虚加重肺燥，燥甚更伤肺阴。肺中燥热，伤及津液，故临床常有患者诉口干、多饮；肺之功能不足，失于宣降，精微水液不能布散至全身，常表现为小便量多、浑浊不清。治宜清肺生津。所谓清肺者，即清肺中燥热；生津者，则滋养阴津。药用桑白皮、地骨皮、天花粉、葛根等以随其法。《脏腑药式补正》云："地骨皮，能清骨中之热，泄火下行；以视桑皮，则寒凉又胜一筹，而清肺热、导火气，与桑白皮异曲同工。"桑白皮偏入气分，可泻肺中邪热，地骨皮擅入血分，主去肺中伏火，二药皆寒凉、味甘，相须为用，一气一血，可达清肺热而不伤阴、滋阴液而不收敛邪气之功，两药合用，共奏清热滋阴之效。天花粉、葛根则协同桑白皮、地骨皮以清热养阴、生津止渴。

理脾除湿者，皆因脾虚不运，湿热内生也，如《医学正传·便浊遗精》所云："夫便浊之证，因脾胃之湿热下注，渗入膀胱，故使便溲或白或赤而浑浊不清也。"膀胱湿热者，清浊相混，临床患者多表现为小便量多色黄、灼热，或伴有排尿时疼痛感；湿热并重者，治疗不可偏废其一，理应以清热祛湿为治疗大法，化热与祛湿并重，使湿热从小便而解，湿热去则尿浊自愈，常用萹蓄、瞿麦、栀子、滑石等药。若不能解，仍有尿路症状，便考虑热毒内盛，可加入紫花地丁、蒲公英、白头翁等以清热解毒。清热之药大多苦寒，易伤脾胃阳气，故应稍佐健脾理脾之品，一来防克伐太过，二来更可培土以胜湿。如《医学心悟·赤白浊》所云："浊之因有两种：一由肾虚败精流注，一由湿热渗入膀胱……湿热者，导湿之中，必兼理脾，盖土旺则能胜湿，且土坚凝则水自澄清也。"脾喜燥恶湿，五行属土，根据五行相克关系，土旺则能胜湿，自然无水湿停聚，更无化热之象。湿热秽浊之邪由下侵袭机体者，则可以苦参、地肤子、白鲜皮等煎汤外洗达清热燥湿、解毒泻火之效。

疏肝理气之法，多用于情志不节致肝失其职，疏泄失利者。《格致余论·阳有余阴不足论》曰："司疏泄者，肝也。"中医有五行之学说，从五行而论，肝属木，主疏泄，恶抑郁喜调达，有生长、调达之性。若肝木之调达、肝体之柔和丧失，将会出现各种病变。故治疗时应重视疏理肝气，恢复其功能。疏肝理气，当选香附、佛手。香附者，有疏肝解郁、理气调

中、调经止痛之效。《本草纲目》言香附"利三焦，解六郁……乃气病之总司，女科之主帅也"。临床常以此药作为疏理肝气之首选，若妇人肝郁伴月经不调者，此药绝妙。佛手者，辛行苦泄，可舒肝理气、化痰和中。《本草便读》云佛手"理气快膈，惟肝脾气滞者宜之"。治疗肝郁之证，常以佛手配香附，既能疏肝恢复其调达之性，又可健脾和中，使肝失疏泄致中焦脾胃失运之态好转，二药相须为用，可达两全其美之效。若兼口苦、胸胁胀满疼痛，甚至有黄疸者，考虑此属胆腑郁热，可加柴胡、黄芩、茵陈等药以和解少阳、疏肝利胆。

三、日常调摄与护理

疾病的发生与多种因素有关，饮食不节、情志不遂、外邪扰动是糖尿病患者尿液浑浊的重要原因，故饮食调摄、心志放松、避免外邪在疾病向愈过程中的作用不容小觑。

常言百病皆由口，故饮食上，尿液浑浊者应以肥甘厚味、辛辣刺激之品为禁忌，营养清淡、新鲜蔬果为适宜，并适当增加饮水量；情志上，切勿忧思烦闷，保持心情愉悦舒畅；个人卫生上，应注意外阴清洁，不憋尿，及时排尿，避免湿热秽浊之邪侵袭下焦。所谓"正气存内，邪不可干"，故还应坚持锻炼，适当的运动有助于提升正气，增强机体的抗病邪能力。《素问·上古天真论》有云："虚邪贼风，避之有时，恬淡虚无，真气从之，精神内守，病安从来？"若外邪得以避免、心境淡泊无欲、精神能够安守于内则机体正气充盛，那么，病邪将不会侵袭人体。

四、病案举隅

病案一：吴某，女，54 岁。2014 年 9 月 26 日初诊。患者自诉尿黄、浑浊不清，小便量多，伴口干、身热汗多，饮食、睡眠尚可，大便稍干，排出不畅，舌边尖红，苔薄黄，脉数。此属于肺热伤津之证，治宜清肺生津。处方：桑白皮 10g，地骨皮 10g，知母 10g，葛根 15g，白芍 10g，石膏 10g，荔枝核 15g，五味子 6g，玉竹 10g，石斛 10g，天花粉 10g，柏子仁 10g，火麻仁 15g。二诊（2014 年 10 月 6 日）：患者诉小便不黄，尿液稍浑浊，仍有口渴、汗多，饮食尚可、睡眠欠佳，大便正常、小便频繁量多，舌尖红，苔薄黄、脉数。上方加远志 6g，以开心气、安心神。三诊（2014

年10月20日）：患者诉尿液已转澄清，无浑浊感，口渴、汗多明显好转，偶有乏力、腰酸，二便正常，夜寐尚可，舌脉同前。故上方加枸杞10g以滋阴补肾缓解其腰酸症状。

病案二：江某，男，60岁。2014年9月29日初诊。自诉发现小便浑浊1周，呈淡黄色，尿中沉渣增多形如豆渣，伴尿频，夜尿5~6次，尿有臭味，偶有尿痛，睡眠尚可，大便不畅，舌红，苔腻黄，脉濡数。辨证此属于下焦膀胱湿热所致，治宜化湿清热，利尿通淋。处方：瞿麦10g，萹蓄10g，黄柏10g，知母10g，栀子10g，滑石15g，香附10g，地肤子10g，蛇床子10g，刺蒺藜10g，白芍10g，黄芪15g，火麻仁10g，白头翁15g。嘱咐每日早晚服中药各1次，并多饮水，勤排尿，饮食禁忌辛辣刺激。二诊（2014年10月20日）：患者诉尿液浑浊好转，尿中豆渣样沉淀物减少，夜尿次数减少，每晚3~4次，饮食、睡眠尚可，口唇、四肢颜色稍紫暗，舌脉同前。上方加桂枝6g。反复治疗1周后来诊，自诉小便已恢复正常，尿液清澈，尿中无豆渣样沉淀物。

参考文献

［1］刘冲，衡先培. 衡先培教授治疗糖尿病人尿液浑浊临床经验［J］. 辽宁中医药大学学报，2015，17（11）：192－194.

第二节　衡先培论治糖尿病患者夜尿频数的临床经验

引言：糖尿病患者夜尿频繁的病机主要有肾虚固摄无力、五脏受邪致热伤膀胱、气血失调，相应的治疗应从益肾固摄、清热舒降、调理气血着手。

一、糖尿病夜尿频数的病因病机

1. 病虚多在肾，常伴大肠失于传导

肾藏精、主水，为先天之本，与膀胱相表里，两者共主水道，司决渎。肾气的蒸化功能发挥正常、肾阴肾阳的作用协调，膀胱开阖有度，尿

液才能正常生成及排泄。糖尿病患者多有先天禀赋不足，且发病多见于40岁以上的中老年人。《黄帝内经》曰："五八肾气衰，发堕齿槁"，至"八八天癸竭，精少，肾脏衰"。故糖尿病夜尿频数病位在肾者当责之于虚，其中以肾阳不足和肾精亏虚失于固摄两种情况为多见。

肾阳为一身阳气之本，"五脏之阳气，非此不能发"。膀胱的气化必须依赖于肾阳的温煦蒸化。糖尿病病久肾阳不足者，蒸化功能失常，膀胱气化失司，而发为尿频。加之夜间属阴，至夜阳气亏虚更甚，肾阳益虚，故糖尿病患者夜尿频多更为明显。此类夜尿频数常伴有小便清长、神疲乏力、畏寒肢凉，腰膝酸软，舌淡苔白，尺脉沉细无力等。

肾所藏先天之精，濡养脏腑，是人体生命活动的物质基础。精化气，气摄精，肾精、肾气间处于互资、互用的动态平衡。糖尿病后期，肾气不足，则肾精暗耗，膀胱失于肾精资养则固束无力，发为夜尿频多。且肾精耗则肾气更虚，固摄无权，夜尿频多更显。此类夜尿频数伴有腰膝酸软、耳鸣耳聋，健忘，恍惚，舌淡，脉弱等症。

2. 病从热化多属实，五脏相关

成年糖尿病大多经过"郁、热、结、虚、损"五个既相互承接，又可相互重叠的阶段。过食致痰湿壅遏，七情所伤则气郁。郁则生热。热邪在里，既可上犯清窍而伤津，也可下注而波及二便。热伤膀胱，多因于心火肝郁。正如张志聪《黄帝内经素问集注》云："肝主疏泄水液，如癃非癃而小便频频不利者，厥阴之气不化也。"如热生于肺，则伤大肠。大肠之热波及邻里，可致膀胱被灼。如痰湿郁热，则病多在脾，子盗母气而病及膀胱。同时脾为坤艮卦象，出路在下，故脾之为病易于二便受伤。可见，糖尿病患者膀胱受热，多源于五脏受邪。此外，热伤血络生瘀，津伤也致血瘀，且可因久病入络而生瘀。因此，瘀邪壅郁生热而致膀胱为病者也可见到，多伴排尿刺痛，或伴下腹拘急疼痛。

3. 气血失调致病机制

气与血是人体内两大基本精微物质，两者互根互用，共同维持正常生命活动。若"气血不和，百病乃变化而生"。糖尿病整个病程都不同程度地与气血津液有关，故糖尿病夜尿频数，除津液代谢失常外，亦与气血失调密切相关。其病机主要包括瘀血致病、气机升降失调、气虚升发无力。

（1）瘀血致病。《灵枢·五变》篇云："怒则气上逆，胸中蓄积，血气遂留……血脉不行，转而为热，热则消肌肤，故为消瘅。"瘀血为糖尿病后期各脏重要的病理产物及致病因素。既可因阴虚内热煎灼津液成瘀，正如朱丹溪云："血受湿热，久必凝浊。"也可因气机郁滞而成瘀。瘀血日久化热，则瘀热内生，杂病丛生。瘀热熏蒸三焦，导致水液蒸腾气化障碍，下聚膀胱，故致尿量频多。此类患者除消渴症状外，尚可有口唇、爪甲青紫，皮肤瘀斑，舌有瘀点、瘀斑等症。

（2）气虚升发无力致病。糖尿病病久则脾胃虚弱，脾气亏虚，升发无力，津液不升随气虚下陷，水谷则下流于下焦，肾、膀胱受湿邪侵袭，阳气不行，则发为夜尿频数且尿液多浑浊。正如《脾胃论·胃虚脏腑经络皆无所受气而俱病论》中云："脾胃虚，则湿土之气溜于脐下，肾与膀胱受邪……二者俱虚弱，润泽之气不行。"

（3）气机升降失常致病。肝以升发为宜，肺以肃降为顺，肝升肺降，龙虎回环，共同调节全身气机升降出入，以通调水道、疏利三焦。升降协调则气机调畅，气血调和。木火刑金，糖尿病患者多忧思郁结，肝不升发加之病久脏腑虚损，肺气无权，则气机升降失司，水道失于通调，水失气化，则下焦水泉不止，发为夜尿频数。

二、治疗的要点

1. 益肾固摄，勿忘养精润肠

糖尿病夜尿频数多属虚实夹杂。其虚在肾脾，其实多在阳明。肾精、肾气及其所化之肾阴肾阳对于机体的水液代谢起着主司和调节作用，肾精亏虚、肾阳不足是糖尿病患者夜尿频多的关键。故虚者以肾为关键，益肾固摄为根本。偏于肾精肾阳不足者常用益智仁、沙苑子、乌药，偏于肾气不足者常用覆盆子、桑螵蛸。脾居中焦，主升清，为气机升降之枢纽。在脾者常为脾气虚弱、中气不足，脾气虚弱而不能升清，精微下流则见遗尿不止。治之当辅以补气升阳。《灵枢·口问》曰："中气不足，溲便为之变。"补气可用黄芪、白术，升阳则用葛根、升麻、桔梗等。实在阳明，多为大肠传导失职，浊气不下，在气者可用枳壳、莱菔子，在血者用桃仁、三棱之类；或属糟粕滞留，因于津亏肠燥者，用生地黄、玄参、柏子仁、火麻仁；因于内生郁热者，用番泻叶、知母。糖尿病患者一般不宜用大黄，恐其过于苦寒而伤阴。若属实证，或实邪明显者，则不可过用固摄之法。

2. 清热之法，舒、降为主，不宜过于苦寒

糖尿病患者夜尿频数虽多属肾虚，但属邪热煎灼者也不少，这与消渴本身的性质有关。正所谓"消之证不同，归之火则一也"。表现为热者，多属实或以实邪为病为主，治当清热。然本病邪热郁结在里，耗伤阴液，故不可苦寒直折，而应以"开鬼门，洁净府"为原则，用舒热降火之法，上下、内外分消其势以利其水势。向上透热散邪，舒畅气机，宣散郁结之邪，多以微清之轻清药舒发邪热，如少量的菊花或薄荷等；向下予微利小便之品，或少量走下焦的清热药，如地肤子、白鲜皮。如排尿涩痛显著，可用海金沙。有时也可配伍少量清热通便药，如番泻叶，使热从下出。但不可一味苦寒。

3. 调理气血，多从心肝入手

朱丹溪曰："气血冲和，万病不生，一有怫郁，诸病生焉。"因此舒其气血，令之平和，乃为治也。气为血之帅，血为气之母，肝为多气、多血之脏，肝气易滞而血行易瘀，气郁不行，瘀血郁火内生则机窍不利，夜尿频数则生。心肝共主情志，肝藏血，心行之，心神内守，肝血可行；心血充则肝有所藏。故糖尿病气血失调而夜尿频数者多从心肝入手，调理气机。肝升肺降，气机的通畅离不开肺的肃降，肺易为燥热所伤，故滋阴敛肺亦为调理气血之法，不可忽视。

三、治疗方法

1. 固肾润肠法

患者夜尿频数，无尿痛或尿道不适。伴大便便意频繁，但排便量少，可蹲而不排。可伴腰酸，腰骶部坠胀感。多舌质淡，苔薄。此乃肾失固摄，大肠津液偏渗膀胱。治疗以益肾固精为主，兼润阳明大肠，常用黄精、枸杞、桑葚、菟丝子等药。黄精、枸杞、桑葚均为补肾填精之品，也是治疗肾虚消渴常用药；菟丝子既能补肾阳，又能益肾精，并可缩尿，对肾虚不固之尿频有标本兼顾之效。正如《药性论》曰："治男子女人虚冷，添精益髓，去腰疼膝冷，又主消渴热中。"腰为肾之府，肾虚者多伴腰膝酸软，故多以杜仲、牛膝、桑寄生三者相配伍，一者温补肝肾，二者强腰膝，三者牛膝性善下行，可通淋行瘀。

对于夜尿频数又清长者，本着标本兼顾的原则，用山茱萸、覆盆子、桑螵蛸等药可补肾助阳，又有涩精缩尿之效，善治肾虚尿频；还可加入金樱子专主固涩，长于膀胱失约之尿频，两者相辅相成，加强收敛固涩之效以治其标。同时糖尿病之夜尿频数与五脏相关，故常配伍茯苓、山药等药，以补肺脾之阴，以解消渴之燥热，补后天以滋先天，培土制水，使水液代谢平衡，阴阳平复，肾得蒸化，则膀胱得以制约，尿频自止。

同时还应增液润肠，使阳肠道津充足，不偏渗于膀胱。常用柏子仁、桃仁润肠兼助流通津血。也可考虑合并增液汤使用。有大便干燥者，可使用番泻叶。有热象者，可加白头翁、知母。

2. 清利膀胱法

对于伴尿道不适，或伴灼热、疼痛，或尿意急迫者，舌红苔薄黄者，常为热邪致病。热邪为糖尿病夜尿频数的始动因素，热邪熏蒸膀胱，膀胱失约发为夜尿频数。可用萹蓄、瞿麦等品以清膀胱之湿热，配伍黄柏、白头翁、地肤子、蛇床子、蒲公英、紫花地丁等清热解毒之药以清利膀胱；再用少许菊花、薄荷上下分消热邪，驱邪外出。热性燔灼，耗伤津液者，可配伍白芍、知母、葛根、天花粉等滋阴润燥之品以救其阴；同时配白术、茯苓等健脾之品以顾护脾胃。

然糖尿病患者膀胱受热，病因复杂，治疗时还应抓住诱因而随证治之。热伤膀胱，多因于心火肝郁，配伍夏枯草、黄连、佛手等清心肝之热；肺与膀胱相通，膀胱病宜清肺气，用桑白皮、地骨皮以清肺热、敛肺阴。痰湿郁热者当伍以淡渗实脾之法，药用茯苓、薏苡仁、滑石、瓜蒌等。心火下移小肠者则可加入淡竹叶、淡豆豉以清心利尿除烦。

3. 疏肝和血法

如患者表现为夜间尿意频数，每次排尿很少，伴心烦、焦虑，乏力困倦，女性伴月经不调，经量少，舌质淡。此多为气血失和，因气郁而拒血，致使血不养肝，母不生子。五脏之中唯肝既藏有形之血，又疏泄无形之气，故气血为病，从心肝入手，当以肝为关键。肝易滞、血易瘀，肝气郁、肝阴虚等均可导致瘀。治当疏肝和血。疏肝意在行气，行气意在活血，木气冲和条达，气血通调不致遏郁，则血脉得畅。疏肝者用香附、枳壳、佛手，重在行气解郁；并合用合欢皮、远志。伴气机升降失常者，可配伍柴胡、青皮，一升一降，使气复其常。肝郁而致肺气失于宣发者，可予枳壳、桔梗，前者疏理肝气，后者宣发肺气，两者相伍升降相因，以宣肺宽胸，引药入经则气机升降有序。和血可选郁金、当归。《本草备要》谓郁金："行气，解郁，泄血，破瘀。凉心热，散肝郁。"当归者行血补血。两者皆血中气药。气郁化热者，配合丹皮、栀子等清肝火疏郁。夹气闭湿郁者，用石菖蒲开闭除湿。

4. 安神宁心法

患者如表现为夜尿频数，心烦失眠，易惊易恐，多因消渴日久，肾精耗伤而致心阴受损，血不养心，而致心神不宁。阴不足无以制阳，可出现虚热征象。治疗用安神宁心之法，主养心神，兼顾滋肾。养心用大剂酸枣仁为君，伍以茯神，同时配以柏子仁、远志、夜交藤、合欢皮以助君药。心神不宁者，是灵魂涣散而不归其位，磁石以其收敛之性，专主固敛灵魂。养心阴可佐麦冬、天冬；滋养肾阴，用桑葚、山药、枸杞子、黄精。肾阴为化生五脏之阴的根本，肾阴足可养心阴，心肾阴充，心神得养，则不生排尿之感。阴虚生热者，虚热煎灼，可增加排尿次数。此时可用知母、栀子清热护阴。本类患者兼肝气郁结者也不少，配合香附、佛手、青蒿等疏利理气，可解肝经之郁。心肺同居上焦，心阴不足也可波及肺阴，肾阴不足，水不生金，也可致肺阴亏虚，进而肺气不足，可根据病情需要佐北沙参、麦冬、桑白皮、地骨皮，或党参、黄芪等品，以养肺阴、清肺热、助肺气。

5. 理脾升化法

本病夹湿者多因中焦脾虚，患者除夜尿次多外，可伴疲乏，身体困倦，脘痞，食欲不佳，或大便不爽或便溏，舌苔腻。张锡纯指出："消渴一证，古有上、中、下之分，谓皆起于中焦而及于上下。"故脾脏在本病中至关重要。脾病或虚或实，虚者为中气不足，升发无力，水液聚于下焦所致；或脾不运湿，湿浊内生，下郁膀胱，致膀胱不得安宁而出现尿频。主要表现为气虚者，治当益气健脾、升发中气，多用黄芪、太子参、白术等补气健脾之品，谷气上升、浊阴下降，水泉自止。脾虚生湿者，则首当化湿醒脾，使脾能运化而能升散津液。常用藿香、豆蔻、茯苓、陈皮、佩兰、厚朴、砂仁、薏苡仁等以醒脾化湿、疏化脾土。

消渴病久成瘀，瘀血多以兼变证形式出现，因瘀阻而致津液敷布失常，出现尿频。此时应以行血为主，用牛膝、虎杖、益母、泽兰行血消水，善走膀胱。尤其牛膝补肾精，引血下行，则瘀滞消于无形。肝病宜疏通大肠，糖尿病患者气血阻滞多有便秘，肠道糟粕瘀积亦会加重血瘀，故还应强调二便通调，用瓜蒌、桃仁、柏子仁等润肠通便，糟粕得下，瘀血则更易消散。

四、病案举隅

病案一：陈某，女，71岁。2017年3月17日初诊。患者自诉糖尿病病史7年余，尿多，以夜尿增多尤甚，可达5~6次/夜，尿量亦增多，色澄清，伴口干、畏寒怕冷，以腰部为甚，乏力，皮肤时有瘙痒，大便稀溏，2~3次/日，夜寐欠佳。舌质淡，舌苔白，脉沉细。病机属肾阳不足，治当以益肾固摄为本。土能制水，脾为后天之本可滋先天，而脾精不足则肾精更亏，便溏、乏力更甚。当配合健脾益气之法。标本同治，加入少许安神宁心、祛风止痒之品以治其标。处方：桑螵蛸15g，覆盆子15g，肉苁蓉10g，补骨脂10g，川牛膝15g，益智仁10g，五味子6g，肉豆蔻10g，远志6g，刺蒺藜10g，柏子仁10g，茯苓10g。

二诊（2017年3月24日）：患者诉夜尿频次较前减少，3~4次/夜，仍清长，偶有皮肤瘙痒，夜寐欠安，大便正常，舌淡苔白脉沉。上方柏子仁加至30g，以宁心安神。

三诊（2017年4月6日）：患者诉现夜尿1~2次/夜，尿量中等，口干缓解，偶有腰酸，皮肤无瘙痒，大便每日一行，夜寐安，目眵增多，舌脉同前。温阳药多温燥，故上方加枸杞10g，夏枯草10g，以滋阴、清热泻火。

病案二：李某，男，63岁。2016年2月1日初诊。患者诉糖尿病病史10余年，平素尿多，夜尿4~5次，伴头晕、乏力，腰膝酸软。近日尿频加重，白天1小时一次，夜尿5~6次，尿量少，小便涩痛，大便正常，睡眠不佳，舌红苔黄腻，脉数。证属本虚标实，本为肾精不足、肾阳亏虚，标为膀胱湿热。因下焦热象较为明显，如这时补益肾阳，则恐助邪增热；如固摄肾精，又恐闭门留寇。故考虑预祛邪，使邪去正安而后扶正。先予清利膀胱之法，泄膀胱之湿热，缓解症状。处方：瞿麦10g，萹蓄10g，黄柏10g，栀子10g，滑石10g，地肤子10g，蛇床子10g，知母10g，白芍10g，虎杖10g，白头翁15g，酸枣仁15g，柏子仁10g。每日1剂，早晚分服。

二诊（2016年2月17日）：患者诉尿频稍好转，夜尿4~5次/夜，尿时涩痛减轻，尿量尚可，睡眠欠佳，大便正常，伴乏力、头晕，舌淡红苔黄，脉数。显示病邪气已减，正气亏虚，肾失固摄。予标本兼治。因病邪在晚上发作，故予早扶正，晚祛邪。处方①：桑葚10g，菟丝子15g，金樱子10g，枸杞子10g，山药10g，山茱萸6g，川牛膝10g，杜仲10g，桑寄生15g，茯苓10g，黄精15g，黄芪15g，酸枣仁20g。晨起服用，每日1剂。处方②：2016年2月1日方于晚餐前服用，每日1剂。

三诊（2016年3月10日）：患者尿频症状好转，诉夜尿2~3次/夜，尿量中等，无尿痛，睡眠尚可，偶感乏力。舌淡红，苔黄，脉沉。故继续予上方早晚分服，巩固治疗1周后，夜尿减少到每晚1次。继以补肾健脾之品善后。

第三节　衡先培论治老年糖尿病皮肤瘙痒临床经验

引言：老年糖尿病患者皮肤瘙痒的基本病机有虚实两方面，虚主要在于肝肾不足和脾虚失运，以及气血亏虚；实在于痰湿瘀血、阻滞经脉。应把握"形神一体"观，辨证论治结合心神调治。辨证治疗包括养血润燥、补益肝肾、健脾运脾、化痰活血通络等。心神治疗又当根据病情区分为安神宁心、解郁安神、重镇安神、息风宁神、泻火宁神五法。

一、病因病机的认识

老年糖尿病患者皮肤瘙痒既与老年人特征的生理变化有关，也与消渴的病理改变有关。老年和消渴两大因素相互影响，可能以老年因素为主，也可以消渴因素为主。无论哪种情况，皮肤瘙痒的直接病机都离不开两个方面：一是失养，二是失畅。从失养来论，首先，老年诸脏皆损，易多病，而消渴病日久，久病不愈。其次，老年人体质渐衰，年过六十精气自半，肝肾精血生化不足。而消渴病患者，在临床治疗过程中，虽说控制饮食、加强运动是良好的调节血糖方法，若控制不佳，易加剧肝肾亏虚，损耗阴液，无以濡养肌肤组织。而脾为气血生化之源，过度的饮食控制，致使脾胃功能下降，无以运化，气血不足，血虚生风，燥胜则干，风动则痒。消渴病病久，则易阴虚燥热。消渴老年患者多偏气阴不足，脾失运化者常见，易于内生痰湿，若加之饮食控制过度，则易脾虚痰湿。从失畅而论，消渴病程日久，瘀血内生，络脉失畅。痰瘀互结者，闭阻更甚。皮肤毛窍为人体外周组织，经络遥远，气血能到达者本来就少，在经络痹阻、气血不足的情况下，失于滋养就更加显著。痰瘀互结，则邪阻亦盛，肌肤失养更加顽固。

二、治疗思路

老年糖尿病患者常多病同见，且常病程日久，并发症多，病情复杂，治疗也当三因制宜，不可拘于固定治疗模式。但总体说来，本病的治疗主要当从两个方面着手：一是基于病因病机的辨证治疗；二是基于"诸痛痒疮皆属于心"而从心神来治疗。两者有机融合，标本兼治。

基于病因病机的治疗，当注重养、通两个方面。一是从养的角度治疗，根据老年糖尿病患者多有诸脏皆损，气血不足的病机特点，治疗多以养血润燥、调补肝肾、健脾运脾等法为主。二是从通的角度治疗，通过祛痰以通经络、活血以通血脉，以通除邪，使气血能畅达，肌肤得养则痒自愈。无论补虚还是治实，都当参《医宗必读》"治风先治血，血行风自灭"的道理，因虚者参以养血健脾，因实者参以活血行血。

"形神一体"观是中医学有别于现代医学的核心。形神与俱是健康的基本特征，神不随形、形神涣散，或者形似状而灵魂失，都是人体不健康的表现。这在老年糖尿病患者皮肤瘙痒疾病中显得尤其突出。反映在治疗上，就是要注重心神的调治。老年糖尿病患者因病已经年日久，长期经受物质与精神的压力，身心俱疲，大多心情厌倦。反复的皮肤瘙痒，更导致患者心情烦躁，易激易怒，甚者发生失眠，继而大便干燥、口臭等。在辨证治疗时，通常要配合使用宁静心神之法。宁静心神又当根据病情，采用不同措施，如：①伴心烦、失眠、心悸者，当予安神宁心，常用酸枣仁、茯神、柏子仁、远志。②伴抑郁、焦虑者，当予解郁安神，常用合欢皮、刺蒺藜。③伴燥怒、惊悸者，当重镇安神，常用磁石、琥珀、龙骨。④伴皮肤瘙痒为游走性，或伴头昏等者，又当息风宁神，常用牡蛎、珍珠、钩藤。⑤如心烦急燥又伴大便干燥者，则予泻火宁神，常用石膏、寒水石、水牛角，或加番泻叶等。

三、辨证论治

1. 脾虚失运证

该证多由于患者平素饮食不节，嗜食辛辣、肥甘厚味之品，致脾虚水停，内生湿热，湿热伤及阴液，阴虚及气，气阴两虚，气机失去斡旋，经络气机阻滞不畅，湿邪郁于肌肤，发为瘙痒。症见：瘙痒主要以下半身为主，反复发作，或带有水疱或脓疱。患者常头脚困重，雨天时瘙痒加重，平素疲乏，纳呆，大便黏腻，舌体胖大，舌边伴见齿痕、苔白腻，脉濡滑等。治疗上以健脾化湿为治则，方选健脾祛湿方加减。处方：茯苓、苍术、薏苡仁、陈皮、佩兰、藿香、草豆蔻、白豆蔻、厚朴、醋香附、法半夏。

2. 肝肾不足证

病情日久不愈，易致阴伤累及肝肾。《素问·上古天真论》中记载，随着年龄的增长，则肝气易衰，肾脏易衰，故可多见肝肾亏虚，肾阴不足，肝木无肾水以涵养，肝肾阴亏，化燥生风，肝风内动，风邪于肌肤中流窜，风盛则痒，加之肝肾阴亏易致肌肤组织失于濡养，两者相合，发为瘙痒。症见：皮肤干燥瘙痒，时作时止，夜间痒甚，或伴见脱屑。可伴腰膝酸软，手足心发热，口干舌燥，头晕，疲乏，舌红少苔，脉沉细数等。该证以滋补肝肾为治则，方选壮肾方加减。处方：菟丝子、槲寄生、桑葚、枸杞子、金樱子、山茱萸、制黄精、川牛膝、山药、茯苓、磁石。

3. 气血亏虚证

若病不向愈，累及全身，则易致气血亏虚。消渴病年老体弱者或久病体虚者，气血亏虚，内不能润养五脏六腑，外不能荣华毛发肌肤，肌肤失养，卫气郁滞而引发瘙痒。症见：瘙痒程度不甚剧烈，但易反复，时轻时重，夜间为甚，皮疹暗红，皮肤干燥，脱屑，或肌肤甲错，严重者可见表皮剥脱和血痂，面色苍白，失眠心悸，神疲倦怠，少气懒言，五心烦热，舌淡苔薄，脉沉细无力等。该证以养血润燥，益气养阴为治则，方选养血益气生津方为主加减。处方：知母、虎杖、栀子、牡丹皮、白芍、玄参、玉竹、益母草、川牛膝、泽兰、蝉蜕、太子参、黄芪。

4. 痰瘀阻络证

该证无明显季节性，根据王清任"久病入络为血瘀"之说，消渴病程日久，久病多瘀，瘀滞经络。结合患者年龄情况及病程，脾虚不运，致气机不畅，气滞则血无以行，则易生痰凝血瘀。"诸痛痒疮，皆属于心"，瘀血阻滞心脉，心血不宁。加之旧血不行，新血不生，瘀血阻滞经络，不能濡养肌肤，以发为瘙痒。症见：皮肤瘙痒剧烈，紧束和受压处为甚，抓痕累累，皮损处颜色多为黑色或紫红色。或伴见皮色暗红，或肌肤甲错，全身多处布暗红色皮疹，难以消退，时感刺痛，痛处不移，或聚结成块，或融合成片，甚则苔藓样变。面多晦暗，胸闷刺痛，心悸健忘，心烦不寐，四肢冰冷或发麻，唇色紫暗，舌质红或暗红，或有瘀斑，舌底瘀血丝或瘀血点，舌下脉络青紫迂曲，苔少或黄腻，脉沉细涩。以祛痰化瘀为治法，自拟痰瘀方加减。处方：川牛膝、川芎、赤芍、桃仁、郁金、全瓜蒌、法半夏、薤白、僵蚕、丹参、远志。

四、病案举隅

谭某，女，65岁，2型糖尿病病史12年。2017年10月11日初诊。主诉平素双下肢皮肤瘙痒，痒势不甚，反复发作，以夜间为主。皮肤干燥易脱屑，小部分可见肌肤甲错。易感疲惫，乏力，纳呆，难入寐，大便黏腻。舌暗，舌体胖大边齿痕，苔白腻，脉沉滑涩。辨证当属脾虚失运，痰瘀互结。由于脾运易复，但痰瘀难消。故采用病机分治之策，先治易治病机，后治难治病机。处方①：茯苓10g，苍术10g，陈皮10g，薏苡仁10g，草豆蔻6g，白豆蔻6g，佩兰9g，藿香10g，厚朴6g，醋香附10g，法半夏10g，酸枣仁20g，地肤子15，白鲜皮15g。处方②：川芎10g，赤芍10g，郁金10g，全瓜蒌15g，法半夏6g，薤白6g，僵蚕6g，丹参15g，砂仁6g，黄芪20g，白豆蔻10g，佛手10g。各6剂。先服方①，方①全部服完再服方②。二方均水煎服，每日1剂，早晚分服。

二诊（2017年10月25日）：患者诉痒势减，肌肤较前润泽。疲乏感改善，纳进，寐安，大便稍黏。舌色偏暗，舌体胖大齿痕较前减少，苔白腻，脉滑涩。效不更方，治疗同前。

三诊（2017年11月8日）：患者瘙痒感明显改善，夜间瘙痒频率减少，睡眠改善。嘱患者门诊随诊。

按：久病体虚，素体阴虚，脾虚失运，水津不布，灼津炼液，化湿成痰，故患者瘙痒部位以双下肢为主，平素易感疲乏，纳呆，大便黏腻，脉滑。而久病消渴者，阴虚更甚，阴液损伤，加之气虚乏力，无以运血，血液黏滞，血行不畅，瘀血内生，故可见肌肤甲错，舌色暗红，脉沉涩。处方①为健脾祛湿方，方中以佩兰、藿香化湿健脾，薏苡仁淡渗利湿兼以健脾，半夏、草豆蔻、白豆蔻、苍术以其辛温之味，燥湿和胃。湿性黏腻重浊，易阻滞气机，故方中加入香附、陈皮行气畅中，化湿行滞。地肤子、白鲜皮止痒。诸药并用，健脾化湿，行气化湿，则改善皮肤瘙痒之症。处方②为痰瘀方，方中丹参、郁金、川芎、赤芍活血散瘀，而不易生痰。《儒门事亲》："内有瘀血则气为血阻，不得上升，水津固，不能随气上布，是以瘙痒。"气血同调，才能更好地行瘀通脉。故加入瓜蒌、法半夏、薤白、砂仁、僵蚕、佛手，化痰行气，消痞散结。黄芪补益脾虚之气。诸药合同，以奏活血通络，化痰健脾之功。两方各加入酸枣仁，养心安神。

参考文献

[1] 苏永鑫，衡先培. 衡先培论治老年糖尿病皮肤瘙痒临床经验 [J]. 中华中医药杂志，2020，35（10）：5055－5057.

第四节　衡先培诊治糖尿病颜面青垢临床经验

引言：面部望诊是糖尿病诊疗过程中的常用重要手段，患者面色的变化尤能反映糖尿病的动态与转归，还可为辨证论治提供准确的要素。糖尿病中、后期患者面色发暗有青、垢之别。颜面青与肝相关，病因多为肝血不足、气郁、血瘀、痰气郁滞。颜面垢为暗浊，病因多为气郁、痰浊、血瘀与肾虚，是糖尿病发展至中、后期累及肾的外在征象。枯晦是糖尿病患者脏腑精气衰败，胃气不能上荣，气衰血败所致的颜面枯槁，晦暗无光泽。糖尿病患者在中、后期，多有肝肾虚损、阴阳衰耗、气郁、血瘀、痰浊交结痹阻经脉，到终末甚则发为虚、劳、脱，阴竭阳亡，累及生命。明了糖尿病患者面部颜色诊断及治疗方法可极大发挥中医优势，为防治糖尿病及其并发症提供合理的诊疗思路，并提高糖尿病的治疗效果及患者的生存质量。

望诊为中医四诊之首。古语有"望而知之谓之神",反映了面部望诊的重要性。由于糖尿病的不可治愈性,呈慢性进展经过,机体的精、气、神都会随着疾病的逐渐进展而发生细微渐进的改变。面色青垢晦暗尤其能反映疾病的进展状态,准确及时地反映疾病的向愈或进展,其价值有时甚至超过微观检测指标。

体现于外的面色与内在疾病的动态密不可分,可充分反映疾病的即时事态,糖尿病患者的面色亦如是,其因疾病的影响而异于常色。2 型糖尿病具有郁热虚损的进展规律,早期痰湿或痰热困脾,继而热盛伤津,气阴两虚,中后期出现肝血虚、肾阴虚、肾阳虚,并常兼痰、兼瘀,与五脏相关。故早期的肌肤可因热邪而泛赤色,后因疾病渐伤至本,发生阴阳衰竭,气血郁滞,精血亏耗,面色逐渐向青、垢、晦演变。青色为发于东方的肝脏之色,所谓"青当肝",正常情况下,肌肤所现青色应为"苍璧之泽""以缟裹绀",或泛有光泽,或蕴含红润的生命力,而非"蓝""草兹"一般,神采不足。垢为失于光彩润泽,如有烟熏状。垢为青之极,青为垢之渐。

一、病案举隅

刘某,女,57 岁。2013 年 11 月 6 日初诊。以"反复口干、多饮、多尿 2 年"为主诉收住入院。2 年前无明显诱因出现口干、多饮、多尿,伴双足针刺感,至外院就诊,诊断为"糖尿量异常",未予重视。4 个月前患者症状加重,伴双手针刺感,就诊于我科门诊,查生化全套:空腹血糖 6.74mmol/L,餐后 2 小时血糖 11.53mmol/L,糖化血红蛋白 6.3%,诊断为 2 型糖尿病,予佳倍舒控制血糖。3 个月前自觉四肢末梢针刺样疼痛加剧,考虑"糖尿病周围神经病变"诊断。1 个月前患者自觉皮肤苍白,额头、眼眶、鼻周肌肤色泽青暗,口唇色暗,于门诊就诊后收入住院治疗,患者诉双手、双足针刺感,乏力,无明显口干、多饮、多尿,精神抑郁,夜寐多梦,舌暗红,苔白,脉弦细。证属肝虚血少,气滞血瘀。针对患者面部色泽异常,除常规查血流变、血栓前状态之外,并行眼眶、副鼻窦,以及颅脑 CT、垂体功能及皮质醇水平等检查。以上辅助检查结果均无异常。入院检查:血常规示 HGB 103.0g/L,RBC 3.33×10^{12}/L。治疗方案:西药方面因患者血糖控制情况较好,仍口服伏格列波糖和米格列奈治疗,并予甲钴胺营养神经。中医治疗方案，予内治法，成药：丹参多酚酸盐静滴，每日 1 次；内服中药：以舒肝养血，行气化瘀为主，兼滋阴生津。处方：北柴胡 10g，川牛膝 15g，白芍 15g，当归 6g，生地黄 10g，北沙参 10g，枸杞子 10g，麦冬 10g，首乌藤 10g，合欢皮 10g，柏子仁 10g，火麻仁 20g。水煎服，每日 1 剂，早晚餐前各 1 次，温服。

二诊（2013 年 11 月 13 日）：患者诉额头、眼眶、鼻周肌肤青暗色泽较入院时变浅，眼眶较色泽异常余处为甚，唇色亦有改善，双手、双足针刺感有所缓解，双下肢乏力明显改善，夜间睡眠可，精神好转。舌脉同前。中医治疗方案仍维持上方不变。

三诊（2013 年 11 月 16 日）：患者诉面部皮肤稍干燥，额头、眼眶、鼻周肌肤青暗，色泽较前明显变浅，仍以眼眶为主，双手、双足针刺感较前明显缓解，夜寐佳，排便不畅，舌暗红脉弦细数。另拟方如下：川牛膝 15g，粉葛根 15g，白芍 10g，合欢皮 10g，天花粉 10g，知母 10g，石斛 15g，玉竹 10g，首乌藤 10g，柏子仁 10g，火麻仁 20g，北五味子 6g。水煎服，每日 1 剂，早晚餐前各 1 次，温服。

四诊（2013 年 11 月 22 日）：患者诉额头、眼眶、鼻周肌肤色泽几无异常，唇色红，双手、双足针刺感较前明显缓解，精神、饮食可，夜寐安。同意出院，门诊随诊。

二、病例探讨

1. 病因、病机、病位

患者中年女性，有糖尿病及糖尿病周围神经病变病史。此次除有四肢末端的针刺感之外，还出现了颜面部（以额头、鼻周、口周为主）肤色发青。面色发青，很大程度上反映了肝脏的病变情况。《医宗金鉴·四诊心法要诀》云："肝病善怒，面色当青，左有动气，转筋胁疼。诸风掉眩，疝病耳聋，目视恍恍，如将捕惊。"《圣济总录·肝脏门》论曰："肝在色为青，在志为怒，故其气逆则面青多怒，盖本藏气逆于内，干之而出，则多怒而面青也。"历代医家认为，患者面见青色，多有寒凝气滞，或瘀血内阻、筋脉拘急、疼痛剧烈、热盛动风使面部脉络血行瘀阻所致。肝主导周身气机运行，无论是气血被阻在先，还是肝失调达，气血郁滞在后，青色的出现多有气机阻滞、肝郁不通的情况。

糖尿病的病变波及之处乃由气血至经络，最终伤及脏腑元气根本，气血阴阳衰惫甚至亡失。轻者在气在血，为虚、为滞、为郁者多，表现为气虚、血虚、气滞、血滞、气郁等。继则在经在络，为瘀、为痰、为火，表现为瘀血、痰浊阻经阻络，或火化为毒伤经伤络；重者甚或在疾病晚期为虚、为痨、为脱，表现为阳虚生寒，寒极为厥，久虚成痨，甚者脱阴、脱阳、脱气、脱血，生命危在旦夕。由此可知面青一症的病因中，肝血不足、气郁为轻，涉及病位尚在气血。而痰气郁滞、血瘀为重，涉及病位已在经络。患者面色青暗以额头、眼眶、鼻周为主，兼唇色暗。依据经络循行学说，足厥阴肝经除连接目系，上入鼻咽，除额头之外，目系分支亦环绕唇周，眼眶处亦有足少阳胆经循行，上述部位与肝胆有关。又面部分区色诊依《医宗金鉴》所言，可知鼻柱曰年寿，应候肝之疾；年寿之左右为面傍，候胆之疾。肝胆互为表里，足见患者颜面青暗是内在肝经络系统障碍的体表征象。而就其症状与体征而言，情志不遂为肝气郁结常有之态，肤色苍白，唇色发暗，伴四肢末端针刺感，脉象弦细，实乃肝血不足兼气郁、血瘀之象。

因糖尿病患者多有喜食肥甘厚腻之习，易伤中焦脾胃，致使食滞、痰浊内生，阻滞气机，痹阻血络，反而抑制肝之疏泄。食积生热，浊结阳明，燥热更甚，伤津促瘀。痰浊、血瘀、气滞三者互相推进，痹阻脉络，致五脏、肌肤失却濡养。气血因中焦渐败而失源，又因旧血郁气不消而亡径，致使肝血缺乏后天之精之滋培，况先天之精暗耗至殆，而无从补养。疏泄多碍，资源失处，又兼情志不遂，肝病则其本色自现颜面。

2. 诊断

颜面偏暗以现代医学审视之，可为色素沉着、发绀及血液循环障碍。而低血压、经常不明原因发生的低血糖及低体温可导致颜面灰暗。本例病案中，辅助检查可基本排除肾上腺皮质功能减退致黑色素沉着的可能性。以中医角度视之，该患者本有糖尿病基础，平素情志少于乐观，有左肝囊肿及胆囊结石，而肝、胆互为表里，由此可判断其为肝气失于调达。《四圣心源》谓"消渴者，足厥阴之病也"。糖尿病病程发展至中、后期，病变逐渐耗伤肝肾，痰浊、瘀血、气滞瘀阻经脉。该患者虽尚未发生明显的心、脑、肾病变，然渐进而生的双手、双足针刺感，双下肢动脉硬化则正是肝失疏泄，经脉瘀滞之表现。患者之左耳神经性耳鸣也证实肝系统病变之"疳病耳聋"的特点。夜寐不安，魂梦纷纭，实乃肝血不足，魂失所养，故有此象。前文已经分析，患者的糖尿病发展趋势虽已经由气血及经络，但脏腑气血衰败、皮肉、脏器、骨骼等的形质病变尚未发生，故知患者之病程已至中期，病位在气血与经络，病因以肝血不足、气郁、血瘀为主，属于消渴所致痹症，辨证为肝血不足兼气郁血瘀证。此时，病位虽涉及经络，但暂时无四肢麻木、痈疽、痰浊塞脉等痹阻经络之重态，故中医治法仅予中药注射剂及汤药，并无洗浴方及穴位敷贴治疗。

3. 治疗

糖尿病病程中发生的肝血不足、气郁、血瘀、痰气郁滞，常兼而有之，故遣药应循攻补兼施法。补益精血可用枸杞子、熟地、枣皮，养阴生津可用天花粉、麦冬、五味子，活血化瘀可用丹参、川牛膝、当归、川芎、郁金，疏肝解郁可用北柴胡、合欢皮，化痰可用瓜蒌、薤白、半夏，针对失眠一症则用夜交藤安神当机。又糖尿病患者之浊结阳明有伤津促瘀之害，故在治疗糖尿病及其并发症时应重视通腑泄浊，加郁李仁、柏子仁、番泻叶之属。

该患者颜面除青暗外，肌肤尽显苍白，唇色偏暗，又兼情志不畅，明其肝血不足外，气滞血瘀亦著，综合前析，其病责之厥阴与少阳。故予疗厥阴、少阳之要药北柴胡疏肝解郁，再与川牛膝活血化瘀、补益肝肾为君，考其病在气血、肝经，当活血与行气并重，疏通肝经郁滞为要中之要。通畅经络气血则有推陈致新之功，再施补益之法则有径可循，不至呆滞。补益予白芍、当归和肝养血为臣，所谓"虚则补之"，又当归补中有通，助君药通气活血；白芍补中有收，防君药燥疏太过，反伤气血。生地黄、北沙参、枸杞子、麦冬养血滋阴，共救消渴之津血亏少为佐，首乌藤、合欢皮加强疏肝解郁之力，柏子仁、火麻仁通腑泄浊，推陈出新，使气滞血瘀之浊气得有出路。后患者病色转淡，面色近常，然有皮肤稍干，便结之碍，虑前虽有通便之品，亦行滋阴之治，然糖尿病病程中阴津亏少常有；前治已效，肝血得养，瘀郁得化，今干燥之象强于瘀滞之象，故先去劫阴之柴胡，温热之当归，仍用川牛膝化瘀益肝肾，白芍和肝，首乌藤、合欢皮解郁安神，柏子仁、火麻仁通腑泄浊，变养血滋阴生津为滋阴生津，采用粉葛根、天花粉、知母、石斛、玉竹一派生津之品，另加北五味子敛收气阴，除燥渴。仍以补益肝血，行气活血为要，机关用处随类化裁。

三、经验拓展

本病案中，患者病程未晚，元气尚在，故此番病象得药后其瘥尚速。察其颜面病色虽青而暗，却光泽丰润，未如烟熏，更无枯槁，故其颜面诊断从青。糖尿病患者颜面出现的暗色一般分为青、垢两种。青为色蓝而失于神采，或暗，或不甚明朗；垢为暗浊，是糖尿病发展至中后期，气滞、血瘀、痰浊渐重，颜面所现的色泽暗哑有如烟熏之状。在糖尿病患者脏腑精气衰败，胃气不能上荣，气衰血败时，会出现颜面枯槁，晦暗无泽之颜面枯晦。现就余下两种面色进行经验小结。

1. 糖尿病患者颜面发垢之临床经验

颜面发垢较青为甚，为糖尿病从中期向后期过渡的外在变化。色泽暗哑，貌若烟熏，脏污外露。其病因多为气郁、痰浊、血瘀与肾虚。从色调上来说，垢的颜色偏于黑色系，而黑为肾之色。糖尿病至中后期多累及肝肾，存在肝肾精血不足之征，甚至到后期出现肾阴、肾阳衰亡，致患者生命垂危。肾为先天之本，亦为慢性疾病所累及的最后防线。由青至垢，反映糖尿病患者在中、后期肝肾不足这一大环境下由肝及肾的发展历程，也是气郁、痰浊、血瘀三者日益为痹的表象，更是从气血的虚、滞向经络的痹阻发展的实质证据。此时的痰浊、血瘀、气滞多有共现互结为患之势，痹阻经络，又津枯血少，毒火未褪，伤及经络，况肝肾精血日枯，五脏疲衰，奈何病至于斯，渐难回天。就其辨证特点而判分，垢而干焦，多有肾阴虚；垢而晦暗，则虑其有肾阳虚；垢而腻浊，多有痰浊；垢而肌肤甲错，多有血瘀；兼情志不遂，易怒喜太息者多有气滞。肾阳虚多用附子，肾阴虚多用熟地、山茱萸，以救其本。

2. 糖尿病患者颜面枯晦之临床经验

颜面枯晦是疾病之恶色，说明其病难治，预后较差。糖尿病患者现此态之时，多伴经脉、皮肉、脏腑、骨骼形质上的病变，气血阴阳近竭。糖尿病久病者，中焦已败，胃气无法上荣，神气自然不足；早期的气阴两虚逐渐发展至阴阳两虚、肝肾亏虚，随着五脏的衰耗，经脉的痹阻，在晚期发为虚、劳、脱，所谓阳虚生寒，寒极为厥，久虚成痹，有脱阴、脱阳、脱气、脱血之虞。若现此色，治疗多要考虑标本兼治，既要从根本改善患者元气的衰败，还要将累积日久的痰浊、血瘀气滞给予出路，不宜过于攻伐，顾护患者正气为要。此时慎重给予通腑泄浊之品，免伤及患者本已虚衰的气血与元气。

参考文献

[1] 陈依楚，衡先培. 衡先培教授诊疗糖尿病颜面青垢临床经验 [J]. 亚太传统医药，2015，11（5）：61-63.

第五节　衡先培论治糖尿病热盛津伤证临证经验

引言：糖尿病属于中医"消渴病"范围。通常认为该病以阴虚为本，燥热为标，两者互为因果。在古籍中，消渴分为"上消""中消""下消"，分别治以消渴方、玉女煎和六味地黄丸。然临床中糖尿病患者三消症状常夹杂存在，临床用药要兼顾整体又有所侧重，应善加利用药对。对热盛津伤的患者，应注重酸味药的应用。另外，笔者发现，荔枝核是治疗此证的良药。

一、善用药对，三消兼顾

糖尿病患者三消症状夹杂存在，故临床用药不可截然分开，要兼顾所有并有所侧重。对于阴津不足、燥热偏盛的患者，既要清热，又要生津，清热是祛除病因，生津是治疗目的，从根本上缓解患者消渴症状。应善加利用药对，清热从肺热、胃热、肾中虚火三方面着手：桑白皮、地骨皮相配可清泄肺热及肝肾虚火，对于阴液不足导致的虚热，如潮热、盗汗等效果甚好；石膏、知母均入肺胃二经，配伍后可增强清热止渴除烦之功，二药配伍，清中有润，润中有散，透邪外出，用于缓解糖尿病患者口干舌燥、口渴多饮、多食易饥、大便偏干、舌红苔黄或苔少津亏等症状。

二、注重酸味药物的应用

1. 酸甘化阴

酸甘化阴法是指将酸味药与甘味药配伍后产生滋养阴液、生津益气功效的一种治法，属于"养阴法"范畴。与一般养阴法相比，其优点在于两种性味的药物一敛一滋，既能滋阴生津，又能防止津液丢失。甘味药滋生津液，酸味药固摄津液，发挥协同作用，较单纯应用一种性味的养阴药物效力更佳。成无己云："酸以收之，甘以缓之。"故酸甘合用以补阴血，这是关于酸甘化阴的最早论述之一。

2. 疏肝柔肝，以酸制甘

肝主疏泄，具有调畅气机的生理功能，与脾主运化的生理功能密切相关。肝木条达，气机调畅，脾主运化的功能才可正常发挥，津液才能正常化生、输布。《素灵微蕴·消渴解》云："消渴之病，则独责肝木而不责肺金。"意在强调补肝调肝对治疗消渴病的重要性。白芍性酸，主归肝、脾经，有补血柔肝、平肝止痛之功。肝气得以濡养，疏泄有度，津液化生、输布方可正常。

"酸能胜甘，酸能克甘"是中医五行五味理论与中药四气五味学说的基本观点。从五行来讲，即木克土；从五味来讲，即酸胜甘。中医五行五味理论认为：各种性味的药物之间相生而化，相克而制。这里的制是制约，为良性克制。五味在疾病发生发展过程中具有重要作用，正如《金匮要略》中所说"五脏病各有所得者愈"。从人体五脏的关系来讲，肝对脾的克制在于调畅脾胃气机，使脾土不壅。酸为肝之本味，能补肝体、调肝用，肝有所藏、肝木调达，则脾运化健旺，津液得以化生、输布正常。同时，脾的运化功能恢复，方可消肥甘厚腻之积，防止内热产生及阴津进一步损耗。

三、荔枝核的巧妙运用

荔枝核又名荔仁、大荔核，为无患子科常绿乔木荔枝的干燥成熟种子，产于福建、广东、广西、四川等地。其味辛，性温，入肝、肾经，走肝经血分，以行血中之气滞，具有祛寒散滞、行气止痛的功效，多用于治疗肝经寒气凝滞引起的小肠疝气、睾丸胀痛、胃脘疼痛、气滞血瘀、少腹刺痛等证。李时珍在《本草纲目》中说荔枝核可"止渴，益人颜色，食之止烦渴"。现代药理学研究表明，荔枝核含皂苷 1.12%，鞣质 3.43%，还含有 α-（亚甲环丙基）甘氨酸成分。有学者给饥饿 22 小时的小鼠皮下注射荔枝核提取物，发现其可使小鼠血糖水平下降，肝糖元含量降低。

1. 气能行津

口渴是糖尿病患者的典型症状，其病因无非津液不足或津液不能输布。荔枝核性温，擅行散滞气，气行津散，水精四布而渴自愈。

2. 通络化痰

糖尿病患者阴液不足，虚热内生，火热炼液为痰，加之患者多脾胃运化失常，内湿丛生，长此以往形成痰湿体质。荔枝核通络兼能化痰软坚，临床用于体形肥胖的糖尿病患者效果较好。

3. 火热不生

气行则津行，气津不郁则火热不生。糖尿病的重要病因之一为情志不调、气机不畅，郁久化火，火热炽盛，进而灼伤肺胃肾之阴。因此加入行气药，使气行而不郁，从病因入手，才能药到病除。

4. 补而不滞，清而不寒

治疗糖尿病的中药多为甘、寒之性，甘多则易滋腻，故加入荔枝核行气散结，使诸药补而不滞，动静相宜。荔枝核性温，配以清热生津药，则温燥之性去而行气之用存，故荔枝核使整组药物补而不滞、清而不寒。前世医家治消渴一证，常用甘寒、苦寒中药佐以辛燥芳香之品，意在于此。

5. 道地药材，量多质优

行气类中药较多，沉香、檀香之类药材价格昂贵，且木香不适用于脏腑燥热者。荔枝生于岭南及巴中，其品以闽中为首，蜀州次之，岭南为下。《本草纲目》中记载："闽中四郡所出特奇，非广、蜀之能比也。"蔡襄的《荔枝谱》云："广、蜀所出，早熟而肉薄，味甘酸，不及闽中下等者。闽中惟四郡有之，福州最多，兴化最奇，泉、漳次之。"福州荔枝量多质优，故其核可作为一味养生保健品，适合糖尿病患者长期使用。

四、病案举隅

刘某，女，59岁。2015年1月27日初诊。糖尿病史12年。曾就诊于福州市某医院，服用达美康片、二甲双胍片治疗。近1周来口干多饮加剧，夜尿每晚2~3次，四肢末梢麻木，上半身皮肤瘙痒，伴头晕、乏力，饮食一般，睡眠欠佳，大便2~3日/次。舌苔无，脉微数，属热盛津伤之证。近来在社区医院注射维生素 B_{12} 治疗效果不佳。处方：桑白皮10g，地骨皮10g，白芍10g，五味子6g，石膏10g，知母10g，荔枝核30g，玉竹10g，石斛 10g，天花粉 10g。7 剂，水煎服，每日 1 剂，早、晚各服 1 次。并嘱患者禁食寒凉油腻食物，加强体育锻炼。

二诊（2015 年 2 月 3 日）：口干稍减，脉平，舌苔有所好转。上方加葛根 15g，以舒郁生津、升阳化津。

三诊（2015 年 3 月 20 日）：口干明显减轻，夜已经能小卧，精神亦有好转迹象，后随证调治，最终康复。

参考文献

[1] 刘亚楠，衡先培. 衡先培教授治疗糖尿病热盛津伤证临证经验[J]. 亚太传统医药，2015，11（16）：76 - 77.

第六节　衡先培治疗糖尿病便秘的临床经验

引言：便秘是糖尿病慢性并发症之一，且多见于年龄较大者，不仅影响患者生活质量和情绪，且使得热量无出路，影响降血糖药物的作用。其病因病机以脾肾功能失调、气虚津亏为本，气滞痰瘀互结为标。治疗上，不能专顾泻下通下，而应辨清病因，根据病因不同，审因论治，辨证治之。

一、病因病机

1. 脾肾功能失调、气虚津亏为本

糖尿病患者常有便秘的临床表现，且老年人多见。老年糖尿病患者便秘以虚证为主，实证少见，其主要病机是脾肾功能失调、气虚津亏。因糖尿病患者饮食不节，损伤脾胃，而脾为后天之本，气血生化之源，脾虚运化之力减弱，则气血生化不足，气虚则大肠传化无力，血虚则津枯肠道失润，导致便下无力，大便艰涩。久病及肾，肾主一身阴阳、水液，且司二便，《医学正传·秘结论》云："夫肾主五液，故肾实则津液足而大便滋润，肾虚则津液竭而大便燥结。"消渴日久不愈，或年老体弱，或久服泻下之剂，脾胃虚弱，升降失常，传运无力，则更易引发便秘。气虚加津亏之原始病因，则大便无力且较干结。故脾肾功能失调、气虚津亏是本病的

根本。

2. 气滞痰瘀互结为标

《素问·经脉别论》曰："饮入于胃，游溢精气，上输于脾，脾气散精，上归于肺，通调水道，下输膀胱，水津四布，五经并行。"《灵枢·决气》说："中焦受气取汁，变化而赤是谓血。"说明津液与血液都来自水谷，且可以相互转化。患者由于饮食失节，恣食肥甘厚味，嗜酒豪饮，损伤脾胃，湿困中焦，胃失受纳，脾失健运，致所食水谷肥甘不能化生精微，反成痰浊聚集体内。糖尿病患者既往多食肥甘厚腻之品，痰湿困脾，阻滞气血运行，日久成瘀入络，加之消渴日久气虚津亏，气虚津亏则血运无力也可致瘀。《诸病源候论·诸痰候》中说："诸痰者，此由血脉壅塞，饮水积聚而不消散，故成痰也。"《血证论·咳嗽》中云："须知痰水之壅，由瘀血使然，但去瘀血则痰水自消。"血中之痰浊是痰与血的混合物，痰瘀互结，进一步阻碍气血运行，故气滞痰瘀阻络，影响周身气血津液的运行，脏腑失养，功能减退，肠道失润，使便秘发生。

二、明辨病机，分型论治

1. 气虚津亏，失于传导

消渴的基本病机为阴虚燥热，阴虚为本，燥热为标。加其病程长久，肠胃受损或内结燥热，伤津耗液，导致肠津大伤，大便难解，或久病气虚津亏，气虚则推动无力，津伤则肠道干涩，导致排便困难。主要表现为大便干结难下，如羊屎状，形体消瘦，面色干枯无华，皮肤干燥脱屑，口舌干燥，舌红，少苔，脉沉细。证属气虚津亏，失于传导。治宜养阴生津，补其津液，"增水行舟"，使"水道溢而舟自行"，药用养阴生津方加减。处方：麦冬 10g，玄参 10g，知母 10g，天花粉 10g，石斛 10g，桑白皮 10g，白芍 10g，石膏 10g，葛根 10g，玉竹 10g。方中用麦冬清润胃肠而止渴润燥，配玄参，一清一滋，金水相生，养阴生津止渴，再加知母、天花粉、石斛等以益气养阴；若口干面红，心烦盗汗者，加石膏、葛根以解口干，加芍药、玉竹助养阴之力，使津液生则大便亦随之易解。

2. 脾肾气虚，重者阳虚

消渴日久，脾阳不足，则阴寒凝滞，津液不通，肾主五液而司二便，脾肾功能失调、气虚寒凝，都可影响大肠传导。气血津液失调导致便秘往往离不开脏腑的失衡、阴阳的失调，且阴损及阳，终致阳虚。真阳亏损，温煦无权，阴寒凝结，大肠传导失司，则易发为便秘。临床症见大便干或不干，排出无力，小便清长，腰膝酸冷，面色㿠白，四肢不温，腹中冷痛，舌淡、苔白，脉沉迟。证属脾肾气虚，重者阳虚。故补脾益肾、微助真阳是其关键，自拟补脾益肾方加减。处方：巴戟天15g，杜仲15g，枸杞15g，柏子仁15g，酸枣仁15g，菟丝子10g，川牛膝10g，酒黄精15g，枸杞子10g，山药10g。若有腹中冷痛伴腹胀者，可加肉苁蓉、肉桂、木香以温中止痛；若气虚身乏多加黄芪、白术之类。滋阴不忘助阳，补阴血不忘益气，以达到补脾益肾，微助真阳之效。

3. 气机郁滞，腑气不通

消渴病久，患者心情郁闷，肝气郁结，气机壅滞，或气郁化火伤津，则腑失通利。临床多表现为大便秘结，但并不干硬，虽有便意，但排便困难，临厕努挣，引起腹胀腹痛、烦躁失眠、食欲不振等，舌淡苔白，脉弦或细。证属气机郁滞，腑气不通。治以疏肝理气，通腑消痞，理气消痞方加减。处方：木香8g，沉香10g，枳壳10g，厚朴10g，香附10g，佛手10g，三棱10g，青皮10g，陈皮10g。木香调气，沉香降气，枳壳破气行滞，加厚朴、香附等以助疏肝理气；若气郁日久，郁而化火，可加黄芩、栀子、龙胆草清肝泻火；若七情郁结，忧郁寡言者，加白芍、柴胡、合欢皮疏肝解郁。

4. 痰瘀积滞，痹阻经络

糖尿病患者体型偏胖，多痰湿内蕴，或营养过剩，蓄积体内，不得消耗，酿生痰浊；脾、肾等脏腑功能失调，津液代谢障碍，气血运行受阻，则痰湿瘀血内生；痰浊与瘀血互结胶滞，又会反过来阻碍气血津液的运行，导致大便不通。再者病程长久，血伤入络，血瘀于肠道，是以"久病入络，久病必瘀"，瘀血阻滞，又可致气机不畅，升降失常，腑气不通而加重便秘。临床表现口渴多饮，多尿，消瘦，大便秘结，面色无华，头晕目眩，心悸气短，口唇色淡，舌质紫暗，或有瘀点，脉沉涩细。证属痰瘀积滞，痹阻经络。治以化痰逐瘀，活血通络，用逐瘀通络方治疗。处方：丹参15g，赤芍15g，桃仁10g，红花6g，川芎10g，法半夏10g，川牛膝15g，虎杖10g。常规化痰逐瘀药中加川牛膝、虎杖等引火归元，活血通便，使气行血旺、瘀去滞散则便通。

三、病案举隅

赵某，女，45 岁。2017 年 6 月 14 日初诊。2 型糖尿病病史 8 年，患者就诊时主诉平素便秘，今大便 4 日未解，伴腹胀满不适，手足不温，饮食尚可，睡眠欠佳，舌淡暗苔白脉弦。西医诊断：2 型糖尿病、便秘。中医诊断：消渴、便秘。辨证：气机郁滞，腑气不通。治以疏肝理气，通腑消痞。处方：佛手 10g，木香 6g，枳壳 10g，厚朴 10g，香附 10g，青皮 10g，柏子仁 20g，火麻仁 10g，番泻叶 3g。7 剂，每日 1 剂，早晚温服。

二诊（2017 年 6 月 21 日）：患者自诉大便每日一行，但仍排出不顺，偶有腹胀，怕冷，舌淡暗，苔白，脉沉。上方去番泻叶加肉苁蓉 20g，杜仲 10g。7 剂，每日 1 剂，早晚温服。

三诊（2017 年 6 月 28 日）：诉大便调，每日一行，腹胀明显缓解，纳寐可。

按：患者久病心情郁闷，肝气郁结，气机壅滞肠腑，通降不能，故大便难排；阻滞中焦气机，则腹胀、纳少；气郁阳气不能温达四末，故而手脚冰凉；再结合舌脉，证属气机郁滞，腑气不通。自拟理气消痞方加味，方用佛手、木香、枳壳行气消胀，厚朴、香附、青皮疏肝理气，火麻仁、柏子仁润肠通下。初诊时患者大便 4 日未通，故少佐番泻叶以先泻下通便，缓解症状。二诊：大便尚可，故去番泻叶，但仍排出不顺，偶有腹胀，怕冷，故加肉苁蓉、杜仲温肾益精润肠。经治后，患者来诉大便正常，可知药已中的。

参考文献

［1］丁香，衡先培. 衡先培治疗糖尿病便秘经验［J］. 中医药临床杂志，2018，30（5）：857 – 859.

第七节　衡先培用中药改善二甲双胍胃肠道不良反应临床经验

引言：二甲双胍为治疗 2 型糖尿病最基础的一线口服降糖药物，目前认为其给 2 型糖尿病患者带来心血管获益的作用最为可靠。但其胃肠道不良反应妨碍了临床应用，主要临床表现为恶心、呕吐、纳差、腹胀、腹痛、腹泻、神倦等。因二甲双胍为寒凉滋腻之品，久服耗伤脾胃之阳，气机失调，湿浊内生，具有伤阳、碍气、生湿的药理特点，当以醒脾通阳、行气降气、燥利湿邪为主要治则进行辨证论治。方药则以炮姜、小茴香、砂仁、佛手、大腹皮、陈皮、半夏、苍术、厚朴、槟榔、藿香、茯苓、薏苡仁等加减组方。

二甲双胍是临床最常用的口服降糖药，是目前唯一对 2 型糖尿病患者具有肯定心血管获益的化学降糖药，对于没有禁忌证的 2 型糖尿病患者，糖尿病防治指南都要求应长期持续服用。此外，二甲双胍还能降低糖尿病人群肿瘤的发生率和死亡率、改善多囊卵巢综合征（PCOS）患者排卵功能和高雄激素血症以及血清内脂素水平等，有较广泛的用途。但有研究表明，二甲双胍对于生活质量的改善效果不如单纯运动训练，且其胃肠道不良反应显著影响了患者的耐受性和依从性。中医辨证论治与二甲双胍配合，既可提高二甲双胍的疗效，又可消除二甲双胍的不良反应，保证二甲双胍的长期治疗。

一、二甲双胍的药性

《神农本草经》序录云："药有酸咸甘苦辛五味，又有寒热温凉四气。"指每味中药都有其性味之分，或四气不同，或五味有别，更有升降浮沉之差异，这决定了其治病的方向性。2 型糖尿病早期病机多为痰湿困脾或湿热内蕴等，郁久化热伤阴，进而出现虚损痰湿（热），具胶着之性，阻碍血行，是瘀血形成的病理因素，而瘀血滞缓气机，又为痰湿生成提供条件。痰湿属阴邪，治疗当阳化，行、散、消、溶既除痰，又可行血。然消渴本为阴虚燥热，决定其治疗重点仍为补阴。二甲双胍属于寒凉滋腻之品，性寒或凉，味甘，虽不属滋阴中药，却具有中药甘寒滋养的特性，能有效改善 2 型糖尿病口渴、多饮等相关阴虚燥热症状，正应了《神农本草经》中"疗寒以热药，疗热以寒药"的创见。但二甲双胍只解决了消渴阴虚之本，未收祛痰湿散瘀血之功，反而有生湿助瘀之弊。这在其治疗的同时，为胃肠道不良反应的发生埋下了隐患。

二甲双胍胃肠道不良反应包括恶心、呕吐、纳差、腹胀、腹痛、喜温喜按、腹泻，神倦乏力，舌淡胖，苔白腻或滑腻，脉弦滑或濡缓等。久服二甲双胍的患者多先出现食少、腹痛绵绵、喜温喜按、便溏等症状，由症及证，辨证为脾阳虚证，排除过食生冷、外寒直中等内外因，可归因于久服过用寒凉滋腻之二甲双胍。久服本品损伤脾阳，除了食少、便溏、神倦等脾虚症状外，该证腹痛的特点为喜温喜按、遇冷加剧、得热则缓，本证腹痛符合虚寒疼痛的特点。脾胃虚寒常伴有或继发恶心呕吐、胸脘胀闷、倦怠乏力、舌淡胖苔白腻、脉弦滑或濡缓等相关表现，参照上述症状体征，辨证求本，可知在以阳虚阴盛为本的病证中，还兼夹着其他证候，其中尤以气机失畅、湿浊内生为著。阴寒主收引，可导致气机失畅，津液不布，故可见恶心呕吐之气逆和胸脘胀闷之气滞以及湿浊内生表现出的便溏、舌淡胖苔白腻、脉弦滑或濡缓。服用二甲双胍后，糖尿病患者所具有的潮热、盗汗、舌红少苔等阴虚燥热表现得到了很好的改善，自此可把二甲双胍归入味甘滋养之列，其味甘滋养可疗消渴。但有的患者服用后出现大便溏薄，甚则黏滞不畅，舌苔变厚、变腻、变水滑，脉象较二甲双胍治疗前濡缓或弦滑，可知其久服有胃生湿之弊，粪质、舌脉的改变是其有力佐证。此为二甲双胍的基本中医认识，更深层次的特征还有待从更广泛的临床和理论层面进行探索与研究。

二、二甲双胍的药理特点：伤阳、碍气、生湿

二甲双胍引起的胃肠道不良反应乃一派阳虚阴盛、气滞湿阻之象。口服二甲双胍引起的胃肠道反应，属于中医学上的药物所伤，伤及之处为中焦脾胃。胃为水谷之海，寒凉之药入口，首达胃腑，伤胃之阳；脾胃同居中焦，互为表里。胃腑久病及脾，脾胃阳气俱虚，健运失职，纳谷不香，内有疾而显于外，故可见乏力、舌淡、苔白、脉迟缓等阳虚阴盛表现。

气机失调，或气逆犯上，或左右横逆。《景岳全书·杂证谟·诸气》云："夫百病皆生于气，正以气之为用，无所不至，一有不调，则无所不病。"这充分反映了气机在生理、病理上的重要性、复杂性和全息性。就脾胃而论，脾气调则升清，"口能知五谷"，人体精力充沛；若脾气不调，则水谷精微不能上布，濡养其他脏腑，反下走肠道，发为泄泻。与脾相对，胃气调则降浊。胃气上发于上，则舌有胃气，舌质淡红。六腑以通为用，不通则痛。降浊是受纳的前提，胃失和降、胃气上逆则发恶心、呕吐

嗳气；胃气不降、腑气不通则腹胀、腹痛，甚则大便秘结；气机失畅，气不行津，下走肠间，故见泄泻。

湿浊除了与二甲双胍滋腻生湿有关，还与脾阳亏损、气机失调互为因果。二甲双胍甘寒滋养的性质决定了其可治疗消渴，但久服则滋腻碍胃，脾阳不振，津液不布，湿痰内生。再者，久服该品亦可伤阳生湿。生理状态下气机畅行推动水液输布，所谓"气行则水行"，寒凉之二甲双胍，具收引之性，阻碍气机畅达，气不行则水滞，水不行反滞留于内。

三、治疗原则：醒脾通阳、行气降气、燥利湿邪

纵观二甲双胍胃肠道不良反应，可知寒凉滋腻伤阳在前，脾失温煦健运在后，阴寒自生。寒为阴邪主收引，易致气机失畅；阳气亏损、气机失畅均可导致津液输布失常，脾湿不化，故本证治疗上有主次之分，既以阳虚生寒为本，气滞湿阻为标，治法当以温阳醒脾为主，行气祛湿为辅，做到扶正不忘祛邪。

1. 芳化醒脾，通达阳气

芳化醒脾法可疗脾湿不化证。本证伤阳生湿，湿阻脾阳，发为纳呆、脘腹胀闷、身重疲乏等症，甚则影响脾气升清，使脾胃之精微反下泄，发为腹泻。脾湿不化当醒之，盖因土爱暖而喜芳香，馨香辛芳之品，善化湿浊，脾湿除则脾气得升，如此纳谷馨、腹不胀、泄泻止。

通达阳气法以炮姜、小茴香、砂仁为要，奏温阳健脾之功。寒凉之二甲双胍已伤脾胃之阳，唯以温煦之品制其阴翳，炮姜、小茴香、砂仁是其属也。①炮姜具温脾助阳、祛寒止痛之功，善治二甲双胍之偏性；血瘀是糖尿病大血管病变中一个很重要的兼证，炮姜善走血分能预防和遏制大血管病变的发生和进一步发展。②砂仁辛散温通，气味芳香，归脾、胃、肾经。《本草汇言》述砂仁为"温中和气之药也"，功擅温中止泻、化湿行气，通过温胃助阳以达止泻止呕之功，又以本药温而不燥，温阳化湿而不伤阴，故为中焦虚寒之要药。③小茴香与砂仁同入脾胃经，亦为芳香之品，在温中基础上又可驱散寒邪，直捣黄龙，消除阴翳。《本草汇言》云其为"温中快气之药也"。所谓快气，即为该药温阳之余尚能走窜气分，畅气机、调升降。上三药共为君药，归经脾胃，兼行气血，直达病所，以治主证，共奏温中散寒止痛之效，脾胃虚寒之腹痛、腹泻可治。

2. 行气降气，疏通气机

理气法疗脾胃气滞及胃气上逆之证。前者以佛手、大腹皮、陈皮等宽胸行气，后者以半夏、槟榔降逆止呕。诸药共用为臣，治疗气机失调这一重要兼证。欲治脾，必复肝，肝气得舒则脾病可瘥。佛手理气疏肝，使气机调达，脾自复健。大腹皮，《本经逢原》谓其"性轻浮，散无形之滞气"。本品主入脾胃，辛温行气导滞，为宽中利气之捷药，善治胃肠气滞，脘腹胀满。陈皮可行气理脾，亦能燥湿化痰，最适用于寒湿中阻之气滞。本证病机交杂，然百变不离其宗，阳虚、寒盛、湿阻，陈皮正当其机。此三药之用，行气宽中，气机调畅则上可制气逆，中可畅枢机，下可调二便。

半夏、槟榔治气逆证。二甲双胍的胃肠道不良反应中，恶心、呕吐诸证皆属气逆。半夏降胃中浊气，槟榔除肠腑积滞。半夏味苦，具有泄降气逆之功，适合本证，加上其兼有辛开散结、化痰消痞的功效，痰气同治。盖因"脾胃为生痰之源"，脾胃寒盛阳伤，水液代谢失常，痰浊内生，阻滞气机，痰浊、气滞互为因果。此处用半夏是仿半夏泻心汤"辛开苦降"之意，以辛开中焦，以苦降气逆。槟榔禀"六腑以通为用"之性，辛行苦泄，于中焦行气消积导滞，除胃肠积滞以平腹胀、腹痛，为治本病之标。半夏、槟榔同用则中下焦安，上焦不为之犯，气逆可愈。

3. 燥利湿邪，顾护太阴

苦温燥湿法治湿浊中阻证。如果说脾胃阳伤、气机不畅是湿邪的生成条件，那么湿邪则是其病理产物。湿邪有清浊之分，清者为湿气，浊者为湿浊，治疗上清者当以芳化起柔散之功，浊者当以苦温奏罡燥之势。若湿浊在中焦，则应在其未化热伤阴之际加以苦温燥湿之品，湿去则脾安；有伤阴之势时，燥湿中不忘少佐麦冬、石斛清养之品以制阴津损耗。与芳化脾湿相比，苦温燥湿力量峻猛，除湿效强，但易伤阴；芳香化湿力量较逊，作用缓和，方向向外向上。单行芳化之品不足以解中焦之湿，故唯有在芳化基础上辅以苦温燥湿之品，中焦湿阻才能得以尽除，以复脾用。苍术、厚朴禀苦温之性，常相须而用。苍术燥中有散，是以其兼具辛散芳香特性，故燥湿之时又可芳化，使湿有散表之路。厚朴同具苦温性味，但苦味重于苍术，下行之力优，既可除无形之湿满，又可消有形之实满。苍术、厚朴在治疗湿浊中阻中缺一不可，若斟酌伍用，则可以补芳化除湿的不足，又不易耗消渴已损之阴津。总而言之，以苦温除湿浊，用芳香化湿气。

淡渗实脾法疗湿浊下注大肠。此证，病位在下焦，苍术、厚朴等燥湿之品不能直达，然茯苓、薏苡仁味淡，归脾经，功主利水渗湿、健脾，可建此功。对于茯苓，《世补斋医书》有云："茯苓一味……可以行水、行湿。"水湿内停，湿无去处，治疗上应考虑水湿出路的问题，本证湿在中下焦，当使水湿从小便走，而茯苓具备该性，使水湿下行，湿去脾运，枢机得利。《本草纲目》曰："薏苡仁，阳明药也，能健脾养胃。土能胜水除湿，故泄泻、水肿用之。"薏苡仁除湿之理与茯苓相仿，水、湿多与肺脾肾功能失常有关，本证之腹泻病机有脾阳不足、脾不升清、寒湿内生，病理因素都指向湿浊，因此有效祛除体内有形之湿浊尤为重要。上两者均可淡渗利湿，同时兼有健脾作用，作用缓和，具有墩土利水的特点，以期利小便而实大便，治疗水湿内停这一次要兼证，属于佐药范畴。本证若在君药温阳健脾的基础上，佐本品以利水渗湿，则标本兼治。

四、病案举隅

王某，男，46岁，身高161cm，体重75kg。半年前外院确诊糖尿病，予瑞格列奈2mg与二甲双胍0.5g治疗，每日3次，血糖控制理想。但患者用药后出现疲乏无力，四肢倦怠，不思饮食，腹胀，大便次数增多，粪质稀溏。停用二甲双胍2~3日后上述症状可自行缓解，但血糖随之升高，再行二甲双胍治疗后疲乏、纳差等症状速即复发。

2014年3月3日患者初诊。症见：倦怠乏力，纳差，腹胀闷，大便日行2~3次，不成形，舌淡苔腻滑。查空腹血糖（FBG）5.6mmol/L，餐后2小时血糖（PBG）7.7mmol/L。患者在使用二甲双胍与瑞格列奈后发生胃肠道症状，停用二甲双胍胃肠道症状缓解，说明两者具有时间相关性。复用二甲双胍，胃肠道症状旋即复发，故属于二甲双胍胃肠道不良反应。在确保降糖疗效与不良反应相平衡的情况下，暂予降低二甲双胍用药频次，改为0.5g，每日2次，瑞格列奈不变。中医辨证为中焦湿盛、阳阻气滞证。治以通阳醒脾、行气化湿，处方：陈皮10g，苍术10g，茯苓10g，砂仁6g，白豆蔻6g，薤白6g，半夏10g，佛手10g，藿香10g，薏苡仁10g，石菖蒲6g，共7剂。方中以薤白、砂仁通阳达郁，藿香、石菖蒲芳香化湿，陈皮、白豆蔻、佛手健脾行气，苍术、半夏、茯苓燥利湿邪以助湿除，以期获得通阳除湿、通达气机之效。

二诊（2014 年 3 月 10 日）：患者腹胀减轻，食欲好转，查餐后 2 小时血糖 10.5mmol/L。初诊经中西药合用，患者血糖控制尚可，西药续用上方。经首诊脾湿、阳郁、气滞得到明显改善，药证相符。但湿邪犹未尽，考虑湿邪具胶着黏滞之性，阻碍气机运行、阳气升发，再以前方基础上加佩兰 6g 以加强化湿。续服 1 周。

三诊（2014 年 3 月 17 日）：患者精神转佳，纳食已香，舌苔薄黄，大便日行 2 次，大便便质渐归常态，查餐后 2 小时血糖 11.2mmol/L。考虑减少二甲双胍用药频次后降糖效果相应受到影响，现改二甲双胍 0.5g，每日 3 次，瑞格列奈用药不变，并嘱其积极控制饮食。中药治疗中，患者脾湿阳郁、气机阻滞得到很好的改善，本病湿邪偏重，具有病程长、病情缠绵的特点，化湿利湿多为燥热之品，故在原方上酌加桑白皮、地骨皮甘寒利湿之品，用其除湿不伤阴。处方：茯苓 10g，薏苡仁 10g，白豆蔻 6g，半夏 10g，桑白皮 10g，地骨皮 10g，荔枝核 10g，苍术 10g。

四诊（2014 年 3 月 24 日）：患者症状稳定，未述特殊不适，查餐后 2 小时血糖 7.3mmol/L。患者血糖控制良好，瑞格列奈、二甲双胍同前，中医辨证治疗后，二甲双胍的胃肠道反应消失，大便质、量如常。中药予上方加薤白通阳行滞巩固疗效。

参考文献

[1] 张治三，衡先培．衡先培教授用中药改善二甲双服胃肠道不良反应经验 [J]．亚太传统医药，2015，11（21）：67－69.

第八节　衡先培用活血化瘀法 治疗糖尿病的临床经验

引言：消渴的发生、发展、变化过程与瘀血紧密相关。瘀血既可以是消渴的病因，也可以是消渴进展所导致的病理改变。临床实践中瘀血可与多种病机同时并存，治疗也当标本两兼，常用治法包括活血化瘀法，清热生津、活血化瘀，益气健脾、活血化瘀，益精补肾、活血化瘀，化痰祛湿、活血化瘀。

一、口干是消渴的代表性临床特征

在《黄帝内经》，消渴以口渴、多饮为主，常有多食、多尿等表现。由于临床表现的细微差别，又有脾瘅、消瘅、消渴等不同名称。可致消渴症状的现代医学疾病虽不止糖尿病，其他如尿崩症、甲状腺功能亢进等也表现为口渴、多饮，但临床相对少见。仍然以典型的糖尿病所致的口渴、多饮占绝大多数。临床糖尿病患者确常以口干、多饮为主要诉求而就诊，多食、多尿并未作为患者就诊的诉求。古代没有现代的大量检查，主要以患者的不适诉求为诊疗依据。因此，在《黄帝内经》等古代文献中，不少口干渴的论述都涵盖了典型的糖尿病，属于"消渴"范围。《素问·气厥论》云："心移热于肺，传为鬲消。"指出了消渴症见渴而多饮。正如张介宾《类经》注："鬲消者，鬲上焦烦，饮水多善消也。"强调阴津对于健康的重要性；如果阴津亏虚或失于敷布，不能滋养清窍，故口渴、多饮。

二、瘀血致消渴

瘀血可通过阻碍津液的正常敷布而导致清窍津液不足，发为消渴。《灵枢·五变》篇："皮肤薄而目坚固以深者，长冲直肠，其心刚，刚多怒，怒则气上逆，胸中蓄积，气血逆流，䏖皮充饥，血脉不行，转而为热，热则消肌肤，故为消瘅。"是瘀血致消瘅的例子。张仲景《金匮要略·惊悸吐衄下血胸满瘀血病脉证并治第十六》云："病者如有热状，烦满，口干燥而渴，其脉反无热，此为阴伏，是瘀血也，当下之。"指出了瘀血可致口渴，其特点是伴烦满而口燥，区别于热伤津液的要点是虽如热状但其脉反无热征。"患者胸满，唇萎舌青，口燥，但欲漱水不欲咽，无寒热，脉微大来迟，腹不满，其人言我满，为有瘀血"。指出了瘀血致消的另一特点是"欲漱水不欲咽，无寒热，脉微大来迟，腹不满，其人言我满"。《血证论》中也有"瘀血在里则口渴……一内有瘀血，故气不得通，不能载水津上升是以发渴，瘀去则不渴"的论述。

三、消渴致血瘀

中医认为消渴的病机为阴虚为本、燥热为标。消渴患者多素体阴虚，阴虚生内热，燥热煎熬津液，使津液更亏，两者相互作用。津亏而致血液运行黏滞不畅而成瘀。王清任云："血受热同熬成块。"消渴后期往往形成气阴两虚、阴损及阳则阴阳两虚；气虚无力推动血行，阳虚则血脉凝涩，或"久病入络"，都可导致瘀血的形成。血瘀气滞，津液运行不畅，进一步加重消渴。在糖尿病气血津液敷布盈亏演变过程中，阴虚，津血亏虚，脉道失其濡润，血行不畅致瘀；阴虚燥热，耗伤津液致瘀；《金匮要略》："热之所过，血为之凝滞……"《医林改错》："血受热则煎炼成块。"燥热损伤脉络，血液不循经脉运行，血溢脉外成瘀血；《血证论》："离经之血为瘀血。"周学海云："血如象舟，津如象水，水津充沛，舟始能行，若津液为火所灼竭，则血液为之瘀滞。"王清任亦云："血受热同熬成块。"阴虚之消渴患者，热因阴虚而生，血受热煎熬则血液黏滞，瘀血阻滞气机，则津液不布故消渴加重。可见消渴与瘀血有密切的关系，两者互为因果。所以在糖尿病治疗过程中应灵活运用活血化瘀法。

四、基于活血化瘀的消渴常用治疗方法

1. 活血化瘀

适用于以血瘀为主要病机的糖尿病治疗。可以是因瘀至消渴，为津液敷布失常；也可以是消渴因虚生瘀，目前也瘀血为主者。久病必虚，气虚运血无力，阴虚煎熬津液，血行艰涩，脉络不利，而见"久虚入络"之瘀血征象。症见：肢体麻木、疼痛，疼痛固定不移，肌肤甲错，口唇紫暗，面色晦暗，心烦失眠，舌紫暗、有瘀点、舌下脉络青紫迂曲，脉沉弦涩。治疗多以自拟活血方为基础方。处方：川牛膝15g，虎杖15g，鸡血藤15g，泽兰15g，益母草15g，丹参15g，鬼箭羽15g。

方中川牛膝、虎杖、益母草、泽兰引瘀血下行，化而为水，从足太阳膀胱而出；丹参、鬼箭羽活血破血，使瘀血无所藏；鸡血藤、丹参活血兼能养血，即具防诸活血破血药耗津伤络，又寓养血以生津之意。全方使浊阴之瘀血得降，清阳之津液自可上升，润养诸窍。如口干显著，常加葛根20g，天花粉15g。此二药既助活血行血，又可生津止渴以治标。久病者多伤气，可加太子参20g兼顾正气。

2. 清热生津，活血化瘀

适用于早期燥热伤津兼血瘀症，热在肺胃。燥热煎熬津液，耗伤阴

津，无水难行舟，导致血行瘀滞而成瘀血。症见：口干咽燥，烦渴饮水不多，多食易饥，大便干燥，或五心烦热，盗汗，皮肤甲错，肌肤微肿色不鲜，或体重减轻，舌暗红少苔，脉弦细或数。治宜清热生津，活血化瘀。治以自拟清热生津方。处方：桑白皮10g，地骨皮10g，白芍10g，石膏10g，知母10g，天花粉10g，玉竹10g，石斛10g，粉葛根15g，泽兰15g，虎杖15g，北五味子6g，荔枝核15g。

方中桑白皮苦寒入气分，泻肺中邪热，地骨皮甘寒擅入血分，去肺中伏火，两者清肺热不伤阴、滋阴不敛邪；石膏、知母相配伍清泄阳明经气分实热，知母清热生津故使热去不伤津；天花粉、玉竹、石斛、葛根既清实热又生津止渴；"血不利则为水"，瘀水互结，泽兰、虎杖活血利水，使水去瘀消；五味子甘以益气，酸能生津，伍白芍养血敛阴；荔枝核降血糖、调血脂。全方清热治标，生津治本。在临床上随症加减，活血化瘀贯穿治疗过程。

3. 益气健脾，活血化瘀

适用于糖尿病脾气虚弱兼有血瘀证的患者。脾为后天之本，气血生化之源。糖尿病日久损伤脾胃，导致脾气阳两虚，脾气虚推动乏力，血行瘀滞不畅，脾阳虚，阳虚寒凝致血瘀；消渴日久耗气，形成气虚血瘀，如《读医随笔·承制生化论》云："气虚不足以推血，则血必有瘀。"症见：口干或渴，乏力，或神疲，舌质暗而不鲜，苔白腻，脉细弱。在治疗中活血化瘀与益气健脾并用，标本并治。治以自拟化湿健脾方。处方：茯苓10g，苍术10g，陈皮10g，薏苡仁10g，草豆蔻6g，白豆蔻6g，佩兰9g，藿香10g，厚朴6g，川芎10g，桃仁10g，香附10g，法半夏10g。

方中茯苓、薏苡仁淡渗实脾兼能益气，苍术、豆蔻、法夏燥湿健脾，佩兰、藿香化湿健脾，使脾旺气机健运，津液输布正常，伍厚朴、香附以行气助气机运化，川芎、桃仁活血化瘀，使瘀化为血。全方益气健脾为主，瘀去气机运化则津自生。

4. 益精补肾，活血化瘀

糖尿病迁延不愈，久病入络，致血行瘀滞。且肾精亏虚，阴阳俱损。肾阴亏虚，虚火煎熬津液，致血液黏滞；阳损肾气虚衰，无力推动气血则停滞而成瘀。肾阳虚不能温煦血脉，故见阳虚血瘀。王焘在《外台秘要·消渴消中门》中谓："消渴者，原其发动此则肾虚所致，每发即小便至甜……腰肾既虚冷，则不能蒸于上，谷气则尽下为小便者也，故甘味不变。"王怀隐在《太平圣惠方》中谓："夫三消者，一名消渴，二名消中，三名消肾。"症见：口干不多饮，尿频、夜间为甚，性欲减退，舌质淡胖有瘀点、瘀斑，脉象沉细涩。治以自拟补肾方加减。处方：桑葚10g，菟丝子15g，金樱子10g，枸杞子10g，制黄精10g，山茱萸6g，川牛膝10g，槲寄生15g，茯苓10g，山药10g，鸡血藤15g。若偏于肾阳虚、瘀阻络闭，则可予自拟补肾强筋方加减。处方：续断10g，生杜仲10g，狗脊10g，桑寄生15g，菟丝子10g，川牛膝15g，仙鹤草15g，制黄精10g，制首乌10g，白芍10g，川芎10g，当归6g，独活10g，茯苓10g。

方中续断、杜仲、菟丝子补肾壮阳，温补肾阳以助肾气生发则瘀自消；桑葚、黄精、枸杞补益肾精，如此阴阳并补；山茱萸酸涩微温质润，既能益精又可助阳；佐茯苓、山药以益气健脾，使先后天互根互用；兼血瘀者，以川芎、当归活血养血行气。全方补肾助阳温阳血脉，补益肾精使津生有源。

5. 化痰祛湿，活血化瘀

适用于痰阻血瘀证。此证糖尿病患者以肥胖居多，"肥人多痰"，痰湿阻滞，气机运行不畅，气滞血瘀；痰湿聚久入里化热，灼烧津液，血运行不畅致血瘀。临床表现为胸闷脘痞、纳呆呕恶、形体肥胖、全身困倦、头胀肢沉，舌苔厚腻，脉滑涩。《素问·奇病论》："有病口甘者病名为何，何以得之……名曰脾瘅……治之以兰，除陈气也。"治以化痰除湿、活血化瘀之法，用自拟痰瘀方加减。处方：川芎10g，赤芍10g，郁金10g，全瓜蒌15g，法半夏6g，薤白6g，僵蚕6g，丹参15g，茯苓15g，薏苡仁15g，桃仁10g。

方中茯苓、薏苡仁淡渗除湿，既利湿消肿，又健脾补中；半夏燥湿化痰，使痰消气行瘀化。《医林绳墨》云："痰本津液所化，行则为液，聚则为痰。"痰化则行。赤芍、郁金凉血化瘀，川芎活血行气通络，薤白行气通阳，使气行则血行、气顺则痰消；兼大便不通者，加瓜蒌润燥滑肠；僵蚕化痰通络，散逆浊结滞之痰，且现代研究发现其可降血糖。全方化痰祛湿，气机得通则瘀血自消。

五、病案举隅

林某，男，62岁。2018年8月27日初诊。糖尿病病史3年，口干、多饮，日饮水 2~3L；多尿，夜尿 3~4 次/夜；多食易饥，曾接受降糖治疗（具体不详），症状有所好转，后自行停药，上述症状反复发作。1 个月前自测随机血糖 20.3mmol/L，遂就诊我院门诊。查 α_1-微球蛋白 1.68mg/dL，糖化血红蛋白-NGSP 9.1%，糖化血红蛋白-IFCC 76.0mmol/mol。予常规降糖治疗。中医辰下病：口干、多饮、多尿，常感脘痞闷不爽，寐尚可，精神一般，大便自调，舌暗红，苔黄腻，脉弦滑。辨证为脾虚湿盛、痰瘀互结证，湿邪壅滞中焦脾胃，脾胃升降失常，故脘腹痞闷不适。治法拟健脾燥湿、活血化瘀。自拟方一化湿健脾方加减，处方：茯苓 10g，苍术 10g，陈皮 10g，薏苡仁 10g，草豆蔻 6g，白豆蔻 6g，佩兰 9g，藿香 10g，厚朴 6g，香附 10g，法半夏 10g，砂仁 6g。3 剂，水煎服，每日 1 剂，早、晚各服 1 次。方中药物以醒脾化湿、淡渗实脾为主。结合患者舌暗，考虑患者病久入络，痰瘀互结，方二痰瘀方加减，处方：川芎 10g，赤芍 10g，郁金 10g，全瓜蒌 15g，法半夏 6g，薤白 6g，僵蚕 6g，丹参 15g，白豆蔻 6g，砂仁 6g，苍术 20g。3 剂，水煎服，每日 1 剂，早、晚各服 1 次。

二诊（2018 年 9 月 14 日）：患者诉症状有所改善，仍口干，寐欠安，舌脉同前。方一：上方一加砂仁 6g，白豆蔻 6g，吴茱萸 10g。方二以自拟活血方加减，方药：川牛膝 15g，虎杖 15g，鸡血藤 15g，泽兰 15g，益母草 15g，白芍 20g，茯神 30g，蒲公英 30g，砂仁 6g，白豆蔻 6g，吴茱萸 10g，五味子 6g。3 剂，水煎服，每日 1 剂，早、晚各服 1 次。

三诊（2018 年 9 月 26 日）：患者诉症状缓解，舌脉同前，守上方二，3 剂，水煎服，每日 1 剂，早、晚各服 1 次。

按：本案之消渴，以脾虚湿盛、痰瘀互结为病机。以燥湿健脾、化痰祛瘀为法，以茯苓、薏苡仁淡渗利湿以健脾；半夏、苍术、豆蔻燥湿化痰；佩兰、藿香芳香化湿；丹参、川牛膝活血化瘀利水；川牛膝、泽兰、益母草活血化瘀行水；鸡血藤、虎杖、丹参、郁金化瘀通络，临床效果颇佳。

六、结语

瘀血是糖尿病过程中形成的病理产物，中医学认为，糖尿病病机为阴虚燥热，阴虚日久导致气阴两虚，阴损及阳，阴阳两虚，因虚致瘀，久病入络。但瘀血阻滞又加重糖尿病的病情，两者相互作用。因为血瘀贯穿糖尿病的整个过程，"瘀血不去，新血不生"，故糖尿病治疗过程中应注重活血化瘀，并临床随证加减。

参考文献

［1］阮艳艳，衡先培．衡先培应用活血化瘀法治疗糖尿病临床经验［J］．中医药临床杂志，2019，31（7）：1247－1250.

第七章　糖尿病常见并发症防治新思想

第一节　突破强化降糖干预糖尿病心血管风险的悖论

引言： 血糖高显著增加糖尿病患者的心血管风险。但多项国际大型研究证实，强化降糖对糖尿病患者的心血管风险得益有限，对于心血管高危和长期血糖控制差的糖尿病患者甚至可能有害。ACCORD 证实强化降压和强化降脂也不能进一步提高糖尿病患者的心血管得益。现代医学在干预糖尿病患者心血管风险方面面临悖论！中医药不但调节血糖、血脂、血压，更能多靶点作用，通过抗炎、抗氧化、调节细胞因子及 AMPK 等多条信号通路，维护细胞活力及增殖周期等，从而消除高糖细胞毒性以取得心血管获益，使高糖状态与正常的生命状态和谐共存，达成"高糖无害化"的目的，而不囿于降低血糖。这既避免了因过急强化降糖带来的心血管危害，又能降低高糖带来的心血管风险。

一、高血糖与心血管风险

已经公认糖尿病是心血管病变的独立危险因素，动脉粥样硬化性疾病是糖尿病的主要致死原因。糖尿病具有导致动脉粥样硬化的病理生理基础，关于糖尿病性动脉硬化的认识已经被学者们接受。UKPDS 系列研究证实，高血糖是糖尿病发生慢性并发症的原因。UKPDS 35 证实 HbA1c 每下降 1%，糖尿病相关的任何终点下降 21%（95% *CI* 17%～24%，*P* < 0.0001），糖尿病相关的死亡下降 21%（15% to 27%，*P* < 0.0001），心肌梗死下降 14%（8% to 21%，*P* < 0.0001），微血管并发症下降 37%（33% to 41%，*P* < 0.0001）。而且以上任何终点均未观察到阈值存在。在美国，糖尿病流行情况加剧，心血管疾病伴随糖尿病的流行已成为急切的公共健

康问题。其 2 型糖尿病患者心血管死亡率较具有相同人口学特征的非糖尿病者高 2 ~ 4 倍。流行病学分析显示，HbA1c 每增加 1%，CVD 风险增加约 18%。

重要的问题是关于在糖尿病患者中预防心血管疾病的问题仍未解决，包括血糖控制到接近正常的益处，综合治疗糖尿病相关的脂代谢乱及最佳的血压控制的得益。DCCT 的后续研究证实，糖化血红蛋白的变化与 1 型糖尿病 CAD 的强烈相关，是 CAD 的一个独立的预测因子。DCCT 研究结束后 11 年随访发现，强化控糖可使 1 型糖尿病患者心血管事件风险下降 50%。在芬兰进行的一项队列研究中，对无糖尿病史的居民做 OGTT，筛查出糖尿病、IGT 和 IFG，并进行 10 年随访（1996—2008 年）。发现当糖化血红蛋白≥6.5% 时，可以预测女性糖尿病患者的心血管疾病风险。韩国在一项涉及 370 例 2 型糖尿病患者的研究中发现，糖化血红蛋白与颈动脉斑块的数量和周围动脉病变（踝臂指数）显著相关。美国全国健康和营养检查调查（NHANES）显示，在基线没有冠心病（CHD）的糖尿病患者中，糖尿病增加 CHD 风险的危害比（HR）为 1.95，95% *CI* 为 1.57 ~ 2.42（男）；或 HR 2.82，95% *CI* 2.25 ~ 3.53（女）。基线没有 CHD 的糖尿病患者，冠心病 10 年积累发病率为 25.9%（男）及 19.1%（女）。一项 347 978 名患者参与的多危险因素干预试验（MRFIT）的结果显示，糖尿病患者发生卒中的风险增加 3 倍。尤其在 <55 岁的卒中患者中，糖尿病增加卒中的风险达到 10 倍（OR = 11.6），提示糖尿病本身是卒中的独立预测因子。

可见，糖尿病中高血糖与心血管事件之间存在直接因果关系。

二、强化降糖具有显著的局限性

勿容置疑，有效控制血糖能使糖尿病血管并发症发生率显著降低。UKPDS 33 研究纳入 3867 例新诊断 2 型糖尿病患者，均为经 3 个月饮食控制后测定两次 FPG，其平均值在 6.1 ~ 15.0mmol/L 者。随机分为强化策略组，予磺脲类或胰岛素降糖（后期对肥胖者使用了二甲双胍），目标为空腹血糖 <6mmol/L；传统策略组，只需控制饮食，只有 FPG 超过 15mmol/L 或有高血糖症状才给予降糖药。结果：10 年后，强化组 HbA1c 为 7.0%（6.2% ~ 8.2%），传统组为 7.9%（6.9% ~ 8.8%），两组差异没有显著

性。与传统组相比，强化组任何糖尿病相关终点下降 12%（95% *CI* 1～21，*P* = 0.029），任何糖尿病相关的死亡率下降 10%（-11 to 27，*P* = 0.34），全因死亡率下降 6%（-10 to 20，*P* = 0.44）。任何糖尿病相关的集合终点的降低都主要来源于微血管终点下降 25%（7～40，*P* = 0.0099）。强化组低血糖风险显著高于传统组（*P* 均 < 0.0001），强化组体重平均增加 2.9kg，显著超过传统组（*P* < 0.001）。其中胰岛素组增重平均达 4kg，远远超过氯磺丙脲的 2.6kg 和格列苯脲的 1.7kg。说明为期 10 年的相对强化血糖控制所带来的大血管获益有限。

UKPDS 80 对早期的队列进行了另一个 10 年的远期随访，涉及观察期最长达 30 年。其中 3277 例患者纳入了随访。结果在磺脲类 - 胰岛素组，任何糖尿病相关终点的风险下降 9%（*P* = 0.04），微血管疾病下降 24%（*P* = 0.001），心肌梗死风险下降 15%（*P* = 0.01），观察期内任何原因死亡率下降 13%（*P* = 0.007）；而二甲双胍组任何糖尿病相关终点的风险下降 21%（*P* = 0.01），心肌梗死下降 33%（*P* = 0.005），任何原因的死亡率下降 27%（*P* = 0.002）。从而使有效降糖可防治大血管病变的事实获得直接的证据。

UKPDS 有以下几点值得关注：一是研究中被纳入的病例均为初诊 2 型糖尿病者；二是强化控糖的目标缓和而不急进，包括其 FPG 靶标和实际达到的 HbA1c 水平，以及降糖力度；三是对照组以非药物治疗为主，任何降糖药都使用较少；四是其真正的心血管获益来源于远期观察。

ACCORD 是与 UKPDS 具有同等里程碑价值的糖尿病专门研究。AC-CORD 试验采用的是随机、双盲、多中心的 2×2 析因设计。其主研究为强化血糖控制部分，同时还进行了联合降脂研究和强化降压研究两个部分的亚试验。试验分为两个阶段进行：第一阶段从 2001 年 1 月至 6 月，在美国和加拿大的 59 个诊所招募了 1174 例 2 型糖尿病患者。第二阶段主实验招募开始于 2003 年 2 月，在 77 个诊所进行，至 2005 年 10 月再招募到 9077 例 2 型糖尿病，使纳入患者的总人数达到 10 251 例。这些患者都是确诊的心血管疾病或其他多个心血管风险因素的心血管事件高风险的中、老年 2 型糖尿病患者。主研究部分（降糖试验）随机分为两组：强化组血糖控制目标为 HbA1c 水平 < 6.0%，对照组目标为 7.0%～7.9%。目的是观察更加强化控糖能否进一步降低心血管事件。血脂研究纳入 5518 例，随机双盲

平行对照，在辛伐他汀治疗的基础上，再给予非诺贝特或安慰剂，目的是观察在良好血糖控制和使用他汀降低 LDL－C 的基础上，同时用贝特类升高 HDL－C 和降低 TG 水平，是否能更好地降低心血管事件发生率。血压研究纳入 4733 例，目的是观察在良好血糖控制基础上，收缩压 <120mmHg 与收缩压 <140mmHg 相比，是否能减低心血管事件发生率。这三项研究的最初结果评价依据，是成人心血管事件的首次发生情况，尤其是非致死性心肌梗死、非致死性卒中，或心血管死亡。同时设计了严格的降糖药调整策略和低血糖防范方案及风险管理机制。

ACCORD 因增高的全因死亡率而提前终止，中位数随访时间为 3.5（3.4）年。10 251 例 2 型糖尿病患者，基线平均年龄 62.2 岁，中位数糖尿病病程 10 年，中位数 HbA1c 8.1%。其中女性患者占 38%，既往曾经发生过心血管事件者占 35%。

研究观察第 1 年结束时，强化组 HbA1c 中位数稳定于 6.4%，标准组为 7.5%。随访期间，主要终点事件在强化组发生 352 例，标准组为 371 例，HR 0.9，95% CI 0.78～1.04，$P＝0.16$。同时强化组 257 例死亡，标准组 203 例死亡，HR 1.22，95% CI 1.01～1.46，$P＝0.04$。强化组需要帮助的低血糖事件和体重增加超过 10kg 的人数更为多见（$P＜0.001$）。结果表明，与标准治疗比较，3.5 年强化治疗把 HbA1c 目标控制到正常水平的治疗策略增加死亡率，也没有显著减低主要心血管事件。5 年的研究期结束时，与标准治疗比较，强化降糖降低了非致死性心肌梗死，但增加了 5 年死亡率。

此试验获得了一个新知：高风险的 2 型糖尿病患者强化降糖有害。

后续分析表明，强化组死亡率增加与心脏自主神经病变（CAN）无显著相关；两组死亡风险的增加都与严重的有症状低血糖相关，但严重的低血糖不是造成两组死亡率差异的原因。自我报告的神经病变史、HbA1c 的差异、是否使用阿司匹林，在对死亡率的贡献方面没有明显的交互作用。而患者年龄、糖尿病病程、既往心血管疾病史等特征，则有助于鉴别强化降糖组中高致死风险的 2 型糖尿病患者。

如果将 UKPDS 与 ACCORD 进行对照，我们可以认为以下患者不宜急于强化降糖：①老年患者有多个心血管危险因素者；②老年合并心血管病史者；③糖化血红蛋白显著升高（HbA1c＞7%）的老年患糖尿病患者；

④微血管并发症迅速进展（提示大血管病变风险增高）的糖尿病患者；⑤糖尿病史 10 年以上的老年患者。

三、强化降糖干预心血管风险的悖论

由上述内容可知，强化降糖既可以带来心血管获益，同时也带来心血管风险。2008 年公布的三大国际著名研究 ADVANCE（强化降糖、降压对 2 型糖尿病血管病变防治研究）、ACCORD（控制糖尿病心血管危险因素行动）、VADT（美国退伍军人糖尿病研究）是国际糖尿病联盟制定最新糖尿病防治策略的重要证据。ADVANCE 研究进一步肯定了强化控糖对微血管终点带来显著得益，但对大血管得益并不明显；ACCORD、VADT 甚至发现，糖尿病强化治疗启动较晚、已经合并心血管疾病的患者，强化降糖治疗对患者心脑血管不但无益，甚至可能有害。

强化降糖本身有着其固有的缺陷，使得世界各国糖尿病治疗达标率都很低，绝大多数糖尿病患者长期处于实际上的高血糖状态。这一困境在我国显得尤其突出。我们在 2008 年明确提出个体化降糖治疗的学术观点，避免一刀切的降糖目标，才有助于让具体情况不同的糖尿病患者获得最大治疗得益。2009 年 Ray 等在国际著名的《柳叶刀》（Lancet）杂志上发表了基于 5 项国际大型研究的荟萃分析结果，明确指出应根据患者的病程、年龄、既往血糖控制情况、并发症及合并症情况、预期寿命等，个体化决定血糖控制目标。

美国心脏病学会基金会（ACCF）、美国心脏学会（AHA）、美国糖尿病学会（ADA）在 2009 年发表联合声明，指出糖尿病患者血糖管理应遵循个体化原则，包括个体化决定降糖方案、降糖速度、控糖目标，慎防低血糖，尤其是长期血糖控制差、合并心血管疾病的糖尿病患者。这类患者主要包括糖尿病病程长、已发生明显微血管或大血管并发症、严重低血糖史、预期寿命较短、有多种合并症的患者，以及通过良好的糖尿病自我管理教育、合理的血糖监测、多种有效剂量降糖药物（含胰岛素）治疗后，血糖仍未达标者，应采取较宽松的降糖治疗策略（ADA 指南：C 级推荐；ACC/AHA 指南：Ⅱa/C 类推荐）。目前，个体化降糖已经成为国际共识。这就意味着为了让糖尿病治疗获益最大，应当允许部分患者相对较高的血糖持续存在，同时全面控制心血管危险因素。

ACCORD还证明，与单用辛伐他汀比较，联合应用非诺贝特和辛伐他汀也不能降低2型糖尿病患者致命性心血管事件、非致命性心肌梗死或非致命性卒中的发生率；长期或大剂量应用他汀升高糖化血红蛋白水平，增加新发糖尿病风险，并导致氧化应激和炎症，从而产生新的心血管风险。更加强化降压治疗也不能减少心血管高危2型糖尿病患者主要致命性和非致命性心血管复合终点。ACCORD研究可靠地结束了过去对强化降糖、强化降脂、强化降压益处的过分渲染。

另外，虽然强化降糖治疗常可获得相对更好的血糖控制，整体水平上，强化降糖必定使用更多的降糖药，包括了单药使用的剂量更大和应用的降糖药种类更多。更大剂量的单药，常常具有更多和更显著的不良反应，如二甲双胍的消化道反应，更多地影响钙及维生素B_{12}的吸收，进而可能增加此二者缺乏的发生率。老年人、长期糖尿病患者可能伴有不同程度的肾功能下降、慢性病性贫血以及合并其他可导致缺血缺氧的疾病，因而使发生乳酸中毒的风险增加。二甲双胍直接的肝毒性，在过大剂量的情况下也不得不加以关注。

大多数老年糖尿病患者的肾功能存在不同程度的下降，磺脲类降糖药用量过大可能增加多种风险，如药物的蓄积导致严重的低血糖事件，及由此增加心血管风险；同时增加肾脏负担。磺脲类药对缺血心肌预适应的干扰，也是学者关注的重要话题。磺脲类药在剂量过大的情况下，对受体的选择性可能进一步丧失，从而可能增加其对缺血心肌的负面影响。糖苷酶抑制剂、噻唑烷二酮类、格列奈类等降糖药，在过大剂量情况下，同样会增加多方面风险。

强化降糖往往离不开胰岛素，而过量胰岛素可带来方方面面的风险，尤其是增加食量、增加体重的缺陷，以及最高的低血糖发生风险，在很大程度上抵消了其所带来的降糖得益。正如Niswender所指出，抗糖尿病药引起体重增加，可加重糖尿病相关的其他心血管风险。笔者曾治一例刚从美国回来的65岁女性糖尿病患者，因胸闷、喘促来诊。述其胰岛素治疗前体重仅51kg。在美国用胰岛素治疗，每天110U（早56U，晚54U），血糖控制不错。来诊时体重91kg，其身高156cm。伴高血压、高血脂及脂肪肝。运动负荷实验提示心室前壁及左侧壁病变。我们给予中药煎剂丹瓜方治疗，并将胰岛素用量逐渐减少，最终使用诺和灵30R早餐前18U，晚餐前 14U，并先后加用西格列汀 100mg，1 次/天；二甲双胍 0.5g，3 次/天。2 周后血糖谱：早餐前 6.2mmol/L，早餐后 8.2mmol/L，午餐前 5.6mmol/L，午餐后 7.6mmol/L，晚餐前 5.3mmol/L，晚餐后 8.4mmol/L，22：00 7.2mmol/L，次晨 1：00 6.2mmol/L，次晨 3：00 6.2mmol/L。体重下降 7kg。在没有增加降压药的情况下，血压控制显著进步。患者精神状态、体力也显著改善，胸闷心悸症状消失。重复一次运动负荷心电图，在运动量达最大的 99% 情况下结果为阴性。

体重增加的长期心血管负得益，更应引起重视，这对年轻的 2 型糖尿病患者显得尤其重要。Aviles – Santa 等研究发现，在年轻的 2 型糖尿病患者中，胰岛素治疗 52 周和 104 周，虽然 HbA1c 降低 22.2%，但体重、BMI、腰围及体脂百分比平行增加达显著性。血脂和脂蛋白谱、HsCRP、白细胞黏附分子及其他非传统的心血管危险因素均没有显著变化。

一般认为，强化降糖可降低多种细胞因子包括部分炎性细胞因子水平，从而为防治糖尿病大血管并发症带来好处。实际上，强化降糖的同时也可升高一些细胞因子甚至炎症因子水平。如在著名的 DCCT 研究中发现，3 年强化降糖可降低可溶性血管细胞黏附分子 sVCAM – 1 和 sICAM – 1 水平，但增加体重，且同时增加高敏感 C 反应蛋白（hsCRP）及可溶性 TNF 受体 1（sTNF – R1）水平，提示强化降糖的同时存在增加心血管风险的可能。

综合上述内容，不难得出这样的悖论：一方面，血糖高增加患者的心血管风险；另一方面，由于强化降糖具有其固有缺陷，对于老年糖尿病患者，以及长期血糖控制差、已经合并心血管疾病的患者，又必须允许其存在一定的高血糖状态。面对这一悖论，如何更好地干预这些治疗两难的糖尿病患者，尤其更好地防治由于持续高血糖所带来的心血管损害呢？

四、中医药干预糖尿病多靶点作用寓防于治

中医药可从多个方面干预糖尿病。首先，中医药多种复方和单体都具有明确的降糖作用，如上市中成药糖脉康、消渴康、玉泉丸等。降糖机制也有较多研究，包括胰岛素样作用或修复胰岛功能作用、清除自由基及抗氧化作用，促进糖的有氧氧化，促进脂肪组织对糖的摄取，增加肝糖元含量，抑制糖原的分解，葡萄糖苷酶抑制作用及延缓肠道对糖与脂质的吸收

作用，增加胰岛素敏感性，改善胰岛素抵抗，抑制胰岛素拮抗激素的分泌，增加靶器官的糖转化等。已经发现中药的降糖活性成分包括黄酮类、生物碱、皂苷类、多糖类、氨基酸、多肽类等。这些成分的降糖效果有强有弱，作用时间有长有短，起效有快有慢，各自的作用途径也不尽相同。在一个降糖中药复方中，可能同时具有上述多个成分及若干个作用机制协同生效。其每个独立的成分短期内效果可能很微弱，但多成分合力尤其长时间的协同，其带来的益处是不可小视的。

间接降糖是中药治疗糖尿病的一大特点。Bakirel 等研究了芦笋抗四氧嘧啶糖尿病鼠的血糖及抗氧化活性。结果表明，该品可显著降低血糖，并具有阻断脂质过氧化和激活抗氧化物酶的能力，认为其抗氧化性能可能是其抗糖尿病的机制。中药更大的益处还在于虽降糖或调节糖代谢，但极少甚至不会导致明显低血糖。并且在降糖的同时，还可带来独立于血糖控制的心血管得益。

中医药所带来的心血管得益，不能像化学药物如他汀类降脂药、降压药等那样去理解。中药对心血管的益处也是多靶点、多层次协同作用的。中药不但具有程度不同的降脂、降压作用，还具有血管调节作用，保护血管内皮细胞的结构和功能，抗血管平滑肌细胞增殖，调节缩血管物质与舒血管物质之间的平衡；改善心肌缺血、增强心肌舒缩能力；可疏通微循环，降低血液的浓、黏、凝、聚状态和血管阻力，增加外周血流量，降低毛细血管通透性，改善组织缺氧。中药可显著降低绝大多数致动脉硬化细胞因子，并升高抗动脉硬化细胞因子，降低血液炎症标志物如 hsCRP 及 TNFα。Luo 等研究表明，野黄芩苷阻断高糖介导的血管炎症。脂联素具有抗糖尿病、抗炎和抗动脉硬化作用。在肥胖者中脂联素降低是糖尿病和心血管并发症的独立危险因素。Xu 等研究表明，黄芪甙 Ⅱ 和异黄芪皂甙 Ⅰ（黄芪提取物）具有升高糖尿病患者血脂联素作用。环磷酸腺苷激动蛋白激酶（AMPK）具有抗缺血性损伤的心脏保护效果。叉头样转录因子 3（FOXO3）是 AMPK 的下游标志物。美国怀俄明州学者研究显示，齐墩果酸可通过损耗线粒体的膜电位来激活 AMPK，同时也触发 FOXO3 的磷酸化，从而激活 AMPK 信号通路。Chen 等研究了黄芪多糖对糖尿病心肌病仓鼠血管紧张素的影响，结果表明，黄芪多糖阻断了心肌局部的血管紧张素 Ⅱ 系统。

中药对心血管风险细胞因子具有广泛的干预作用，成为中药防治糖尿病心血管风险重要机制。而且中药安全性很好，正如复方丹参滴丸在美国完成的临床研究所证实的那样，其不良作用非常小，甚至可以认为适当的中药复方没有具有临床意义的不良作用。这就意味着中医药治疗所带来的得益是净得益，这种得益无论多小，都是一个正值，这完全不同于强化降糖的结果（可能净得益成为负值！）。这为中药的长期应用提供了化学药物不可比拟的条件。

五、高糖无害化：突破强化降糖干预糖尿病心血管风险的悖论

ACCORD 研究结果公布，关于强化降糖、强化降脂、强化降压的过分渲染的时代已经结束。合理的、现实的、实事求是的、个体化的治疗策略必须得到重视。对于不宜强化降糖的糖尿病患者必须允许其存在一定的高血糖状态！糖尿病患者的血压并非降得越低越好！联合多种降脂药的强化降脂策略并不能增加其对糖尿病患者的心血管得益！

中医药从多个方面全方位地干预，多途径协同作用，无副作用地为糖尿病患者带来心血管净得益。这些净得益不只体现在已经发生的心血管病变，且更多的是体现在糖尿病的一级预防、二级预防之中。使用中医药，在预防糖尿病发生的同时，实际上就已经开始了其心血管风险的多重预防；同样是使用中医药，在治疗糖尿病高血糖时，实际上也开始了其心血管事件风险的多途径干预。这两个层次的心血管预防，是独立于糖尿病本身的。只要使用了中医药的防治措施，即使受药对象终生未发生糖尿病，其心血管仍然可从中获得益处。可以说，只要合理应用中医药的治疗措施，最终都会有心血管净得益。

糖尿病的各种并发症风险，最终来源于高血糖。高血糖的危害来源于高糖的毒性。初步研究支持消除高糖毒性是绕过强化降糖以防治糖尿病并发症的可行措施。只要能消除高糖毒性，就能做到"高糖无害化"。所谓"高糖无害化"就是经过适当地干预，使高糖状态即使持续存在，也不会导致各种器官、组织、细胞等的结构、功能的异常，使高糖状态与正常的生命状态和谐共处，从而从根本上控制糖尿病的并发症，并减少因控糖所带来的各种风险。

高血糖的毒性包含了多层次、多角度的内容，既有组织水平的毒性，

也有细胞水平的毒性，更有分子水平的毒性，甚至可影响多种基因的表达。其危害影响全身所有的器官、组织、细胞。干预如此广泛的危害，可以有两条思路：一是针对每一项危害给予一个干预措施，二是用少数且最好是一个干预措施来解决绝大多数的主要问题。显然第一条思路是不可行的，因为这需要无数多的干预措施。第二条思路，干预措施必须要有多靶点、多途径作用的特点，作用必须十分广泛。就化学药物来看，目前尚没有这样的产品或潜在产品。中药单味药就有多种成分，可以作用于多个靶点。中药复方由多个单味中药组成，再加上药品的炮制、加工、煎煮等，其成分可以说是无限复杂，无法用个数来准确说明。而这些无限复杂的成分所带来的是无限复杂的作用机制，这些作用机制具有真正意义上的多靶点、多层次、多角度作用的特点，最能充分满足抗高糖毒性的需要，这在前文已经论及。

另一个更有力的支持是我们所做的丹瓜方研究。研究证实高糖浓度与内皮细胞活力呈显著负相关（$y = 0.681 \sim 0.002x$，$t = -7.411$，$P = 0.000$），1/300丹瓜方完全逆转了 5.5mmol/L 以上、100mmol/L 以下任何高糖浓度下的内皮细胞活力的下降。机制研究表明，丹瓜方具有促进细胞骨架形成、对抗秋水仙碱细胞毒作用，解除高糖对 G0/G1 期的阻滞，使高糖环境中的细胞增殖周期维持在正常状态。高糖使血管内皮细胞内活性氧族（ROS）含量显著升高，丹瓜方能显著降低细胞内 ROS 含量。丹瓜方还能调节高糖环境中内皮细胞所产生的 NO 水平；改善糖尿病患者的胰岛功能，降低糖尿病患者血液 TNFα 水平和 CRP 水平，改善血液流变性，降低患者的高血浆纤维蛋白原及层黏蛋白水平。同时还有助于调整血脂、稳定血压。这些研究初步显示出中药复方丹瓜方具有多靶点、多层次抗高糖毒性作用，为高糖无害化研究奠定了基础。

参考文献

[1] Heng Xian-pei，Yang Liu-qing，Chen Min-lin，et al. Paradox of using intensive lowering of bloodglucose in diabetics and strategies to overcome it and decrease cardiovascular risks ［J］. Chin J Integr Med，2015，21（9）：425-434.

第二节　论糖尿病与大血管病变的病机联系

引言：基于病机分析糖尿病与大血管病变产生的共同土壤，阐述糖尿病与大血管病变之间的交互关系：二者相互滋生，又共生共荣，且相互促进。

根据中医经典《黄帝内经》的经义，动脉粥样硬化属于中医脉搏坚病。临床实践表明，消渴与脉搏坚存在密切的联系。消渴病与脉搏坚病，在整个病程进展上，都不同程度和不同时间地与气血津液有关，气血津液为病是此两病关键的病理特征之一。在气血津液为病的基础上生痰生瘀是这些疾病进展为脉搏坚病的关键环节。病因有同有异，有的病因通过消渴而致脉搏坚病，有的病因则可同时致消渴病或脉搏坚病。

一、消渴导致脉搏坚病

消渴病自始至终都与气血津液密切相关。起病阴虚热盛，津液渐耗，燥邪内生，患者可出现口干、喜饮水、体重减轻、多食易饥、烦躁，舌质红，苔薄黄等表现。津伤必损气，随着病情的进展，患者逐渐出现疲乏、少力等气虚的临床表现，这时常气阴两虚，也可兼有虚热征象。津血又同源，津亏者血也常亏，无水行舟则血行必滞，同时气虚推动无力也常生瘀。痰为津液所化，津液代谢失调常易生痰。同时痰瘀互生，无论先生痰、因痰生瘀，还是先生瘀、因瘀生痰，最终所形成的痰瘀互结病理，则是发生脉搏坚病的基本因素。因此气血津液同病是消渴病的共性。进而在气血津液为病基础上产生痰瘀。痰性黏滞，痰瘀互结。瘀随痰浊黏附于脉道，导致脉壁搏坚。可见消渴病产生脉搏坚病的过程，实际上是气血津液为病生痰生瘀，黏附于血脉的过程。在消渴生痰生瘀之后，进一步发展到脏腑功能受损，都与脉搏坚病相一致，最终大多因胸痹、真心痛、中风等病而终。其他一些疾病，如眩晕、肥胖等，虽然在发病早期的病机都各有不同，但随着病情的进展最终都可生痰生瘀，促发脉搏坚病，与消渴病殊途同归。

二、嗜食肥甘致病分两种情况

嗜食肥甘厚味者，肥者令人内热，甘者令人中满，味厚者壅塞气机。偏于阴亏之人，内热必盛，一方面耗伤津液，清窍失养；另一方面消灼肌肉，故先发为消渴。此人必甘满化热，使胃热旺而消谷易饥。消渴日久，生痰生瘀，渐生脉搏坚病。偏于阳气微损者，不易产生内热，肥甘之味内射脾胃。脾主肌肉，肥甘厚味之物随脾之主而滞于肌肉，形成体内之膏脂。膏脂渐积，经年日久，常可发为肥胖、痰饮之类。膏脂亦本痰类之物，喜走孔道。脉壁亦为肌肉，故膏脂也可在血脉中渐积，久则脉亦肥，脉肥则厚，发为脉搏坚病。同时，在膏脂经年渐积过程中，可能不时遇上一些导致内生热邪的因素，如感受暑热、过食辛燥，或嗜好烟酒，或它病伤津等，则可引动久积之膏脂化热，热耗津液则可发为消渴。偏于阴虚之人，嗜食肥甘因消渴而致脉搏坚病者，必消渴在前，脉搏坚病在后；偏于阳损者，嗜食肥甘多分别导致脉搏坚病和消渴病，这类患者一般发病较阴虚者偏晚，病之渐起常以脉搏坚更早，但由于脉搏坚病起病隐袭，难于早期诊断，往往要在疾病较为深重时才引起患者注意，进而才就诊于医生。而消渴更易表现出症状。因此临床患者有的消渴先发病，但只要细心检查，就会发现其脉搏坚病已经发展到了相当的程度。当然也有的患者脉搏坚病先发，消渴后发，则因人而异。

三、先天禀赋缺陷的双重作用

先天禀赋是消渴发病的重要原因。早发消渴者，往往具有先天阴亏的因素，多源于父母的阴虚体质或嗜食辛燥生热之物，使出生前就形成了阴虚的体质。在出生之后，遇致消渴病因，则易于发生消渴。随着消渴多年的进展，逐渐衍生脉搏坚病，此是消渴作为后天因素导致脉搏坚病的情况。脉搏坚病也有先天因素，但通常不起主导作用，是否发生脉搏坚病主要决定于出生以后的后天因素。后天因素可损伤五脏精气，形成脉搏坚病的易发体质。如再合并其他致病因素，则可发病。另有先天阳虚者，可能同时具有发生消渴和脉搏坚病的风险。此种情况父母多肥胖多脂，体力活动不足，则其子先天阳气失于化生，致使膏脂痰饮不能化散，壅滞于脏腑肌肤，则形成发生消渴和脉搏坚病的共同基础。

四、消渴与脉搏坚病病机的互相转化

消渴在阴虚为病的基础上，进一步作为病因引起脉搏坚病，这一点基本上得到学界认同。但脉搏坚病是否也是消渴的病因之一，尚未引起注意。一般情况下，脉搏坚病的进展，多逐渐出现脏腑功能病变，如眩晕、胸痹、心悸、厥症四逆等表现为阴阳失调、气血失和或气机紊乱的证候，这些都与痰瘀干扰脏腑功能有关。如痰瘀壅阻及其所导致的气血失调，壅郁日久，变生内热；或者因阴阳失调导致气化失施不能敷布津液，亦或阴损为主致阳郁生热，进而伤津等，都具有损伤津液，导致清窍失润，最终导致消渴发病的可能性。血脉壅滞不利于水谷精微的散布，水谷精微对脏腑组织的滋养不足，日久可出现脏腑功能失调。五脏功能受损均可导致消渴，尤其肺、脾、肾等主水之脏，水液代谢失调是消渴发病的内在主因。现代医学已经知道，有大血管病变通常存在不同程度的小血管或微血管问题。血管壁的硬化及通透性下降不利于血管内物质包括胰岛素的通过，同时血液循环差，血流缓慢，不利于胰岛素到达组织，已经有人从血流动力学和数学角度证实，这种状态可导致胰岛素的生物利用度降低及胰岛素抵抗。水钠潴留在这种状态下也是很常见的，这也会导致生物活性物质的效用障碍，即使外源性药物的疗效也会受到影响。已经公认的事实，2/3 的心血管病患者都具有不同程度的糖代谢问题（IGT 或 DM），这不能排除动脉粥样硬化本身对增加胰岛素作用异常或糖代谢异常的风险的存在。因此，在消渴与脉搏坚病之间，可能存在病机相互转化的机制，其中主要是消渴病机向脉搏坚病机的转化，同时也存在脉搏坚病机向消渴病机转化之可能。

第三节 论糖尿病大血管病变的病因与病机

引言：基于中医经典著作提出糖尿病大血管病变的中医病名可定为"脉搏坚"病。其病因病机包括：五脏受邪，脉肯搏坚；饮食失宜，伤及血脉；阳热失常，其肯脉痹；情志失节，损伤脉道；缺乏运动，助生搏坚；放纵愉欲，邪随欲入；禀赋缺陷。

一、中医经典对动脉粥样硬化的描述

在中医领域，动脉硬化只能看作是一个新鲜的外来词，却算不上新鲜的事物。如传统诊脉中，有一些脉象实际上很像动脉硬化的脉象表现。自古中医就有"弦脉"，今人描述为"端直而长，如按琴弦"（邓铁涛主编《中医诊断学》）。《医源·切脉源流论》："弦多胃少者滑硬弹指，如循长竿者然……但弦无胃者，中外急劲，如按弓弦，如循刀刃。"更形象地描述了弦脉的特征是既滑又硬而且弹指，好像按在一根滑动的长竹竿上，从其"弹指"这一点看，应该属于动脉硬化的较早阶段。如果感觉像按在强弓拉紧的弦上一样，或者像小心翼翼地触摸刀锋一样，这就是更为严重的"真脏脉"了，提示患者已经进入了生命的倒计时阶段。《景岳全书·脉神章》更对弦脉的危重表现进行了阐述："凡脉见弦急者，此为土败木贼，大非佳兆。若弦急之微者尚可救疗，弦急之甚者胃气其穷矣。"这句话是说，凡是弦而急促的脉象，都是脾土衰败、肝木来乘所致，不是好的征象。但如果这种弦而急的脉象还不是太突出，及时治疗尚有挽救的可能；如果是弦急脉之重症，提示其胃气衰败，挽救的希望就渺茫了。这一重症脉的特点是在弦脉基础上合并了一个"急"字，"急"通"疾"。中医对"疾脉"的定义是"脉来急疾，一息七八至"。如果按每分钟呼吸 20 次计算，则疾脉者每分钟脉搏次数高达 140～160 次。一个动脉硬化性疾病的患者出现每分钟如此快的脉（心）率，病情危重无疑。临床我们经常会遇到动脉硬化性疾病晚期合并心功能不全者，即表现为脉"弦"而且快（急），常有喜叹息、喘促，食少纳差或脘部痞闷等症状（土败木贼），这自然是重病。这时心率的快慢程度可帮助我们判断疾病的严重程度，心率越快则病情越重。这就建立了动脉硬化性疾病危重程度的判断依据，简单而且实用。其他有些脉象，如紧脉之脉来绷急，状如牵绳转索；牢脉之沉按实大弦长等，都可能与动脉硬化有关。

关于动脉硬化类似症候的描述，可以从《黄帝内经》中找到一些重要的内容。在《素问·脉要精微论》中详细论述了五脏搏坚脉的症候特征，所谓"搏坚"中的"搏"，意即"搏击"或"搏动"之意，"坚"即"坚硬""挺直"之意。《说文解字》卷十三手部："搏：索持也。""持：握

也。"表明，搏坚脉触诊当是紧、硬、坚韧，应指如鼓皮。为坚实有余之脉，当属邪气内盛久结而成，与上述弦脉很相似。有的当今文献把动脉粥样硬化称为"脉痹"，出于"痹"即闭阻不通畅之意来讲，有一定的合理性。但由于《黄帝内经》给"痹"下的明确的定义为"风寒湿三气杂至合而为痹"，已经得到世代医家的公认。但动脉粥样硬化的病因，除与感受外邪有关外，更主要病因在于内因，与《黄帝内经》之"痹"的定义有较大不同。因此，为了避免理解上的混淆，基于《素问·脉要精微论》的相关论述，为本病奠定了病机基础。因此我们主张可以将动脉粥样硬化与"脉搏坚"相联系，将两者内含视为等同，即动脉粥样硬化病就等同于中医脉搏坚病。

二、五脏受邪，脉眚[①]搏坚

脉搏坚病与五脏有密切的关系。《素问·脉要精微论》指出，五脏均有脉搏坚病。脉搏坚病既可生于五脏，同时又可影响五脏。这为认识脉搏坚病奠定了理论基础。

"心脉搏坚而长，当病舌卷不能言"。心主血脉，又主神志，因此血脉异常可引起神志的改变。心开窍于舌，而言为心声。因此，如果脉搏坚病影响到心，是痰浊瘀血等致病之邪，久蒙心脉，阻于脉壁，使脉道不畅，失去了畅行气血的良好功能，波及心脉，渐使心神受扰，则心不主其事，其所负责的系统发生功能失调，从而表现出舌体卷曲且不能正常说话这样的病证。另外，因心主血脉，血脉之功能正常运转，皆需要心的主持。因此凡搏坚之脉都不同程度地与心有关系。临床可以观察到，动脉粥样硬化病变患者，当疾病进展到晚期，如心力衰竭时，常表现出说话费力，或不喜言语，发生急性心力衰竭者可出现意识障碍而发生谵妄等，如发生脑血管意外也可发生构语障碍。

"肺脉搏坚而长，当病唾血"。因肺朝百脉，全身的血管都与肺相联并在肺汇聚。血行于脉中，因此全身的血液也都要经过脉的输送作用而会聚于肺。因此，肺是血管和血液的交汇之处，凡血管和血液的疾病都可能在肺表现出来。如果脉诊三部九候中，肺脉表现出搏坚而且长，就有可能会

---

① 眚（shěng）：疾病，灾异。

发生唾液中带血的病候。因心肺同居上焦，都与血脉有关，肺同主气，可调和气血。因此心肺功能协调在本病中具有重要作用。肺主气、司呼吸。如果肺脉病而唾血，则肺之清肃功能受损，出现气短喘促之症是在预料之中的，这是《黄帝内经》中隐藏之意。临床我们可以看到，在动脉粥样硬化性心脏病晚期，当发生急性左心衰竭时，患者咯粉红色泡沫痰，就形同这种情况，这时患者必定有喘促气急、张口抬肩等肺气急耗衰竭之征象。

"肝脉搏坚而长，色不青，当病坠若搏，因血在胁下，令人喘逆"。肝主藏血，五行属木，本脏色主青，其性主动主升。如患者在三部九候脉诊中，肝脉表现搏坚而长，肤色又失其本脏青色，是病与症分离之重病，病情急转直下而迅速加重转危，表现出喘促欲绝之逆症，尤如在死亡线上挣扎。这是由于肝居胁下，主藏血，这时血过多地藏于肝，既使肝气壅塞而过度升散，又使心不能主血，故而出现此重逆之候。临床我们可以看到，因冠状动脉硬化性心脏病发生慢性心功能不全晚期全心衰竭者，位于体循环的肝脏瘀血，病情加重时，肺瘀血同时膈肌下移受阻，其呼吸困难欲脱之象。

"脾脉搏坚而长，其色黄，当病少气"。脾主运化、升清、统摄血液，五行属土，其色应黄；又脾胃为后天之本，气血生化之源。血主滋养，属有情之物，血为气之母。如果患者在三部九候的脉诊中，出现脾脉的搏坚且长，其人因脾虚而当气血不足。血虚失养，气虚失于推动，则患者出现疲乏、无力、体力活动或劳动能力下降等表现。因在整个脉搏坚病中，脾脉搏坚属早期、轻症，故尚能显示其本脏色。临床我们可以看到，在动脉硬化性心脏病进展到心功能不全时，最早期、最常见的症状就是疲乏无力，运动耐量下降，这时往往不会引起注意，进而进展到肾脉搏坚，乃至于肺脉搏坚等。

"肾脉搏坚而长，其色黄而赤者，当病折腰"。肾为先天之本，主骨生髓，与膀胱互为表里而司人体水液代谢。肾属水主黑色，脾属土主黄色，心属火主赤色。水之乘我者为土，侮我者为火。肾之本病，脉搏坚而长，不显其本色，却显乘我侮我之色，是肾本之虚，精气严重不足。腰为肾之府。肾精不足，其府失养，故其病时腰背弯曲，同时肾虚必不主水，则其尿常少，水不入其府则必肿。这说明，脉搏坚病的根本在于肾虚精亏，其他四脏之脉搏坚病都是在肾虚精亏的基础上逐渐加重形成的。这就相当于临床具有动脉粥样硬化高危因素的患者，疾病进一步发展则可产生多种动脉粥样硬化性疾病。

根据上文论述可以看出，脉搏坚当属于动脉粥样硬化疾病，其发生发展与五脏功能状态有关。早期因于肾虚精亏，一方面精不化气伤及脾，使脉搏坚病加重。另一方面，精亏不能化生阴津阴液，则发而为消渴。若肾虚精亏和脾虚气血不足失于有效治疗，则疾病进入严重状态，根据所伤重点不同而表现为三种情况：在肺则肺气耗散，在心则痰瘀蒙阻神窍而其主不明，在肝则肝之气血壅塞而使肝气横逆。这三种情况均属于脉搏坚的重症状态，多为疾病的晚期。

三、饮食失宜，伤及血脉

人之所以生存和繁衍，全赖五谷化生之精微的滋养。食物入胃，经胃之受纳和腐熟，在脾之分清泌浊之作用下，食物残渣与糟粕经大肠的传输而排出；食物之精微则经脾之统纳入血，血流于脉。水谷精微经血脉之运载而到达全身肌肉和四肢百骸。因此，血脉是水谷精微由脾胃传输至全身的运送通道，它既直接从所运送的血液的水谷精微中吸纳营养以滋养自身，同时也受所运送物质的影响。因此，被运送物质的质量和性质，对血脉是重要的；而被运送物质的质量又决定于胃所受纳的食物和脾胃功能的影响。

食过肥甘，易于化毒，进而酿生疾病。肥者化生膏脂，甘者产生澧毒。膏者具痰之性，厚重黏稠，既阻碍气血、滞塞脉道，又喜附脉管，不易化解，妨碍脉道之传输功能。澧毒之性，易于化热，暗消津液，导致水亏舟难行，加重脉道之壅滞；同时又与膏脂相互搏击，伤及脉壁，黏附脉道，久则脉渐厚，脉厚则硬而道窄，使气血流通更受其阻。《素问》"脾濡则脉厚"即是此意。

胃为阳明之府，功在腐熟受纳之水谷。凡食物之性，属温则助腐熟，属寒则食不化。故胃常喜温，助其功也。脾为太阴，阴气微盛，得阳始运。热则伤其阴，寒则损其阳，皆致脾运失职。食入过热，热气流经，经脉过盛的热气煎灼水谷之气而为痰，痰阻脉窍则为痹。尤其食物腐熟后化生精微，必须经过脾的散精运化功能。太过之食物热气，煎灼太阴脾土，使脾土干涸失润，则不能约束血脉，使血流涤荡失常，无序的血流瘀回滞涩，形成血瘀。肺叶娇嫩，食物之热性随精微上输于肺，则肺之通调受损，百脉朝肺受阻。如食寒入胃，首伤胃阳，不能有效腐化水谷；脾阳受伤，不能分泌清浊，使食浊随精微入于百脉。食寒入脉，寒主收引，血脉收缩，管道狭窄，久则坚搏，甚者脉硬不应指，《灵枢·刺节真邪》"血脉凝结，坚搏不往来者"即为此类。同时血受寒则泣而不流，瘀血乃成，久滞损伤脉道，脉失其常。《素问·调经论》："血气者，喜温而恶寒，寒则泣不能流，温则消而去之。"可见食物的寒热属性也是导致脉痹或脉搏坚的原因。

湿之为邪，其性黏滞，最易困脾。外感湿邪者，伤于肌表，束分肉，内舍于脾，进一步使脾不主肌肉。内生之湿浊，既可困脾而导致生化之源受病，也可停而为痰，随谷气上壅于肺，从肺入于百脉而使百脉受损。脉者，行分肉之间，为营气之道，实亦为肌肉也。故湿浊困脾，脉亦受困，脾失运化则伴脉失流畅。久因脉失流畅则致舒缩失职，终致脉道僵硬而生脉搏坚。

酒性热，其性动气充脉，损伤脉络。《灵枢·经脉》述："脉之卒然动者，皆邪气居之，留于本末。"是说如果脉搏不定时发作性异常搏动，是有邪气留在脉管，而且大小血管皆受邪，此即类似大小动脉发生硬化，导致冠心病心律失常的异常表现。同篇更明确叙述了饮酒伤及血脉的道理："饮酒者，卫气先行皮肤，先充络脉，络脉先盛，故卫气已平，营气乃满，而经脉大盛。"说明酒之动气充脉的特点是先走表浅之络脉，使营卫之气过盛，续而经脉过分充盈，久则经脉坚满盛大，势如紧弦。此之盛脉，可"以气口知之"。虽然当前有人认为，少量饮酒可能对心血管有益，但其长远效应尚难肯定。况且当今饮酒之人，三朋四友相聚，岂能不一醉方休？哪有"少量"的可能？！过量饮酒可造成氧化应激，激活交感神经系统，同时造成酒精肝，加重脂肪肝，进而增加动脉粥样硬化疾病的风险。美国2009年ACCF/AHA心力衰竭防治指南就明确指出，在慢性心力衰竭的A期，即尚无动脉粥样硬化的糖尿病、高血压等的患者，由于其属于发生慢性心力衰竭的危险人群，应当戒烟、戒酒、控制代谢综合征等。这与我们古代医学认识不谋而合。

四、阳热失常，其害脉痹

火热属阳。阳气者生之本，命之源，得之则生，受之则茂。无论自然之火热，还是生命体内之阳热，均为万物生化之源，正如张景岳所谓"生化之权，皆由阳气"。关键是其力度是否在适当的常态范围内。如失其常，则火热妄动，煎灼津液，阻滞经脉，化生脉痹，终成搏坚脉。

心为君主之官，五脏六腑之大主，君火居之。肾为先天之本，生命之源，内寓相火。君相互动，通过阳阴的消长以维持一身阳气的正常运转，称为生理之阳气或阳热。生理之阳热，禀阳气发动之机，维持脉动，脉动则生，维持生命之呼吸出入。故《素问·五运行大论》说："火，在体为脉，在气为息，在藏为心。"可见，生理之阳热，在维持人体心脏和血脉的正常生理功能、维护人之生命气息中，是重要和不可缺少的，其实质是心之本源，是心脏功能活动的具体体现。同时，生理的阳热，也是人体健康强壮，如树木春生繁茂的源泉；只有阳气的正常蒸化，才能维持勃勃生机，正如朱彦修所谓："天主生物，故恒于动；人有此生，亦恒于动。其所以恒于动，皆相火之为也。"可见君相之火是维持生命的本源。

正常的阳热，维持心脏功能的正常，人才能维持全身组织器官的正常生命运转，以及维护正常的思维和判断力，故《素问》同篇又有"其政为明"之论述。如火热失其常，因"其藏在心"，故首先伤心，心失其常则悸动，五脏失其统，各行其是，不能协调统一行使各自的生理活动，进而又可伤及血脉。肝藏血，肝失心君之统率，则易失其藏血之功能，致使血入脉鼓，久则脉僵硬，弦如紧绳。脾主统血，火热伤心，促血急行，又失脾统，其脉搏击失控，而致鼓燥不已。肺朝百脉，肺受热伤，其气耗散；其时心脉搏击，则肺满血溢，不能受百脉之血，则血阻脉急。肾性敛降，其阳温化而不躁动。如火热损伤肾津，心火独旺，水火不能既济，则脉气暴动，血失其常。火热失其常，也可直伤血脉，灼伤脉道，使脉管舒缩功能失职，同时化血津为痰，痰束脉管，久则脉道硬。故曰"其变炎灼，其眚燔炳"。

相火之常为人身之动气。相火之变则为贼，既可内煎真阴，又可上扰心君而致君相火动。引起相火妄动的原因情志过极、色欲过度、饮食不节等多种因素，但总体上可以归纳为内因和外因两个方面。内因，人之阴精本身难成但易亏损，而人内生之情欲无涯。人之情欲无涯，郁火暗自内生，渐损阴而助相火，使火失其常。外因，心君为物所感，或为湿热引动。朱丹溪《格致余论》述："夫以温柔之盛于体，声音之盛于耳，颜色之盛于目，馨香之盛于鼻，谁是铁汉，心不为之动也？"“心动则相火亦动，动则精自走，相火翕然而起。”同时朱丹溪指出，五脏各有火，五志激之，其火随起。如醉饱则火起于胃，房劳则火起于肾，大怒则火起于肝，苦思则火起于脾，嗜香燥之味美及嗜烟如命者火起于肺，视物所感则火起于心。少年之时，相火微动，年长渐积，五脏之火相助，病也随之暗生。

无论君火相火，均属阳热之性，皆可化生六气。如火热生湿，一是因于火热怫郁，则"水液不能宣通"（刘完素《保命集》）而水湿停滞；二是因于热气熏蒸，热蒸湿动。水湿为邪，其性质也易于发生改变，一是湿聚为痰，停于器官窍穴则相应器官为病，而停于脉道，则病脉痹；二是湿性黏滞，易阻气道，气郁脉道则脉鼓，久则脉失其舒缩之性，形成脉痹；三是湿阻血滞，转而为瘀，瘀加于脉，其脉必坚，如瘀与痰结则其病更顽。

心主脉生血，血生脾（《素问·五运行大论》）。心与血与脉的关系已如前述。脾属土，性喜燥而恶湿，主运化。凡饮食失宜、思虑过度、嗜食肥甘、贪凉饮冷等，均可损伤脾阳。阳主推动，脾之运化功能有赖于阳气的促动功能。脾阳既损，其运必不健。脾主肌肉。脾失其运，一则水谷之气停滞于肌肉，使肌肉不健而易于受邪，临床常可出现动则肌肉酸痛、肢体疲乏，导致喜坐懒动的习惯形成，渐生壅滞而发肥胖，因郁生热。心五行属火，主脉。郁热不解，与心火相搏，煎灼于脉，脉道受损而生脉痹。若脾失于运化水湿，水湿之邪壅滞生热，化为湿热，进而化为痰浊；二则水湿之邪也可直接生痰，痰郁而生热。心火煎灼热痰，阻于脉道，则成搏坚脉。然脾致脉搏坚，多与痰湿有关，并得心火之助，属阳热煎灼的结果。

五、情志失节，损伤脉道

情志是人体生命存在的基本要素，是生命生生不息的重要特征。它是有生命的人对客观事物的主观反映。正常范围内的情志活动，是人体的正常生理现象。如情志太过，则可化为致病之邪，伤及组织器官。

情志与五脏相关，人有五脏化五气，以生喜怒忧思恐（《素问·阴阳应象大论》）。情志病变，既可影响五脏衍生脉搏坚，已经有脉搏坚者也可通过情志的病变损及五脏。如肾在志为惊与恐，恐则气下，惊则气散。若惊恐失节，肾气受损，肾气耗散。肾主水藏精。这时一方面因肾气耗散，水失封固，而致小便量多；人体之津液因尿液不正常的过多排泄而枯耗，消渴由生。另一方面，水液失于肾气的蒸化，变为痰饮。津血同源，痰瘀互生。津亏则无水行舟，停而为瘀。痰瘀互结于脉道，酿生脉痹，化为脉搏坚。脉搏既坚者，如有不慎，惊恐失节，肾气消散，使肾失封固则尿多而清长；或肾精受伐，则可出现阳痿、腰酸膝软，或遗精、尿浊等。

心在志为喜，适当之喜乐则气和志达，营卫通利。心主血脉，又主神志。如喜乐失度，则可伤及心。《灵枢·本神》："心藏脉，脉舍神，心气虚则悲，实则笑不休。"心因喜伤而不主血脉，脉失其常，久则脉道受损。心主神志有赖于其主血脉功能正常。心既不主脉，则神志失其主，轻者心神焕散，出现注意力不集中、记忆力下降、头昏、失眠等心不主神志的症候，如失于及时纠治，病情发展，则可出现心悸、心慌、胸闷，甚或怔忡、心胸疼痛等，更进一步则可能出现神昏、谵语，或口不能言，或真心痛等。脉搏坚患者，若七情失节，喜乐太过，伤及于心，心脉失常，可发生心悸、胸闷、失眠，甚或头昏、胸痛，乃至于昏厥等重症。

肝在志为怒，主疏泄，主藏血。肝之疏泄功能正常，是肝能正常藏血的重要保障。肝的疏泄功能，首先表现在对情志的调节方面。《灵枢·本神》："肝藏血，血舍魂，肝气虚则恐，实则怒。"情志失调，尤其是怒志太过，首先伤及肝，使肝失疏泄，进而失于藏血，则血液运行失其常，发生血行瘀滞或瘀血，久则脉道失养，而渐生搏坚脉。如脉搏坚病久，则患者易于肝失疏泄，发生情志异常。如怒太过，则伤及肝，进而引起肝的多种问题，如肝不藏血，在女性则月经失调；主筋功能失职，则关节活动不利，或口角歪斜等。肝其华在爪，故尚可有四肢爪指失用。因肝与胃的关系密切，患者尚可出现肝胃不和的症候，如嗳气脘痞、口苦，或饮水呛咳等。

脾在志为思，主运化、升清。脾主肌肉，脉其质也是肌肉。因此，脾的统摄血液功能，实际上与血管约束血液的功能密切相关。同时，脾的运化、升清功能除与消化有关外，也与血液的运输有关。所谓"升清"可以认为是把营养物质疏送到全身的过程。如七情失节、思虑过度，则首先伤脾，使其功能失职，从而影响血脉的传输及脉管的功能活动，久则导致脉搏坚。如已患脉搏坚病，七情失节，思虑太过则伤及脾，脾失运化，脉道输运失常，可见唇舌暗淡，肢体皮肤色紫；脾失升清而不主四肢，则出现四肢皮温降低甚或四肢厥冷；脾不主肌肉，可出现肌肉萎缩等。

肺在志为忧，忧愁和悲伤由肺所主。肺具有宣发肃降、通调水道之功能。若悲忧失节，先伤于肺，肺失主节，百脉受损，变生脉痹，化为搏坚。若脉搏坚，情志失节，忧悲首伤于肺，使肺失宣降，或出现呼吸困难，或喘促，咯泡沫样痰；若失于通调水道，则可出现小便不能自控，或咯痰饮。患者多易感冒，常流清涕。因肺与大肠相表里，又悲则气下，故患者可出现大便失禁等。

虽然五脏均与情志有关，但肝与心与情志关系最密切。因此，肝气冲逆往往是脉搏坚患者发生急重症，如中风、厥证等的重要原因，此时也常有神志异常。由于心为五脏六脏之大主，心之情志异常对五脏都会发生影响。《灵枢·口问》："悲哀愁忧则心动，心动则五藏六府皆摇，摇则宗脉感，宗脉感则液道闭……"故《灵枢·本神》又说："心藏脉，脉舍神，心气虚则悲，实则笑不休。"因此，在本病患者，临床常常从心肝入手，来调理其心理情志的异常。

六、缺乏运动，助生搏坚

朱丹溪《格致余论》："天主生物，故恒于动；人有此生，亦恒于动。"动是自然万事万物必须遵守的法则。人法自然，也必须动。动是人类生存繁衍的条件。离开了动，人类就会失去其特征而消失。对人体而言，动则生阳。阳气的盛衰决定着人体代谢状态和水平，影响着人体气血津液的代谢。勤于动之人，阳气充旺，气血的运行及津液的气化才有推动力。人若懒于动，首先气血运行必滞，脉气懈惰，则产生气滞和血瘀，久则气滞脉鼓，瘀阻血脉，则生搏坚。同时，对津液的气化能力不足，既致诸窍失润，又使津液停聚而化为痰饮。痰性黏滞，性喜附着。痰附血脉则脉硬。再者，绝大多数懒动之人，由于内生之痰饮渐聚，体重渐增，多有肥胖的特点。肥胖本身也易于导致气血懈惰，从而使患者更加不愿意运动，从而形成不良循环，促进了脉搏坚的发生和发展。

运动生阳具有独特意义。体之阳气之来源，包括先天、后天两个方面。先天之阳气源于禀赋，是伴随着生命的诞生而具有的。后天之阳气，可源于食物蕴含之阳气，或源于药物补益所化生，或禀承于大自然阳光之造化，或源于运动激发之阳气。源于食物与药物的阳气，实为同类，其功重在补充日常活动所耗散的阳气，常与脾胃有关。禀承于大自然之阳气，其功重在充肤、泽毛、通窍、养目、助力。而生于运动之阳，重在助动气血之运行，促津液之代谢，防止痰饮之停聚而致肥胖生毒。可见，通过运动以生阳，是人体生命活动维持健康状态所必须，其促进气血津液代谢及化气防痰的功能，是其他阳气所不能代替的，在预防和治疗气血津液代谢异常类疾病方面具有重要意义。

适当的运动是人体健康的重要保证，也是预防脉搏坚病的重要一环。但健康的运动也必须是适度的，既不能不足，也不能太过。正如古代医圣孙思邈所倡："养性之道，常欲小劳，但莫大疲及强所不能堪耳。"劳体不足，则气血失运，阳气生化不足而致津液代谢失调，从而生瘀生痰，助生脉痹。如劳体太过，一者阳气过度耗散，功能受损；二者使毛孔开泄过度，津液外泄，是引起本病突然加重的常见原因之一，甚者可导致阴竭阳亡。可见，劳体不足是导致脉搏坚病的重要原因，而劳力太过是已经有脉搏坚病者突发变症的常见因素。

七、放纵愉欲，邪随欲入

作为社会的人，生活在丰富多彩的社会中，难免产生各种各样的欲望。适当的欲望，正确地利用欲望，可激发工作热情，提高工作效率，有存在的价值。但如果欲望太过，超过了自身的能力，或者欲望失去其正当性，或产生不合理的欲望最终难以实现，都会郁结在内。如郁结日久不消，必生内火。火热熏蒸，走于脉道，热灼血脉，尤热之加于皮革，血脉逐渐失去其灵活自如的收缩功能，变得僵硬。同时，郁热既可炼液为痰，也可伤及营血而生瘀，痰瘀加于血脉更加速其僵硬，进而形成脉搏坚病。

另有纵欲而不能自制者，其病从愉欲中生。有嗜烟者，烟有炙热熏蒸之性，同时其缭绕之性无处不到，尤其善走穴道，因此最易伤血脉，熏灼脉壁。有嗜酒者，酒性辛而味烈。少量饮酒，其辛通之性可能有助于血液的流通。但过度饮酒则通散过度，酒之烈性更伤脉壁。过辛则过散，使津液泄则痰成，脉壁伤使血流不畅则瘀可生。痰与瘀结于脉壁，则脉壁加厚而脉道坚，遂成搏坚。夏日贪凉，感受风寒湿邪，入里化热，伤及血脉，与已经存在的痰瘀之邪交结，或伤于已经受损之脉壁，加速疾病的进展。嗜食辛香之物，性燥而热，首先耗散阳明津液，阳明胃津液受伤，腐熟水谷功能受损，使食从痰化；或伤及阳明大肠津液，使大肠传导功能受伤，出现排便时间延长、便秘等，糟粕等有害之物不能及时排出，壅郁生热生毒，可能导致多种疾病，包括脉搏坚病，伤及血脉。沉醉于玩乐者，如玩麻将、打电子游戏、网聊等，深夜不就寝，甚或玩乐不分昼夜，食不守时，致使正气受损，内生郁热，日久可伤及血脉。凡此种种，皆因不能自我约束，为一时之乐而放纵自我，使邪随欲生，久则病成。

八、禀赋缺陷

脉搏坚病之因，无论五脏受邪、饮食失宜、阳热失常、情志失节、缺乏运动，或放纵愉欲，都以后天因素致病为主。后天的这些因素是否致病，首先决定于感受这些因素的强度、持续时间，以及是否多因素共同致病、是哪些因素共同致病等。然而，先天禀赋或者说遗传因素，又在其中起着不可忽视的作用。

先天禀赋，主要源于父母生殖之精，与父母的体质和气血阴阳状态及阴阳交合当时的状况密切相关。出生前父母身体健康，阴阳平衡，气血和调，阴阳交合与自然法则相应，适时、适机，得天时、占地利，情景融洽，则所生之子必得先天之益，出生之后易于获得阴阳平衡和气血津液的和调。但如果先天这些因素失常，就有可能埋下脉搏坚病隐患。

父母或一方素体阴虚，阳气相对偏盛，易于感受热邪，津液暗耗；平时喜食辛辣，嗜烟好酒，又损耗阴津。阴阳相合之时恰适阴弱阳强之时，则所生之子女，多先天阴弱，具阴虚内热型体质。此种情况，既可因虚而生血瘀，又可因内热灼津为痰，使痰瘀内生，从而促发脉搏坚病。

或如父母嗜食膏粱厚味，平素肥胖而多痰浊内伏。无论胞宫痰闭，还是天癸痰蒙，痰浊之邪均可随生殖之精传于下一代，使子未生而痰已附，至子产，痰亦加诸身。痰闭胞宫者此子多胖，膏脂加诸身，随着身体的成长逐渐化热；痰蒙天癸者此子可瘦，膏在脏腑血脉，渐则壅滞脏腑气机，妨碍气血运行。前者以痰浊内生为主，后者以气血不畅为主，最终皆发展成为痰瘀互结，损伤脉道，形成脉搏坚病。

总之，脉搏坚病的基本病因病机，是以后天失于自我调养，伤及脏腑，气机失调，痰瘀内生，黏附脉壁为主，先天缺陷增加后天发病的可能性。

第四节　衡先培论糖尿病大血管病变的病机演变

引言：基于病机，从多个层面阐述糖尿病大血管病变患者的转归及预后。

糖尿病大血管病变患者的病机转归，既涉及糖尿病本病的短期或长期变化，也涉及动脉硬化的进展速度、病情程度、主要波及的器官、合并症等情况，同时还与患者自身的体质、保养和护理、社会经济状况等有关，是一个相当复杂的议题。这里仅就疾病本身特点方面的内容进行阐述。其病机转归在少数患者的病情中可向好的方面发展，但大多数病情随着病期的延长而呈现加重或进展的特点。疾病的进展可从他病终结、消渴本病终结、中期转归、最终转归等层次来讨论。

一、他病终结

由于消渴是一个缓慢进展的疾病，在发生脉搏坚之后的病机进展仍然是较慢的。由于消渴在疾病过程中，正气不断损耗，患者逐渐精亏气弱，抵抗能力下降，这种情况与随着年龄的增长所导致的增龄性变化相叠加，使患者正气受损更为显著，从而更容易发生其他健康事故。因此，在较长的进展期间，难免会有其他更为重要的风险发生，以致于不能看到消渴或合并脉搏坚病的最终转归。如疫病、肿瘤、衰弱等。但是，由于消渴和脉搏坚病都对机体有广泛而显著的影响，其病程进行过程中所发生的重要健康事件，都会不同程度地受到其影响，甚至对这些中间重要健康事件的预后产生重大影响，因此不能忽视其存在，这也是我们要在这里加以讨论的原因。

由于消渴患者普遍正气较弱，抗邪力低下。对于有外邪致病因素的病变，如感冒、咳嗽、淋证等，其本身又有损伤正气的作用，在消渴存在的情况下，往往较难痊愈，迁延日久，甚至可能发生变症。如风寒之邪伤于肌表，出现恶寒、轻微发热，或头痛、鼻塞流涕、脉浮紧等感冒表现，由于消渴患者正气低下不能抗邪出表，反而入里化热，则发展为咳嗽，出现咯吐黄痰，发热甚或高热，舌质红，苔黄或腻等。如病情还未得到控制，正气受损加重，尤其是已经发生消渴脉搏坚者，则可能出现气脱阳浮之危重病情，发生喘促气急，呼吸困难，甚或神昏或神志模糊等。如这时病情还不能得到控制，则可能发生阴阳离绝的后果。又如淋证一病，正常人易治易愈。但消渴患者发生淋证，治愈的难度就明显增加了，不少患者迁延日久不愈，或愈而复作、反复发生，经年日久，使正气更伤。本类患者病机通常突出表现为肾阴不足，或伴心火下移膀胱，这是淋证伤阴所致。如病情进展，则可出现明显的肾虚阴阳失调，发生腰痛，可伴腰酸膝软，小便淋漓不尽，或发热。进而肾脏水液代谢功能受损，可出现水肿，或伴眩晕，这时脉搏坚病可进一步加重，出现复杂的临床表现，如头昏、头痛、心悸、尿少、水肿、气喘等，病机涉及多个器官。这些病证又可加重消渴和脉搏坚病。

在存在消渴脉搏坚的情况下，临床对其他合并症的治疗必须考虑消渴患者正气不足及脉搏坚对疾病带来的风险。如消渴患者常合并牙痛病，有的患者需要拔牙治疗，这时就应当注意患者消渴病是否控制良好，如果控制不良，将显著增加患者感受外邪的危险；同时还要注意患者脉搏坚病是否能耐受拔牙，如果脉搏坚病已经出现了心悸、胸痛等症状，则更应注意是否有加重这些疾病的风险。如果评估不当，对不该做拔牙手术者进行拔牙治疗，轻者加重消渴及脉搏坚病原病情，重者甚至导致脱液亡阴，或发生真心痛，或发生中风等危重情况，进而出现生命危险。可见，消渴脉搏坚病患者的转归，与其他疾病的病情、治疗及转归密切相关。对其他疾病的治疗决策，必须考虑消渴脉搏坚病对预后或病情进展的影响。

二、消渴本病终结

消渴发生脉搏坚者，一般病程都比较长，其胰岛功能更差，病情也更难控制。并且患者也大多年长，高龄者本身又有器官功能下降的因素，而且感知能力也明显下降。同时由于长期疾病和年长因素，其阴阳气血的自稳功能显著减弱，甚或几尽丧失，阴阳一旦失衡就难以自行恢复平衡。也就是说，患者内环境的自我恢复能力显著下降，如果有损坏内环境的因素发生，其阴阳气血的平衡关系被打乱，这时又不能及时发现，给予合理的干预，病情就会向着加重的方向进展。如消渴津液大亏者，如自稳功能差、感知能力下降不能及时诊治或自救，则津液进一步丢失，则出现皮肤干燥、尿少、神志昏糊等亡阴症状，如仍未得到救治，则因阴绝而发生阴阳离绝。如合并的脉搏坚病已经发展到脏腑功能受损阶段，则可加速津液大亏、亡阴、阴绝致阴阳离绝这一疾病进程。

由于本病患者多年长，生活自理能力不足，时常发生进食不及时、服药不及时或服错药甚或多服药、偶尔运动过量却未能及时加餐等情况。这时患者就有发生虚脱亡阳的风险，出现冷汗淋漓、面色苍白、意识模糊不清，甚或昏厥、四肢厥冷等表现，需要及时抢救。如抢救不及时，或失于救治，则可发生阴阳离绝而终。消渴脉搏坚病进展到脏腑功能受损时，会大大增加虚脱亡阳，发展到阴阳离绝的风险。

三、阶段性转归

消渴脉搏坚病的阶段性转归，主要指发生了脏器损害的阶段。包括消渴并发其他情况为主的转归和消渴并发脉搏坚为主的转归两种情况。

消渴并发脉搏坚以外的并发症，包括微血管并发症和神经并发症。微血管并发症可涉及全身多个器官，其中以视网膜和肾小球病变为主。前者表现为视网膜微血管增生和微血管瘤的形成，伴不同程度的微血管出血，如果出血量较大，或影响到视盘，则发生视力下降甚或失明。出血机化有的尚可能引起视网膜脱离。还有新生血管性青光眼，是糖尿病视网膜病变的特殊情况。肾小球微血管病变主要是微血管基底膜增厚，微血管通透性发生改变，临床表现为微量蛋白尿，继而发展成持续性临床蛋白尿。进一步发展则出现肾小球固缩等改变，临床可见血肌酐升高，其他多脏器都可有糖尿病的微血管损害。糖尿病发生神经并发症者，以周围神经病变为主，一般不影响生命，但如果发生心脏自主神经病变者，则可表现为快而固定的心率，或合并低血压、出汗异常等，有发生猝死的风险。

消渴脉搏坚也可导致多器官组织损害，常见的损伤包括心脏、脑、周围血管等。导致这些损伤的主要原因，仍然是痰浊与瘀血。痰邪淡荡，随气而动，上可达清阳之巅，旁可及四末之端，内可入脏腑之孔窍，是谓有孔之处无不能达，有窍之处无不能藏，有道之处无不能入。并且痰性尚具有黏滞的特点，凡其所到之处，易与相应部位黏附，难以祛之。痰邪还有一个比较明显的特点，是易于侵犯与精神、智慧、思维有关的部位，如心和脑。心主神志，司智慧。《素问·灵兰秘典论》："心者，君主之官，神明出焉。"指出人的智慧决定于心。《灵枢·邪客》："心者，五脏六腑之大主也，精神之所舍也。"这就告诉我们，人的精神心理与心密切相关。《灵枢·本神》："所以任物者谓之心。"指出人对事物的判断能力决定于心。脑也有与心相似的功能，如《素问·脉要精微论》："头者，精明之府。"说明脑是人的智慧的主宰，人的思维、判断、决策等机制存在于头脑之中。相应地，瘀血也有其致病特点，诸如易于阻塞血脉，发病部位固着不移，易于妨碍气机等。在有痰饮为患的地方，易于与痰邪相互胶结，停滞于局部，造成相应器官或组织的功能障碍。由于血被瘀阻，可使血变为瘀，故凡被瘀血所伤之组织，大多伴有失于血液的滋养之特征，相应组织的功能下降。《素问·痿论》："心主身之血脉。"包括了心主血和心主脉两个方面，正好是瘀血致病所主要伤及的两个因素。又脑为髓海，精生于血，精气充于脑则为髓。故瘀伤血，也易于损及脑。四末为清阳之府，清阳乃血之所生所化。因此四末清阳充旺与否，是血行是否瘀滞、脉道是否畅通的及时反映。因此，瘀浊与瘀血最易损伤心、脑及四肢，并且往往是痰瘀互结为患。

病发在心，轻者心脉不畅，气血滞行，胸阳不展。临床可表现为胸闷不快，喜敲打轻拍，有令人闷闷不乐之感。此时治疗及时，血脉易畅，胸阳也易于舒展。但如未能阻止病情进展，继则心胸阳气闭郁，出现心悸，时发心慌、心烦、喜欢呼吸新鲜空气。这时痰瘀已结，散痰化瘀之治已非短时能见功效的了，需要持之以恒地治疗。倘若病情再进一步，则出现短暂的发作性胸痛，劳累易作，心神易乱，这是因为动则阳气耗散，使心脉易闭之故，这时的病情是痰瘀已经阻于脉，心之血脉若闭，欲愈之已难。如胸痛时间进一步延长，则可进展到真心痛等严重阶段。

病发在脑，脑为清明之府，不能耐受邪气之干扰。本病犯脑，首闭清阳，神明受伐，可出现精力下降，睡意增多，或白昼嗜睡，记忆力下降，有时反应迟钝。此时治之及时，尚可阻止疾病的快速恶化。倘若病情进展，脑脉受阻，可出现肢体乏力，行走不便，或持物脱落，或有语言障碍，或思维中断，前后思维不连贯等，记忆力明显下降，甚或出现短暂的意识丧失等。有的患者可出现风中经络的表现。如不能有效控制，则可进入到晚期转归阶段。

病发在四肢，四肢为人体之末端，远距神明之主，气血之行难达，血脉之端最易阻滞。若血夹痰瘀，走四末则血行必滞，阳气不能随血达于四末，则出现四肢欠温，喜穿布履，气温稍降足就怕冷，夜睡四肢难于温暖。病情若进展，则可出现四肢厥冷，触之如冰，或伴四肢皮肤紫暗甚或青紫，四肢脉动沉而弱，甚或不触及，行走困难，这是痰瘀阻于肢体之血脉，气血不通，血滞成瘀所致。或可伴肢体酸胀，莫名难受，扰动心神，是血行病不由心所主，心神被扰；或有四肢肌肉疼痛，走路肌痛，腓肠肌压痛，是血脉阻痹，气道不通畅。或可见病肢或四肢肌肤干瘦，皮肤干燥缺乏弹性，则属痰瘀阻断血行之道路，四末失于营血的滋养；或见肌肤不同程度的肿胀，压之凹陷，又为痰瘀阻滞致痰浊内生。进一步可出现皮肤破损久不愈等。

消渴脉搏坚病也可影响肺、肝、肾及六腑，一方面是由于痰瘀之邪致病具有泛发性特点，但因其所犯之器官组织的功能不同而临床表现各异，如在肺可影响肺之宣降，出现肺满喘咳或呼吸欠畅等；在肝可影响肝之疏泄功能，出现情志不舒、心景不快等，影响肝之藏血功能则可见肝区不适，或胀闷等；在肾则耗伤肾精，可有腰酸膝软、行走乏力、小便失常、阳事不能等。在胃可有脘部痞满、食少纳差等，为痰瘀阻胃，胃气不行；在肠则多大便干燥，或腹胀，或腹痛等，是痰瘀阻滞，津化为痰，肠道失润。总之，五脏六腑都受本病之邪气，但其具体的病机，除痰与瘀外，往往还与所犯之脏腑功能特点有关。

四、后期转归及对策

消渴脉搏坚后期，往往出现严重的器官损害，这常常预示着已经进入疾病的晚期，患者严重不良事件发生风险大大增加。患者所面临的是有限的生命和无限的疾病困扰。此阶段的病机，在痰瘀互结的基础上，往往诱生了新的病机，或者合并了新的致病邪气，这与具体所涉及的主要器官及病性有关。

如心受邪，痰瘀交阻心脉，必伴心阳被伐，胸阳不振，患者则有胸痛频发，心胸弊闷，或有压迫感，或可自行缓解，重者需用急救药物方可缓解。这时的应对之策就不仅仅在于活血化瘀与祛痰，更要注意扶助心阳、振奋胸阳，要使心胸阳气充旺，才有助于心脉的持久畅通。如表现为休息时发作，伴喜叹息，或紧张焦虑，胁满不快，则是气机郁滞为主，是母病及子，心肝同病。气郁则津液难化并加重血行不畅，且气易行但瘀难化，郁易散而痰难消，若徒等痰瘀之消散，则气郁必日盛，使痰瘀之结更坚。故治疗当以理气疏肝、解郁行滞为重点，助以化痰活血，以期迅速控制当前病情。若以心悸、心胸憋闷为突出表现，伴呼吸气紧，或兼时发胸背隐痛，偶发膻中之气上冲咽喉伴呛咳无痰，这是脉搏坚病导致了心胸络脉失和，肺气郁闭，胸阳不展。这时的治疗重在开胸通络，宣发肺气，开发胸阳，使心胸络脉和调，阳气得展。若阳闭生寒，发生心脉骤闭，阴气主事，则常表现为突发胸痛，面色青灰，手足青至节，或伴冷汗淋漓，四肢厥冷，甚者神识模糊或昏沉，或伴恐慌、烦躁、极度紧张等，舌质青紫或紫暗，舌苔灰白，脉细沉而弱。此因寒主收引，脉因寒闭。治疗之要在于激发心胸阳气，温通散寒，以解寒闭，缓解当下危急，争取进一步对本治疗的机会。更重者，或阳闭生寒进一步发展，则可出现昏迷、谵妄、二便自遗、面色青紫如垢、皮肤不温、脉微细欲绝等，是阴阳离绝，阳气即亡之象。治疗当急救元阳，回阳救逆，是寄万险之于一投也。

也有心之受邪呈现慢性反复发作者，是病情逐渐进展，病演化徐缓，但其加重之势，仍难以逆转。这类患者在经过时间长短不等的上述表现后，逐渐出现疲乏，四肢懈怠，活动加重，精神变差，食欲下降。这是久病伤气，推动无力，治疗当补气为主，助以祛邪，活血化痰。若出现喘促，动则益甚，喜坐懒动，伴下肢水肿，晨轻暮重。这是胸中大气受损，升举无力，清阳下陷，痰瘀之结日重。治疗当力补胸中大气，升举元气，使元气得复，则推动有力。若喘促夜甚，夜不得安静平卧，心胸憋闷，常于睡中憋醒而喜坐，足肿，下肢肿，甚者手也肿，四肢不温，纳食减少，舌质胖或胖大，苔灰白。这是痰瘀久闭，胸阳被耗，阳虚不能化散水气。治疗当益阳利水，化气行水，助以通瘀化痰。若喘促不分昼夜，不能平卧，甚者张口抬肩，呼多吸少，气不得续，面色青灰如垢，四肢厥冷，肢体水肿，尿少而清，舌体胖大，舌苔灰白而腻，脉细数无力。这是心胸阳气重损，元气大亏，元阳行将耗竭之证。治当力扶心胸阳气，使阳气渐得，则能化气行水，同时大补元气，助气之推动以行水，突出扶正与祛邪并举之策略。

脑之受邪者，脑脉突然被痰瘀之邪阻闭，气血不能通达，清阳被遏，神明被扰，则可出现突发昏倒，或伴神识不清，不能言语，二便失禁。这时当治以开窍醒脑，通达阳气为主，兼以涤痰行血，意在尽快使其神能明、志能清，使元神能主其事。若清阳渐复，气血渐行，则邪气致病之势稍缓，继则化痰消瘀，通导脑络。也有病势来之徐缓，逐渐出现肢体无力，言语不能，乃至意识模糊、昏睡甚或昏迷者，是正气较强，抗邪有力，邪气渐积，最终因邪气积累胜过正气之抗邪力，才至清阳阻闭，神明被伐，则病至重。应对之策，在病势渐加、正气尚盛时，当力主祛邪，消邪以助正气之力；在正气已显弱势，邪气为主导时，当注重扶助清阳，宣通脑窍，使正气存留方有生机，待邪之强势渐去，则正气必渐复，再以主力祛邪。以上病情反复发作者，在病情较稳定阶段，应当积极做好预防再次发作的工作，延长复发的间隙期，这时应针对脉搏坚的基本病机特征进行治疗，以痰瘀同治为主，在针对脑腑用药时，也要同时注意患者往往合并了多个器官的病变，当予统筹用药。有的患者，合并高血压，可突然出现昏迷，呼之不应，或二便失禁，其病机是在痰瘀互结的基础上，又合并有肝阳亢旺，在遇有引动阳亢化风的因素时，如情绪过分激动、饮食不当致土旺侮肝等，则风阳冲逆直入巅峰，冲破脑脉，形成危急之症。这时必须抓住时机，多方法、多手段配合进行抢救。

主病在四肢者，一般见于下肢，血脉被痰瘀阻闭，因血为气之帅，气旺即是阳。故血脉阻闭，气血不畅，则阳气必不能远达，故因血脉受阻而血不能达的肢体远端必阳气不足，出现肢体不温，远行则肢体肌肉疼痛，甚者休息也痛，可伴抽筋、皮色不鲜、皮肤干燥。脾主四肢，四肢之阳气需要脾阳的外达方能充旺。因此脾阳不展，阳气不能外达是其当前主要病机，痰瘀互结阻络是导致脾阳不展的病因。治疗之策当以舒展脾阳为主，并予散痰化瘀，益气活血，标本兼治。如有因工作或生活导致患肢意外损伤，也有因局部小裂口，或因蚊子叮咬搔抓而损伤皮肤，则为外邪入侵埋下了隐患。或者因糖尿病患者本身的正气不足、脾气亏损，或因他病更损正气，或因外邪从其他渠道而入，或因患者正气过分低下，外邪可在皮损处入袭，导致该处皮肤红肿，或化脓生腐，且往往久久不能愈合。这时的病机往往又转化为热毒壅滞为主，治疗又必须突出清热解毒，兼顾扶正固本，而痰瘀之邪的治疗暂时放后。伤口开放时间过长不愈者，溃疡面常由红转为灰白色，表明患者正气受损更为严重，血气不流日益加重，欲治愈更难。这时多正邪胶着，治疗又当转而扶正为主，益气助阳、补血托毒，使正盛则邪退。

其他部位的后期病变，有的也可能与大血管病变有关，但更多的发生于微血管病变，但后期病变的基本病因都与痰瘀互结有关，也因发生的器官特性不同、同时感受邪气不同等，而各种病变的具体病机也有所区别。在大血管病变同时存在微血管病变的情况下，即使两者所损伤的器官具有一定差异或选择性，或他们之间仍然会发生相互影响，使病机变得更为复杂。这需要根据临床的实际情况进行具体问题具体分析，个体化判断和应对。

第五节　衡先培论治糖尿病大血管并发症的治疗要点

引言：就前三节所论之脉搏坚病的病因病机、发展演变等思想，进一步提出治法要点。气血津液为病是导致消渴乃至促生脉搏坚病的原因，治疗上应注重行血活血、走消痰瘀，活血消痰、助肠通便，行血行水、散瘀消痰。

一、行血活血，走消痰瘀

在消渴脉搏坚早期出现的瘀滞，活血化瘀应当以行血为主，重在走，可用川牛膝、葛根、虎杖等。川牛膝是针对本类治疗的第一用药，既可补肾强精，但不温燥，又可流疏津液而不耗气，行血活血，引血下行，使瘀滞消于无形。同时，其流疏津液的功能，可使三焦水道通畅，在行血活血的同时达到疏津以防痰浊形成的作用。葛根色白属阳，而来源于根属阴，因此同时具有阴阳二性。其阳性可升阳，阳升则动，气血得行；阴性清热，无热则血脉可宁，瘀血不易生。因此，葛根作为清热生津之品，在广泛用于治疗消渴之三消症时，也起到行血活血之用。虎杖活血行血，其性清疏流动，又能通过其降浊功能以消除壅郁之邪，清除内生邪热的因素，同时也能消除痰浊，具有痰瘀同治之功能，其效似川牛膝。

二、活血消痰，助肠通便

消渴脉搏坚患者，痰瘀互结贯穿始终。应注重患者大便的排泄，将保持二便的通畅始终放在其他治疗的前面，是治疗消渴脉搏坚病首先应当治疗的问题。选用桃仁、三棱、莪术、瓜蒌等药。桃仁既能活血化瘀、消痰，又能润肠通便，是为首选。三棱、莪术破血祛瘀，善走肠道，能助津入肠以消积滞。瓜蒌化痰并能行气，气畅痰消则助血行，同时其通导大便而不伤津液。对于痰瘀阻滞而发便秘者，虽然痰瘀阻于肠道及其血脉是因，但肠道糟粕久积不排也会加重血瘀和痰浊，致使痰瘀与糟粕互相促进，治疗时适当加入火麻仁、郁李仁润肠通便，使糟粕迅速得下，瘀血也易于消散。对于瘀阻便秘日久心生烦躁者，加入柏子仁则可达到一石三鸟之效。

三、行血行水，散瘀消痰

消渴脉搏坚患者常常有下肢水肿，甚至全身水肿的表现，多因血瘀加之浊水内停，故常合并有面色不华，皮色晦暗或紫灰，此即瘀阻血滞，血渗化津太过，是津滞为痰，阻于皮下肌腠。对于这类患者，可选用益母草、泽兰、川牛膝、虎杖等活血化瘀、行血行水，使瘀散血行则其肿得消。此时切不可单用利水消肿之法，因为此时血化津有余，但津不能化血反化为痰，导致血相对不足，如过利水，血必更损，导致无水不能行船，加重血瘀。

参考文献

[1] 林妙娴，杨柳清，黄苏萍，等. 衡先培教授论治糖尿病大血管病变学术经验 [J]. 亚太传统医药，2012，8（12）：219－220.

第六节 糖尿病性微血管病变的治疗
勿拘泥于活血化瘀

引言：提出糖尿病微血管病变的病机具有多样性，临床不可一概活血化瘀治疗。进而阐述可用于糖尿病微血管病变治疗的九种治疗方法。

近些年来，在中医治疗糖尿病领域有一个较为普遍的倾向，活血化瘀治法似乎已成为糖尿病治疗的万能钥匙。翻开近几年的学术刊物，关于糖尿病治疗的论文，或以活血化瘀为主治法，或为佐治法，几乎脱离了辨证论治的框架。对糖尿病慢性并发症尤其是微血管并发症的治疗，更是给人非活血化瘀不治的感觉。笔者认为，目前关于活血化瘀治法在糖尿病领域，尤其在糖尿病微血管病变治疗方面的应用有过分夸大的趋势，活血化瘀也有其适应证和局限性。临床必须超越活血化瘀法，根据患者的实际情况进行辨证论治，才能使患者得到最合理、最科学的治疗。

一、活血化瘀通治糖尿病微血管病变的局限性

1. 血瘀证并非糖尿病微血管病变的唯一证型

糖尿病属于气血津液代谢失调性疾病。津液的代谢失调可使气血敷布失常，从而导致血行不畅。糖尿病为一终身性疾病，久病入络，气血瘀滞等，最终均可导致血瘀证。这些是用活血化瘀法治疗糖尿病及微血管病变的中医理论基础。但糖尿病导致血瘀是有一定条件的，血瘀证是在非血瘀证基础上形成的。首先，消渴属津液亏虚为主，阴虚燥热为其最基本的病理证型。阴津亏虚可以生瘀，但并非一定生瘀。虽然津血可互化，但津液和血液毕竟属于不同质的两种物质。津液在脉外，具有滋润、滑利的作用；而血液在脉中，具有重要的营养作用。津液的亏虚有相对和绝对不足之不同。相对不足者，以敷布失常为主。津液本应在脉外之肌窍、水道，与脉中之血液互化。如津化为血过多、血化为津不足，则津液必失其滋润之功效。绝对不足者，在一定程度内脉外之津液虽损，但脉中之血液可能尚是充足的，其敷布和运行仍在正常范围内有序进行。因此消渴之合并血瘀并非是消渴必然的伴随产物，血瘀证也只是消渴病众多证型中的一种，其他如气阴两虚型、阴阳两虚型等，都是临床常见证型，其他尚可有痰浊凝滞、脾肾阳虚等，也可在不同的消渴患者中见到。

传统中医没有"微血管病变"之说，其对糖尿病微血管病变的治疗寓于糖尿病的治疗之中。《黄帝内经》《伤寒论》都没有活血化瘀治疗消渴的论述。真正明确提出消渴与血瘀有密切关系的是近代医家唐容川，其在《血证论》中论道："瘀血发渴者，以津液之生，其根出于肾水，有瘀血者，水津因不能随气上布。"此论中既然提到"有瘀血者"，则必然有"无

瘀血者"。可见血瘀证并非糖尿病或合并微血管病变的唯一证型，非血瘀证不能用活血化瘀治疗。

2. 血瘀证是糖尿病微血管病变的阶段性病理变化

近来提倡糖尿病性微血管病变为血瘀者，不少是从现代医学的一些客观指标而得出的结论，包括糖尿病微血管病变患者血液流变性的异常、微循环障碍等。的确这些结论是有科学道理的，但这是糖尿病病情演变的阶段性改变。在微血管病变的早期，不同切变率下的血液黏度不但没有升高反而降低，微循环不但不缺血反而高灌注，这些功能性改变既是微血管病变的表现，也是导致微血管结构损伤的起因。即使是微血管结构已经改变，对于不同的个体表现也不尽一致，导致当前主要病变的因素也有所不同，因而其证的表现也有所差异。在各种微血管病变的晚期，临床表现差异就更大了，微血管受损只是其病理表现之一，不能只关注某一方面。

活血化瘀法是针对瘀血或血瘀而设立的治法，临床必须有血瘀存在时才符合辨证论治精神。是否糖尿病性微血管病变就一定有血瘀证或合并血瘀呢？当然不是。现代医学已经认识到糖尿病性微血管病变的发生几乎是伴随着高血糖的出现同时开始的，早期主要是微血管的功能改变，如微血管因高血糖而扩张，血流量及灌注压增加，血液流变性升高，这时患者常有"三消"症状，在中医证的表现上以阴虚热盛为主，而以阴虚为本。燥热虽可伤络，但这时并无血瘀存在。如以活血化瘀法治之，可能进一步加重微循环的高灌注，推动微血管病变的发展，这在中医来讲就是加重阴津的耗损（伤阴）。随着病程的延长，这种功能的改变加上随之产生的其他微血管损伤因素，如高血脂、不利的细胞因子、纤维蛋白原的增加、血压升高，逐渐导致微血管结构改变，如微血管基膜增厚，这时瘀血开始形成，但由于瘀阻的程度较轻，临床未必都有显著的血瘀证表现；进而微血管腔变窄，甚或微血栓形成，往往这时临床血瘀证表现才凸显出来。这时患者病情多已经比较严重，并发症很多，如糖尿病肾病、糖尿病性视网膜病变、糖尿病性神经病变、糖尿病性心肌病。治疗这些并发症，活血化瘀当然是重要治法，但仍然不是全部。临床已经有学者认识到非活血化瘀法治疗糖尿病某种微血管病变的一定病理阶段，如糖尿病肾病在蛋白尿期就有人提出健脾固肾治疗。同时对于不同的糖尿病人群，微血管病变的治疗方法也有所差异，如老年糖尿病肾病，有人提出补肾降浊治疗；强调固精也是糖尿病肾病治疗的重点；对于糖尿病性视网膜病变，用六味地黄汤补肾益精；糖尿病性神经病变，曾云革用黄芪注射液取效；糖尿病性心脏损害又可用补气、降痰等治法。在微血管病变的晚期，往往邪实而正气极虚，正虚常成为矛盾的主要方面，如脾肾阳虚，或肾虚精亏，或元气虚损等，这时必当扶正以固本。据此可以总结出，糖尿病性微血管病变的早期即功能损害为主时，活血化瘀治疗当慎用；微血管出现明显器质性损害，但相关脏器功能衰退尚未进入晚期时是活血化瘀治疗的最适合阶段，但仍需辨证施用；在相关脏器功能严重受损甚或衰竭时，又当强调扶正固本。可见活血化瘀不能通治糖尿病性微血管病变。

二、糖尿病微血管病变的治疗应超越活血化瘀法

活血化瘀是糖尿病性微血管病变的重要治疗方法，但绝不是必须的或唯一的治法。临床必须根据疾病所处的阶段、客观检查特征、患者的体质状况、所属证的特点等进行个性化治疗。糖尿病性微血管病变由于在病理上都存在共性，故各种具体的微血管病变在治疗上也具有一定的共同之处。根据病理阶段不同，除活血化瘀外，通常可考虑使用的治法有清热凉血法、滋阴清热法、益气养阴法、痰瘀同治法、补肾填精法、温补脾肾法等。补肾固摄法、凉血止血法、软坚散结法等也是各种微血管病变的常用治法。

1. 清热凉血法

该法如应用及时、恰当，可阻断微血管病变向结构损害进展。主要用于糖尿病性微血管病变的蒙发期即功能变化期。这时患者常有明显的高血糖，多热郁在内之血分，外在热象可明显也可不显著。临床常见多尿，或面部潮红，或皮肤发热、手足心热，或头面多汗，可见口干喜饮，或大便干燥。舌质红，苔黄，脉数。因血得热则行，脉得热则张，故热清可使血静脉缓。可参考犀角地黄汤、清营汤、化斑汤等加减，常用牡丹皮、赤芍、生地黄、水牛角、玄参、栀子、黄柏、知母、白茅根、侧柏叶等。多尿显著可加茯苓通因通用，口干喜饮加葛根、天花粉清热生津，大便干燥可适当加生大黄，但应通下即止，不可过剂或久用伤阴，反使实热未尽而虚热又生。尤其长期服用大黄来治疗糖尿病肾病者，未有不伤阴而致长期便秘的。大便不通，糟粕不下，毒热内生，反而加重病情。

2. 滋阴清热法

该法主要用于错过了清热凉血法治疗时机，或清热凉血时攻下太过伤阴，或热郁在血又兼有阴伤等情况。常表现为面部潮红、手足心热或五心烦热、失眠多梦、口干喜饮、尿黄且量不多，舌质暗红或红，舌苔黄而干燥，可有大便干燥、排解艰涩不畅。热未清又阴已伤，清热不滋阴则阴伤化热使热不易消；阴伤热尚存，只滋阴不清热则热郁更伤阴，使阴久不复。滋阴与清热并举者，又辨别阴损与热灼之偏重。处方可参考知柏地黄汤、玉女煎等方加减。根据不同情况选药：既滋阴又清热者，如生地黄、玄参、旱莲草等；清热而不伤阴者，如知母、天花粉、芦根、黄柏类；滋阴而不助热者，如玉竹、石斛、麦冬、黄精、枸杞子、桑葚、女贞子属。大便干燥者不宜予大黄，否则更损其阴，当用火麻仁、郁李仁、胡麻仁、黑芝麻等润肠通便之品。

3. 益气养阴法

以益气养阴法治疗糖尿病肾病已有学者在临床使用，确能取得一定疗效。但本治法单用较少，多与其他治疗联合使用。因本治法适应证大多为已经有不同程度的微血管结构损害，微血管基膜多开始增厚，微循环血供逐渐下降。临床表现除了疲乏无力、肢体倦怠、口干少津等之外，又伴肢体酸胀或久走后肌肉疼痛，肢体末端皮色暗红或青紫等血瘀证候。故该治法常与活血化瘀法联用。常用生脉散合四物汤化裁。益气养阴药有太子参、西洋参、黄芪、白术、麦冬、五味子、玄参、枸杞子等，活血化瘀药有当归、川芎、丹参、郁金、川牛膝等。根据病情需要，也可与其他治法联合应用，如健脾调中法、利湿法等。

4. 活血化瘀法

在进入瘀血证阶段的患者，一般病程已经较久，血管结构已经有明显的损害，微循环灌注受损。中医属于久病入络，血络瘀阻，气血不畅。但这时如进行及时、持续有效的治疗，瘀尚可化。因此应及时给予活血化瘀治疗。根据主要病变的不同，处方可选血府逐瘀汤、通窍活血汤、桃红四物汤、大黄䗪虫丸等加减。选药方面，瘀阻较轻用丹参、郁金类即可，瘀重尚需增药。瘀阻在肝，肝气不利则睛不明，注意用刺蒺藜、月季花、凌霄花之类活血又兼轻清升发明目之品；瘀阻在肺，肺为娇脏，肺失清肃，宜用桃仁、虎杖等兼助肺之宣降；瘀阻在肾，肾不主水，可加益母草、泽兰、川牛膝化瘀活血又助肾降浊；瘀阻在肠，腑气不畅，可予三棱、莪术、桃仁涤荡腑中沉瘀；瘀阻在心，心血不宁，常用川芎、红花、当归等。当然活血化瘀共性是主要的，针对性选药是相对的。

5. 痰瘀同治法

该治法适用的病理基础是微血管在结构上基膜明显增厚，管腔变窄，微循环灌注不足。目前主要用活血化瘀法治疗。笔者认为，痰瘀互生，瘀结即可为痰，并且消渴作为津液代谢失常为主的疾病，生痰较生瘀更为直接。临床多表现为无形之痰与有形之瘀互结，脉络阻闭。因此应用痰瘀同治法可能比单纯的活血化瘀法更为有效，尤其对已经应用活血化瘀法治疗而疗效不明显者。这时靶器官已经有明显损害，如显著的蛋白尿、眼底大量的白色渗出物、四肢远端麻木疼痛或肌肉酸胀疼痛，活动后疼痛或疼痛加重，可有肢体不同程度的水肿。通常舌质色泽晦暗、胖大或有齿痕，可用桃红四物汤加减。祛痰药如有白芥子、僵蚕、胆南星、瓜蒌、薤白等。治痰治瘀都当治气，可适当加理气药。

6. 补肾填精法

主要用于糖尿病微血管病变的较晚期，受损脏器结构与功能严重障碍，体质虚弱甚或恶病质。临床可表现为极度虚弱、疲乏，甚者不能自主活动或下床，排大小便、进餐、穿衣等都不能自理，或视物昏花，或严重消瘦、反复感染，或大小便失控或半失控等。这时正虚邪实，而以正气大亏为主要矛盾，当体现"留人治病"的治疗学思想，先固其本。有学者用补肾固精汤治疗糖尿病肾病、加味地黄汤治疗糖尿病性视网膜病变等，都属于该法的具体应用范围。临床一般可酌选左归丸、六味地黄丸或杞菊地黄丸等加减。

7. 温补脾肾法

微血管不同程度的闭塞，同时可伴肢端大血管病变，微循环灌注不足是本治法的病理基础。脾肾阳气亏乏，温化蒸发无力，不能达于四末是本证的基本病机。临床突出表现为手足厥冷，可有腰酸背痛，或喜热食，或大便溏，或性功能减退，或合并不同程度的水肿，常见于下肢，舌质多淡或淡胖，舌苔灰白或白腻，脉沉弱。脾肾阳气健旺，温煦蒸发有力，则阳气易于布散，可参考右归丸、右归饮加减。温补之药有桂枝或肉桂、附子、细辛、小茴香、乌药、菟丝子、杜仲、仙茅、淫羊藿、黄芪、当归、红参、白术、山药、枣皮等。注意温补不宜过刚燥。

8. 补肾固摄法

患消渴已经多年，病入晚期，同时大多数患者年岁已高。临床常表现为大量蛋白尿，夜尿甚多而次频，排尿不能自控，或尿漏不断；大便失禁，或遗便不止，有的大便清稀如水中游鱼。多面色乏神或少神，缺乏活力。舌质淡胖，苔薄或偏白，脉沉而乏神。此肾精亏乏，精气亏虚而固摄无力，单用补肾填精法无效或效果不明显，实则精损及阳，阳气已弱。当填精扶阳，补肾固摄。方如四神丸、缩泉丸等。药如菟丝子、益智仁、补骨脂、乌药、沙苑子，以及五味子、肉豆蔻、莲子、芡实、枣皮、乌梅、石榴皮等，均属补涩两兼之品。如便泻无度，可加赤石脂、五倍子，甚或罂粟壳。但当注意泻止则停，切不可过剂而反致便秘。尿漏不止，可加桑螵蛸、覆盆子等。大量蛋白尿者，可考虑加用大剂量黄芪补气固摄。

9. 软坚散结法

当由于微血管病变的演变，局部或全身出现痰结坚固，影响气血津液的生理活动时，当予软坚散结。在糖尿病肾病出现肾小球固缩、肾脏缩小；糖尿病性视网膜病变眼底白色渗出、肌化物形成；局部溃疡，痰腐不消等，都是本法的适应证。处方可参考含化丸加减。药如海藻、昆布、海蛤、海带、瓦楞子、文蛤、夏枯草、浙贝母、白僵蚕、天竹黄、瓜蒌、白附子、天南星、三棱、莪术等。此类药一般较峻猛，须防其伤正。

上述九法临床可单独使用，但更多的是多法同用，根据病情而有主次轻重的不同，以更好地适应于不同的患者，从而取得较好的治疗效果。临床切不可一见到糖尿病性微血管病变就非活血化瘀不可。治疗糖尿病性微血管病变不适当地活血化瘀不但无益，反而可能加重病情。因此必须审病之时机、辨病之轻重、查病机之所在，结合患者的体质及既往治疗反应，以使患者得到更为合理的治疗，提高临床疗效。

参考文献

[1] 衡先培，杨柳清，陈霞，等. 糖尿病性微血管病变勿拘泥于活血化瘀 [J]. 安徽中医学院学报，2005，24（6）：4-6.

第七节　衡先培治疗糖尿病神经病变临床心得

引言： 糖尿病神经病变在症状表现上具有中医痹证、痿证的特点，经络痹阻为其最直接的病机，治疗上应根据病位深浅，内外治法并用，辨证施治。同时，在糖尿病神经病变的中医分期、合并抑郁症的治疗以及通降阳明的重要性等方面提出相应见解。

糖尿病神经病变（DN）是糖尿病最常见的并发症之一，其分类较复杂，其中最常见的是慢性远端对称性、多发性神经病变（DPN）和自主神经病变（DAN）。糖尿病神经病变的确切机制尚未完全阐明，现代医学普遍认为糖代谢紊乱引起的神经糖醇代谢障碍是其主要机制。微血管损伤、血液高凝状态、氧化应激损伤等多种因素与其发生发展有密切的关系。治疗上，重在基础治疗，主要包括控制血糖、血脂、血压，改善胰岛素抵抗及改善代谢综合征，控制体重，改善生活方式等方面，同时予缓解神经性疼痛对症治疗。糖尿病神经病变患者是抑郁症发病的高危人群，大多DN患者都有不同程度的精神抑郁、焦虑症状，有时也配合使用抗抑郁、抗焦虑药物。即使如此，临床仍然有不少患者肢体的麻木、刺痛等症状长期得不到控制，长时间的疼痛又加重患者的心理障碍；另有部分患者出现不同部位的肌肉萎缩，常见胸部及下肢近端肌肉萎缩，可导致呼吸障碍、行走困难等，进一步影响患者日常生活，降低患者的生存质量。

一、糖尿病神经病变有中医痹证、痿证的特点

糖尿病神经病变波及中枢、外周神经的广泛内容，躯体神经病变和内脏神经病变也有所不同。但临床常见糖尿病周围神经病变，主要表现为四肢远端的手套或靴套样感觉障碍、麻木或刺痛。此外有部分患者同时出现显著的肌肉萎缩，治疗较为困难。这些患者可参考中医痹证、痿证治疗。这里的痹，并非感受外邪（风、寒、湿等）所致的病证，而是特指病久导致正气耗伤，气血亏损；或久病入络，气血运行不畅，痰瘀阻痹经络；或久病病邪由经络累及脏腑等所致的痹证。这里的痿证亦不包括外感温邪、湿热等所致的外感实证性痿证，而是指久病不愈，内伤积损，或经络闭

阻、肌肉失养所致的痿证。

二、中医治疗糖尿病神经病变的思路

糖尿病神经病变最直接的病机是经络闭阻，但不同的个体，病位有深浅之不同，治疗方法也不同。突出表现为灼痛、刀割痛、痛觉敏感、接触痛等症状者，病位多较浅，以络脉闭阻为主，病程相对较短，治疗上，可内外治法配合治疗。其中，病变部位较低（下肢末端），且无破溃伤口者，可配合中药浴足治疗，常用鸡血藤、路路通等活血通络药物。若血瘀甚者，可加川芎、红花；若阳气被郁，失于温通者，可加桂枝、细辛等；若热痛偏盛者，可用石膏、寒水石等；若气滞者，可配合槟榔、大腹皮、乌药等；湿重者，可用艾叶、伸筋草等。如部位较高，不适用浴足者，可辨证选药，做粉剂，以麻油调和，局部外敷。如出现显著肌肉萎缩者，病程相对较长，病位多较深，以瘀阻经脉为主。治疗上以内治法为主，也可配合局部药疗。此外，配合中医耳穴埋豆、针灸、按摩等治疗对糖尿病神经病变病情的改善亦有一定疗效。

糖尿病神经病变随着病程的延长、病情的进展，其病位、病机并不是固定不变的。糖尿病神经病变大致可分早、中、晚三期。早期，多以气阴两虚为主，多夹瘀血阻络，以益气养阴、活血通络为大法。中期，病情进一步发展，累及肝肾，以肝肾阴虚为主，多夹经脉瘀阻，治宜补益肝肾、活血化瘀。晚期，病深入里，多见脾肾阳虚，痰瘀互结，治疗当重温肾健脾、化痰逐瘀。

糖尿病神经病变多合并有抑郁症，表现多类似于中医的郁证、百合病。糖尿病神经病变合并抑郁症的发生与肝、心密切相关。《四圣心源》载："消渴者，足厥阴之病也。"清代何梦瑶《医碥》曰："郁则不舒，皆肝木之病矣。"肝为刚脏，喜调达，恶抑郁，主疏泄，调节情志及气机的升降，肝气郁滞则精神抑郁不疏。《临证指南医案》曰："心境愁郁，内火自燃，乃消症大病。"《景岳全书》："情志之郁，则总由乎心，此因郁而病也。"心为君主之官，神明之所出也，主血脉，化生心神，主神志，为精神、意识、思维活动之主，情绪精神刺激首先扰动心神，而致神失所养，遂致郁郁寡欢或焦虑烦躁。故糖尿病合并的抑郁症大多表现为肝郁血虚、心神不宁证，因此，对于糖尿病神经病变合并有抑郁症表现的患者，治疗上应重视配合疏肝理气、养心安神。

糖尿病多生于过食肥甘。过食肥甘者，酿生痰浊，久积生热，痰湿或灼伤经络，而致内生痹证。饮食积滞，郁于脾胃，浊结阳明，化热伤津。津血同源，津亏则血瘀，血瘀则气阻。故糖尿病神经病变患者多具有浊结阳明，气郁血瘀的表现。治疗要注重通降阳明，使浊气得降，有助于气血正常敷布。降足阳明首重洁净府，通过通腑泻浊，使积浊得下；降手阳明重在降气，使胃气得下而不滞于中。在临床诊治中重视消浊通腑法的应用，常用火麻仁、郁李仁、桃仁、柏子仁等润肠通便、消浊导滞之品，配合枳壳、法半夏、大腹皮等降胃气。浊积得以消导而胃气得以通降，对糖尿病神经病变患者亦有良好的治疗效果。

三、病案举隅

陈某，男，49岁，2014年7月12日初诊。以"双下肢麻木疼痛4个月"为主诉收入住院。4个月前无明显诱因出现下半身尤其腰部至双侧膝关节麻木、烧灼、针刺样疼痛，接触衣物疼痛加重，恐穿衣裤，晚上因接触性疼痛而不能安静睡眠。左下肢股部肌肉萎缩，较对侧变细。双下肢乏力，上楼梯较为困难，惧行走。在综合性三甲医院诊治多次，予"卡马西平、曲马多、羟苯磺酸钙、依帕司他、西洛他唑、普瑞巴林或加巴喷丁、弥可保"等治疗，每日4次胰岛素注射强化降糖。治疗后上述症状未改善。现症状同前，伴见精神抑郁，舌暗红、苔白腻，脉弦滑。证属痰瘀互结，郁热壅于肌肤。

治疗方案：西药停用曲马多、普瑞巴林、加巴喷丁、西洛他唑、羟苯磺酸钙、依帕司他等不良反应大、价格高的药物。考虑患者每日4次胰岛素注射增加患者恐惧感、降低患者的依从性，故改为预混胰岛素30R，分早晚2次注射，联合口服降糖药。

中医治疗方案，予内外并治。

中成药：红花黄色素钠注射液80mg，静脉滴注，每日1次；蚓激酶肠溶胶囊60万U口服，每日3次。

内服中药：以化湿健脾为主，兼以缓络止痛。处方：全蝎10g，佩兰9g，豆蔻6g，醋延胡索10g，藿香10g，姜厚朴6g，草豆蔻6g，醋香附10g，法半夏10g，陈皮10g，茯苓10g，薏苡仁10g，砂仁10g，木香6g，炒苍术 10g，赤芍 20g，白芍 20g，苏木 10g。全成分，日 1 剂（2 袋），早晚餐前各服 1 袋，温开水冲服。

外敷及沐浴：考虑患者近端与远端的病性有较大差别，拟将局部分开治疗。①近端重在郁热闭阻络脉，治当通络散郁除热。因邪气得温则散，肌肤之病其位较浅，易于从表而散，故治予辛通疏郁，除热缓络。处方：细辛 10g，制川乌 10g，干姜 20g，夏枯草 10g，桂枝 10g，醋五味子 10g，白芍 30g，知母 10g，寒水石 20g，石膏 20g。全成分，日 1 剂（2 袋），每次 1 袋，麻油调和后外用，敷双侧大腿疼痛部位，并用红外线灯微热烘烤。如麻油烘干可再补加，每次敷 40 分钟左右，每日 2 次。②下肢远端主要表现为麻木，也有烧灼痛和痛过敏，兼有痰气郁阻、肌窍闭塞的特点，故兼以破气消痰、芳香开窍法治之。处方：炒僵蚕 15g，细辛 20g，乌药 20g，槟榔 15g，石膏 30g，寒水石 60g，石菖蒲 10g，桂枝 10g，醋五味子 6g。全成分，日 1 剂，沐双足。

非药物治疗：电针每日 1 次，并耳穴压豆及手指点穴治疗。

2014 年 7 月 15 日，患者诉双下肢麻木、疼痛、烧灼样疼痛、针刺感有所缓解，接触痛略有缓解，精神明显好转。舌脉同前。内服中药上方加柏子仁 20g，醋三棱 20g，醋莪术 20g。外敷、浴足中药同前。配合耳穴压豆（肾上腺、心、神门）。

2014 年 7 月 19 日，患者诉双下肢疼痛麻木、烧灼样疼痛、针刺感较前缓解，夜间已能持续安静睡眠，口干、多尿较前缓解，舌脉同前。上方去三棱、莪术，加乌药 15g，白芷 10g。浴足中药上方加大腹皮 20g，外敷中药上方加草乌 10g。

2014 年 7 月 22 日，患者诉双下肢疼痛麻木、烧灼样疼痛、针刺感较前明显缓解，可穿衣裤，并自由外出行走散步。口干、多尿消失，精神、饮食可，寐尚安。同意出院，门诊随诊。

参考文献

[1] 苏雪云. 衡先培教授治疗糖尿病神经病变临床心得 [J]. 亚太传统医药，2015，11（1）：65-66.

第八节 糖尿病性胃轻瘫病机特点与中医治法

引言：糖尿病性胃轻瘫临床防治目前尚属困难。通过对糖尿病性胃轻瘫病机特点的深入分析，提出新的防治策略和具体的防治方法，对于指导用中医中药防治糖尿病性胃轻瘫并进一步提高临床疗效，具有一定的指导意义。

糖尿病性胃轻瘫（diabetic gastro paresis，DGP）是一种在发病学上与糖尿病相关的胃动力障碍并不伴有机械性梗阻的疾病，包括胃排空的极度延缓及与胃排空延迟有关的胃动力障碍。临床可见于 20% ~50% 的糖尿病患者，其中女性占 65.8%，54.5% 的患者年龄不低于 45 岁。但在不同的国家及人种又有所不同。病情较轻者降低生活质量，血糖也难于控制；重者威胁患者的生命，增高致死率。但在治疗上至今还没有好的办法。笔者认为糖尿病性胃轻瘫的病机可以分为基本病机与前行病机两个层次。其中基本病机是直接使胃轻瘫发病的病机，前行病机是导致基本病机的病机。正确地为每一位就诊的患者明确这两个层次的病机，对于制定合理的防治策略，提高临床疗效，具有关键作用。

一、糖尿病性胃轻瘫的现代认识

在发病学上，糖尿病性胃轻瘫与糖尿病本身长期存在及发展演化有密切的关系，多数学者认为，其与慢性高血糖合并糖尿病性自主神经病变或与微血管病变有关，同时也与高血糖本身及胃肠激素的变化、幽门括约肌对胃排空的抵抗、内环境的稳态等也有关系。病理上发现：有特异性胃肌改变，重症患者在支配胃的迷走神经中发现结构异常，残存的轴突退变为小管。经典的核素标记胃排空检查可发现胃排空延迟，胃肠测压多显示胃消化间期移行性复合波 Q 期缺失或周期延长、胃内压降低等。临床起病大多隐袭，呈渐进性，早期不易发觉，常数年后才出现临床症状，但也有在一定诱因下临床症状突然出现而且严重者。国内多以饭后早饱感、胃胀，以及恶心、呕吐、纳食减少甚或恶食、不知饥饿，或伴胃痛、上腹烧灼感等为常见症状。由于长期营养不良，可导致体重减轻、消瘦甚至恶病质。

治疗除控制血糖外，主要使用胃动力促进剂。

二、中医对糖尿病性胃轻瘫的相关认识与见解

糖尿病患者在合并胃轻瘫之后，如血糖未得到良好控制，患者口干喜饮、尿量多的症状仍可很显著，但其多食的临床症状则不复存在了，且反而出现食少胃胀、早饱、恶心、呕吐等与消渴本身相矛盾的症状，在古代人的认识水平极其有限的环境下，要将两者从根本上相互联系起来，是相当困难的。然而，我国古代的医学家，确已发现了糖尿病并发胃轻瘫的临床事实，如明代孙一奎在其《赤水玄珠》一书中，就记载了消渴"……一日夜小便二十余度……味且甜……载身不起，饮食减半，神色大瘁"。这即是说糖尿病患者尿多且甜，如病程久延，就可出现饮食显著减少、身体枯瘦的表现。从我们今天来看，饮食减少的原因自然就是发生了胃的并发症了。又论消渴"……不能食者必传中满臌胀"，提示对糖尿病逐渐发生胃轻瘫这一过程已经具有一定的前瞻性，这比英国人 Thomas Willis 对糖尿病的发现（1674 年）还早。在与孙氏同朝代稍后，医中柱石张景岳在其《景岳全书·杂证谟·三消干渴》中也提到了"不能食而渴"的认识。对于病机，两者均无直接论述，但从其处方中可以窥视其要。如孙氏治前案，方用熟地黄为君，并用鹿角霜、山茱萸、桑螵蛸、鹿角胶、人参、茯苓、枸杞、远志、菟丝子、山药等，其意在滋肾填精、补阳益气，实则脾肾双补。说明本方针对的病机为肾精亏虚，脾阳肾气不足。而张景岳则用钱氏白术散倍加干姜治疗，其意在补脾气、益脾阳以促脾运化。因此其病机在脾阳脾气亏虚而失运化。提示肾精肾阳亏虚、脾阳脾气不足，导致脾失运化、胃动力减弱，是糖尿病性胃轻瘫的重要病机。无论病位在肾、在脾，其最终的临床特点都在于脾失运化。脾之运化功能是脾胃功能活动的基础，脾之升清必赖脾之运化，胃之降浊亦赖脾之运化。脾失运化则胃必呆滞，出现早饱、脘痞胃胀；脾不升清则五谷难化精微，食物难消；胃浊不降则逆而向上，出现恶心、呕吐等。可见脾失运化是直接引起糖尿病性胃轻瘫的基本病机，其他病理机制（即导致脾失运化的前行病机）如肾精亏虚、脾阳虚损等，最终都必然通过影响脾的运化功能，才能导致胃轻瘫的发生。这与现代认为糖尿病性胃轻瘫的基本特征为胃动力障碍的认识相吻合。

三、脾失运化的前行病机及演化

糖尿病性胃轻瘫以脾失运化为基本特征。然而导致脾失运化的原因即前行病机又是多方面的，这正如导致胃动力障碍的根本原因是多方面的一样，且不同的患病个体还具有其个性特征。古人已经认识到肾精亏虚、肾阳不足，及脾阳气虚、失于温化可导致糖尿病患者发生脾失运化的病理变化，而发生胃轻瘫。对于生产力原始，生活水平低下的古人来说，脾肾之虚无疑正确地反映了本病患者发生脾失运化的最常见的共性原因。但在当代，这种情况主要见于本病的后期，由于患者胃不能纳，营养摄入长时间严重不足所致。在早、中期，由于脾肾之虚而引致脾失运化的病例少见，这是由于现在人们的生活已经由过去能量摄入严重不足转变为显著过剩，肾精脾气亏虚的病例也大为减少。而目前更多的前行病机在于血瘀、痰浊、气滞、湿阻等。

众所周知，糖尿病是一种慢性进行性终身性疾病，病史一般都较长。糖尿病性胃轻瘫往往发生在病程较长的糖尿病患者。中医认为，久病入络，络脉瘀滞，血行不畅。脾之运化功能，无论是运化水湿还是运化水液，都必须以气血的流畅为前提。一旦脾胃气血运行不畅，则脾失运化而发生胃轻瘫。

我国糖尿病发病率进行性增加已是不争的事实，尤其是改革开放以后，这与国人食物日渐丰富、摄入能量过剩，同时体力劳作又不断被机械化趋势所代替等有密切关系。脾为生痰之源，摄入过剩，脾不能尽将其化为精微，则转而生痰，发为肥胖。活动减少，脾气亦惰。逸则气郁，痰浊又能阻碍气机。同时，长期的糖尿病往往给患者带来精神和经济负担，对其造成心理压力，致使其肝气不疏，进而气机郁滞。痰、气之郁，水液代谢失调，水化为湿。太阴脾土喜燥恶湿，得阳始运。痰、湿、气等阴郁之邪均可壅遏脾土，而使脾失运化。

上述肾虚、脾虚、瘀血、痰浊、气郁、湿浊等，在致脾失运化的过程中，都可以相互滋生或转化，形成多因素互见或虚实夹杂。如肾虚阳损，肾阳不暖脾土则致脾虚；肾虚不化水，可生湿、生痰。痰湿可碍气，气郁又可生瘀。脾虚者，后天不养先天，日久肾精必损；且脾虚生湿，湿化为痰，又痰瘀互生。瘀阻则气郁，气郁可生湿。而瘀、痰、气、湿之邪久恋伤正，亦可耗精损脾。这些因素在最终导致脾失运化的同时，也可旁损他脏，形成兼脏为病。如气郁而致脾失运化者，可见肝脾同病；肺为贮痰之器，土不生金则脾肺同病；心主血脉，瘀阻脾络使心不主血脉则心脾同病。当然，如果脾已失运，反过来又可加重其病因，如使气郁痰湿更甚，或使脾络瘀阻更牢。通过这些演变，可使本病的病机变得极为复杂。

四、糖尿病性胃轻瘫的治疗策略与应用

由于本病病机有基本病机与前行病机之别，在治疗时也应当分别考虑这两种病机予以不同的方法处理。由于基本病机反映的是疾病的基本特征，贯穿于全部糖尿病性胃轻瘫患者整个病情发展演化的始终，它具有共性、全程性的特点。因此，临床针对基本病机的治疗，对于整个糖尿病性胃轻瘫患病群体都是基本一致的，而且也都应当是全程比较固定的治疗方法。但前行病机又往往因人而异，可以有瘀血、痰浊、气郁、湿阻之别，也可以有阳虚、气虚、血虚之不同，还可以有五脏之差异，以及相互兼夹的变化，甚至在特定患者不同的发展阶段上也发生演变。这些差异导致了针对前行病机治疗的多样性和复杂性。因此，完整的治疗是针对共性（基本病机）治疗与针对个性（前行病机）治疗的有机结合。

1. 共性治疗

这是针对基本病机的治疗。本病的基本病机是脾失运化，因此，治当运脾，这里主要是促进胃运动。然运脾之法又有理气运脾、燥湿运脾及益气健脾、淡渗实脾和消食健脾等之不同。理气运脾者，多用理气行气之药推运脾气，药如枳壳、青皮、木香；燥湿运脾者，多用芳化燥湿之品以醒脾，药如陈皮、佩兰、白豆蔻；益气健脾者，常用补益脾气之药，如太子参、白术；淡渗实脾者，惯用淡渗之品泄肾水以保脾土，药如茯苓、薏苡仁；消积健脾者，宜选鸡内金、莱菔子。可以看出，这些不同的运脾方法之间又有一定的差异。但临床一般属虚者少，属水泛土淹者亦不常见。大多可结合理气、燥化及消散之品，作为运脾治疗的基本法则。

2. 个性治疗

这是针对前行病机的治疗。由于前行病机的多样性与复杂性，具体的临床形式是千变万化的。但结合糖尿病本身的特点，为气血津液失调之疾病，又脾为生痰之源，喜燥恶湿，故痰湿为患者较多，而且糖尿病病程

长，久病入络，血络易瘀，故瘀血为病者相当普遍。因此，如果抓住糖尿病性胃轻瘫患者痰湿瘀血的特点，就可能对本病纷繁复杂的前行病机的治疗执简以御繁，从而有效地治疗绝大多数糖尿病性胃轻瘫患者。一般而言，湿邪为病者，适宜行气燥湿，药如陈皮、苍术、厚朴等；痰浊为病者，结合胃喜通降的特点，宜予化痰降浊，药如法夏、竹茹等；瘀血为病者，因阳明多气多血，非攻破不足以破瘀，故宜用三棱、莪术、桃仁等，破瘀又能消胃肠之积滞。当然，如果多脏器、多病机同时存在，选药又应结合具体所涉及的脏器及病机。

按照以上思路，考虑临床大多数糖尿病性胃轻瘫患者的具体特点，笔者选择法半夏、陈皮、枳壳、莱菔子、莪术或三棱，结合具体情况酌情加入竹茹、鸡内金、青皮作为基本治疗处方。本病常实邪为病，易于壅郁而生热，故又常佐少许黄连以防化热。以此基本方加减，观察治疗了糖尿病性胃轻瘫患者 34 例（治疗组），并同时与西沙必利治疗的 36 例（对照组）对照，疗程 2 周。结果：治疗组显效 16 例，有效 14 例，无效 4 例，有效率 91.2%；对照组显效 10 例，有效 13 例，无效 13 例，有效率 63.9%，两组有效率比较有明显差异（$P < 0.05$）。另外，还观察研究了本基本方加减与西药吗丁啉结合治疗糖尿病性胃轻瘫 32 例（结合组）的效果，同时与单纯吗丁啉治疗的 33 例（对照组）对照，疗程 1 周。结果：结合组治愈 21 例，有效 9 例，治愈率 65.6%；对照组治愈 11 例，有效 10 例，治愈率 33.3%，两组治愈率之间有显著差异（$P < 0.02$）。并且结合组治疗后餐后 2 小时血糖较治疗前有明显控制，但对照组治疗前、后餐后 2 小时血糖变化不明显。说明通过具体分析糖尿病性胃轻瘫的病机特点，合理选择治疗用药，无论单用中药治疗，还是中西药结合应用治疗，都可明显提高临床治疗效果。

参考文献

［1］衡先培. 糖尿病性胃轻瘫病机特点与治疗方法简析［J］. 中医药学刊，2004，22（2）：352 - 353.

第八章 其他糖尿病并发症诊治经验

第一节 衡先培诊治糖尿病水疱病临床经验

引言：糖尿病水疱病并非糖尿病常见并发症，目前没有特效的治疗方法，且诸书籍常不提及该并发症，但该病损伤面广，溃破后引起疼痛甚至合并感染，不及时治疗会对患者的身心健康造成极大伤害，患者往往辗转多处求治而疗效甚微。目前认为糖尿病水疱病的发生可能与糖尿病的神经并发症有关，在中医中归属于"水疱"病范围，根据疾病不同阶段的病因病机，临床可大致分为3个不同的证机阶段，即湿浊困脾证、肺失宣降证和气血不足证，分别采用化湿醒脾、行气利水、补气养血的治疗法则对其进行辨证施治，在临床中取得良好效果。

一、病机症候演变的一般规律

糖尿病水疱常在无意中察觉或被他人发现，可发于身体任何部位，但以四肢多见，常累及躯干，但手足指一般不出现水疱。大多数水疱个大、壁薄而透明，高张光亮，水疱周围肤色如常。溃破的水疱可有不同程度的瘙痒或疼痛，对刺激敏感。少数可在水疱溃破后发生感染。根据疾病不同阶段的病因病机，糖尿病水疱病临床可大致分为3个不同的证机阶段，即湿浊困脾证阶段、肺失宣降证阶段和气血不足证阶段。

1. 湿浊困脾证

糖尿病水疱病湿浊困脾证，水疱溃破后液体清稀，疱底色淡红而嫩。患者往往舌质淡或淡胖，舌苔腻或厚，脉多滑而细。临床表现多兼咯痰、脘痞闷、大便干或数日不排。因湿从寒化导致的寒湿困脾证，临床症状多有喜温喜暖、苔白腻、脉沉紧的症候；对于湿热蕴脾证，临床多见舌红苔黄腻、脉濡数或滑数。要辨证处理"湿"的4种病理状态，湿气的典型表现是兼感到头闷、四肢不爽，水湿常兼肢肿、面目水肿，湿浊则兼面色晦滞、大便排而不爽、头昏，痰湿则多兼咯痰、脘痞闷、大便干或数日不排。

2. 肺失宣降证

水湿困脾证继续发展，导致土不生金，发展成为肺失宣降证。此类患者水疱色泽不鲜，疱壁张力不高，溃破后液体清冷，疱底色泽暗红。患者舌脉似水浊困脾证，同时伴有咳嗽、咯痰、水肿等症状。

3. 气血不足证

糖尿病水疱病患者随着病情的发展，逐渐出现虚损症候，此时患者多见气血不足的虚象。水疱未及时有效治疗者，常意外破损，疱壁色泽加深，少数可再次与皮下长在一起。患者舌淡或胖，脉细或虚数。

二、治疗经验

1. 化湿醒脾

针对湿浊困脾证，治疗应化湿醒脾。化湿醒脾，使困遏脾阳的湿气得散，湿气转化为津液布散至全身各处，脾气得升，脾阳得振，脾运化水液的功能正常发挥，津液得以输布全身，客于肌肤的浊水得以重新运化代谢排出体外，水疱治愈。常用化湿醒脾方，方药组成为：陈皮10g，藿香10g，苍术10g，佩兰10g，砂仁6g，薏苡仁15g，茯苓10g，白豆蔻6g，天花粉10g，茵陈10g。脾虚加大薏苡仁用量，可用到30g，茯苓可用到15g；湿浊重藿香、陈皮、佩兰可用15g。

寒湿困脾证治以散寒温里，化湿醒脾。在用上方的同时加用高良姜10g，干姜10g，紫苏9g以温中散寒。对于湿热蕴脾证，治以清热利湿，加黄芩9g，黄连6g，茵陈9g，虎杖10g。

根据湿浊的4种状态，用药也要有所加减。对待湿气困脾，重在芳香、宣化、通气，多用藿香、佩兰、白芷等，病情较重者可用荆芥、防风等以加大发散湿气的力度。水湿困脾要注意利水渗湿、淡渗实脾，常用茯苓、薏苡仁、泽泻等，如水湿显著化而为饮，可加桂枝6~10g，以温化水饮。湿浊困脾重在化湿去浊，常用石菖蒲、泽兰、香薷、藿香、佩兰等芳香开窍药物。痰湿困脾在化湿的同时要化痰，多用法半夏、苍术、陈皮等。

2. 化气行水

水湿困脾证继续发展，土不生金，演变为肺失宣降证。此时应着眼脾肺，采取化气行水的治疗法则。因病机是肺脾同病，故治疗中应两者兼顾，既要淡渗实脾，又要宣肺行气、利水化浊。常用方药：黄芪15g，桑白皮10g，地骨皮10g，茯苓10g，薏苡仁15g，泽泻10g，陈皮10g，藿香10g，佩兰10g，白术10g，苍术10g，白豆蔻6g，桂枝6g。要选择既淡渗利湿又可以补脾的药物，如茯苓、薏苡仁，以及既能行气，又能利水的药物，如桑白皮、大腹皮等。湿浊困脾为主，则藿香、佩兰、陈皮、茯苓均加量到15g，若肺失宣降为主则桑白皮、地骨皮用到15g。若出现下肢水肿则桑白皮、地骨皮均可用到15g，同时桂枝可用到10g，增强温阳利水之功。

3. 补气养血

对于气血不足证，治疗时应着眼补气养血，尤以补脾益气为主。常用方药：太子参15g，黄芪15g，白术10g，茯苓10g，陈皮10g，草果10g，白豆蔻3g，黄连3g，砂仁3g，草豆蔻6g，龙胆草2g。此时患者的临床表现以虚为主，要以补气养血为主，常用药物有黄芪、白术、太子参、茯苓等。气能生血，脾气健运则气血生化有源，用药中要加大黄芪用量，可用到30～60g，气虚的患者用到30g，气血亏损严重的患者可用60g。气血俱虚的患者多伴有痰瘀互结，用药时加用丹参15g，瓜蒌15g，川芎10g以化痰祛瘀。口干另加天花粉15g。

三、病案举隅

患者，男，75岁，2014年8月4日初诊。糖尿病史6年，1年前无明显诱因出现足趾麻木，并出现足上肢、足下肢、腰部大疱，形态、大小不一，多呈圆形、椭圆形，直径2～4cm，局部皮肤颜色暗红，大疱内水液清亮，水疱溃破后可见粉红色破损面。舌质淡而稍胖，苔腻。西医诊断：2型糖尿病。中医诊断：消渴之湿浊困脾、肺失宣降证。病机为湿困脾虚，肺失通调，浊水客肤，形成水疱。患者为肺脾同病，重点在脾。处方：茯苓10g，薏苡仁15g，泽泻10g，陈皮10g，藿香10g，佩兰10g，桂枝6g，桑白皮10g，地骨皮10g，黄芪15g，白术10g，苍术10g，白豆蔻6g。共7剂，水煎服，每日1剂，早、午、晚各服1次。方中药物以醒脾化湿、淡渗实脾为主，并加入地骨皮、桑白皮泻肺行水，助脾去湿。

二诊（2014年8月14日）：大便干结，其余症状同前。察患者舌脉，辨证仍以湿浊困脾为主证，治以清热化湿醒脾为主，佐以行气活血通络。处方：陈皮10g，茯苓15g，藿香10g，佩兰10g，砂仁6g，白豆蔻6g，草豆蔻6g，法半夏10g，黄芩10g，鱼腥草20g，桃仁10g，番泻叶6g，三棱15g，莪术15g，黄芪15g。共7剂，水煎服，每日1剂，早、午、晚各服1次。患者大便干结说明湿气渐散且阳气来复，在上方基础上加入黄芩、鱼腥草以防湿郁生热；去辛温的苍术、白术以减少辛燥之性；予少量番泻叶泻浊通腑，以解决其便秘邪无去路的问题；糖尿病性水疱病患者病久多兼瘀血，加桃仁、三棱、莪术以活血通络。

按：本病通常见于那些长期不治疗或者长期血糖控制很差的糖尿病患者，本例患者辨证为脾虚湿困，肺失宣降，属肺脾同病，以脾为主，治以醒脾化湿、淡渗实脾，辅以泻肺行水，助脾去湿。二诊时患者湿气渐散，继续坚持去湿，治疗仍以化湿醒脾为主，并加入黄芩、鱼腥草以防湿郁生热，并注意活血通络，临床效果明显。

参考文献

[1] 刘亚楠，衡先培. 衡先培辨证论治糖尿病水疱病经验［J］. 中华中医药杂志，2016，31（7）：2645－2646.

第二节　衡先培治疗糖尿病合并痫证临床经验

引言：糖尿病合并痫证临床诊治应主、变结合。频发期以痫证为"主"，其核心病机是本失象乱，其中以心主藏神为本、主神志为象；以基础病糖尿病的病机为"变"，因基础病之病机随证而变。频发期治疗以主病治疗为基本路线，宁养结合贯始终，结合基础病机辨证而分型论治。常分4型，即痰湿困脾、脾邪虐心，气郁生热、温熏心君，瘀阻气滞、血不养心，肾精不固、水不济火。中药治疗此证应用方便，疗效稳定。一般服用1~3个月后显效，但临床控制后需要间断治疗以巩固疗效。

糖尿病和痫证各有不同的病因病机、临床表现和辨证分型，但是糖尿病可以促进癫证的发生，而癫证也会加重糖尿病患者的病情，两者可相互影响，在临床具有较大的相关性。糖尿病合并癫证是在糖尿病的基础上表现为精神抑郁、表情淡漠、沉默痴呆、语无伦次，病情甚者，可出现淡漠不知、喃喃自语、终日闭户、不知饥饱。糖尿病的病机对诱发癫证构建了土壤。由于糖尿病和癫证都是复杂难治的疾病，两者同病，其病机就更为复杂，又具有独特的生理心理改变，临床研究和治疗具有一定困难。现将笔者对于糖尿病合并癫证的病因病机、治疗思路及辨证经验总结如下。

一、病因病机

糖尿病合并癫证的核心病机是本失象乱，《素问·灵兰秘典论》篇云："心者，君主之官，神明出焉。"说明心是人体生命活动的中心，主司人体五脏六腑、形体官窍的生理活动和人体精神意识思维活动。心藏神，主神志。"神志"一词本身就体现了神对志的决定作用，表意重在"志"。在临床中治疗糖尿病应注重"平调心神"，藏神是本，主神志是象。象即表征、表现在外的征象。本是象的前提。"神"本在内而"志"象在外。志贵在明，神明是神志的生理表征。只有心神内敛潜藏而不外泄，作为表现在外的象——"志"才能正常，正常则明，故称之为神明。志不明则乱，临床糖尿病合并癫证所表现的心神不宁，就是志象涣散的征象。《医方考》中云："癫狂，皆失心也。"所谓"失心"即心不藏神而致心神外泄，本失则象乱，故神不守舍必心神不宁，因而发癫。

五脏相关，或虚或实，痰、湿、热、郁、瘀寇结为主，糖尿病合并癫证患者发生神本外泄、志象涣散，即本失象乱的根本原因，有虚有实。虚重在阴虚、血虚；病久者可因于阳气不足。实重在痰、湿、热、郁、瘀等数邪寇结。其病变所属脏腑主要在心，涉及脾肺，久而及肾。临床可以一脏为主，也可同时累及多脏。

糖尿病患者可因心阴心血耗损，或肝肾阴液不足，水火失济，心肾不交，或思虑过度，损伤心脾，心虚神耗，脾虚不能生化气血，心神失养，从而出现神明失主，不能"藏神"的"象"征，临床即出现癫证表现；病程久者，阳气亏虚，造成脏腑阴阳失调，神不守舍。《丹溪心法·癫狂》篇说："癫属阴，狂属阳……大率多因痰结于心胸间。"提出癫狂与"痰"有密切关系。肺失宣降，脾胃失运化司，肾失气化，聚湿成痰，痰湿壅盛虐心，可扰乱心神。情志不畅者，肝郁气滞，气郁痰结，可蒙蔽神机。《素问玄机原病式·狂越》曰："多喜为癫……然喜为心志，故心热甚则多喜而为癫也。"认识到心热致癫的病理变化。五志化热，均可扰动心神，使心不能藏神，则神本外泄，神明无主则志不明，不明则发癫。王清任《医林改错·癫狂梦醒汤》指出："癫狂一症，哭笑不休……乃气血凝滞。"开创了从瘀论治癫证的先河，气血瘀滞脑门，痹阻心窍，血不养心，神本外泄，亦可致神志失常而发病。

二、治疗思想

宁养结合贯始终，是针对本神外泄的治法。心神以内敛为宁，故宁神即收敛本神。神不内敛而外泄，必致本神亏耗，故当以养为治。神旺则宁，神宁则不亏。故宁与养互为条件，相互促进。

糖尿病合并癫证与心神关系最为密切，《灵枢·邪客》云："心者，五脏六腑之大主也，精神之所舍也……心伤则神去，神去则死矣。"心为君主之官，主神明，为一身之大主，糖尿病易损津液阴血，影响五脏六腑，使肺失宣降，肝失疏泄，脾失健运，肾精不固，造成脏腑阴阳气血失调，心神失养，本亏神耗，致心神不敛，或因情志不舒致心失所主。盖心主血，心血旺则养神；神不耗散则不损，故敛神即养神。首乌藤禀承首乌补血养血之性，具有养心安神之效。酸枣仁养心阴，血属阴，故能养心血，与柏子仁养阴血异曲同功。《别录》谓酸枣仁"补中……助阴气"，与茯神共助脾土，脾旺则气血生化有源。同时酸枣仁尚具收敛之性，使心阴心液不耗散则神亦得养。

神本藏于心，其性自宁。神不宁者，多因郁、热、痰、瘀、浊邪内扰，搅动心君。故宁神之法，在于解郁、舒热、化痰、行血、降浊，使心君不被扰，神自能宁。临床以合欢皮疏肝解郁，栀子、知母舒热宁心，远志化痰净心，川芎活血化瘀而洁心脉，柏子仁降浊祛糟粕。诸药配合，分散出击，清除扰心之邪，使神有藏所，神自安宁。以上6味药组成自拟"安神宁心方"经验方，作为基础方用于治疗糖尿病患者合并的精神异常。

本病初起常以实证为主，主要为气郁、湿停、痰滞、热盛、血瘀等。若病程日久，伤及五脏，由实转虚，可见虚实夹杂，或虚或实。治疗实证当治予疏肝、行血、除湿、化痰、清热之法；本虚者以益气养血扶正为要，可采用养心宁神、滋养心肺、补养心肾、补益心脾、补益肝肾之法，根据标本虚实予以相应的治法，治因兼顾本。

三、因变施治辨治经验

1. 痰湿困脾，脾邪虐心

症见：精神抑郁，神情呆滞，沉默痴呆，或喃喃自语，不知饥饱，身重困倦，胸闷痞满，口淡不渴，呕恶纳呆，心悸眩晕，小便不利，舌淡胖，苔白腻，脉沉滑。

病机：脾失健运，痰湿内停，上凌于心，蒙蔽心神。

治法：健脾养心，燥湿化痰。

常以二陈汤、平陈汤或藿朴夏苓汤作为辅方，与安神宁心方结合应用。

2. 气郁生热，温薰心君

症见：性情急躁易怒，多疑多虑，语无伦次，或喃喃自语，终日闭户，头痛失眠，口干而苦，小便短赤，舌质红，苔黄，脉弦数。

病机：肝气郁滞，郁久生热，上扰心神。

治法：疏肝解郁，清热安神。

常以丹栀逍遥丸作为辅方，结合安神宁心方。

3. 瘀阻气滞，血不养心

症见：精神抑郁，哭笑无常，语言错乱，神思恍惚，沉默痴呆，或喃喃自语，不知饥饱，头痛失眠，健忘，心悸不安，胸闷不舒，舌质暗淡，或有瘀斑瘀点，少苔或苔薄，脉弦细或细涩。

病机：血瘀气滞，心脉痹阻，心失所养。

治法：活血化瘀，调畅气血。

常予血府逐瘀汤结合安神宁心方加减运用。

4. 肾精不固，水不济火

症见：神思恍惚，魂梦颠倒，淡漠不知，沉默痴呆，或喃喃自语，不知饥饱，心烦易怒，面红形瘦，口干舌燥，舌红少苔或无苔，脉沉细数。

病机：肾水亏虚，不能上济于心，阴虚火旺，神明受扰。

治法：育阴潜阳，交通心肾。

常以安神宁心方为主方，二阴煎合琥珀养心丹为辅配合运用。

四、病案举隅

患者，女，65岁，2014年4月26日初诊。有2型糖尿病病史16年余，平素多饮、多食、多尿，体型肥胖，10余年前无明显诱因出现精神抑郁，喃喃自语，语无伦次，不知饥饱，时有哭闹，四季皆发，且每年秋冬时节加重，时常半夜突然坐起大叫，起床乱走，时好时坏，春夏自行缓解，寐差，大便正常，舌淡红，苔白腻，脉沉细。

西医诊断：精神分裂症。

中医诊断：癫证。

辨证：痰湿困脾，脾邪虐心。

治法：养心安神，健脾化痰开窍。

方药：制远志6g，茯神10g，首乌藤15g，合欢皮15g，石菖蒲10g，龙骨15g，炒栀子10g，川芎10g，知母10g，酸枣仁10g，柏子仁10g，当归6g。7剂，每日1剂，水煎服，早晚饭前温服。

二诊（2015年11月6日）：连续服用上方1年余后，患者诉上述症状明显改善。辰下：情绪稳定，时发喃喃自语，发作次数较前显著减少，无哭闹，寐安，食欲欠佳，小便较多，大便正常，舌淡红，苔薄腻，脉沉细。故继续予上方加砂仁6g，薏苡仁15g化湿健脾，兼以芳香开闭。

三诊（2015年12月23日）：患者诉喃喃自语减少且症状减轻，经提醒可自行控制，情绪稳定，无哭闹，纳可，寐欠安，小便稍多，大便每日2~3次，舌淡红，苔薄腻，脉沉细。上方加益智仁15g，琥珀4g益气安神定惊，火麻仁20g润肠通便。后随证调治，最终康复。

按：《医林绳墨》说："夫人身之血气也，精神之所依附者，并行而不悖，循环而无端，以成生生不息之运用……故血乱而神即失常也。"心主藏神，若心血充沛则心神得养而神可藏；若心血不足，心失藏神，神本自失，表现为神无所主而象乱之征象。脾主运化，基础病"变"之病机在于脾不健运，痰湿内阻，上蒙心神，或又心气虚弱，运行无力，津不能随气往返输布全身，凝聚而为痰浊，上蒙心窍则致神识迷乱，或时清时乱。故患者出现精神抑郁、喃喃自语、语无伦次、不知饥饱、时有哭闹、时好时坏等神志异常的临床表现。痰湿属邪阴，秋冬时节阴气盛，春夏之际阳气旺，所谓同气相求，故患者神志异常表现出在秋冬加重，春夏缓解的特点。方中首乌藤、柏子仁、酸枣仁补血养血、养心安神，茯神健脾安神，龙骨重镇安神助眠，远志、石菖蒲化痰净心，合欢皮疏肝解郁，栀子舒热宁心，当归、川芎活血洁心，再加砂仁、薏苡仁化湿健脾、芳香开闭，益智仁、琥珀安神定惊，火麻仁润肠通便。诸药合用，养心安神、健脾祛痰，故心神得养，神志自明。

参考文献

[1] 李艺敏，衡先培. 衡先培治疗糖尿病合并癫证临床经验 [J]. 中华中医药杂志，2019，34（1）：150－152.

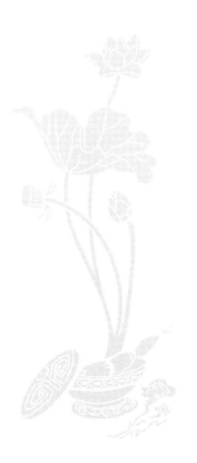

第四篇

其他内分泌疾病临床经验精粹

第九章　甲状腺疾病诊治思想与临床经验

第一节　衡先培论治亚急性甲状腺炎临床经验

引言：亚急性甲状腺炎是内分泌科常见的一种甲状腺疾病，属于中医学"瘿病"范畴，当从"痹"而不从"痈"论病因病机。笔者根据疾病临床表现的不同发展阶段制定三期九型辨治法。

亚急性甲状腺炎（以下简称"亚甲炎"）是一种与病毒感染或自身免疫有关的临床常见甲状腺疾病，治疗上西医对轻型患者应用非甾体类抗炎药缓解症状，重型患者给予泼尼松治疗。激素治疗虽见效快，但用药时间越长不良反应越多，尤其停药后常易反复，缠绵不愈，影响甲状腺功能后期的恢复，有的患者遗留永久性甲状腺功能减退，且不能从根本上解决免疫功能缺陷。目前中医药各版本教材均未纳入亚甲炎病种，《中医外科学》瘿痈与本病完全不同，中医对亚甲炎尚无公认的治疗方案可参阅。笔者应用中医药治疗亚甲炎，不但能有效改善症状、缓解患者痛苦，避免使用激素等化学药物带来的不良反应，还能减少甚至避免其复发，具有标本兼治之疗效。现将治疗经验介绍如下。

一、论病因病机当从"痹"而不从"痈"

亚甲炎可归属于中医"瘿病"的范围。《说文解字》云："瘿，颈瘤也。"又说："瘤，肿也。"段玉裁《说文解字注》进一步解释："瘤，流也。流聚而生肿也。"这就是说，瘿是由于邪气流注于颈部并稽留而成，是一种邪气稽留不散的疾病。对于亚甲炎而言，导致邪气稽留于颈部的原因有内外两个方面，一是感受外邪，包括风寒湿热之邪。外邪之为病，易犯筋骨连接之处，易犯要塞。颈部连接众多，且所犯之处位高处险，又为五脏气血流通之关隘。风寒湿热之邪入侵，阻于四肢关节则为痹证，阻于颈部关隘则为瘿病，其本质上是痹证的另一种表现形式。痛之为病，伤于风温风火，是火毒烧灼而成，故与本病显著不同。二是正气不强，五脏薄弱。此时感受外邪，正气更损，易致邪气久留不去，化生浊气痰瘀，并可与稽留于颈前的邪气胶结，内外合邪，使病机更为复杂化。如正气不足之人，腠理空疏，外邪乘虚而入，使营卫行涩，经络阻塞，气血凝滞。脾胃虚弱之人，运化功能失司致痰湿内停，气滞、痰凝、血瘀结于颈前。素体阴虚之人，痰气郁滞易于化火，伤阴更甚。妇女的经、孕、胎、产、乳等生理特点可致肝肾亏虚，又因喉结肝肾任脉所主，水不涵木，肾虚肝旺，气郁化火，津灼痰结，复感外邪，故女子易患此病。

本病病变是一个动态变化的过程，初期邪气初犯，主要表现为邪盛的一面，多属表证实证。1~2周后，表邪逐渐分消，一部分从表而解，一部分入里与宿邪纠结，导致气滞、痰凝、血瘀。肝肾不旺者，因其经络常空虚，宿邪借外邪入里之势，袭居经络，导致经络痹阻，疾病经久难愈，表现多虚实夹杂。少数正气甚虚者，邪气无所争，虽盛而势不能旺，则往往突出表现为虚证。总之，本病的形成不外乎内因、外因两个方面。由于正本不足，又因外邪的作用，内外交炙，导致机体表里失和，阴阳失调，脏腑经络功能障碍，继而气滞、痰凝、血瘀，甚者邪壅经络，痹阻不通，使病情迁延是其基本病理。

二、三期九型辨治法

目前亚甲炎的中医证候缺乏统一的诊断标准，造成了分期论治及辨证分型的不统一。加强对证型的规范化研究，制定统一的证型标准，在辨病的基础上，根据证型确立固定基础方随证加减是至关重要的。笔者根据本病临床表现及不同发展阶段演变的不同病因病机，提出亚甲炎按三期九型辨证分型，并提供相应的辨治方法。

1. 初发期

初发期患者往往以颈部难受或疼痛，或发现颈部肿大来诊。追溯发病前1周多有感冒、咽痛等病史，并且可延续到本病就诊。体检患者多有明显甲状腺肿大，常为单侧，但也可双侧肿大，有显著压痛甚或触痛。可伴不同程度体温升高、心率加快等。检查可有甲状腺功能亢进表现及血沉加快。此期一般持续 1~2 周，特点是有明显的表证征象。临床以风寒表证居多，其次是风热证，也有寒湿直中者。

（1）风寒束表

症见：不同程度恶寒，或伴发热，但寒重于热。无汗，或颈强、颈痛，或头痛，肢节酸楚，鼻塞流清涕，咽痒，或有咳嗽，痰稀薄色白。舌苔薄白，脉浮或浮紧。

治法：解表散寒，祛风通络止痛。

处方：自拟散寒消瘿方化裁。

基本方：荆芥 6~10g，防风 10g，茯苓 15g，独活 10g，柴胡 10g，川芎 10g，羌活 10g，白芷 10g，虎杖 10g，陈皮 10g，甘草 6~10g。咳嗽者加桔梗，肢节酸痛者加威灵仙，项部肿大疼痛显著者加山慈菇、山豆根。

（2）上焦风热

症见：发热，少数热甚，或有汗，多有明显的颈部疼痛或痛甚。或伴恶风、咽痛、头痛。常心悸或心累，身体懒惰。可伴咽痛、头痛，身热面赤、口干，或咳嗽。舌苔微黄，舌边尖红，脉浮数。

治法：解表清热，和营消肿止痛。

处方：自拟疏热消瘿方化裁。

基本方：薄荷 6g，菊花 6g，柴胡 10g，连翘 10g，射干 10g，马勃 10g，夏枯草 10g，葛根 15g，蒲公英 15g，黄芩 10g，栀子 10g，甘草 6g。热甚且舌质红少苔者加石膏，颈痛严重者倍增甘草加白芍，甚或加全蝎通络止痛。

（3）感受寒湿

症见：身痛，骨节酸痛，背颈部疼痛、强直，或微恶风寒。可伴头身困重、脘痞，或形寒怯冷，不思饮食。舌质淡，舌苔白腻，脉沉紧。

治法：散寒通络，化湿健脾。

处方：仿羌活胜湿汤、当归四逆汤加减。

基本方：羌活 15g，独活 15g，川芎 10g，白芷 15g，防风 10g，细辛 6g，桂枝 10g，芍药 15g，佩兰 10g，藿香 10g，甘草 6g。骨节酸痛重者加附子，头身困重加滑石，脘痞食差加砂仁、白豆蔻。

2. 缓解期

当表邪分消，当解者已解，未解者入里，颈部疼痛明显减轻后，即进入缓解期。此时期甲状腺功能逐渐恢复，颈部肿大明显好转但仍有压痛，也可有其他全身关节痹阻的症状。未从表解之邪入里，与内生宿邪气滞、瘀血、痰浊相纠结，停于关隘，阻滞经络。临床常表现为痰湿郁阻、痰郁气滞、痰瘀互结证型，一般持续 1~2 个月，也可长达 3 个月。

（1）痰湿郁阻

症见：颈前不适或结块压痛，头身困重，食欲欠佳，或有脘痞、腹胀，或大便稀溏，或感胸闷不快，或咳嗽，咯泡沫痰。舌质淡胖，苔腻或滑，脉沉滑。

治法：健脾化湿，祛痰通络散结。

处方：平成汤加减。

基本方：陈皮 10g，法半夏 10g，厚朴 6g，苍术 15g，茯苓 10g，藿香 10g，佩兰 10g，僵蚕 10g，独活 10g，薤白 10g，白芥子 10g，薏苡仁 15g。头重如蒙加滑石，咳嗽加桔梗、枇杷叶。

（2）痰郁气滞

症见：颈前肿块质地不坚，压之隐痛或不痛，吞咽不畅，或感喉间有物，咯吐不爽，或有咳嗽。心悸胸闷，胁肋胀闷，郁郁不快，喜太息，病情常随情绪波动而变化。苔薄白，脉弦。

治法：理气宽胸，化痰通络消瘿。

处方：仿四逆散、二陈汤加减。

基本方：柴胡 10g，香附 10g，枳壳 10g，法半夏 10g，陈皮 10g，白芥子 10g，白芷 10g，薤白 10g，桔梗 10g，茯苓 10g。腹胀加佛手，胸闷加瓜蒌、川芎。

（3）痰瘀互结

症见：颈前结块坚实，按之如石，或有压痛，肿块经久未消。或伴胸闷心悸，面唇晦暗。舌质暗或紫，苔腻，脉弦或涩。

治法：化瘀祛痰，软坚散结消瘿。

处方：桃红饮、消瘰丸加减。

基本方：桃仁 10g，红花 10g，川芎 10g，黄芩 10g，威灵仙 15g，莪术 10g，浙贝母 10g，制半夏 10g，玄参 10g，牡蛎 15g，僵蚕 10g。

3. 迁延期

患者甲状腺功能指标基本正常，颈部无疼痛及压痛，血沉正常，但仍有颈部不同程度肿大，可有甲状腺过氧化物酶抗体明显升高，有的患者甲状腺球蛋白也高。此类患者常正气不足，邪在经络筑巢而居，停聚于颈部险要关节。由于正邪相持的形式不同，临床主要表现为痰瘀痹阻经络和肝肾不足经络痹阻两种情况。还有少部分突出表现为正气亏虚者，主要为脾肾不足。

（1）痰瘀痹阻

症见：颈部肿块经久不消，质地较硬或坚硬，随吞咽而上下移动，面色黯黧，或胸闷，或咯痰，唇舌质紫暗或有瘀斑，苔腻，脉弦涩。

治法：化痰行瘀，蠲痹通络消瘿。

处方：经验方芎蒌方及消瘰丸化裁。

基本方：桃仁10g，僵蚕10g，薤白10g，川芎10g，赤芍15g，茯苓10g，半夏10g，白芥子10g，独活10g，威灵仙15g，秦艽15g，浙贝母10g，牡蛎15g，玄参10g。

（2）正虚邪结

症见：结块呈弥漫性肿大，或质地不均，腰膝酸软，或形体消瘦，或面浮体壅，或头晕耳鸣，男子阳痿，女子月经量少，色淡，甚或闭经，或心烦，小便短黄。舌质淡红，舌苔薄，脉沉缓或细数。

治法：补肝肾，化痰瘀，通络消瘿。

处方：仿独活寄生汤化裁。

基本方：独活10g，桑寄生10g，川牛膝15g，杜仲10g，防风10g，秦艽10g，细辛6g，川芎10g，茯苓10g，昆布10g，远志6g。面浮体壅、阳痿者加桂枝，经血少加红花，心烦或尿黄加栀子。

（3）脾肾不足

症见：结块难消，体倦乏力，少气懒言，面色㿠白，或畏寒肢冷，腹胀痞满，纳差便溏，腰酸膝凉，下利清谷，或五更泄泻，苔薄白，舌质淡胖，有齿痕，脉沉细弱。

治法：健脾益气，补肾通络。

处方：自拟补肾强筋方化裁。

基本方：黄芪20g，山药10g，茯苓10g，砂仁6g，杜仲10g，续断10g，川牛膝15g，益智仁10g，补骨脂10g，威灵仙15g，独活10g。气虚重可加太子参甚或红参，肢冷加桂枝，便溏加薏苡仁、炮姜，喜热食加吴茱萸、干姜。

三、病案举隅

患者，女，46 岁，2015 年 6 月 15 日初诊。

主诉：左颈部肿痛 1 个月。

现病史：自诉 1 个月前发热咽痛，自服"感冒药"后，渐觉左侧颈部有肿物，疼痛不适，咀嚼、吞咽时疼痛难忍，伴恶风、心悸、身热面赤、口干欲饮，尿黄。胃溃疡病史 2 年余。

诊查：体温 38.5℃，心率 100 次/分。左颈部肿大，可触及 3cm×5cm 大小高张力肿物，压痛明显，皮温稍高。咽红，舌苔微黄，舌边尖红，脉浮数。当天查血沉 95mm/h，血沉方程 K 值 237，甲状腺功能及血常规正常，IgM 升高。

西医诊断：亚甲炎。

中医诊断：瘿病。证属上焦风热兼夹表寒。患者为痰湿瘀血体质，复又外感寒热合邪。

治法：当表里同治，以表寒表热双解为主，佐以健脾化痰活血。

处方一：黄芩、白芷、茯苓、北沙参、川芎、白芍、泽兰、川牛膝各 15g，射干、马勃、蝉衣、知母、防风、白术各 10g，荆芥、五味子各 6g。3 剂，水煎服，日 1 剂，早晚分服。

处方二：上方去白术，加黄芪 15g 益气固表。4 剂，水煎服，日 1 剂，早晚分服。

嘱其保持心情愉快，清淡饮食，加强锻炼。

二诊（2015 年 6 月 24 日）：左颈部疼痛较前明显减轻，诸症缓解。仍有甲状腺触痛。一诊方案处方一早服，处方二晚服，各 7 剂。

三诊（2015 年 7 月 8 日）：诉前夜畏寒发冷，身痛、头胀痛，咽痛。自测体温 39℃，查舌红苔白，脉细数。处方一：继守上方一加细辛 6g。3 剂，水煎早服。处方二：石膏 30g，白芷、川芎、白芍、虎杖、羌活、独活、威灵仙、秦艽各 15g，柴胡、柏子仁、酸枣仁、佛手、桂枝各 10g，远志、薄荷各 6g。4 剂，水煎晚服。并配合蓝芩口服液清热解毒。

四诊（2015 年 7 月 15 日）：未再高热，体温 38℃左右，傍晚头痛，形寒怯冷，冷则身痛，脘痞纳差。再上法加减各 7 剂。

五诊（2015年7月22日）：体温已正常，纳差，大便稀溏。苔腻。考虑邪气已去但未尽，脾胃受伤，予早祛邪、晚健脾。处方一：羌活、白芷、葛根、连翘、黄芩各15g，川芎、独活、白芍、茯苓、法半夏、防风、柴胡各10g。4剂，水煎早服。处方二：陈皮、藿香、佩兰、佛手、香附、栀子各10g，茯苓、薏苡仁各15g，豆蔻、砂仁、木香各6g。3剂，水煎晚服。

六诊（2015年7月29日）：颈部已无疼痛及压痛。处方一：继守五诊处方一去连翘加黄芪15g。7剂，水煎早服。处方二：五诊处方二去栀子加夜交藤、白芷、合欢皮各10g，远志6g。7剂，水煎晚服。药尽复诊，已无不适感。复查甲状腺功能正常，血沉14mm/h。随访半年未复发。

按：亚甲炎极易反复，疼痛可持续数月，尤其血沉显著升高者。糖皮质激素及非甾体类抗炎药也仅能控制体温与缓解疼痛。本例用中医治疗，前后病程45天即痊愈，且没有不良反应。

参考文献

[1] 柯娜娜，衡先培．衡先培论治亚急性甲状腺炎临床经验［J］．中华中医药杂志，2017，32（7）：3033－3035.

第二节 治疗亚甲炎的处方要点

引言：治疗亚甲炎应立足"五要"抓重点，分清表里，辨证论治要突出重点，注重调整阴阳平衡以恢复内环境稳态，关注正气，顾护脾胃，还应强调日常生活的调摄和保养。

一、治疗应立足"五要"抓重点

亚甲炎病变是一个动态变化的过程，随着病机的转化，在不同的病变阶段具有不同的病机特点，故在治疗上可根据疾病发展的不同阶段针对不同的病因病机施以相应的治法与用药。因此，准确地辨证并制定恰当的治法是关键性的。本病辨证分清表里至关重要，在治疗时更要突出重点，把调整阴阳平衡及恢复内环境稳态放在首位，关注正气，尤其顾护胃气，努力调动人体自身的恢复功能，使正气旺则能推动气血运行，经络自通。归纳起来就是立足"五要"抓重点。

1. 要分清表里

表里虽是治则的两方面，又是辨证的统一体，在具体应用时须分清表里。一般而言，本病初发时属表属实，新邪宜急散，为避免表邪自表入里，或由阳入阴，或损及脏腑，致使邪气内传，证候多端，所变何证，难以预料。急则治其标，知犯何逆，见病知源，当以祛邪为主，促使风寒湿热之邪从表而解，表邪散病自愈。若邪未解而内传，病久迁延，正虚邪恋，表现出虚实夹杂或以虚证为主，当先扶正佐以解表。治则随病情而定，解表之时，勿忘治里，治里之时，勿忘解表。至于何时解表，何时治里，病有标本，证有缓急，治有先后，先表后里为常法，而先里后表为变法，表里同治为权宜之法。这时解表重在引邪外达，治里一是祛除已经自表入里之邪，二是扶助正气，使正气祛邪外达。分清表里，依据病势之缓急而定施治之先后主次。

2. 辨证论治要突出重点

辨证论治是指导中医临床诊治疾病的基本原则。通过辨证论治恢复内环境稳态，是中医有别于化学药物治疗疾病总是以加重内环境失衡为代价的本质特征。针对疾病发展过程中不同的病机及证候的属性，一是辨邪气的偏盛，二是辨别虚实。一般说来，本病新发，风寒湿热之邪明显者为实；痹久不愈，耗伤气血，损及脏腑，肝肾不足为虚；病程缠绵，常为痰瘀互结、肝肾亏虚的虚实夹杂证。审病求因，分析邪正相争不同时机，因势利导，分清主次，分别施以解表达邪、疏风清热、行气止痛、健脾化湿、调气养血、补益肝肾、化痰行瘀、畅达经络等治法，灵活化裁，遣方用药，邪去正安。

3. 注重调整阴阳平衡以恢复内环境稳态

内环境稳态失常表现为阴阳失衡，是发生本病的内在基础。风、寒、湿、热之邪皆依人之阴阳盛衰而伤人。南方气热，其人腠理开泄，阳气内弱外盛；北方气寒，其人腠理密闭，内热而外寒。故南方阳盛者易伤风、伤热，阳弱易伤寒、伤湿。通过调整阴阳平衡以恢复内环境稳态，既有助于祛邪外达，又可防邪再犯致病情反复或迁延，是本病的治则要点。《素问·至真要大论》指出应"谨察阴阳所在而调之，以平为期"。临床斟酌疾病不同发展阶段的病机，调整阴阳，补偏救弊，促进阴平阳秘，恢复内环境稳态。

4. 关注正气

人体正气的强弱决定对病因的易感性，发病后的证候表现及疾病的传变，也主导疾病的发展转归。《素问》言"邪之所凑，其气必虚""正气存内，邪不可干"，就是强调正气在疾病中的重要性。正虚卫外不固，风寒湿热之邪乘虚而入，攻关夺隘，即《灵枢·五变》"粗理而肉不坚者，善病痹"之经旨。因此顾护正气要贯穿本病始终。护正之法不止于补，调阴阳、顾脾胃、化湿运脾等亦为护正。迁延、反复难愈者，尤其强调补肾肝、通经络，标本兼顾。

5. 顾护脾胃

脾胃为后天之本，气血生化之源，气机升降之枢纽。李杲言"内伤脾胃，百病由生""脾胃为血气阴阳之根蒂"。胃伤则食不化，脾伤则湿不运，谷气下流，湿浊内停，中土受害，伤气则神疲乏力，湿困则困钝身重，水湿下注，湿聚成痰，痰饮壅滞。故在病后调理时须顾护脾胃，以后天养先天，脾健胃强，土旺能胜湿，气足无顽麻，促进肝肾、脾肾协调，恢复气血阴阳平衡。

二、强调日常生活的调摄和保养

"正气内存，邪不可干"，疾病的发生发展是正邪交争的过程，正气足则邪无可乘之机，宜"法于阴阳，和于术数，食饮有节，起居有常，不妄作劳"。朱震亨《格致余论》曰："与其求疗于有病之后，不若摄养于无疾毫先；盖疾成而后药者，徒劳而已，是故已病而不治，所以为医家之怯；未病而先治，所以明摄生之理。"亚甲炎一病，迁延反复，巩固恢复期治疗上并非单单药治一途，需要药治、食治、情治、运动四驾马车齐头并进，注意日常生活的调摄和保养，这样"心身同治"才能取得更好的疗效。嘱患者应保持心情舒畅，避免情绪波动或精神刺激，鼓励患者清淡饮食，避免肥甘厚味、烟酒应酬，忌辛辣刺激、香燥油腻等。建议平时加强体育锻炼，多走路、慢跑、骑自行车或打太极等运动，"动则生阳"，增强机体免疫力，同时坚持合理治疗、定期复查等。

三、病案举隅

朱某某，女，44 岁，2015 年 7 月 6 日初诊。主诉：发烧 1 周。

现病史：自诉 3 年前始觉颈前有肿块，吞咽不畅，时感喉间有物，咯吐不爽。1 周前每晚发热、畏寒，自服"感冒药"后，未见明显缓解，伴心悸、胸闷、胁肋胀闷，腹胀纳呆，平素郁郁不快，喜太息，常随情绪波动而变化。

诊查：体温 38.5℃，心率 100 次/分，双甲状腺触及肿大，左甲Ⅳ度肿大，右甲Ⅱ度肿大，质地不坚，压之隐痛，皮温稍高，苔薄白，舌质淡胖，有齿痕，脉弦。当天查血沉 129mm/h，血沉方程 K 值 233，TSH 0.01mIU/mL，T3、T4 升高，超敏 C 反应蛋白 99mg/L，高密度脂蛋白下降，血常规正常。甲状腺彩超示甲状腺弥漫性肿，右甲低回声结节。

西医诊断：亚急性甲状腺炎；甲状腺结节。

中医诊断：瘿病。证属痰浊阻滞兼夹上焦风热。

辨证：本例患者属痰湿体质，复又外感风热合邪。

治法：当表里同治，以化痰行气散结为主，佐以健脾解表清热。

处方一：夏枯草、制天南星、玄参、威灵仙、生地黄、知母、栀子、三棱、千里光、香附各 10g，白芥子 9g。3 剂。

处方二：白芍 15g，白芷、柴胡、青蒿、黄芩、射干、马勃、木贼、茯苓、佛手各 10g，菊花 6g。3 剂。

先服方一，日 1 剂，早晚分服，改善体质、平衡内环境。后服方二，日 1 剂，早晚分服，解表散邪兼健脾。

二诊（2015 年 7 月 10 日）：未发热，食欲好转，颈部疼痛较前明显减轻，自觉畏寒肢冷，时腰酸身痛，苔薄白，脉沉细。考虑表邪未尽，乘虚入里，正虚卫外不固。宜早祛邪、晚扶正齐头并进，正气盛以驱邪外出。予补肝肾、祛风湿，佐以解肌清热，标本兼治。处方一：上方二 3 剂早服。处方二：徐长卿、白芷、防风、白芍各 15g，杜仲、续断、狗脊、独活、秦艽、羌活、威灵仙、络石藤、柴胡各 10g，菟丝子 9g。4 剂，晚服。

三诊（2015 年 7 月 17 日）：左甲不痛，右甲又大，右甲压痛明显，仍有身痛。考虑外邪渐减，郁热渐生，回到补肾祛风湿的主线，辅以清热解毒。处方一：紫花地丁、蒲公英各 20g，白芷、川芎、白头翁、葛根各

15g，黄柏、知母、栀子、秦皮、香附、白芍各 10g，黄连、木香各 6g。4 剂，日 1 剂，早晚分服。处方二：徐长卿 15g，杜仲、续断、狗脊、独活、秦艽、羌活、威灵仙、络石藤、柴胡、白芍各 10g，菟丝子 9g。3 剂，日 1 剂，早晚分服。

四诊（2015 年 7 月 24 日）：左甲已不痛，右甲稍痛，前两日稍低热，自觉左颈部僵硬，寐可。予早补肾健脾祛风湿，晚化痰活血散结。处方一：徐长卿、白芷、羌活、肉苁蓉、火麻仁、防风、柏子仁各 15g，杜仲、续断、狗脊、独活、秦艽、羌活、威灵仙、络石藤、茯苓各 10g，菟丝子 9g。3 剂早服。处方二：夏枯草、制天南星、玄参、威灵仙、生地黄、知母、栀子、三棱、千里光、香附、川芎、柴胡、当归、桃仁各 10g，白芥子 9g。4 剂晚服。

五诊（2015 年 7 月 30 日）：颈部已无压痛，肿块缩小，余好转，半夜易醒。处方一：继守上方一加黄芩 6g，远志 6g。5 剂早服。处方二：上方二加酸枣仁 20g，夜交藤 15g。5 剂晚服。后期以中药顾护脾胃继续调理。药尽复诊，已无不适感。复查甲状腺功能正常，血沉 15mm/h。随访半年未复发。

参考文献

[1] 柯娜娜，衡先培. 衡先培教授治疗亚甲炎的处方要点 [J]. 光明中医，2017，32（13）：1867 - 1869.

第三节　衡先培论治甲状腺良性结节临床经验

引言：甲状腺良性结节病机同"痹"，可诊断为"瘿痹"。治疗当立足整体辨证，以通为用、祛邪为主。临床可将其分成风寒湿阻、痰瘀互结、气郁痰结、肝肾不足 4 个主要证型进行辨证论治。

一、病机同"痹"，病因或内或外

甲状腺良性结节既不同于中医内科学中的"瘿病"，也不同于传统理论中的"瘿瘤"，而是多因邪气痹阻经络，影响气血运行，导致气血郁阻、痰瘀互结于颈前，病久尚可引起肝肾不足、络气不利，因此可诊断为"瘿瘤"。而导致邪气阻痹颈部经络的原因可有二：一是因感受风寒湿邪，风寒湿三气侵犯卫表，流注经络，致气血运行不畅，痹阻于颈部发为瘿瘤；二是内因于肝郁气结，肝气失于条达，气机郁结，则津液凝聚成痰，气滞痰凝，壅结颈前，日久致血行瘀滞则瘿瘤内生。《灵枢·经脉》言："肝足厥阴之脉……循喉咙之后，上入颃颡，连目系。"而喉咙、颃颡为机窍、关节丛生之处，邪气易于停聚而为患。

二、立足整体辨证，以通为用、祛邪为主是治疗瘿瘤的基本原则

根据甲状腺良性结节经络痹阻、气血不畅的基本病机，论治时应以通为用，祛邪为主，运用祛风通络、散结逐痰之法为主，兼虚象者尚需佐以培补肝肾之法。因肝气通畅，脏腑经络之气升降协调，方可推动气血津液的正常运行；而肾中元阴元阳亦须充盈，方能畅通三焦，布达全身。《灵枢·邪客》曰："补其不足，泄其有余，调其虚实，以通其道而去其邪。"甲状腺良性结节，属于有形之邪，故治疗当以通为用，祛邪为主，可用祛风通络、散结逐痰，兼活血化瘀、软坚散结等法，以达到消除瘿瘤之效。甲状腺良性结节多因感受风寒湿邪，痹阻经络，气血运行不畅所致，《血证论·阴阳水火气血论》曰："运血者，即为气。"气机不畅，不能推动血行，血不行则痹阻经络；同时，肝主藏血，《血证论·脏腑病机论》道："肝属木，木气冲和调达，不致郁遏，则血脉得畅。"肝气郁滞，也将影响血行通畅，故治疗当以气血通为原则，运用祛风通络、散结逐痰、活血化瘀、软坚散结等法而使气血通，邪自祛。但甲状腺结节属邪气积聚日久而成，治疗时应持之以恒，方见成效，"结者散之、坚者软之"，软坚散结法贯穿在甲状腺良性结节治疗的始末。

三、分证论治

1. 风寒湿阻

临床患者常有颈部不适或不同程度的压痛，触摸结节质地较韧，或伴肢体关节、肌肉疼痛酸楚，局部皮肤或有寒冷感，舌质淡红，苔白或白腻，脉浮弦或弦紧。此证常见于感受风寒湿邪，滋生瘿瘤。辅助检查常有抗甲状腺过氧化物酶抗体（thyroid peroxidase antibody，TPOAb）、抗甲状腺

球蛋白抗体（thyroid globulin antibody，TGAb）升高，彩超多为无血流的低回声结节。治以祛风散寒、除湿通络。自拟结甲宣痹方：威灵仙15g，独活10g，羌活10g，秦艽10g，炒白芥子10g，醋莪术10g，桃仁10g，法半夏10g，茯苓15g，僵蚕10g，黄芪15g。

方中威灵仙，《新修本草》有言："腰、肾、脚膝、积聚、肠内诸冷病，积年不瘥，服之效。"其长于祛风除湿，通络止痛，消痰水，散癖积，用之为君。羌活性温，独活微温，若风寒湿痹一身尽痛者，两者常相须为用；秦艽亦主风寒引起的周身疼痛，合用共奏祛风散寒、除湿止痛之功；白芥子辛温，善化痰涎，皮里膜外之痰无不消去，且能利气消肿，此四者共为臣药。莪术者，苦泄温通，有破血消癖之功；桃仁活血化瘀又擅润肠通便；半夏、茯苓，消痰涎，开胃健脾，止呕吐，去胸中痰满；僵蚕散结消肿，可用于结核肿块，俱为佐助。并少佐黄芪扶正益气。综合全方，可使风寒祛、湿阻除。

2. 痰瘀互结

临床多表现为颈前两旁结节肿大，按之较硬或有结节，胸闷，纳差，舌质紫暗或有瘀斑，苔白腻，脉弦或涩。病多因气滞痰凝日久，因痰生瘀，痰瘀互结而成。彩超多提示为伴血流的低回声结节，或者为低回声不均质结节。TPOAb正常或轻微升高，可有血浆纤维蛋白原（plasma fibrinogen，FIB）升高。治以化痰消瘀。方予自拟结甲痰瘀方：胆南星10g，炒白芥子10g，僵蚕10g，郁金10g，醋三棱15g，醋莪术10g，桃仁10g，丹参10g，瓜蒌10g，法半夏10g，郁金10g，川芎10g，赤芍10g，薤白10g。

本方以清热化痰之胆南星及芳开解郁、破瘀行血之郁金为君，臣以白芥子温肺化痰、散结消肿；僵蚕利咽开音、消肿散结。佐以三棱、莪术、桃仁，苦平泻降，破血行气；丹参、川芎、赤芍活血化瘀。配合半夏、薤白、瓜蒌祛痰降浊，活血重在通脉、化瘀意在通络，通过活血化瘀、化痰通脉，使瘀血祛、新血生，气血周流无碍，从而使由瘀血痰浊所致的瘿痹得散，正气得复。

3. 气郁痰结

临床多表现为颈前两旁肿块结节质软不痛，胸闷，喜太息，悲情常随情志波动，苔薄白，脉弦。常见于彩超显示单纯性低回声结节，可伴边界欠清，辅助检查可见甲状腺球蛋白（thyroid globulin，TG）水平显著升高。

治以理气祛痰、软坚散结。方予自拟结甲方：夏枯草 10g，制天南星 10g，白芥子 9g，玄参 10g，生地黄 10g，知母 10g，栀子 10g，桃仁 10g，三棱 10g，威灵仙 10g，千里光 10g，醋香附 10g。

方中夏枯草《神农本草经》云："主寒热、瘰疬、鼠瘘、头疮，破癥，散瘿结气，脚肿湿痹。"可用于瘿瘤，如单纯性甲状腺肿大，为君。配合天南星、白芥子，燥湿化痰，祛风、散结、消肿；玄参养阴软坚散结，为臣药。威灵仙以走窜消克为能事，积湿停痰，血凝气滞，诸实宜之；生地黄清热生津、破瘀生新，与桃仁、三棱同用，以消癥瘕结块，配栀子、知母清热泻火，白芥子利气散结消肿；威灵仙、千里光祛风除湿，清热解毒；醋香附理气解郁。诸药相合，理气与清热化痰并进，使气顺则火降，火降则痰消，痰消则邪无所依，诸症悉除。

4. 肝肾不足，络气不利

临床表现为结节或大或小，质软，眼干、目眩，甚或有腰酸、腰痛，倦怠乏力，舌质淡，苔薄白或少津，脉沉细或细数。甲状腺相关血液检查多无异常，彩超可有高回声斑（钙化），或低回声，或无回声结节，但边界清楚。病延日久，当重视扶正之法，攻伐之中尚须顾及正气，故治以培补肝肾、益气通络。予自拟补肾通痹方：杜仲 10g，徐长卿 15g，续断 10g，狗脊 10g，盐菟丝子 9g，秦艽 10g，威灵仙 20g，独活 10g，羌活 10g，夜交藤 10g，合欢皮 10g，茯苓 10g，砂仁 6g。

杜仲，古方只知滋肾，惟王好古言其为肝经气分药，润肝燥，补肝虚，发昔人所未发也。其色紫而润，味甘微辛，其气温平，甘温能补，微辛能润，故能入肝而补肾，子能令母实也，故为君。徐长卿祛风止痛，解毒消肿，温经通络；续断补肝肾，续筋骨，调血脉；狗脊强腰膝，祛风湿，固肾气；菟丝子补肾益精、养肝明目，共为臣。秦艽、威灵仙、独活、羌活共用，加强祛风散寒、除湿止痛之功；夜交藤养心安神、祛风通络；合欢皮安神解郁，活血消痈；茯苓、砂仁健脾渗湿。诸药合用，滋而不腻，温而不燥，使气血充足，阴阳调和，则诸症自除。

四、病案举隅

患者：女，37 岁。2016 年 5 月 26 日初诊。

主诉：颈部不适 10 余天。

现病史：3 个月前患者体检甲状腺功能正常，TPOAb 281.9IU/mL，TGAb 298IU/mL。甲状腺彩超示：左叶中部探及一低回声结节，大小约12.6mm×8.3mm，界尚清，内回声尚均。就诊时患者自觉颈部不适，肌肉疼痛酸楚，精神欠佳，纳可，寐安，二便正常。舌质淡红，苔白腻，脉弦。

西医诊断：甲状腺结节。

中医诊断：瘿瘤（风寒湿阻证）。

辨证：风寒湿阻颈部经络，夹痰而邪结为节。

治法：祛风散寒、除湿通络兼以化痰。

处方：结甲宣痹方加减。

方药：威灵仙15g，独活10g，羌活10g，秦艽10g，炒白芥子10g，醋莪术10g，桃仁10g，法半夏10g，茯苓15g，僵蚕10g，黄芪15g。7 剂，早晚饭后温服。

二诊（2016 年 6 月 2 日）：患者诉颈部不适较前减轻，肌肉疼痛酸楚较前稍改善，近日夜寐欠安，考虑甲状腺疾病与情志密切相关，故守上方加酸枣仁15g，远志6g。服药 2 周。后每 2 周定期复诊，随证调治。2 个月后复查甲状腺彩超，结节约 11.4mm×7.8mm，较治疗前缩小，其他症状明显缓解。继续随证调治。

按：甲状腺良性结节初期临床症状不明显，患者因精神欠佳去体检后发现其有甲状腺结节，此前无特殊不适，仅觉身体酸痛等湿困之症。细考此案，其甲状腺结节形成主要是因正气不足，营卫失调，风痰湿邪乘虚侵袭，日久经络痹阻，气血不畅，邪结颈前而成，故辨证属风寒湿阻证。因该患者就诊时自觉颈部不适，肌肉疼痛酸楚，故方予威灵仙祛风除湿，通络止痛，羌活、独活、秦艽合用可除一身风寒湿之痹痛。甲状腺结节日久难消，而方有白芥子善化痰涎，皮里膜外之痰无不消去。经络痹阻则配合莪术、桃仁活血化瘀，患者湿困脾胃，表现舌质淡红，苔白腻，予半夏、茯苓，消痰涎，健脾胃。《素问·至真要大论》云"结者散之"，甲状腺结节的治疗少不了散结消肿之品，方中运用僵蚕以蠲痹通络，散结消肿。少佐黄芪扶正益气。诸药合用，故风寒湿除，诸症缓解。患者复诊，诉症状明显好转。

参考文献

［1］丁香，衡先培. 衡先培论治甲状腺良性结节临床经验［J］. 中华中医药杂志，2018，33（7）：2917－2919.

第四节　衡先培治疗甲状腺相关性眼病临证经验

引言：甲状腺相关性眼病当以痹为本，三期分治，根据临床表现的不同提出三期五型辨治法。

甲状腺相关性眼病（thyroid associated ophthalmopathy，TAO），通常被认为是一种与甲状腺功能异常相关的器官特异性自身免疫性疾病。流行病学资料表明，其占成人眼眶疾病的20%，男女比例为1∶5。临床症状和体征包括眼红、胀痛、流泪、眼内异物感等刺激症状，双眼或单眼凝视症及眼睑水肿等，病情严重者，眼睑闭合不全引起斜视、复视，暴露性角膜炎和视神经病变等。现代医学用糖皮质激素、眶内放射治疗、眶内减压术、免疫抑制剂等疗法，不良反应多，收效微。目前中医尚无公认的诊治方案，高等中医药院校教材也还没有收编本病。

一、中医对TAO的传统认识

本病在中医医籍中难以找到确切对应的病名，但也有相关的论述或相近疾病。如中医眼科专著《银海精微》中所述"鹘眼凝睛"与TAO伴眼肌麻痹类似，《诸病源候论》有"目珠子脱出候"也涉及本病的特点。论其病机又与眼之结构和功能密切相关。早在《灵枢·大惑论》就言："五脏六腑之精气，皆上注于目而为之精。精之窠为眼，骨之精为瞳子，筋之精为黑眼，血之精为络，其窠气之精为白眼，肌肉之精为约束，裹撷筋骨血气之精，而与脉并为系。"确定了眼睛各部的结构与功能特点。后世医家在临床实践中进一步补充了其病因病机认识。《诸病源候论》指出："凡人风热痰饮，渍于脏腑，阴阳不和，肝气蕴积生热，热冲于目，使目睛疼痛，热气冲击其珠子，故令脱出。"提到了风、热、痰饮和肝气为病的致病机制。

《银海精微·鹘眼凝睛》认为本病是"因五脏皆受热毒，致五轮振起，坚硬不能转运，气血凝滞"，则是认识到气滞血瘀的病机。现代中医学者多从肝郁、阴虚论，也有的从痰瘀互结论。这些认识为当今更深入认识本病奠定了基础，但这些都着重对疾病病机特点的某方面进行强调，适用于一定阶段为主。

二、TAO 以痹为本，分为三期

本病之生，皆因于痹。目痹为病，根据临床表现不同，大致可以划分为三个阶段，或称为三期：

1. 初期

多属急性期或急性发作，乃因肝气本盛，易于化火，感受风邪则循肝气化火上炎之势，经上扰于目，攻撑目精，血因气滞而瘀，痰因热炼而成，致风、痰、热、瘀互结，合而为目痹。此期患者临床所表现的不适症状，多因于风邪和热邪扰动，而眼球外突则常由痰与瘀邪内结而成。

2. 缓解期

多属迁延期，疾病进展日久，症状持续，分为两型：一则因肝气乘脾，脾气虚弱，脾虚不能化湿，湿聚成痰，水湿循经脉浸淫于气血运行不畅之眼部，痰湿互结，合而为目痹。此期此型患者不适的症状多由水湿和痰浸淫经脉而成，眼球外突多因痰湿互结，气血不畅而成。二则因肝肾精血同源，病久肝肾不足，在经络壅滞的基础上外感风、寒、湿，三气夹杂，合而为目痹。此型多由于内虚感受外邪而发，眼球外突常因风、寒、湿邪痹阻，气血津液运行不畅引发。

3. 静止期

乃病久，肝郁日久化火伤阴，水不涵木，心肾不交，或脾肾虚损，阳虚寒凝，心肝脾肾功能失调，气滞、湿聚、痰凝、血瘀夹缠上至肝窍，陈年固结难以祛除，沉积于目，攻撑目睛，合而为痹，此期乃久病，病势较缓，无新增急性加重因素，目疾处于稳定状态，双目常无明显不适。

三、三期辨治各不同，皆以通立法

痹即不通，不通因于邪阻经络，故治疗之法，贵在祛邪通络，应以通法为用，使邪散络通。但不同阶段之通法又有不同。

1. 急性期

以风、痰、热痹阻气血经脉，其通络之中常带清凉，或疏散风热，或清泄肝热。如患者典型病变见白睛红赤，头痛项僵强、迎风流泪等，则属风热上犯，邪阻目络。故治疗上应重在疏风热、通经络，常用药有菊花、夏枯草、桑叶，疏风明目。如患者典型表现为黑睛高突于眶，双目凝视，烦躁或易怒，则属肝经热邪，应重以平肝清热通络，常配以千里光、刺蒺藜之类。

2. 缓解期

以虚证中夹杂风、寒、痰、湿、瘀等实证因素，堵塞经脉，其虚实夹杂，治疗通络中常带补虚。如患者典型病变见目胞水肿，球结膜渗出、乏力，则属脾虚湿蕴，水湿蕴结于目。治疗上应重在补脾化湿，活血利水，常用药有郁金、泽兰、鸡血藤、石菖蒲、藿香、佩兰、豆蔻、茯苓。如患者典型病变见病程已久，因受凉感冒症状急性加重，眼球凸起加重，转动不利，则属肝肾不足，风寒湿痹阻目络。治疗上应重在补肾强筋、祛风湿、通络，常用药有续断、狗脊、桑寄生、威灵仙、秦艽、羌活、防风。

3. 静止期

久病入络，痰瘀互结痹阻气血经脉，其旨在化痰散瘀通络，典型病变见单目或双目突出、凝视，转动不利，无明显新增不适症状，应在处方中加瓜蒌、薤白、半夏、白芥子、黄药子，豁痰散结通脉，并兼以脏腑辨证，平衡内环境。

四、三期辨治分五型，贵在加减

1. 肝经风热，风痰阻络

症见：自觉眼球胀痛，眼睑、结膜充血发红，眼球稍突出，畏光，流泪、口干、口苦，舌质红，苔黄。

体检：可见结膜水肿、充血。

化验检查：血浆 C 反应蛋白、纤维蛋白原或血沉升高。

病机：肝经风热，夹痰上扰，目受风邪。

治法：疏风清肝热，通络散结。

处方：自拟清热消瘿方化裁。

方药：菊花6g，夏枯草10g，玄参10g，威灵仙10g，生地黄10g，知母 10g，栀子 10g，三棱 10g，千里光 10g，醋香附 10g，刺蒺藜 15g。要重视风邪与突眼的关系，高巅之上，惟风可达，急性加重期的突眼，流泪症状更为明显，或见畏冷，头痛，脉浮，应注重疏风，桑叶、菊花、蔓荆子、蝉蜕、木贼可酌情选用。

2. 肝火旺盛，炼液成结

症见：双目红赤，突出，头痛，复视，眩晕、心烦易怒，怕热多汗，口干、口苦，舌红苔少脉数。

体检：可见眼球突出明显，结膜充血，眼裂增宽，瞬目减少，视力急剧减退，甚则角膜溃疡。

化验检查：常见伴随明显甲亢，血浆 C 反应蛋白、纤维蛋白原或血沉升高。

病机：肝火旺盛，上壅于目。

治法：清肝泻火，通窍明目。

处方：自拟甲亢清热方。

方药：牡丹皮 10g，生地黄 10g，菊花 6g，知母 10g，赤芍 10g，白茅根 15g，侧柏叶 15g，夏枯草 10g，玄参 10g，酸枣仁 10g，浙贝母 10g，白芥子 9g。双目胀痛、头痛、复视、眩晕症状明显者，可加磁石、石决明、生牡蛎镇肝。

3. 脾虚生湿，血滞化水

症见：目眶不同程度水肿，球结膜渗出为主要表现，或伴乏力，四肢软，口渴，或胸闷，脘痞，或见下肢稍水肿，少数见颈前黏液肿。舌淡红边有齿痕，或苔白稍浊。

体检：可见球结膜水肿、泪阜水肿、眼睑水肿，双眼分泌物较多。

化验检查：C 反应蛋白、血沉、甲状腺球蛋白、甲状腺过氧化物酶抗体增高。

病机：脾气亏虚，水湿瘀结于目。

治法：活血消水，化湿健脾。

处方：自拟活血消水方化裁。

方药：茯苓 20g，郁金 10g，川牛膝 15g，泽兰 15g，虎杖 10g，鸡血藤 15g，益母草 15g，丹参 10g，桃仁 10g，三棱 15g，莪术 15g。行水即是健脾，故方中用大量活血行水之剂。兼见四肢萎软无力，口渴，苔腻者，可加黄芪 30g 以上健脾益气，藿香、佩兰、苍术芳香化湿。兼见大便不成形，或泄泻，可加白豆蔻、草豆蔻化湿醒脾止泻。

4. 肝肾不足，风湿痹阻

症见：因气温下降，受凉后眼球突出加剧，肿胀，眼肌麻痹，转动不利，或伴头晕目眩，视物模糊，腰膝酸软、耳鸣耳聋、舌淡暗，脉沉。

体检：常见限制性眼球运动障碍。

化验检查：免疫球蛋白、甲状腺球蛋白、甲状腺过氧化物酶抗体增高。

病机：肝肾不足，外感风寒湿痹，筋脉痹阻。

治法：补肝肾，祛风湿，宣痹通络。

处方：自拟宣痹方。

方药：浙贝母 10g，玄参 10g，白芥子 10g，独活 15g，山豆根 10g，威灵仙 15g，秦艽 10g，续断 10g，生地黄 10g，甘草 6g，羌活 10g，防风 10g。舌暗，脉涩者，可加红花、三棱、莪术。

5. 痰瘀互结

症见：眼球肿胀日久，近期未见明显增大，闭目露睛，视野狭窄，眼球固定，胞睑色暗，无新发眼球肿胀、畏光流泪等症状，舌暗红或有瘀斑，脉涩。

体检：可见单眼或双眼眼球高突，上眼睑或下眼睑退缩。

病机：久病入络，痰瘀互结。

治法：活血化瘀，软坚散结。

处方：自拟结甲消瘤方化裁。

方药：黄药子 2g，白芥子 10g，玄参 20g，浙贝母 15g，北五味子 6g，法半夏 10g，全瓜蒌 15g，桃仁 10g，莪术 15g，薤白 10g，生牡蛎 10g。伴腰膝酸软，耳鸣耳聋，脉沉，可加桑葚、菟丝子、金樱子、制黄精、枸杞子、桑寄生。兼见年老，腰痛，辅助检查提示骨质疏松者，可加狗脊、杜仲、桑寄生、补骨脂，补肝肾，强筋骨。兼见舌色淡，形寒肢冷，小便清长者，可加巴戟天、淫羊藿、菟丝子。

五、病案举隅

患者，女，23 岁，初诊：2017 年 7 月 14 日。以"发现甲状腺功能亢进 8 年，突眼 5 年"为主诉前来就诊。自诉 8 年前发现甲状腺功能亢进，5 年前出现突眼，此期间连续就医，甲亢控制欠佳，眼球突度日渐增加。1 年前于外院行 ^{131}I 治疗，治疗后甲亢有所控制，但双侧眼球突度仍在增加，视力明显下降。3 周前，于外院查甲状腺彩超提示：多发性甲状腺结节，TI-RADS 3 类。予口服泼尼松片 5mg/次，每天 1 次。刻下症见：双侧眼球突出，双侧眼睑水肿，阅读时易疲劳，偶感模糊，无畏光、流泪，无复视，头痛，无畏冷，发热，无汗出，无心悸、手抖。查体：口唇暗，舌暗，苔薄白，脉涩。辅助检查：纤维蛋白原 2.26μg/mL，C4 降低，IgG、甲状腺球蛋白升高，促甲状腺激素 <0.01，促甲状腺激素受体抗体 5.91。双侧眼球突度：左 27.0mm，右 26.0mm。西医诊断：甲状腺功能亢进，多发性甲状腺结节，甲状腺相关性眼病。中医诊断：瘿气。证属痰瘀互结，气滞血瘀。患者突眼日久，久病入络，痰瘀互结，口唇色暗，舌暗，脉涩，则是血瘀之征。治当化痰散瘀，软坚散结。此病邪入已深，渐成痼疾。为了集中药力，考虑分方治疗，处方一着重软坚散结、通络，处方二重在化痰散瘀。西药续予前药。处方一：黄药子 2g，白芥子 10g，玄参 20g，浙贝母 15g，北五味子 6g，法半夏 10g，全瓜蒌 15g，薤白 10g，生牡蛎 10g，白芍 10g。3 剂。水煎服，日 1 剂，早晚 2 次温服。处方一服完后续服处方二。处方二：僵蚕 10g，赤芍 10g，三棱 15g，郁金 10g，白芥子 10g，莪术 10g，丹参 10g，胆南星 10g，法半夏 10g，瓜蒌仁 10g，牡丹皮 10g，栀子 10g。3 剂，煎服法同前。

二诊（2017 年 7 月 21 日）：患者自觉症状大致同前，查体双侧眼睑水肿明显，结膜充血，舌脉大致同前，双眼 CT 提示：双眼眼肌明显水肿，增粗。此乃痰瘀互结基础上，水湿蕴结于目，治以化痰散结，活血行水。处方一力主攻邪：川芎 10g，赤芍 10g，郁金 10g，全瓜蒌 15g，法半夏 6g，薤白 6g，僵蚕 6g，丹参 15g，牡丹皮 15g，栀子 10g。3 剂。处方二佐以扶正益气：郁金 10g，川牛膝 15g，泽兰 10g，虎杖 10g，鸡血藤 10g，茯苓 30g，泽泻 30g，黄芪 30g，桃仁 10g，红花 10g。3 剂。处方三始兼补肾：郁金 10g，川牛膝 15g，泽兰 10g，虎杖 10g，鸡血藤 10g，白芍 10g，丹参 10g，桃仁 10g，三棱 15g，莪术 15g，黄芪 30g。处方四补肾兼攻：桑葚 10g，菟丝子 15g，金樱子 10g，枸杞子 10g，制黄精 10g，山茱萸 6g，茯苓 10g，川牛膝 10g，山药 10g，红花 10g，川芎 10g，益母草 15g，虎杖 15g，泽兰15g。3剂。4个处方依次服用，均每天1剂，早晚2次温服。处方一化痰散结，使陈年固结得以疏通。攻邪耗气，久则耗精。故逐次加用补气药、补肾药，再过渡到补主兼攻。

三诊（2017年8月11日）：眼球凸度减轻，双睑水肿明显减轻，结膜仍旧充血，余大致同前，证属痰瘀互结，治以化痰散瘀。治疗思路同二诊，方药同前，每方各2剂，依次服用。

四诊（2017年8月16日）：查患者眼球双侧眼睑水肿消失，结膜未见明显充血，余大致同前。辨证同前。续予上方一二三各3剂。并予处方四祛风湿，补肝肾，具体如下：浙贝母10g，玄参10g，白芥子10g，独活15g，山豆根10g，威灵仙15g，秦艽10g，续断10g，生地黄10g，甘草6g，羌活10g，防风10g。3剂，煎服法同前。

2017年9月1复诊时，于眼科测量眼球突度：左21mm，右20mm。后续仍中药调治。

按：此患者证属静止期来诊，以痰瘀互结为主，气滞、湿聚、痰凝、血瘀夹缠上至肝窍，心肝脾肾功能失调，治疗上以化痰散瘀通痹为核心，根据症状加减，再辅以补脾肾，稳定内环境，效果显著，后门诊随诊，症状逐渐改善，眼球突度降低。

参考文献

［1］江政烨，衡先培. 衡先培治疗甲状腺相关性眼病临证经验［J］. 中华中医药杂志，2019，34（4）：1510－1513.

第五节　衡先培治疗儿童 Graves甲亢的临床经验

引言：Graves病（GD）是儿童甲状腺功能亢进最常见的病因，西医治疗时通常选择抗甲状腺药物、外科手术治疗以及[131]I放射治疗。但是由于受到不良反应、手术适应证等的影响，其疗效往往并不理想。笔者通过多年的临床经验积累，采取中西医结合治疗，疗效确切，撷选病案一则以供参考。

一、病案回顾

患者温某某，女，13岁，2016年11月28日初诊。以"颈部肿大、突眼2月余"为主诉。当地医院查TSH显著降低，T3、T4、CK均升高。甲状腺彩超示甲状腺弥漫性病变。查体：双侧甲状腺Ⅳ度肿大，双眼球稍突出，眼睑水肿，结膜Ⅱ度充血，唇舌淡红，苔薄白，脉弦细。自觉近来脾气暴躁、易怒，口干、口苦，纳可寐差。2016年11月30日二诊检验结果：降钙素0.095μg/L，TRAb 31.98IU/L，Tg下降，TPoAb 323IU/mL，TSH 0.03mIU/L，T3、T4均升高，生化全套尿酸465μmol/L，AKP 281U/L，血常规（-）。初步诊断：①Graves甲亢；②甲状腺占位待排；③高尿酸血症。治疗西药用丙硫氧嘧啶50mg，3次/天；普萘洛尔10mg，3次/天，并配保肝药。中药处方：①麦冬10g，知母10g，白芍10g，桔梗10g，夏枯草10g，玄参10g，山药10g，桃仁10g，天花粉10g，首乌藤10g，合欢皮10g，酸枣仁20g。冲剂3剂，温开水冲服；②桑葚10g，菟丝子15g，金樱子10g，枸杞子10g，山药10g，山茱萸6g，牛膝10g，杜仲10g，槲寄生15g，茯苓10g，酒黄精15g，白术10g，茯苓10g。冲剂3剂，温开水冲服。前3天服用①号方，后3天服用②号方。

三诊（2016年12月28日）：患者自诉近来口干、口苦症状有所缓解，但暴躁易怒仍未改善，偶感胃脘部胀闷不适，纳食欠佳。查体：唇舌淡红，苔薄，脉弦稍细。西药同上，中药处方大致同前。

四诊（2017年1月5日）：患者自诉服药后不适症状有所缓解，但仍暴躁易怒，纳寐尚可。查体：唇舌淡红，苔薄，脉弦稍细。西药用甲巯咪唑10mg，2次/天；普萘洛尔10mg，3次/天。中药处方：①麦冬10g，知母10g，白芍10g，桔梗10g，夏枯草10g，玄参10g，山药10g，桃仁10g，天花粉10g，首乌藤10g，合欢皮10g，白芍10g，五味子6g，甘草6g。4剂，温开水冲服；②桑葚10g，菟丝子15g，金樱子10g，枸杞子10g，山药10g，山茱萸6g，牛膝10g，杜仲10g，槲寄生10g，茯苓10g，酒黄精15g，五味子6g，白芍10g，白术15g。5剂，温开水冲服；③太子参15g，黄芪15g，茯苓10g，白术10g，砂仁3g，陈皮10g，豆蔻3g，草果10g，黄连3g，龙胆草2g，甘草10g，昆布15g，黄芪20g。5剂，温开水冲服。①、②、③号方依序服用，每日1剂。

五诊（2017 年 2 月 22 日）：复查 TPoAb 577U/mL，TSH 0.02mIU/L，T3 升高，TRAb＞40IU/L。患者不适症状大致同前，查体双侧甲状腺Ⅳ度肿大，双眼球稍突出，眼睑水肿、结膜充血症状较前明显缓解，唇舌淡红，苔薄白，脉弦细。西药处方同上。中药处方：①麦冬 10g，知母 10g，白芍 10g，桔梗 10g，夏枯草 10g，玄参 10g，山药 10g，桃仁 10g，天花粉 10g，首乌藤 10g，合欢皮 10g，浙贝母 10g，石膏 15g。3 剂，温开水冲服；②丹皮 15g，赤芍 15g，玄参 10g，生地黄 10g，石膏 15g，寒水石 15g，知母 10g，白芍 10g。3 剂，温开水冲服；③夏枯草 10g，天南星 10g，玄参10g，威灵仙 10g，生地 10g，知母 10g，栀子 10g，三棱 10g，千里光 10g，香附 10g，石膏 15g，浙贝母 10g。3 剂，温开水冲服。①、②、③号方分别按次服用。

六诊（2017 年 3 月 22 日）：复查甲状腺彩超提示甲状腺弥漫性病变。与初诊所见之甲状腺肿大有所减小。西药加左甲状腺素钠 25μg，1 次/天；丙硫氧嘧啶 100mg，1 次/天。中药大致同前。

七诊（2017 年 4 月 20 日）：复查尿酸 403μmol/L，Tg 升高，TRAb＞40IU/L，降钙素及血常规未发现异常，AKP 升高。患者自诉现口干、口苦症状已大致消除，脾气暴躁、易怒亦得到明显改善，查体双侧甲状腺Ⅳ度肿大，双眼球稍突出，眼睑水肿、结膜充血症状较前明显缓解，唇舌淡红，苔薄白，脉弦细。中药处方：①麦冬 10g，知母 10g，白芍 10g，桔梗10g，夏枯草 10g，玄参 10g，山药 10g，桃仁 10g，天花粉 10g，首乌藤10g，合欢皮 10g，酸枣仁 10g，浙贝母 10g，白芍 15g。3 剂，水煎温服；②桑葚 10g，菟丝子 15g，金樱子 10g，枸杞子 10g，山药 10g，山茱萸 6g，牛膝 10g，杜仲 10g，槲寄生 15g，茯苓 10g，酒黄精 15g，茵陈 10g，五味子 10g。3 剂，水煎温服；③川芎 10g，赤芍 10g，郁金 10g，瓜蒌 15g，法半夏 6g，薤白 6g，僵蚕 6g，丹参 15g，金钱草 20g，泽泻 15g，白芍 10g。3 剂，水煎温服；④川牛膝 15g，泽兰 15g，鸡血藤 15g，虎杖 15g，益母草15g，白芍 10g，五味子 6g，茵陈 10g。3 剂，水煎温服。按①、②、③、④号方顺序服用，每日 1 剂。

八诊（2017 年 5 月 3 日）：补充七诊（4 月 20 日）复查结果：TPoAb441IU/mL，TSH 0.01mIU/L，T3、T4 升高。患者自诉现仍偶感口干，口苦症状已大致消除，脾气暴躁、易怒亦得到明显改善，查体双侧甲状腺Ⅲ度肿大，双眼球稍突出，眼睑无明显水肿，结膜仍有少许充血，唇舌淡红，苔薄白，脉弦细。西药同前，加用左甲状腺素钠25mg，1次/天。中药处方：①桑白皮10g，白芍10g，石膏10g，地骨皮10g，荔枝核15g，天花粉10g，知母10g，玉竹10g，石斛10g，葛根15g，五味子6g，夏枯草10g，玄参15g。3剂，水煎温服；②麦冬10g，知母10g，白芍10g，桔梗10g，夏枯草10g，玄参10g，山药10g，桃仁10g，天花粉10g，首乌藤10g，合欢皮10g，五味子6g，甘草6g，玄参10g，山药10g。3剂，水煎温服；③夏枯草10g，天南星10g，玄参15g，威灵仙10g，生地10g，知母10g，栀子10g，三棱10g，千里光10g，香附10g。3剂，水煎温服。服用方法同前。

九诊（2017年5月20日）：患者自诉现无特殊不适症状，不再感口干、口苦，脾气亦明显缓和。查体双侧甲状腺Ⅲ度肿大，双眼球稍突出但已经明显好转，眼睑无明显水肿，结膜仍有少许充血，唇舌淡红，苔薄，脉弦。西药丙硫氧嘧啶50mg，3次/天；左甲状腺素钠50mg，1次/天。中药处方：①僵蚕10g，赤芍10g，三棱15g，莪术15g，郁金10g，白芥子10g，丹参10g，刺蒺藜10g，法半夏10g，瓜蒌仁10g，茯苓15g，薏苡仁15g，五味子6g。3剂，水煎温服；②夏枯草10g，天南星10g，玄参15g，威灵仙10g，生地10g，知母10g，栀子10g，三棱10g，千里光10g，香附10g，白芥子15g，瓜蒌15g，昆布15g。3剂，水煎温服；③麦冬10g，知母10g，白芍10g，桔梗10g，夏枯草10g，玄参10g，山药10g，桃仁10g，天花粉10g，首乌藤10g，合欢皮10g，甘草10g，茯苓10g，白芥子10g，黄芪30g。3剂，水煎温服；④太子参15g，黄芪15g，茯苓10g，白术10g，砂仁3g，陈皮10g，豆蔻3g，草果10g，黄连3g，龙胆草2g，白芥子10g，薤白10g，昆布15g。3剂，水煎温服。服用方法同前。

按：Graves病又称毒性弥漫性甲状腺肿，是一种伴甲状腺激素分泌增多的器官特异性自身免疫性疾病。本案患者有明显甲状腺肿大及甲状腺眼征，且其指标皆符合诊断标准，故其Graves甲亢诊断明确。Graves甲亢的中医病名为"瘿病"。根据患者的症状，该病属于中医学中的"瘿病"范畴，《说文解字》云："瘿，颈瘤也。"《释名·释疾病》亦云："瘿，婴也，在颈婴喉也。"《诸病源候论·瘿候》有言："诸山水黑土中，出泉流者，不可久居，常食令人作瘿病，动气增患。"首次提出了"瘿病"一名；

又言："瘿者由忧恚气结所生，亦曰饮沙水，沙随气入于脉，搏颈下而成之。"总结了瘿病的病因主要是情志内伤及水土因素。本案患者形体较为瘦弱，禀赋不足，易受外邪侵袭，诸邪入体，扰乱气机，致气机郁滞，津液内停，凝聚成痰湿，气血痰饮郁结，形成瘿肿；加之患者脾气暴躁易怒，发病以来更甚。长此以往，情志不畅使得气机郁滞，肝气失于条达，疏泄失司，则津液不得以畅行，凝聚成痰。气滞痰凝，壅结颈前，则颈部肿大。痰气凝滞日久，致血行不畅，瘀滞脉道，则故瘿肿较硬有结节。正如《黄帝内经》所云："卒然外中于寒，若内伤于忧怒，则气上逆，气上逆则六俞不通，温气不行，凝血蕴里而不散，津液涩渗，著而不去，而积皆成矣。"在治疗该患者之始，因该病病情较为复杂且所需治疗时间较长，为巩固患者治疗信心，首选治其阴液之不足：患者常感口干舌燥，脉象弦细，阴液不足之征可见，故先予自拟方甲亢养阴方，以麦冬、知母、天花粉、玄参等补其阴液不足；桔梗调理气机，携津液布散，上承于口；加以首乌藤、合欢皮、酸枣仁等安神助眠之品，使其夜寐得安；不忘瘿病痰瘀气滞之本，故予桃仁等化痰消瘀。又考虑患者年龄尚小，正值青春发育阶段，恐药物攻伐之力太过伤及正气，予自拟补肾方以填补肾精，充溢骨髓。补肾益精用桑葚、菟丝子、枸杞子等；壮骨生髓用杜仲、牛膝等。并用山药、茯苓等补脾健胃，使得生化有源。三诊时患者阴液亏虚之症便得以明显缓解。但因患者年幼，脾胃尚且娇弱，且服用药物伤及脾胃，故出现胃脘部胀闷等不适症状。故在原方基础上加用自拟益气健脾方使得脾胃得护。《外科正宗·瘿瘤论》指出："夫人生瘿瘤之症，非阴阳正气结肿，乃五脏瘀血、浊气、痰滞而成。"陈实功认为瘿瘤主要由气、痰、瘀壅结而成，采用的主要治法是"行散气血""行痰顺气""活血散坚"。治疗本案患者，应不忘瘿病之本，唯有牢牢抓住其内里气滞不行、痰瘀内停的病机进行相应治疗，病邪方得以去。故在四诊之后，患者津液得补，脾胃得固，肾气得冲，自五诊始予大力攻伐，予自拟结甲痰瘀方，用化瘀消结之品合并行气导滞之药，使得邪去气顺，百病得安：川芎、当归、赤芍、丹参、郁金等药通经活络，理气行血；瓜蒌、薤白、半夏、茯苓等行气导滞，化痰降浊；佐以黄芪、玄参等补益之品，填补长期病邪攻伐机体正气之伤。攻补兼施，使得邪去而不伤正。七诊之时患者甲状腺彩超可见其甲状腺肿大较前有所减小，且诸指标皆有恢复，知药已中的，故续守攻伐、补益相结合之法。九诊之时，患者查体可触及其甲状腺肿大程度较前明显减小，且其眼部水肿已大致消除，充血症状也基本得到缓解，可见治疗得法，嘱患者门诊随诊，继续服药。

参考文献

[1] 李晓玲，衡先培. 衡先培教授治疗儿童 Graves 甲亢病案一则 [J]. 亚太传统医药，2018，14（11）：134 – 136.

第十章　其他内分泌疾病
诊治思想与临床经验

第一节　衡先培论治女性 2 型糖尿病合并
围绝经期综合征临床经验

　　引言：2 型糖尿病合并围绝经期综合征的病机可归纳为肾精亏虚、脾失健运、情志失常、痰瘀互结 4 个方面，临床常见证型为肾虚阳浮、阴虚阳亢、瘀阻阳郁、气虚阳泻等，用药则以补肾填精、平补阴阳为主，并结合患者的具体病情，选择个性化的治疗方案。

　　卵巢功能开始衰退至绝经后 1 年内的时期被称为围绝经期，糖尿病作为内分泌代谢性疾病，与围绝经期内环境的变化相互影响。研究发现，女性绝经后激素水平变化与 2 型糖尿病相关，且 2 型糖尿病增加了更年期提前的风险，绝经后女性罹患 2 型糖尿病的风险增加。同时，糖尿病涉及全身各器官系统，与女性垂体－性腺内分泌轴相互影响，从而使患者的临床表现更为复杂，增加治疗难度。雌激素替代治疗是西医学唯一有效的手段，但具有增加患者心脑血管事件和肿瘤的风险，总体获益为负面。古代医籍中，针对消渴病合并围绝经期的描述较少，对于围绝经期早在《黄帝内经》《金匮要略》中有提及"脏躁""百合病"等病证。糖尿病合并围绝经期综合征与女性生理特征的变化有关，也与消渴病的病理变化有关，两者相互影响。基于中医辨证论治的整体性，结合糖尿病与围绝经期病情特点，用中医药治疗 2 型糖尿病合并围绝经期综合征，可有效控制病情，避免雌激素替代治疗的不良反应。

一、两病病机共性

1. 肾精亏虚

《灵枢·本藏》有肝、脾、肾脆则善病消瘅热中的论述。消渴病的病机为阴虚阳盛亢，热盛耗津，病位及肾。女子六七后，肾精渐亏，天癸渐衰，月事渐停，无以生殖。围绝经期虽是女性生理衰退的过程，但太冲脉、天癸等功能的减退，本质上都是肾精肾气亏损。若消渴日久，肾脏亏虚，加之绝经，肾精肾气亏虚更甚。

2. 脾虚失运

《素问·奇病论》言："此肥美之所发也，此人必数食甘美而多肥也，肥者令人内热，甘者令人中满，故其气上溢，转为消渴。"脾胃为后天之本，若患者平素饮食不节、嗜食肥甘，劳逸无度，以致脾胃损伤，脾失健运，津液失司，化痰生湿，痰浊郁滞，化热伤阴，发为消渴。而刘完素在《素问病机气宜保命集·妇人胎产论》曰："天癸乃绝，乃属太阴。"围绝经期女性，脾土渐衰，脾胃运化功能减退。结合当代女性忙绿的工作环境及不良的生活习惯，脾虚是围绝经期糖尿病的重要病机。

3. 情志失常

《灵枢·五变》云："其心刚，刚则多怒，怒则气上逆，胸中蓄积，血气逆留，髋皮充肌，血脉不行，转而为热，热则消肌肤，故为消瘅。"若长期情志失调，喜怒无度，气机逆乱，肝失疏泄，肝郁气滞，气郁化火，火旺盛耗液伤津，阴虚燥热，热消成疾。从生理角度，女子以肝为先天，肝主疏泄，调畅情志。故在《素问病机气宜保命集·妇人胎产论》曰："天癸既行，皆从厥阴论治。"可见肝对女子的重要性。围绝经期患者，由于平素情志不畅，加之消渴病病程长、合并症多、监测率高，在治疗过程中易给患者造成精神压力，以致患者焦虑抑郁，肝气不舒，疏泄失司，气郁化火，阴虚阳亢。

4. 痰瘀互结

消渴病久，耗气伤阴，阴血亏虚，气无以行，化为血瘀，阻滞气机，气郁化火，炼液成痰。而女子绝经后，肾精亏虚，精血同源，血无以生，阴液不充，以致津亏血耗，血行不畅，化为瘀血。若患者有手术史，血瘀之证更甚。

二、两病病机差异

消渴病分为先天不足发病和后天失养发病。先天不足发病，多因肾为先天之本，肾精亏虚，肾精之阴阳亦亏。后天失养发病，多由饮食不节、劳逸无度、情志失调、服药不当等内外杂因，导致气机不畅、气化失司，脏腑功能衰退，精不化气，元气亏虚，故肺胃阴虚、肾精、肾之阴阳亦亏虚。气无以行，精微物质化为气滞、痰浊、瘀血阻滞经脉，发为消渴。围绝经期是女性必经的生理过程，本质上是肾气衰退，引起肾精衰减，肾之阴阳亦虚。但肝肾同源，肾精虚损，肝木失养，肝阴亏虚，疏泻失司，相火妄动，肝阳上扰，阴虚阳亢。围绝经期以肾精、肾阴亏虚为本，肝阴不足、肝阳上亢为重点。消渴病的基本病机为阴津亏损，燥热偏胜。在此病机的基础上终会导致阴损及阳和痰瘀停滞的病理变化。而围绝经期的病机以肾之阴阳失衡为基础。虽两者皆涉及肾之阴阳，但虚实有别，加之消渴后期病理变化，皆是病情复杂的关键所在。

三、辨证论治

糖尿病合并围绝经期综合征患者，兼具有两病的共通性。以肾精亏虚、阴阳失调为本，包括肾虚阳浮和阴虚阳亢两个方面。故在临床治疗上，绝不能单纯见虚就补肾填精，还应该根据其阴阳之势，平补阴阳。围绝经期的糖尿病患者，病程日久，病情复杂，治疗上应当结合女子生理特性和消渴病的病因病机，不可拘泥于固定的治疗模式，应根据病情中郁、热、气、瘀病理因素变化，个性化裁，辨证论治，选择适合的治疗方案。

1. 肾虚阳浮

症见：绝经前后，头晕乏力，耳鸣，心烦心悸，寐欠多梦，四肢倦怠，腰膝酸软，舌淡苔薄白，脉细弱。

治法：以益肾填精、滋阴补阳为治则。

处方：以自拟补肾方加减为主。

方药：桑葚、菟丝子、金樱子、枸杞子、制黄精、山茱萸、川牛膝、槲寄生、茯苓、山药。

2. 阴虚阳亢

症见：绝经前后，烦躁易怒，咽干、口干口苦，颧唇色红，胁肋胀痛，失眠多梦，小便短赤，便秘。舌红苔少，脉浮细数。

治法：以补肾填精、益阴潜阳为治则。

处方：以自拟更年方加减。

方药：仙茅、生淫羊藿、巴戟天、生杜仲、知母、川黄柏、当归、枸杞子、柏子仁、蜜酸枣仁、远志、首乌藤。

3. 瘀阻阳郁

症见：绝经前后，烦躁易怒，局部疼痛，心悸失眠，噩梦频频，毛发枯槁。头痛头晕，焦虑烦闷，健忘纳呆，舌色紫尖有瘀斑，苔厚腻，舌下静脉怒张，脉弦细。

治法：以化瘀通阳为治则。

处方：以自拟活血化瘀方加减。

方药：虎杖、泽兰、益母草、鸡血藤、丹参、赤芍、三棱、莪术、荔枝核、制黄精、枸杞子、桑葚。

4. 气虚阳泄

症见：绝经前后，月经紊乱或停闭，倦怠乏力，心烦失眠，易受惊吓，头晕健忘，腰酸乏力，恶寒微冷，纳差，舌淡苔少，脉细弱。

治法：以益气健脾为治则。

处方：以自拟补气健脾方加减。

方药：太子参、黄芪、茯苓、白术、砂仁、陈皮、白豆蔻、草豆蔻、草果。

四、病案举隅

赵某，女，43岁，2型糖尿病病史5年余。2019年2月22日初诊。患者就诊时诉近1月余停经，烦躁易怒，头晕头痛，心胸烦闷，胁肋时感针刺样感，痛势不甚。夜不能寐，寐频噩梦，潮热汗出，纳呆。舌尖可见瘀点，舌红苔厚腻，脉滑弦涩。辨证：瘀阻阳郁证，治以化瘀通阳。处方：川芎10g，赤芍10g，郁金10g，全瓜蒌15g，法半夏6g，薤白6g，僵蚕6g，丹参15g，桃仁10g，红花6g，茯苓15g，巴戟天15g，茯神30g。共10剂，水煎服，每日1剂，早晚分服，并嘱患者适当参加娱乐活动放松身心。

二诊（2019年3月22日）：诉烦躁缓解，胸胁刺痛，夜尚能寐，纳进，舌脉同前。效不更方，并增其活血之功。处方一：川芎10g，赤芍10g，郁金10g，全瓜蒌15g，法半夏6g，薤白6g，僵蚕6g，丹参15g，茯苓15g，巴戟天20g，酸枣仁20g。处方二：川牛膝15g，虎杖15g，鸡血藤15g，泽兰15g，益母草15g，枸杞子10g，淫羊藿15g，白芍10g。各6剂，先服处方一，服完后再服处方二，水煎服，每日1剂，早晚分服。

三诊（2019年4月8日）：诉胸胁疼痛好转，情绪较前易控制，睡眠改善，纳可。嘱患者随诊。

按：患者消渴日久，耗气伤阴，阴血同源，气不行血，血行不畅，化为血瘀。故患者可见头晕头痛、胁肋刺痛，舌尖瘀点，苔厚腻，脉弦涩。而患者的年龄于六七后，天癸渐衰，肾精渐亏，水不涵木，肝失调达，气机不畅，加之血脉瘀阻，阳气郁阻，气郁化火故可见烦躁易怒，心胸烦闷，夜不能寐，心悸失眠，噩梦频频。治疗过程中以活血方为主，首诊时方中川芎、赤芍、郁金、丹参、桃仁、红花以行气活血散瘀之功。瓜蒌、法半夏、薤白、僵蚕，行气导滞。结合患者绝经前后的特征、病机，加用巴戟天益肾填精，茯苓健脾利湿、安神，茯神宁心安神。诸药合同，共奏活血化瘀之功。二诊时，处方一治疗思路守初诊，而处方二以活血方为主进行加减。方中川牛膝、虎杖、鸡血藤、泽兰、益母草共奏活血祛瘀之功，加用枸杞子、淫羊藿滋养肝肾，白芍养血敛阴。

参考文献

［1］苏泳鑫．衡先培论治女性2型糖尿病合并围绝经期综合征的临床经验［J］．福建中医药，2020，51（1）：67-68.

第二节　衡先培论治垂体瘤临床经验

引言：垂体微腺瘤是指直径≤10mm的垂体瘤，目前西医主张显微手术治疗。中医论治垂体瘤，应把握因虚致病、邪正交争的病因病机，注意正邪抗衡、五脏主次分明的治疗思想，从肾论治，化痰逐瘀并举，化湿醒脾并重，联合溴隐亭中西合璧，临证用药灵活化裁，可获得满意疗效。

垂体瘤（pituitary tumors）属颅内常见的肿瘤，既有肿瘤的性质，也有内分泌性质。它不仅具有占位性病变的特征，而且可影响机体的新陈代谢，引发多种内分泌疾病。现代医学对于脑垂体瘤的治疗首选手术切除及γ刀或X刀等放射治疗，对垂体损伤大，可能导致患者多种生理功能受损，手术不彻底易复发。单用多巴胺受体激动剂（如溴隐亭）、生长抑素类似物等化学药物治疗的不良反应较大，疗效也有待提高，尤其这些化学药物显著降低了患者的生活质量。用中医辨证论治结合溴隐亭治疗本病，不但缩小瘤体疗效稳定，更有效地改善患者临床表征和提高生活质量，并显著减少了化学药物的不良反应。笔者基于临床病案，简要介绍治疗本病的思路与特点。

一、因虚致病、邪正交争的病因病机

垂体瘤可归属于中医"脑瘤"的范畴。《说文解字》："瘤，肿也。"段玉裁《说文解字注》进一步解释："瘤，流也。流聚而生肿也。"《圣济总录》："瘤之为义，留滞不去也。"这就是说，垂体瘤是由于邪气流注于脑并积留而成，是一种邪气积留不散的疾病。对于垂体瘤而言，为有形之邪，病位在脑。诸髓者属脑，脑为髓海，与脏腑清阳之气相关。导致邪留积于脑的原因有内外两个方面，一是感受邪气，包括六淫、七情之邪，由表入里，上犯于脑，机体的气血阴阳失于平衡，导致清阳不升，浊阴不降，阴浊积于脑，气血郁结格于奇恒之府，日久成积，气滞血瘀，致痰生瘀成瘤。髓海因其位高而属阳，脑为诸阳之会，尤以风邪和火气最易引起头部病变。外邪亦可挟热毒、痰湿等而上蒙清窍。痰性重着黏腻，所到之处，阳气阻滞，无不窍闭络阻。又火性炎上，灼津生痰聚瘀，毒邪结聚，也多致脑部病变。二是正气不强，五脏薄弱。垂体位于丘脑下部的腹侧，控制多种对代谢、生长、发育和生殖等有重要作用的激素分泌。中医认为肾为先天之本，主藏精，主骨，生髓，通于脑，与人的生长、发育和生殖密切相关。垂体瘤出现内分泌异常的种种症候，中医辨证归之于肾。肾精亏虚，精不生髓，血髓不充，脑失所养，诸邪乘虚而入，清阳不升，脑部清阳之气失用，加之瘀血与顽痰互结酿毒，积于脑部，导致机体气血运行闭涩，痰瘀互结，痹阻脑络，化生肿瘤。如先天不足、年迈体虚之人，肝血亏虚，肾精不足，致气血亏虚，血运受阻，气虚血结，日久化毒成积。脾胃虚弱之人，脾失健运，或脾肾阳虚，湿聚生痰，上泛于脑，痰阻脑络，与瘀血、癌毒相搏结致痰瘀互结，瘀积成瘤。病程较长者，复兼手术与放疗之伤损，气血两虚，气虚运血无力，停而为瘀，痰瘀互结，日久变生本虚标实之痼疾。此即《外证医案汇编》所言："正气虚则成癌。"张洁古亦云："壮人无积，惟虚人有之。"此外，情志不舒或忧思郁怒之人，气机失畅，无以行血而致瘀血阻滞；或因气滞津停、聚湿成痰；或气郁日久化火，灼津成痰，使痰瘀交阻，积于清窍；或气滞血瘀、阻塞脑络；或肝失疏泄，津聚成痰，痰瘀互结，阻于脑络。则正如《灵枢·百病始生》篇中所说："凝血蕴里而不散，津液涩渗，著而不去，而积皆成也。""汁沫与血相搏，则合并凝聚，不得散而成积矣。"

本病病变是一个动态变化的过程，垂体瘤总为有形之物，常以瘀血、痰浊为主要有形之邪，可与湿浊、毒邪等交织而成。但发病之本还在于虚，总体上属本虚标实之病。但在整个病程上的不同阶段，本虚与标实孰轻孰重，又当视病情而不同。起病早期正虚尚未突出，实邪也刚产生而尚未强大。当患者出现显著临床症状时，多实邪旺盛而为矛盾的主要方面。病久或在疾病晚期，正气渐损，邪正交争，或邪进正衰，常正气受损转化为矛盾的主要方面。无论正邪如何转化，都离不开正虚、邪实两个方面。由于正本不足，又因致病因素的作用，内外合邪，导致机体气血失和，阴阳失调，脏腑经络功能障碍，津液久留，阻碍血运，凝痰聚瘀而生，痰瘀互结，邪壅脑络，痹阻不通，使病情迁延是其基本病理。

二、治疗思想

疾病的产生自始至终都是正邪斗争的结果，"正气存内，邪不可干""邪之所凑，其气必虚"。瘤体之所以产生，根本原因在于患者正气本弱，为有形之邪的产生提供了土壤。正胜邪祛，正虚邪进，邪正交争，互相抗衡，故本病基于正邪抗衡、五脏主次分明的治疗思想，在整个病程上病变的不同阶段，准确地辨证并制定恰当的治法是关键性的。疾病的发展与转归，决定于正邪抗衡的结果。治疗的基本方略，就是努力促使正气在抗衡中取得主导，以致于最终战胜邪气。正气尚盛，邪正势均力敌的情况下，当着重于祛邪以助正气；如果在正邪抗衡中正气已经处于弱势，又当关注扶助正气，首先使正气不败，争取反败为胜的机会。

1. 祛邪为主，重视痰瘀同治

人体都具有强大的抵御邪气的能力。垂体瘤患病之初，正气尚能抗邪，应当充分发挥人体自生的这种抵抗力，而不宜过早去扶助。扶正过早，正如一个人可干好的活让五个人去干，结果是大家都不用力，久而久之战斗力下降。这时治疗之策，宜直攻邪气病所，因正气尚盛而没有攻邪伤正之虑，使药力与正气形成合力。祛邪的基本治则宜奉行"实则泻之""坚者削之""结者散之""留者攻之"大法。因有形之瘤病是痰瘀胶结而成，治疗当针对痰瘀，予逐痰化瘀。痰饮、瘀血均是脏腑功能失调后形成的病理产物，同时作为本病的致病因素引起垂体肿瘤。津病成痰，血病成瘀，两者虽成因不同，但"津血同源"，往往相互影响，互为因果，既可因瘀致痰，亦可因痰致瘀，即"痰瘀同病"，凝毒聚邪，缠绵交错，痰夹瘀血，遂成窠囊，故在临床治疗中应"痰瘀同治"，痰消有利于瘀去，瘀去有利于痰消，化痰逐瘀为其基本治法。但临床因辨证及疾病的动态性，又有两种情况需暂缓治痰治瘀。其一，因痰瘀为实邪，有阻碍气机、壅郁化热等特性，如转化病机尚轻，仍可以治痰瘀为主而兼理气、疏热。但如郁热成毒，热毒表象超过痰瘀者，则当先解其热毒。其二，患者在诊治过程中如一时感生他病，其危险程度超过垂体瘤者，也当先解他病，他病解后再回到痰瘀为主上来。

2. 关注正气，重在肾脾

正气不足是瘤病产生的根本。如疾病进展，正气不足的土壤进一步恶化，则容易形成不良循环。因此，当正气与邪气的均势被打破，邪气取得主导地位时，一味攻邪，不但有伤正之患，还因没有正气的配合而使攻邪之药力难以撼动已成巢穴之邪。因此，本病在邪盛正弱时，当首先扶正。肾为先天之本，也是瘤病发生的关键因素。扶正之策又首当益肾，包括补肾填精、强筋壮骨、补益肾气等。正气的持续旺盛，贵在有生化之源。脾为后天之本，气血生化之源。肾之充旺必依赖于后天脾土之健旺。如脾能生气生血，则肾之精气生化有源。因此，本病扶正益肾，又当适时补脾健脾。临床上，当患者表现为耳鸣耳聋、脱发齿松、腰膝酸软，五心烦热或形寒肢冷，男子精少不育，女子经少经闭，性功能减退等，或宜补肾填精；表现为腰膝痿软、骨酸疲惫、筋骨疼痛、风湿麻痹时，又当强筋壮骨；而出现腰膝无力、神疲懒言、夜尿清长，男子滑精早泄，女子月经淋漓不尽、带下清稀量多时，则应补益肾气。益脾之具体策略，又当视肾虚的不同情况而定。如属肾精亏虚，补肾填精之剂多属滋腻，扶脾当以助脾之健运为主，着眼于芳化运脾，宜用陈皮、砂仁、白豆蔻之类。如属筋骨不强，强筋壮骨之品多偏温燥，补脾当助养脾安胃，如白术、山药之类。若属肾气不足，补脾又当助养气血为主，借后天生先天。

垂体瘤特别是泌乳素型垂体瘤所表现的阳痿、月经不调、闭经、溢乳、性功能减退等证候，均与中医肾主生长发育、生殖有着密切的关系。正虚抗邪无力，邪犯必伤正气，针对本病肾精亏虚之根源，脑垂体瘤应从肾而论应注重补肾填精以求本。盖肾为水脏，内容相火，而脾为土脏，土筑为堤，水屯其中，命门火旺必生脾土，脾土旺满，方可容大。故在补肾的同时，关注水土互助，方能上承脑海，驱邪外出。此外，循五行的生克制化，五脏六腑，气血经络，皆可累传。垂体瘤的病证，万不可"头痛医头，脚痛医脚"，病机复杂多变，虚实夹杂，本虚标实，标实为痰凝血瘀，本虚则有肾精亏损、脾虚痰湿、气血亏虚、肝肾阴虚、脾肾阳虚等不同，辨证兼及五脏，必须找到根源，分证施治，全息调治。

3. 以人为本，以提高生存质量为辨治要点

《医宗必读》曰："境缘不遇，营求不遂，深情牵挂，良药难医。"对于垂体瘤患者，中医学强调"形神合一"，社会支持和心理疏导也是颇为关键的。垂体瘤患者经过手术、放疗、溴隐亭治疗等，更易发生气血阴阳失衡，经络闭阻；尤其患者在患病过程中长期饱受阳痿、不孕、不育等性功能障碍的痛苦，或长期饱受疾病的折磨，精神和经济上背负沉重的负担，难免产生焦虑、抑郁情绪。患者"因郁而病""因病而郁"相互影响，日久形成恶性循环，严重影响患者的生活质量。宜以人事制之，非药石能疗，故"改其心志，用药扶持，可养则养，心身同治"，治疗该病心理疗法也是很重要的一方面。除了在加用酸枣仁、合欢皮、郁金、香附、茯神、远志等调节情志药物的基础上，应耐心疏导，给予患者战胜疾病的精神支柱，以人为本，注重人文关怀。鼓励患者避免肥甘厚味，饮食起居有规律，避免熬夜或用脑过度，坚持适当的体育锻炼，多去户外散步、运动，保持心情愉快等。

三、病案举隅

病案一：患者，李某，男，32岁。2019年9月2日首诊。主诉：发现垂体微腺瘤达1年余。1年前体检查脑部MRI提示"垂体微腺瘤"，于外

院治疗（具体不详）。今为求进一步治疗而来就诊。复查脑部 MRI 示垂体微腺瘤治疗后（直径约 0.4cm）。症见：患者自觉乏力疲劳，性功能障碍，常感头晕不适，纳、寐正常，二便自调，舌暗淡兼有隐隐瘀斑，苔薄白，脉细。辅助检查：生化全套、体液免疫、尿常规、血常规、激素六项等示：肝功（－），TT：12.25μg/mL，E2：114μg/mL，PRL：15.26μg/mL。择早晚分治法，早予以痰瘀方加减。处方：川芎 10g，赤芍 10g，郁金 10g，瓜蒌 15g，法半夏 6g，薤白 6g，僵蚕 6g，丹参 15g，红花 6g，桃仁 10g，黄芪 20g，茯苓 20g，石菖蒲 10g，桔梗 10g，杏仁 6g。3 剂，水煎服。晚予以补肾强筋方加减，处方：独活 10g，续断 10g，仙鹤草 15g，桑寄生 15g，杜仲 10g，狗脊 10g，白芍 10g，川芎 10g，制首乌 10g，黄精 10g，菟丝子 10g，当归 6g，茯苓 10g，川牛膝 15g，淫羊藿 15g，巴戟天 15g，黄芪 30g，桂枝 10g，仙茅 15g，益母草 15g，红花 6g，莪术 15g，白术 10g，酸枣仁 20g。3 剂，水煎服。西药：溴隐亭 2.5mg，1 次/天。

二诊（2016 年 9 月 28 日）：患者自诉服药后精神渐佳，疲劳乏力症状有所改善，故守原方早服方加白头翁 15g，黄柏 10g，淫羊藿 15g。晚服方暂无更改，各续进 7 剂。西药无变更。

三诊（2016 年 10 月 12 日）：自诉继上次服药后诸不适症状均有所改善，但近日因工作繁多不得休息，故疲乏无力感较前更甚，时觉头部晕眩不适，夜寐差。舌质暗淡苔薄白，脉细弱。患者乏力症状较前更甚，故予以调整方剂。处方：①仙茅 15g，淫羊藿 15g，巴戟天 10g，杜仲 10g，知母 10g，黄柏 10g，当归 6g，枸杞 10g，柏子仁 10g，酸枣仁 20g，远志 6g，夜交藤 10g，5 剂，水煎服；②独活 10g，续断 10g，仙鹤草 15g，桑寄生 15g，杜仲 10g，狗脊 10g，白芍 10g，川芎 10g，制首乌 10g，黄精 10g，菟丝子 10g，当归 6g，茯苓 10g，川牛膝 15g，巴戟天 15g，生地黄 15g，丹皮 10g，石膏 20g，桃仁 10g，红花 6g，5 剂，水煎服；③川芎 10g，赤芍 10g，郁金 10g，瓜蒌 15g，法半夏 6g，薤白 6g，僵蚕 6g，丹参 15g，丹皮 10g，栀子 10g，白头翁 15g，生地黄 10g，淫羊藿 15g，仙茅 15g，蛇床子 10g，蜈蚣 2 条，4 剂，水煎服。①、②、③号方分别按先后顺序服用：前 5 天服用①号方，后 5 天服用②号方，最后 4 天服用③号方。

四诊（2016 年 10 月 26 日）：患者诉服药后疲乏感较前明显减轻，头晕、头胀等不适无再发，知药已中的，故不予更方，于原方基础上稍事加减再各进 5 剂。

按：瘤之为义，留滞不去。患者舌暗淡兼有隐隐瘀斑，苔薄白，脉细。四诊合参，判断此病虚实错杂、本虚标实。舌暗淡兼有隐隐瘀斑，此为痰瘀之邪内结之象，痰瘀之邪酿生积聚于脑髓，化形为瘤，此为实证。痰瘀长期攻伐机体导致气血虚弱，故可见疲劳乏力等不适症状。邪气长期耗伤正气，机体日益虚馁，故为虚证。脑居人身之首，其位最高。《灵枢·经脉》云："人始生，先成精，精成而脑髓生。"即脑髓的生成发育与精密切相关。精有清浊，精之清者上奉养髓养脑，精之浊者下行孔道，倘有所染者则清浊混淆，混淆则泌别失调，升降失序，亦可酿而为毒，流于脑髓者亦可留而成积。脑髓精气清浊不分，故见头昏不适。朱丹溪论治肿瘤力主养阴去痰并用，并认为痰乃"虚火上炎，敛津为痰"。治疗该患者时，应从攻邪入手，化痰消痰，兼顾患者正气内虚之本，同时投以补中益气调养气血之品，扶正以抗邪，即华佗《中藏经》中"虚则补之，实则泻之"的治疗法则。遵循人体阴阳变化之势，分早晚方，早攻邪、晚补正，以达事半功倍之效。晨服痰瘀方痰瘀并治，痰化则瘀血可行，滞除则凝痰易消。川芎、当归、赤芍、丹参、郁金等通经活络、理气行血；瓜蒌、薤白、半夏、茯苓等行气导滞、化痰降浊；脑为上窍，故佐以石菖蒲、佩兰、远志等芳香行气，上行于脑，直达病所。晚服补肾强筋方加减，诸益肾填精之品配以补益脾胃之药，使得滋补而不致滋腻，配以少量红花、莪术等活血化瘀之品，使得攻邪之势得以延续。患者复诊时精神渐佳，诸不适症状均有所缓解，故守原方稍事加减。攻邪伐敌、化痰消瘀之品难免伤及正气，导致气血阴阳亏虚，故加予二仙方合补肾强筋方共奏补益之功效。患者多次守方进药后诸症明显好转，可知药已中的，嘱患者门诊随访继续治疗以巩固疗效。

病案二：患者，王某，男，20 岁，2014 年 11 月 12 日初诊。主诉：颜面痤疮反复发作 4 年。自诉 4 年前无明显诱因开始出现满脸痤疮，多次于各地医院就诊，服清热解毒中药、西药、外用药膏等屡治乏效，反复发作，时轻时重，备受折磨。近年来体重增加明显，时感右下腹不适。面色缺乏光泽，皮肤粗糙，散在的痤疮有皮脂溢出。夜寐欠安，食少纳呆，大便秘结。舌体胖大，舌质暗红、边有瘀斑，苔黄腻，脉弦滑。2014 年 7 月 22 日查肝功能 γ - GT 210μ/L，血糖 5.21mmol/L，血胆固醇略高。2014 年

11月13日查，乙肝两对半、免疫抗体阳性，PRL 451.09mIU/L，LH、FSH正常，C3、C4降低，血浆高切黏度升高。2014年11月15日予垂体MRI动态增强，报告提示：垂体内见一类圆形异常信号影，T_1WI呈略低信号，T_2WI呈等信号，大小约0.3cm×0.3cm；增强扫描强化程度略低于正常垂体。诊断为脑垂体微腺瘤、脂代谢紊乱、体液免疫异常。辨证考虑为痰湿瘀血互结，痰瘀随血流闭阻窍穴。治法当以化痰逐瘀，消瘤散结为主。处方：川芎10g，赤芍10g，瓜蒌15g，丹参15g，薤白10g，郁金10g，炒僵蚕6g，法半夏6g，茯苓15g，薏苡仁15g，胆南星10g，三棱15g，莪术15g，桃仁10g。7剂，每日1剂。并配合口服溴隐亭，1.25mg/次，1次/日。辅以小金丸散结消肿。嘱其调整生活作息规律，避免熬夜，清淡饮食，保持心情愉快等，以助内分泌系统的修复。

二诊（2014年11月26日）：患者颜面痤疮明显消减。又因起居失常冒雨出行，出现腰酸背痛。结合前面检查免疫功能异常，考虑风湿痹阻所致，与痰瘀均为宿邪。本着急则治标，辨"症"治疗为主，标本兼治。予补肝肾、祛风湿，佐以健脾化痰活血。处方：杜仲10g，徐长卿15g，续断10g，狗脊10g，菟丝子9g，秦艽10g，茯苓10g，独活10g，砂仁6g，何首乌藤10g，合欢皮10g，威灵仙20g，羌活10g。7剂，每日1剂。

三诊（2014年12月1日）：腰酸背痛缓解，舌苔泛黄。考虑外邪渐减，郁热渐生。恢复到痰瘀同治辨证论治的主线，软坚散结，佐以健脾、疏热。处方：川芎10g，赤芍10g，瓜蒌15g，丹参15g，薤白10g，郁金10g，炒僵蚕6g，法半夏6g，黄芪15g，桃仁10g，红花6g，黄芩10g，知母10g，茵陈10g，茯苓10g，三棱10g，莪术10g。7剂，每日1剂。

四诊（2014年12月8日）：貌显忧郁，苔黄腻而厚。考虑前方清热稍过，阳气微伤。减清热之力，加强醒脾。处方：川芎10g，赤芍10g，瓜蒌15g，丹参15g，薤白10g，郁金10g，炒僵蚕6g，法半夏6g，茯苓10g，薏苡仁10g，浙贝母10g，三棱10g，桃仁10g，莪术10g，远志6g，何首乌藤10g，夏枯草10g，苍术10g，胆南星10g。14剂，每日1剂。

其后围绕痰湿瘀血治疗，顾护脾胃，加减治疗至2015年2月9日，复查结果：PRL 89.31mIU/L，较初诊显著下降。LH、FSH及生化正常，CRP升高，C3、C4降低，T3、T4升高。考虑攻邪日久，恐有伤正之虑。宜改为攻补兼施，但又虑攻邪不足。故仍以攻邪为基本方法，间断以扶正。攻邪继续逐痰活血、软坚散结，使邪散则机窍通达。间断性扶正以健脾、补肾为法。处方一：川芎 10g，赤芍 10g，瓜蒌 15g，丹参 15g，薤白 10g，郁金 10g，炒僵蚕 6g，法半夏 6g，茯苓 15g，桃仁 15g，黄芪 15g。处方二：虎杖 15g，泽兰 12g，益母草 15g，鸡血藤 15g，丹参 10g，桑葚 10g，三棱 15g，莪术 15g，荔枝核 15g，酒黄精 15g，枸杞子 10g，赤芍 10g，桃仁 10g，川芎 10g，石菖蒲 10g，浙贝母 15g，远志 6g。各 7 剂，共 14 剂，先服处方一，后服处方二。

上法加减治疗至 2015 年 4 月 13 日复查，垂体功能已经正常。继续治疗至 2015 年 5 月 5 日复查 MRI，瘤体较 2014 年 11 月 15 日旧片缩小。2015 年 12 月 9 日 MRI 显示残留瘤体。治疗至 2016 年 6 月 29 日，MRI 显示瘤体吸收，仅存微小低密度灶。继予患者以标本兼治、调理脾胃善后。

按：该例患者为青年男性，颜面痤疮反复治疗不愈，体貌见有激素分泌异常征象，考虑脑垂体异常的信号，诊断为脑垂体微腺瘤。患者年轻，生机旺盛，营血日渐偏热，血热外壅，气血瘀滞，病久不愈，脉络瘀阻，经脉失畅。其反复发作，屡服清热解毒中药且腹部不适、食少纳呆，可见其因得病日久，脾气受损，运化失司，水湿内停，聚而为痰；气血生化乏源，气虚运血无力，停而为瘀，痰瘀互结，日久变生瘤疾。在上发为脑瘤，在表郁为痤疮。异病同治，前后予痰瘀方加减，化痰逐瘀、补肾填精，佐以化湿醒脾、清热生津，余随症加减，辨证论治。联合西药治疗，以溴隐亭降低泌乳素，但无效于缩小瘤体，又鉴于骤停溴隐亭可导致泌乳素水平的反跳。故溴隐亭小剂量开始以治标，配合中药辨证以治本，标本兼治，后期予中药巩固疗效，未见不良反应。

病案三：患者，林某，男，34 岁，2014 年 9 月 12 日初诊。患者平素性功能正常，3 年前无明显诱因出现阳事不举，每因劳作疲倦时反复加重，适当休息后有所恢复，但仍不足以完成房事，未能生子。神情忧郁，疑有大病在身，多次求医按阳痿服药治疗，均未见效。2013 年 2 月 14 日因头部胀痛难忍于某三甲医院查 PRL 494.09mIU/L，总睾酮 4.28mmol/L。垂体 MRI 动态增强提示：垂体内见一类圆形异常信号影，T_1WI 呈略低信号，T_2WI 呈等信号，大小约 0.4cm×0.4cm，增强扫描强化程度略低于正常垂体。确诊为脑垂体微腺瘤、性功能低下。长期服溴隐亭 5mg，1 次/日。刻下症见：阳事不举，滑精频繁，性欲低下，腰膝酸软，头部胀痛，偶有恶心欲呕，夜寐一般，胃纳尚可，大便干结，夜尿清长，舌质暗，苔薄白，脉细涩。患者脑垂体微腺瘤诊断明确，虽有阳痿，乃其标也。辨证考虑为肾精亏虚，髓海失养，痰瘀互结，痹阻脑络，乃本虚标实之痼疾。治法以补肾填精、化痰祛瘀为主。处方：桑葚10g，菟丝子15g，金樱子10g，枸杞子10g，山药10g，酒山茱萸6g，川牛膝10g，杜仲20g，槲寄生15g，茯苓10g，酒黄精15g，川芎10g，三棱10g，莪术10g，桃仁10g，肉苁蓉15g，柏子仁15g，火麻仁10g。14剂，每日1剂。并嘱患者维持服用溴隐亭（5mg/次，1次/日），辅以蚓激酶肠溶胶囊活血，注重起居有常、睡眠充足、避免劳累及情志调畅。

二诊（2014年9月26日）：诸症缓解，阳事时有所勃起，惟精神较前振奋。现自觉尿排无力，溺痛隐隐，时作时止，遇劳加重，舌脉与前同。考虑肾精久亏，膀胱气化无权；痰瘀宿邪久踞郁热，注于膀胱。治疗拟祛邪为先，兼顾扶正。予化痰逐瘀，佐以清热凉血通淋，兼扶肾气。处方：桃仁10g，红花6g，肉苁蓉15g，柏子仁10g，三棱15g，莪术15g，川牛膝15g，川芎10g，川黄柏10g，知母10g，地肤子10g，瞿麦15g，炒刺蒺藜15g，牡丹皮10g，赤芍10g，玄参10g，炒僵蚕10g。14剂，每日1剂。

三诊（2014年10月9日）：小便好转，但仍觉乏力。守上方加黄芪20g扶助正气，再进14剂。2014年10月24日复查PRL 11.24mIU/L，LH、FSH正常。因阳事渐复，连续行房事数次后又出现尿频灼热。考虑邪郁生热，频行房阳气暴发助热化而为毒。若热不先除，虑其助毒生痰生瘀，使病情更加复杂化。拟先去其热，兼护脾胃。处方：紫花地丁20g，蒲公英20g，川黄柏10g，知母10g，炒栀子10g，白芍10g，秦皮10g，葛根15g，黄连6g，香附10g，木香6g，白头翁15g，三棱10g，莪术10g，茵陈15g，金钱草15g，桃仁10g，肉苁蓉15g，砂仁6g，茯苓10g。服药2周后热邪尽除，后恢复用补肾填精、化痰活血之法加减治疗。2015年1月16日复查PRL 10.65mIU/L，LH、FSH正常。

因患者对生活质量提高要求迫切，考虑草木之品难速效，且痰瘀胶结难以迅速祛尽。故拟结合虫类通达之品及血肉有情之物，以图快速改善生活质量。治疗予脾肾同补为主，早晚分治。夜间肾阳潜藏，以补助肾阳之品引肾阳勃发，与凌晨自生之阳气合力；早晨以补肾填精为主，使阳化有源。处方一：酒黄精10g，枸杞子10g，山药10g，杜仲15g，黄芪15g，蜈蚣 10g，红花 6g，鹿角胶 15g，太子参 15g，茯苓 20g，白术 15g，制吴茱萸 15g，制何首乌 15g。早服。处方二：淫羊藿 15g，巴戟天 15g，肉苁蓉 10g，仙茅 15g，知母 10g，川黄柏 10g，醋穿山甲 15g，黄连 6g，蛇床子 20g，桂枝 10g，锁阳 20g，煅龙骨 20g，茯苓 20g，白芍 15g。晚服。各 7 剂，每日 1 剂，分服 2 次。性生活逐渐恢复。2015 于 6 月 10 日复查，垂体功能已经正常，总体睾酮 11.23mmol/L。MRI 提示瘤体吸收。逐渐减停溴隐亭，继续中药调理巩固疗效。

按：该例患者因阳痿就诊，查泌乳素水平高于正常范围，睾酮水平低下，考虑下丘脑－垂体－性腺轴功能失调，故多次求医按阳痿服药治疗屡治乏效。垂体瘤虽为有形之邪，病位在脑，追其根源均为肾精不足，精不生髓，髓海不充，脑失所养，诸邪乘虚而入，气血运行闭涩，痰瘀互结，痹阻脑络，在上化生肿瘤。脑为元神之府，肿瘤既生，神明受伐，也首先影响肾命。命门火衰，肾虚精亏，阴络失荣，亦因痰瘀闭阻，血不达宗筋，宗筋不聚无以作强，在外表现为阳事不举、精关不固、腰膝酸软等阳痿之症。溯本求源，前后予补肾处方、痰瘀方加减，补肾填精、化痰逐瘀，佐以清热解毒、健脾化湿，余随症加减。患者就诊时已服用溴隐亭，嘱维持原剂量，待血清泌乳素趋于正常后，视病情变化逐步减量，防止骤停溴隐亭导致泌乳素水平的反跳。后期予中药补肾健脾巩固疗效，盖通补阳明滋水谷之海，谷气充，纳食旺，以求外肾雄壮坚举之势，脾肾双补，互生互助，痰瘀得化，标本兼治，以逐病根。前后中西结合中医药调理病程即好转，且没有不良反应。

参考文献

[1] 李晓玲，衡先培. 衡先培教授治疗垂体微腺瘤验案分析 [J]. 亚太传统医药，2018，14（8）：131－132.

[2] 柯娜娜，衡先培. 衡先培教授论治垂体瘤临床经验 [J]. 中医药导报，2018，24（15）：40－43.

第三节　衡先培辨治内分泌疑难病证思路

引言：内分泌疑难病证的辨治思路，分为三个方面：理清证候本源是准确辨治的关键；辨证为本、病证结合以确保治疗思路清晰；谨守病机，各司其属。并且，临床应衷中参西。

一、辨治重在理清证候本源

内分泌疑难病证，合并或并病等常见，传变多异常，且往往由误治（误汗、误吐、误下、火疗、水疗）后不同于一般证候，证候复杂难辨，具有多样性、隐匿性、模糊性等特点。

1. 证候的多样性

内分泌疑难病证的证候具有多样性，其很大程度上与体质有关。中医认为同一邪气致病，往往可因个体的差异性导致疾病的多变性和证候的多样性，类似当代著名医学家王琦教授提出的体质相关学说。体质的不同，不仅可以决定疾病初期的证候，还可以决定疾病的进展及预后。如糖尿病，在发病初期在相同的诱因（嗜食肥甘厚腻）情况下，有上消、中消、下消证候的划分，仔细辨证可分为夹阳虚、湿热、痰湿、瘀浊等。并且，由于体质的不同，易趋向不同的并发症，如合并糖尿病肾病、眼病、心脏病、神经病变的不同。

2. 证候的隐匿性

内分泌疑难病证其证候具有隐匿性。任何疾病表现出来的症状与体征都是从无到有，从小到大，从轻到重的过程。内分泌的很多疑难病证尤其是代谢性疾病，如糖耐量异常、脂代谢异常、肥胖症等，早期往往没有可辨的症状与体征，使得证候隐匿不明。

3. 证候的复杂性

内分泌疑难病证具有复杂性。证候本质上是一组具有内在联系的症状和体征。一种疾病往往具有很多种证候，一种证候也往往见于同一种疾病。内分泌科疾病种类繁多，所表现出来的证候也是千变万化。内分泌疑难病证不仅单独致病，往往合并或并病等常见，更增加了其证候的复杂性。此外，外感六淫、内伤七情、饮食失宜、劳逸失节，病理产物如痰饮、瘀血、结石由于病因各异造成的阴阳失调、气机紊乱、气血失调均是造成其证候复杂性的因素。所以，其病情错综复杂，证候或表里同病，或寒热错杂，或虚实互见。

内分泌疑难病证临床表现复杂，诊断困难，病因病机难明，从而导致治疗无从下手，故正确认识疾病是治疗的关键。理清证候本源本质上就是认识疾病的过程，它对治疗疾病是不可或缺的。

从证候出发，理清证候本源实质就是辨清病因、病性、病位，以及邪正关系，进而概括、判断出属于何证。医者通过诊察和思辨加深了对疾病各方面的认识，比如疾病初始、演变过程中各种病理因素（六淫、内伤七情、饮食失宜、痰饮、瘀血等）综合作用于机体的表现，从而能更好地治疗。同时辨证不拘泥单一辨证，采用八纲、脏腑、六经、三焦等辨证相结合以确保辨证无误。

二、辨证为本，病证结合

1. 辨证施治

中医最具特色的就是辨证论治，这是中医治疑难病的巨大优势。辨证，是在中医基础理论的指导下，对患者的临床资料进行分析、综合，从而对疾病当前病理本质做出判断后概况出证名。它突出了个性化的中医思路，其本质上即以人为本，重视个体，因人制宜，具体情况，具体分析，具体治疗，较西医规范化、模板化治疗更加人性化。

2. 辨证与辨病结合

辨病则是依据若干个证候，对照病的特征与概念从而判断出疾病病名的过程。可以说辨病是认识疾病的基本矛盾，辨证则是认识疾病的主要矛盾。许多内分泌代谢系统性疾病，如 2 型糖尿病、高脂血症、非酒精性脂肪肝、胰岛素抵抗、代谢性的肾病在疾病初期往往由于无明显的症状或主症导致无证可辨，只能通过实验室检查等微观指标确诊疾病，这时候单纯的辨证往往不可取。故以病为经，以证为纬，病证结合才能正确把握疾病的整个发展过程，如治疗糖尿病胃瘫之呃逆，据其病机属胃虚痰阻气逆，即在辨证的基础上加用旋覆代赭汤。

三、谨守病机，各司其属

内分泌疑难病证由于病情错综复杂，多表里同病、寒热错杂、虚实互见，病因难明，病邪深痼，如风邪、火毒、沉寒、顽痰、湿黏、瘀血、滞积相互胶结，不易被祛除。其病因病机复杂，笔者经过结合临床实践，将其归纳为以下五方面。

1. 湿热缠绵

目前内分泌疑难杂症中湿热为病最常见，也最为难治。由于湿热的阴阳属性不同，故其临床表现也常具有双重性。其致病过程中往往存在着寒与热、虚与实、阴与阳的双向性病理差异，故极难治疗。不仅如此，湿热极易壅遏气机，气机受阻，气化失司则停痰留饮；气滞则血行不畅，瘀血内生。另外，湿、痰、饮一源三岐，津血又同源，痰瘀又密切相关，所以湿热为患，易夹痰夹瘀。湿热胶结，外不得疏解，内不能通泄，湿热从气入血，湿瘀互结，热郁血瘀，甚则酿生湿毒。湿热与痰、瘀、毒邪互结，掀火动风生变；内入营血迫血妄行；内扰心包而神昏谵语；弥漫三焦，气化失司而尿少闭塞；故湿热为病，症状百出，病情缠绵不愈，治疗困难。

比如，消渴病病机虽为阴虚为本，燥热为标；病久气阴两虚，阴损及阳，阴阳两虚，但是辨证分型仍有不足。尤其是血糖长期不降，体型肥胖，兼有并发症者，此类患者多以脾虚为本，湿热为标。此时，湿热作为消渴病病理因素不可忽视。还有糖尿病合并高血压、高脂血症、脂肪肝患者痰湿内蕴，郁而化热病机不可忽视。

2. 气机郁滞

疑难杂证，多辨证困难，久治难愈，患者为病所困，情志抑郁，此所谓"因病而郁"。亦有"因郁而病"。盖肝主疏泄，性喜条达。肝气郁结，气郁成痰、气滞血瘀或肝木乘土，或郁而化火，久郁未解而终成疑难顽证。如围绝经期、睡眠障碍、闭经等病多与肝郁气滞有关，运用舒肝解郁为治疗大法多能取得良好疗效。此外，消渴病眼病（内障、视物昏渺、云雾移睛）中也多与情志抑郁，郁而化火有关，采用加味四逆散配合枸杞、菊花、木贼草、青葙子等，对改善临床症状有良好效果。

3. 痰瘀互结

内分泌疑难病证应当从"怪症多痰，久病多瘀"着手，内分泌科久治不愈的病证，不仅应从"痰"论治，还应从"瘀"论治。"百病兼痰""怪病多痰"。正如朱震亨《丹溪治法心要·痰》曰："痰之为物，在人身随气升降，无处不到，无所不及，百病中多有兼此者。"《血证论》云："一切不治之症，总由不善去瘀之故……久病则瘀，瘀滞丛生，瘀滞丛生则怪病。"痰瘀形成多源于气病失运，津凝为痰；血滞为瘀，痰瘀乃生。

气为血帅，血在脉中流行，有赖于气之率领和推动。其次，津血相关，痰瘀同生，互为因果，而致痰瘀互结。津与血异名同类，均为水谷精微所化生，流行于脉中者为血，布散于脉外、组织间隙之中者为津液。痰、瘀既可以同生，在病变过程中也常互生，形成恶性循环。最后，脏腑失调，内生痰瘀，五脏、形体痰瘀，各有特点。

故笔者在此基础上提出"理气化痰，活血化瘀"治疗大法，遵循"治痰要治血，血活则痰化"的原则。如治疗糖尿病微血管病变时，自拟丹瓜方（半夏瓜蒌薤白汤加丹参、川芎、郁金、赤芍、白僵蚕）治疗糖尿病肾病、神经病变、视网膜病变。

4. 五脏失衡

内分泌疑难病证多非一脏一腑为病，病变往往涉及多个层次、多个脏腑，如合病、并病等。此外，基于脏腑之间的生克制约关系，其极易传及相关脏腑。如表里相传、乘侮相传、母子相传，或因某一脏腑功能失调产生的病理产物，损伤其他脏腑而致病等。如糖尿病常合并高血压、心脑血管疾病、脂肪肝、肾病等。

5. 虚实夹杂

内分泌疑难病证迁延日久，缠绵难愈，多伴有虚象。某些疾病之所以反复不愈，很大的因素是由于正不胜邪，素来有"久病多虚""久病入肾"之说。脾为后天之本，水谷之精微赖脾气以输化，肾为先天之本，脏腑之功能恃肾气以鼓舞，故脾肾两虚实为内分泌疑难病证重要病机。此时机体脏腑功能虚弱，更易导致风邪、火毒、沉寒、顽痰、湿黏、瘀血、食积等病理因素产生，患者病机为病实体虚，虚实错杂，证候复杂难辨，疾病难愈。内分泌疑难病甲亢、消渴病痿痹等，在疾病的某一阶段，或多或少都存在气血不足，治疗关键在于明辨本虚，同时认清标实。

中医治病，历来十分注意审察病机。病机是医者透过错综复杂的临床表现，把握阴阳的消长、病邪的进退、病变所在的脏腑经络，以及气、血、津液失调的具体情况经过仔细分析而归纳出来的，它随着疾病的不断变化而演变，是决定治疗法则和处方用药的前提。

四、病案举隅

患者，陈某，女，52 岁，2015 年 4 月就诊，绝经半年，甲状腺恶性肿瘤全切术后 2 年余，长期口服雷替斯、倍美力治疗。但自觉忽冷忽热，盗汗，消食易饥，口干，咽喉有痰，难以咳出，平素易感冒，睡眠差，带下不爽，小便不利，大便不成形。查体：神清，舌红苔黄腻，脉沉细数。予抽血查糖化、脑垂体功能、甲功、甲状腺自身抗体、自身免疫全套等相关检查。检查结果：糖化血红蛋白 5.9%，TC 5.51mmol/L，LDC 3.37mmol/L，血尿酸 3.61mmol/L，TSH 0.03mmol/L，T3、T4 正常。四诊合参，判断此病乃虚实错杂，寒热不显，本虚标实，阴不潜阳之杂病。治疗以龙骨、牡蛎各20g，酸枣仁、柏子仁、生地、黄芪、太子参各15g，丹皮、栀子、白术、桔梗、黄芩、夏枯草、浙贝母各10g，当归、远志各6g，水煎服，每日 1 剂。

2 周后二诊：患者诉忽冷忽热，易惊，寐不安，平素易疲乏。患者今已不诉消食易饥、口干、盗汗症状，考虑体内已无阴虚，结合平素易感冒（卫气不足），畏寒，易惊症状，辨证为肾阳亏虚，不能温煦，心胆气虚，心神失养。遂予仙茅、仙灵脾、龙骨、牡蛎、黄芪各15g，杜仲、桂枝、夜交藤、玄参、生地各10g，远志6g，水煎服，每日 1 剂。

三诊：患者诉无忽冷忽热、盗汗症状，咽喉已不觉有痰难以咳出，消食易饥好转，小便正常，大便质硬，苔已不黄腻，但仍有睡眠差、易感冒。患者如今阴已不虚，但阳气仍不足，故补益肾阳、益气固表：上方去生地、玄参，加黄芪15g，茯苓20g，石菖蒲6g，防风10g。后患者随访于门诊，上述症状明显好转，未复发。

按：该患者为中老年女性，处围绝经期，病情缠绵，就诊时表现为阴不潜阳、心肾不交、虚实夹杂之证，即气血阴阳已失调，大量病理产物蓄积。治疗以朱丹溪"阳常有余，阴常不足"之论为指导，又结合患者气血虚，日久损及心气、心血、心阴不足，进而心肾难交，心神不安。故以龙骨、牡蛎为君药以滋补阴，以太子参、白术益气，酸枣仁、柏子仁、生地滋阴，兼以当归、远志养血，交通心肾，养心安神。又因正胜则邪却，祛除邪气，使邪退则正安，故治疗上当以扶正祛邪为原则，予丹皮、栀子、黄芩清热利湿，桔梗、夏枯草、浙贝母清热化痰、软坚、散结。二诊：因患者阴已不虚，而气虚较甚，因气具有推动、温煦、防御、固摄、气化作用，患者心肾气虚，导致气的推动功能减退，出现纳差、乏力，温煦失职而出现形寒怕冷、四肢不温，卫外防御功能减退则出现体虚容易外感，心气不足而导致心慌心悸、少气易惊，方中仙茅、仙灵脾、杜仲温补肾阳；夜交藤、远志补益心气，安神益智；龙骨、牡蛎可重镇安神；加上桂枝温阳化煦，助阳化气，助益心气，少佐玄参、生地滋阴药，意在于阴中求阳，还可以遏温补太过燥热之性。三诊：患者体内气虚、浊邪仍存在，但较前减轻，故用黄芪、茯苓、防风组成的玉屏风散，以治疗因卫外防御功能减退而出现的体虚容易外感；用石菖蒲、远志、茯苓，以开窍化痰，养心安神。因正气得补，浊气得降，生化复健，患者症状减轻，各项指标逐渐好转。

参考文献

［1］吴星星．衡先培教授辨治内分泌疑难病证思路浅析［J］．陕西中医药大学学报，2016，39（4）：23－26.

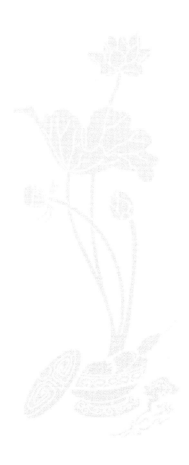

第五篇

脂代谢疾病及综合内科临床经验精粹

第十一章 脂代谢疾病诊治思想与临床经验

第一节 衡先培治疗肥胖症经验

引言：肥胖症是消瘅、偏枯、痿厥等疾病的基础，其病因离不开饮食失节、年长体弱、先天禀赋、缺乏运动。在此基础上提出"浊结阳明，气郁血瘀"的病机理论，以"活血消浊，通腑行气"作为治疗法则对其进行辨证施治，以三棱、莪术、枳壳、大腹皮、桃仁、火麻仁、郁李仁、柏子仁、芒硝等组成基本方治疗。

肥胖症是膏脂堆积体内，体重超常的病证。随着生活方式的改变及生活水平的提高，肥胖症发生率逐年上升。肥胖症也是消瘅、偏枯、痿厥等疾病的基础，必须引起重视。

一、浊结阳明、气郁血瘀的病因病机论

肥胖为病，以饮食失节、年长体弱、先天禀赋、缺乏运动为因。盖饮食失节者，过食肥甘、醇酒厚味，出纳失衡，易于化毒，进而生疾。《素问·奇病论》曰："夫五味入口，藏于胃。"积食不化，郁于脾胃，浊结阳明，化热伤津。津血同源，津亏则血瘀，血能载气，血瘀则气阻。年老体衰者，正气渐衰，不足以化气行水，浊结于内，肥胖渐生。《素问·阴阳应象大论》云："年五十，体重。"阳气不足，失其温煦之功，故气行不畅，血凝脉道。肥胖往往具有家族性及遗传性，与先天禀赋相关，《医学实在易·卷之四》言："素禀之盛，由于先天。"脾胃为后天之本，先天禀赋影响后天之本运化不及，则湿浊内停，并影响气血运行，致气机受阻，血脉不行。

《望诊遵经》指出："富贵者，身体柔脆，肌肤肥白，缘处深闺广厦之

间。此居养不齐，作息无度者易致脂肥停积而成肥人。"说明肥胖者喜坐懒动。《易经》有云"动则生阳"，缺乏运动，一身阳气无以为生，脾气虚弱，精微失布，浊热内郁，气机郁滞，血瘀内生。故上述四者为病因的肥胖症，最终都将走向浊结阳明、气郁血瘀而膏脂内聚。

阳明者，足阳明胃、手阳明大肠。胃为阳明之腑，主受纳腐熟，《素问·经脉别论》云："饮入于胃，游溢精气，上输于脾，脾气散精，上归于肺，通调水道，下输膀胱。水精四布，五经并行。"饮食入胃后经历一个完整的转化过程终成水谷精微，传输到全身。中州脾胃为交通四脏的枢纽及化生精微之所，需保持健康的生理状态。《素问·奇病论》谓："肥者令人生内热。"阳明又称盛阳，多气多血。若阳明热盛，胃热消灼，水谷精微则腐熟过旺。阳盛伤阴，脾为太阴，脾土壅滞，则易受湿困，酿生湿热，湿热又复伤脾胃。故肥胖一疾，始伤于脾胃，又复伤阳明，循环往复，膏脂堆积，肥胖日重。大肠亦为阳明之腑，主传化糟粕，《灵枢·本输》云："大肠者，传导之腑。"与胃气通降、肺气肃降、脾气运化、肾气蒸化相关。若大肠为病，将进一步影响水谷精微的运化。邪热与糟粕结于肠中，腑气不通，使浊邪内生而不得运，故肥胖之人往往兼有便秘一症。《素问·阴阳应象大论》谓："浊气在上，则生䐜胀。"所以，浊结阳明是肥胖病机之始发。

人体的生理活动是脏腑气机升降的具体表现，气需上通下达，旁开中州，舒畅内外，方能无所不至。但浊邪困于中焦阳明，脾胃失其运化之能，湿浊阻碍气机，脾土受困于湿浊，肝则失所条达，无法调畅全身气机，浊气留滞，气机壅塞，最终形成"邪气盛则实"。此则气郁便成为了肥胖的病机之一。故《景岳全书·卷之十一从集·杂证谟》曰："肥人多湿多滞，故气道多有不利。"津、气、血三者互根互用，浊结于内，气滞不行，最终会导致血瘀，即"温气不行，凝血蕴里而不散，津液涩渗，著而不去，而积皆成矣。"所以肥胖之人，多有血瘀之症。《灵枢·逆顺肥瘦》言："……此肥人也。广肩，腋项，肉薄厚皮而黑色，唇临临然，其血黑以浊，其气涩以迟。"因此，气郁血瘀也是肥胖症的病机。故而，肥胖症的病因与饮食、年龄、先天及运动相关，以浊结阳明、气郁血瘀为病机。

二、活血消浊、通腑行气的治疗法则

肥胖有虚有实，但因实致病为多，故实则泻之是药物治疗的基本治法，包括了消浊通腑及活血化瘀。消浊通腑者，因浊结阳明，腑实不通也，属于中医治法中的"下法"，集泻浊于通腑之中。《素问·五脏别论》云："六腑者，传化物而不藏，故实而不能满也。"胃为水谷之海，仓廪之官，以降为顺。饮食入胃，胃容纳而不拒，腐熟食糜，下传小肠受盛。若胃气不通，浊不可降，结于阳明。张锡纯《医学衷中参西录》云："阳明胃气以息息下行为顺。"脾胃居中，为气机升降枢纽。胃失和降则脾失升举，不仅影响六腑的通降，也将影响全身气机的升降。临床见脘腹胀满、大便秘结等肥胖症常见的症状，故治疗肥胖症时，消浊通腑是必不可少的治法。

但消浊通腑并非单纯泻下，需要辨证论治，通过了解肥胖之实为何物，具体而"通"。浊结阳明，脾胃运化失职，首先损伤气机。《素问·六微旨大论》曰：若气"出入废则神机化灭，升降息则气立孤危"。所以气机通畅对人体健康十分重要。但脾胃升降失能致气机不畅影响肝气调达，肝失疏泄而郁结于内，则肝胃不和。《素问释义》云："食肥则气滞而不达。"肥胖一症常以气郁为实，临床患者常喜太息，胸胁作痛，失眠，故治疗肥胖时，需要行气导滞。《素问·调经论》云："人之所有者，血与气耳。"气血为精微所化，两者相辅相承。《血证论·阴阳水火气血论》曰："运血者，即为气。"气机不顺，不能推动血行，血不行则瘀。同时，肝主藏血，《血证论·脏腑病机论》道："肝属木，木气冲和调达，不致郁遏，则血脉得畅。"肝气郁滞，也将影响血行通畅，病久成瘀，所以气郁与血瘀多是同时存在的病理产物。在肥胖症中更是如此，临床患者常有胸闷，唇暗晦紫，舌质紫暗或瘀斑瘀点，故活血化瘀也是治疗肥胖之法。

可见，治疗肥胖以泻实出发，患者多肥胖懒动，胸胁作痛，面晦唇暗，脘腹胀满，女性月经不调，月经量少甚至闭经，色黑有块，男性则有性功能下降甚则阳痿，舌苔薄，质紫暗或瘀斑瘀点，脉弦滑或涩，以浊结阳明，气滞血瘀为病机。故治疗方法可概括为活血消浊，通腑行气。

肥胖一病，治疗上并非单单药治一途，需要食治、运动与药治三架马车齐头共进。饮食失节和运动缺乏是肥胖病因之一，所以食治与运动对于肥胖症治疗十分重要。食治能控制饮食入体，阻断水谷精微化生为浊，结于阳明，酿生脂膏。运动能促进气血运行流畅，避免气滞血瘀发生，增加肥胖内生。所以患有肥胖一症的患者需做到食治、运动与药治同时进行，持之以恒。

三、以法制方，气血同治

肥胖为疾，以浊结阳明、气郁血瘀为病机，治以活血消浊、通腑行气，自拟消浊通腑方加减治疗。药用：三棱10g，莪术10g，枳壳10g，大腹皮10g，桃仁10g，火麻仁15g，郁李仁15g，柏子仁10g，芒硝10g。三棱、莪术为君，取其活血消积。三棱者，苦平泻降，有破血行气的功效。杜文燮《药鉴》谓三棱"破积气，消胀满，通月水，下瘀血"。李东垣有三棱消积丸治伤胃气，损脾阳致气机不通、气滞血瘀之"伤生冷硬物，不能消化"症。此药治血治气，从脾从肝，故为君药。莪术者，苦泄温通，有破血消瘀之功。杨璇《伤寒瘟疫条辨》云莪术"开胃进食，疗心腹痛，行瘀血破积聚"。莪术"治一切血气"，《证治准绳》有莪术丸治食积不化之脘腹胀痛，与三棱同为气血同治之药并治阳明之积，故同为君药。治疗肥胖之症以三棱、莪术这一经典药对为君，因肥胖懒动，面晦唇暗，舌有瘀斑者多由瘀血内结，经络不畅，气血不通，而气滞血瘀又阻碍中焦气机调达，致浊结阳明。选择君药时既须是气血同治之药，亦须是开胃消积之药，非三棱、莪术莫属。同时肥胖之症，内积日久，非一般活血之药能及，三棱、莪术破血之功峻猛，皆为通降之品，奏"六腑以通为用"之功。桃仁、柏子仁、郁李仁、火麻仁、芒硝共为臣，裁自五仁丸改用火麻仁加用芒硝。上承君药以通为用之势治疗肥胖主症，下启佐药破气泻下之功，共治便秘兼证。五仁者，皆为含有果脂的果仁，取其润肠通便。去杏仁、松子仁改用火麻仁，亦为质润多脂的果仁，不改润肠之意，见用于脾约丸中为君治胃肠燥热、脾约便秘证，可见润下之力。加用芒硝，咸寒泻下，润燥软坚，《神农本草经》云其"逐六腑积聚"，泻下力雄，消浊积而不伤阴。桃仁活血祛瘀，助君药行血，柏子仁宁心志、安五脏且益气，郁李仁能下气利水，合佐药行气之效。肥胖者，倦怠懒动，常伴便秘之症，五药兼具润肠通便之效，既直接治疗便秘一症，又达通下以去脂之功。枳壳、大腹皮为佐，合而用之，消痞除满，配合君、臣药使胃肠气机通畅助破气降浊。枳壳"破至高之气，除咳逆停痰，助传导之官，消水留胀满积"（《医宗必读》）。大腹皮，行气疏滞，利水消肿。《本经逢原》云："腹皮性轻浮，散无形之滞气。"肥胖见肢体困重，皆因湿注肢体，湿浊结于中焦，气滞腑实，故脘腹胀满。枳壳、大腹皮均可畅中行滞，寓气行则湿化，佐柏子仁、郁李仁通气化浊。气为血之帅，枳壳、大腹皮二药宣畅气机，气行则血行，血行则瘀消，既助君药三棱、莪术活血之功，又助臣药桃仁祛瘀之意。

以法制方须辨证施治，不可固守一方，当随证加减。此方以通为用，一般要求大便每日 2～3 次为佳，但同时需防止脱水危险。湿浊内盛，痰浊日重者，见胸满脘痞，大便不畅，加用瓜蒌 15g 化痰利气、润燥通便而不伤正；若仍大便燥结不通者，可加用大黄 6g，芒硝最大量至 30g，达泻下之功。攻下之药，易于耗气，若患者疲倦、乏力，加用黄芪 15g，补气护中；若气滞严重，胸胁闷痛者，加用香附 10g，理气疏郁；气郁化火，热扰心神，见夜寐不安，加用知母 10g，清热降火，夜交藤 15g，养心安神；若舌苔透黄者，再加用黄柏 10g，栀子 10g，加大清热之力；若血瘀内重见月经稀少者，加用当归 6g，行血调经。

四、病案举隅

张某，女，35 岁。2012 年 2 月 16 日初诊。形体肥胖 5 年。目前身高 158cm，体重 95kg。患者 30 岁后身体逐渐发胖，常感倦怠乏力，平素精神欠佳，睡眠尚可，饮食偏多，小便正常，大便 2 日一次。舌质暗红，苔薄白，脉滑。此证属浊结阳明，气滞血瘀，治宜消浊通腑，行气活血。处方：三棱 10g，莪术 10g，枳壳 10g，大腹皮 10g，桃仁 10g，火麻仁 15g，郁李仁 15g，柏子仁 10g，芒硝 20g，黄芪 10g，并教育患者控制饮食，多吃青菜，加强体育锻炼。

二诊（2012 年 3 月 5 日）：患者诉体重有所下降，大便每日一次，口苦咽干，睡眠欠佳，舌质暗红，苔黄，脉滑数。上方芒硝加至 30g，并加用瓜蒌 15g，知母 10g，夜交藤 10g。

三诊（2012 年 3 月 29 日）：患者诉体重较前减轻，大便每日 2 次，胃纳较前减少，偶有胸胁闷痛，腰膝酸软，舌质淡红，苔白，脉弦滑。上方加用醋香附 10g，杜仲 10g，黄连 3g，黄芪加至 20g。2012 年 4 月 19 日来诊，自诉体重已减至 87kg，未再增加。

参考文献

［1］李亮，衡先培．衡先培治疗肥胖症经验［J］．吉林中医药，2012，31（11）：1100-1102.

第二节　衡先培从痰瘀论治
非酒精性脂肪肝的经验

引言： 基于非酒精性脂肪肝的发病学特点，提出其基本病机是痰瘀结滞，认为痰瘀同治、祛痰化瘀是治疗非酒精性脂肪肝的基本治法，并以临床实例阐述诊治经验。

非酒精性脂肪肝（nonalcoholic fatty liver disease，NAFLD）是代谢性疾病的基础，糖尿病、高脂血症、高尿酸血症乃至高血压及后期的动脉硬化等疾病都与之有密切关系。随着现代生活方式的改变，NAFLD 发病率迅速增加，并已在青少年中流行开来，进一步促进了其他代谢性疾病的发生和发展。除了运动和控制热量外，现代医学至今没有针对 NAFLD 的有效治疗药物。笔者用中医药从痰论治 NAFLD 疗效显著。

一、病因病机

1. 痰湿生于脾

脾居中焦，生理功能是主运化，生命活动的继续和精、气、血、津液的化生与充实，均赖脾胃运化的水谷精微。脾主运化水液，喜燥恶湿，外感湿邪，常易困脾，致脾阳不振，运化无权，从而使水湿内生、停聚。《素问·厥论》谓："脾主为胃行其津液者也。"这是指脾运化食物的功能。因此，脾气的运化功能正常，则能提供充足的养料化生精、气、血等，发挥生理活动。若脾失健运，必然出现精、气、血等生化不足的病变，致水液在体内聚积产生水湿痰饮等病理产物。脾气主升，若脾气虚衰或为湿所困，致水谷精微、水液代谢输布失常，气血化生和输布障碍，则机能不能正常发挥而出现各种代谢失常病变。若脾气虚弱不能升清，浊气不得下降，即现《素问·阴阳应象大论》所说"清气在下，则生飧泄，浊气在上，则生䐜胀"。《素问·奇病论》云："肥者令人内热，甘者令人中满。"

长期饮食不节，生湿化热，蕴结脾胃，中焦气机不畅，脘腹满闷，脾气不升，不能运化津液，脾阳不振，运化无权，使气机升降和水液输布失常，酿成痰浊。NAFLD 的基本病理是脾失健运，水湿内停，积聚成痰，遂痰湿生于脾。

2. 痰湿郁肝而成瘀

肝为"刚脏"，多气多血，喜条达而恶壅滞。肝气有疏畅、通达全身气机，促进津液精血的运行输布、脾气的升降及调节情志的舒畅等作用。瘀血是指由体内瘀滞的离经之血及血液运行不畅停积于脏腑组织或经脉而形成的病理产物。肝之疏泄，使气血通行不致壅滞。若气机郁结，或痰饮等瘀滞体内，阻遏脉络，致血液运行不畅，瘀血一旦停滞于某脏腑组织，多难于及时消散，瘀阻于肝，气机郁滞，血海不畅，经脉瘀滞，是为癥积、肿块等。气行则津布，肝气的疏泄作用能促进津液的输布代谢，使之无聚湿成水生痰化饮之患。若疏泄失常，气机郁结，亦致津液输布代谢障碍，形成水湿痰饮等病理产物。脾胃的运化功能与肝气的疏泄功能密切相关。肝气疏泄，气机调畅，能促进脾胃的运化。《血证论》曰："木之性主于疏泄，食气入胃，全赖肝木之气以疏泄之，而水谷乃化；设肝之清阳不升，则不能疏泄水谷，渗泄中满之症，在所不免。"《血证论》亦云："肝主藏血，血生于心，下行胞中，是为血海。"肝藏血，化生、涵养肝气，使其冲和畅达、疏泄功能正常，同时防止太过而亢逆。肝主凝血而防止出血，若功能失调，更易于瘀滞。脾生痰湿，痰湿随血，游走于脏腑之间。肝的藏血功能与疏泄功能在气的介导下维持动态平衡。痰湿在脾，脾土被遏。土壅木郁，痰湿从脾到肝致使肝木壅郁，肝失疏泄，同时瘀因痰生，最终痰湿瘀血气郁在肝而成瘀。

3. 痰瘀互结，肝旺乘脾可衍生他病

非酒精性脂肪肝根据其病因和临床特点可归为中医"肝癖""胁痛""积证"等范围。脾瘅，是在气、血、痰、火、湿、食六郁基础上化生痰浊而成。当脾胃虚弱酿成的痰湿，随络运行游走于脏腑之间，停滞于多气多血、气血最易郁滞的肝，而后肝失疏泄，瘀血形成，痰瘀互结，痰湿瘀血停滞于肝，遂成肝癖。肝属木，脾属土，正常情况下，木克土，土为木之所胜。若木气亢盛太过，对土过于克制，致土不足。这种因木的亢盛而引起的相乘，称为"木旺乘土"，即"肝旺乘脾"。《素问·五运行大论》

曰："气有余，则制己所胜，而侮所不胜。"痰湿瘀血阻滞于肝络致病属肝实有余，脾为肝所胜，肝实有余乘其所胜之脾致其受邪。脾为生痰之源，停积肝脏的痰湿传于脾，导致脾为痰湿所困更甚。循环往复，渐积而病生，并可邪郁化热，引致脾瘅，衍生他病，与糖尿病、高脂血症、高尿酸血症乃至高血压及后期的动脉硬化等，都有密切关系。

二、治疗方法

1. 痰瘀同治、化痰实脾是根本原则

脂肪肝的治疗，多数医家均认为扶正祛邪应贯穿于整个过程。《黄帝内经》明确提出了甘缓、辛散、酸收三大原则，成为后世治肝的理论基础，即"肝苦急，急食甘以缓之""肝欲散，急食辛以散之，用辛补之，酸泄之"。

NAFLD 的基本病机是痰瘀互结、阻滞于肝。对肝病的治疗应该活血祛瘀、通络化痰、痰瘀同治。《金匮要略·脏腑经络先后病脉证》云："见肝之病，知肝传脾，当先实脾。"因此，在治疗肝病时要兼顾脾气。痰瘀同治法既针对了 NAFLD，同时又化痰实脾，在一定程度上可预防脾瘅及相关代谢疾病的发生。笔者自拟痰瘀方"丹瓜方"治疗 NAFLD 疗效显著。该方由丹参、瓜蒌、川芎、赤芍、郁金、僵蚕、薤白、法半夏等组成，具有活血通络、化痰实脾之效，痰瘀同治。方中丹参、瓜蒌共为君药，丹参活血祛瘀，兼养营血；瓜蒌化痰利气、润肠通便，走阳明，与太阴相表里，以助脾之升清。郁金、川芎、赤芍、法半夏共为臣药，郁金活血凉血、解郁行气、退黄，川芎行气活血、祛风止痛，赤芍清热凉血化瘀。此三味药助君药丹参行血散瘀而不易生痰。法半夏化痰降逆除湿、散结消痞。佐药薤白，行气导滞，使药僵蚕，化痰息风散结。僵蚕走肝，并引瓜蒌、法半夏走肝经而化痰散结。诸药共奏活血祛瘀、化痰实脾、痰瘀同治之效。

2. 节饮食、适劳逸、畅情志为重要方法

NAFLD 的发病为多种因素共同所致，饮食不节、劳逸失度、情志失调无疑为重要病因，故调摄饮食、适度劳逸、调畅情志的作用不容忽视。《素问·痹论》云："饮食自倍，肠胃乃伤。"张志聪注《黄帝内经》曰："中焦之气，蒸津液化其精微……溢于外则皮肉膏肥，余于内则膏肓丰满。"由此可见，饮食不节，过食肥甘厚味是致病的主要原因。脂肪肝患

者饮食当忌肥甘厚味，尤以甜食最忌，以平和清淡、营养均衡为宜，常食富含蛋白质、维生素的水果、蔬菜，减少糖类和脂肪的摄入，饮食不能过量，对偏嗜之物也不要过食。中医认为，"劳则气耗""逸则气滞"，过度劳神损伤脾气，气血生化无源，气血虚则阴津亦亏；过逸气滞，日久郁而化火，气阴两伤，血行瘀滞，均易发病，故 NAFLD 患者应劳逸结合，适度运动，多散步。

患者同时应调节情志，知足常乐，清心寡欲，在烦闷不安、情绪不佳时，需适当调节情志，以消除不良因素影响，使病情向愈。

三、病案举隅

患者，女，44 岁，2015 年 8 月 31 日初诊。自诉右上腹不适 3 月余，伴有乏力、恶心，咳嗽咳痰，食纳欠佳，夜寐尚可，大便不成形，小便黄，舌淡暗，苔腻，脉弦滑。上腹部彩超提示：肝实质回声细密、增强，肝内管道结构走行欠清晰。诊断：非酒精性脂肪肝。辨证为土壅木郁，肺失宣降。病机为痰湿困脾，移痰于肝，致肝实有余而痰瘀互结；土为湿困使土不生金，痰瘀阻肝使肝旺刑金，导致肺失宣降。治疗之法：除湿化痰以运脾为本，同时痰瘀同治以除旺肝之邪，兼泻肺金。白天阳盛，肝邪盛则白天更易刑金；夜间阴盛，脾运受抑，使夜间土不生金更为突出。故当白天泻肺疏肝，晚上助脾。拟丹瓜方加减。处方一：丹参 15g，川芎 10g，赤芍 10g，瓜蒌 15g，薤白 10g，法半夏 6g，郁金 10g，僵蚕 6g，桑白皮 15g，地骨皮 15g，荔枝核 15g，黄芪 10g，桃仁 10g。处方二：丹参 15g，川芎 10g，赤芍 10g，瓜蒌 15g，薤白 10g，法半夏 6g，柏子仁 15g，肉苁蓉 15g，太子参 15g。以上两方各 7 剂，每剂煎取药液 500mL，分 2 次服用，处方一早餐前服用 1 次，处方二晚餐后服用 1 次，次日再服用余下的 250mL，共服用 14 天。嘱患者慎起居、节饮食、勤活动、调情志。两方均以痰瘀同治为主，贯穿肝脾同治思想。处方一中桑白皮、地骨皮肃肺气，荔枝核畅肝气；处方二中太子参助脾益气，肉苁蓉补肾阳以助脾阳，均为兼治。

二诊（2015 年 9 月 14 日）：患者诉右上腹不适较前有所缓解，乏力、恶心较前好转，皮肤瘙痒，纳寐尚可，大便已成形，小便稍感灼热，舌淡红，苔稍腻，脉弦滑。考虑肝郁生热，母病及子，心火下移小肠。故守上方一加瞿麦 15g，萹蓄 15g，给邪以出路；守上方二加地肤子 10g 以祛风止痒，仍分早晚服。再各服 7 剂后咳止。之后守痰瘀同治基本治法，守丹瓜方加减治疗，每 2 周一诊。2015 年 11 月 11 日复查上腹部彩超提示肝实质回声稍致密、增强，肝内管道结构行走尚清晰，诊断属轻度脂肪肝。患者脂肪肝明显好转，继续调整用药，门诊随诊。

参考文献

［1］徐睿熙，衡先培．衡先培从痰瘀论治非酒精性脂肪肝的经验［J］．广西中医药，2016，39（2）：62－64．

第三节　衡先培辨治脂代谢紊乱的临床经验

引言：血脂和血糖都属于中医"营气"的范畴。血脂相对于血糖病位较深、属阴，易从阴化，易于成形，称为旬气。旬气为病，阳明失运、太阴失化是其致病原因，气化失司是病情演化加深的关键病机，通降阳明、运化太阴是治疗旬气为病的基本策略，化散祛邪是治疗旬气为病的基本法则，同时还须强调日常生活的调摄和保养。

脂代谢紊乱是能量代谢异常的标志之一，一般伴随着糖代谢异常。血脂、血糖在生理上属于中医学"营气"范畴。血脂水平相对稳定，辨证论治通常一旬可见效，故称为"旬气"；而血糖每日波动变化很大，日日更新，故称为"日气"。通常旬气病位更深，相对于日气属阴，在致病特点上易从阴化，易于成形；而日气病位相对较浅，相对于旬气属阳，在致病特点上易从阳化，易于伤阴。作为营气的要素，两者在生理上可相互转化，在病理中两者又可相互影响。从起病而言，多先旬气为病，可渐病及日气。临床旬气为病主要与湿浊、痰湿、痰浊关系密切，常常兼夹血瘀、气郁，并常与胸痹、肥胖、眩晕、中风、消瘅等共同存在，病情复杂。

一、旬气为病的致病特点

1. 阳明失运、太阴失化是旬气为病的致病原因

旬气出于中焦，旬气为病与阳明失运、太阴失化密切相关。《素问·

经脉别论》曰："食气入胃，散精于肝……饮入于胃，游溢精气，上输于脾，脾气散精，上归于肺，通条水道，下输膀胱，水精四布，五经并行。"中焦脾胃为气血生化之源，气机升降之枢，其分属于足太阴、足阳明经。阳明以通为降，以降为顺，阳明之运全赖胃气之降，胃气通降正常，则饮食物入胃，胃容纳而不拒之，经胃气腐熟之食糜下传小肠大肠，糟粕有节制地排出体外。若胃气不降，则阳明失运，饮食难以入胃，受纳、腐熟不及，糟粕不行，甚至出现恶心、呕吐、嗳气等胃气上逆之候；脾主运化升清，有散精之功能，太阴之化赖脾气之升发，脾气升发正常，则可消化吸收水谷精微，散精于全身，并可将代谢产物上归于手太阴肺，由肺之宣发肃降再次进行升清降浊，以维持正常代谢。若脾气不升，则太阴失化，胃中食物精华失于气化敷布，导致旬气生化乏源，代谢废物潴留，壅滞于血脉，久壅不散，化生有形之邪而致病。

2. 气化失司是病情演化加深的关键病机

气化是指通过气的升降出入运动使体内物质与能量转化的过程。旬气乃水谷之精气，和调于五脏，洒陈于六腑，能入于脉也。若气化失司，旬气不能被充分气化，则可循脉上下而壅滞于全身各处，久壅不散，则形成有形之邪而致病。如旬气沉积于脉膜，导致动脉硬化或形成斑块；肝藏血，旬气壅滞于肝，久则日渐成形，演变为脂肪肝；腹为阴，同气相求，旬气易滞于腹部而形成腹型肥胖。气化失司，不仅使旬气转化失常而为病，还使其化生不能满足人体正常所需，故临床常见体形偏瘦之人亦常伴有高脂血症、脂肪肝。此外，气化失司尚可引起精气血津液代谢失常，致血瘀、痰浊等病变。痰浊、瘀血等有形之邪既是病理状态的产物，又是胸痹、肿瘤等多种疾病的致病因素。如气化失司、气郁血瘀、心脉痹阻，则出现胸痹、心痛等；津液失于气化则易导致水液代谢障碍，津不上承可致消渴；津液滞于中焦，可为胃痞痰饮；津液不能下输膀胱，可出现癃闭、水肿等。在临床上常表现为脂代谢紊乱与糖代谢紊乱、肥胖、胸痹等共同存在，病情复杂，故而气化失司是病情演化加深的关键病机。

二、旬气为病的治疗经验

1. 通降阳明、运化太阴是治疗旬气为病的基本策略

胃属阳，属六腑之一，以通降为顺，故通降乃治胃之大法。然通降并非单纯泻下。《医学传真》云："通之之法，各有不同，调气以和血，调血以和气，通也；下逆者使之上行，中结者使之旁达，亦通也；虚者助之使通，寒者温之使通……若必以泻下为通，则妄矣。"通降阳明主要包括降气和通腑两种方法。临床常用降气药有半夏、旋覆花、枳壳、枳实等。因食气入胃，全赖木之疏泄而水谷乃化，故临床中降气药又常与陈皮、佛手、郁金等理气药同用。通腑法，常需结合患者情况而定，如年老体弱者，临床常用药有肉苁蓉、火麻仁、柏子仁、郁李仁，必要时也可用芒硝；体质尚属实者，则予番泻叶、芒硝、生大黄等通导。胃气通降失常，气机壅滞，水谷不化，常可形成气滞、湿阻、食滞、痰浊、血瘀、火郁等致病因素，故通降阳明还应配伍化湿、消食、化痰、散瘀之药，同时亦可适当配伍生地黄、玄参等养阴药以防温燥伤阴。通降阳明可疏其壅塞，消其郁滞，承其下降之性以推陈出新，引郁滞之邪下行，恢复胃肠功能，防止恶性循环，亦有利于药、食物的吸收。

脾属太阴，以阳气为用，性喜燥化，喜运喜升，故运化乃治脾大法。运化太阴有虚实的不同，实邪致脾失运化者，多痰湿为病，当用平胃汤、藿朴夏苓汤之类，令太阴湿化，得阳则运；属虚者可予补脾气和升脾阳，脾气虚则升发无力，脾气充则脾阳自举，故两者中又以补脾气为基础，临床常用药有黄芪、白术、茯苓、山药等；脾虚日久，中气下陷者，则应在补气的基础上加用升麻、柴胡等药以升脾阳。治病过程中应谨守病机，如脾胃湿热为病，应除湿为先，去热宜缓。因阳主化气，寒凉伤阳有导致湿浊更难转化的风险，待湿化后阳气得展，其热自清。

2. 化散祛邪是治疗旬气为病的基本法则

旬气为病具有易从阴化，易于成形之特点，故应以化散祛邪为其治疗的基本法则。化散祛邪分为"化"与"散"两部分。化，即运化、转化、清化，重点针对调气，可阻止旬气为病之始发。湿气为病，则芳化之；水湿为病，则淡渗利化之；滞而不动，则运化之；浊而不洁，则转化之；郁而生热，则清化之。《名医方论》云："阳之动，始于温，温气得而谷精运。"故化主要采用助阳化气之法。助阳应取"少火生气"之意，切忌峻猛。临床常用药有杜仲、菟丝子、淫羊藿等；确有寒象者可用桂枝。散，即消散、溶化，重点针对有形之病状，可消已成形之病邪。旬气成形结而成块（动脉附壁血栓），则消痰散瘀以消散之；久积难散或与血结，则以破血攻坚之品溶化之。临床常用川芎、赤芍、丹参等药以活血祛瘀，瓜蒌、薤白、僵蚕等以化痰散结。须强调，无论是化还是散，皆以脾阳为本，使脾阳能化能散之策在于疏肝、在于燥化，而不在于补。

3. 日常调摄

所有旬气为病患者都需建立起良好的生活习惯，做到药治、食治、运动相结合，并持之以恒。限制主食量、多吃富含植物纤维的瓜果、青菜，保持大便通畅，使一饮一食入于胃中，随消随化，无留滞之患。运动可使人体气血调畅，"动则生阳"，阳升则可加速气化进程，避免旬气壅滞为病。因此建议旬气为病患者进行走路、慢跑、骑自行车或打太极等运动。

三、病案举隅

患者，潘某，女，27岁，2014年2月26日初诊。主诉：月经3个月未行，体重进行性增加。自诉腹胀纳差，四肢困重。诊查：腹型肥胖，体重84kg，身高158cm，血压130/80mmHg，心率85次/分，心肺（－），下肢无水肿。舌脉：舌紫暗、苔薄腻，脉滑。辅检：TC 7.74mmol/L，TG 2.08mmol/L，HDL-C 1.89mmol/L，LDL-C 4.76mmol/L。肝功：ALT 55.5U/L，AST 25.5U/L。上腹部彩超提示中－重度脂肪肝。辨证：浊结阳明，气郁血瘀。治法：活血消浊，通腑行气。处方：桃仁10g，佛手10g，莪术10g，火麻仁15g，芒硝10g，柏子仁10g，枳壳10g，大腹皮10g，郁李仁15g，番泻叶6g。共14剂，每日1剂，早晚餐前分服。嘱其清淡少食，加强锻炼。

二诊（2014年3月12日）：自诉服上方至第7剂时月经来潮，量可，色暗，有血块，无痛经，大便次数增多，腹胀消失，肢体困重较前好转，自感气短、乏力，体重较前减轻，纳可。辅检：TC 4.93mmol/L，TG 1.43mmol/L，HDL-C 1.31mmol/L，LDL-C 3.22mmol/L。肝功：ALT 861U/L，AST 461U/L。处方：中药继守上方去番泻叶，以防攻下太过；加黄芪、太子参各15g补气升提，以防气陷；加茯苓10g以健脾除湿。共14剂。

三诊（2014年3月26日）：自诉目前体重已减至80kg，稍有乏力、气短，小便正常，大便次数多，余无不适。辅检：TC 3.22mmol/L，TG 1.15mmol/L，HDL-C 1.10mmol/L，LDL-C 1.92mmol/L。肝功能：ALT

58.6U/L，AST 41.7U/L。处方：中药守上方去茯苓，以防伤阴。共6剂。后继续治疗3个月，血脂未见反弹，体重进一步下降。2014年6月25日，测体重65kg。

参考文献

［1］姚淑红，衡先培. 衡先培辨治脂代谢紊乱经验［J］. 江西中医药，2015，46（3）：22－24.

第十二章 综合内科疾病诊治思想
与临床经验

第一节 大气下陷证治疗体会

引言： 大气下陷证是具有突出中医特色的临床疾病状态。本节基于临床病案实例，阐述大气下陷证的理论渊源、病机与治法、治疗方案和要点等。

张锡纯所倡大气下陷证是颇具特色的中医急重证，可惜其后极少有人对本证做更深入的研究与探讨。本节以典型病例及其诊治经过为例证，从病机、治法及用药特点等几个方面，对张氏之说进行讨论，并做一定的补充和完善，加深认识，为大气下陷这一常见中医急重证的治疗，提出更有效的思路。

一、病案实证

病案一：王某，女，67 岁，农民。1994 年 9 月 18 日初诊。咳嗽、咯痰、气紧 30 余年，西医诊断"慢支炎、肺气肿、肺心病"，近 5 年来反复出现面浮肢肿，气紧心累，经治疗可缓解，2 个月前双下肢又肿过膝，咯泡沫痰，经用青霉素（PNC）控制感染病无好转，予呋塞米（速尿）、西地兰及维持量地戈辛后，肿退至股，痰量减少。继续治疗 1 个月后，症无再减，且出现顽固性呕吐，汤水难进。初诊，呼吸急促殊甚，面目水肿，双目无神，唇舌紫暗，舌苔厚腻，双足肿胀如泥，按之凹陷不起，四肢厥冷。判其心累心悸，进食则吐，小便少。大便秘结难解，虚坐努责，日行 10 余次，脉微细弱，偶有结代。体温 36.5℃，脉搏 108 次/分，呼吸 32 次/分，血压 13/8kPa。此证属大气下陷，脾肾虚极，水困三焦，而以大气不举为根本。治在力举大气以图本，补肾温阳以资化源，运脾利水以畅三焦。处方：黄芪60g，茯苓40g，枳壳30g，制首乌、泽泻各20g，红参、五味子、麦冬各15g，甘草、枣皮、肉桂、玄明粉、法夏各10g，干姜6g，水煎服。停地戈辛，氨茶碱、羟氨苄照服。服药3剂，共7天，除活动感气紧外，余症尽消。继用黄芪60g，五味、麦冬、桂枝、陈皮、茯苓、法夏各10g，甘草6g煎服，加氨茶碱0.1g，3次/天，以维持疗效。

病案二：刘某，女，89岁，教师。1994年4月25日初诊。患"冠心病、心房纤颤"20余年，近年来常于冬季加重，全身水肿，10日前复发，去某大医院诊断为"冠心病、心房纤颤、左心衰竭"，予地戈辛、速尿等药未服而求治于中医。自述头昏心悸，气短殊甚，动则欲断，不能行走，胸中满闷，小便短少，自觉两小腿至足灼热难受。查其面色苍暗，语音断续，水肿貌。两膝以下肿胀发亮，皮肤紧急，按之凹陷久不能起，且肌肤甲错，大块脱皮，质胀，肝大三横指。舌质紫暗，脉细疾而沉，节律不齐，并有虾游脉。证属大气下陷，真阳亏乏，脾不运湿，三焦枢机不利。其治全在乎升举大气，兼温肾运脾畅枢。处方：①黄芪100g，茯苓30g，红参25g，丹参、葛根、泽泻各20g，五味子、麦冬、苦参、陈皮各15g，白术10g。水煎服，每日1剂。②心宝每次120mg，每日服3次，并嘱低盐饮食，少饮水。二诊（1994年5月18日）：足热解，水肿明显消退，余症缓解。仍感头昏，食欲不振，已能下床走路，思维清楚。上方①去苦参、五味、白术，加苍术15g，白蔻、山楂各10g。心宝照服。三诊（1994年6月11日）：肿已不明显，食欲好转，仅偶感心悸。复查心电图（ECG），房率已由540次/分降至200次/分，室率67次/分，左心衰竭基本得到纠正。继用黄芪60g，丹参20g，红参、麦冬各10g，煎汤送服心宝每次60mg，3次/日，长期服用。

病案三：王某，女，54岁，温江县居民（家庭妇女）。1994年10月14日初诊。其女代述病情。发现糖尿病3年。服优降糖2.5mg，2次/日，血糖控制在6.5~7.8mmol/L。10天前因第6颈椎下有一小疖肿，抓破后引起红肿疼痛，自用牙膏、肤轻松等外敷，盐开水外洗，几日内肿痛迅速加重。1天前溃破流脓，且出现神昏喜睡。2天未进食，大便6天未解，小便少。查体：体温38.2℃，脉搏98次/分，呼吸28次/分，血压13/8kPa。第6颈椎下有一约6cm×6cm的已溃痈疡，渗出黄褐色脓液，背部、四肢另有大小不等的未溃痈肿共 14 处。患者神志昏沉，答问缓慢简短，呼吸徐微，手足不温，唇舌青紫，舌苔黄腻，脉微细欲绝。血糖 24.45mmol/L，尿酮阴性。此属肾亏日久，湿热毒邪内攻致大气下陷之危重证候，当务之急必升举胸中大气，力挽大气于将倾，解毒清热亦不可废，而补肾固本只可缓图。故用医院自制科研成药糖复康Ⅱ号胶囊、糖复康浓缩丸以补肾，另以升陷解毒运脾、疏通三焦之方救急：黄芪 60g，太子参 30g，银花、野菊花、连翘、苡仁各 20g，五味子、麦冬、丹皮各 15g，甘草、陈皮各 10g，大黄 6g。浓煎频服，每日 1 剂。另用短效胰岛素、先锋Ⅴ静脉滴注。7 天后脓液变清稀量少，脓肿渐缩小。中药上方去大黄续服。20 天后改胰岛素为优降糖 2.5mg，2 次／日；降糖灵 25mg，2 次／日，均早晚服。先锋改静脉滴注为口服。中药再去丹皮、连翘、苡仁，加桑白皮 20g，地骨皮 30g，枸杞 40g 煎服。35 天后脓疡完全愈合，血糖 6.83mmol/L。出院后嘱其继续服用糖复康Ⅱ号胶囊与糖复康浓缩丸以图根本。

二、体会

1. 理论渊源

大气下陷之说见于张锡纯《医学衷中参西录·医方·升陷汤》。他认为病机在于"膈上之大气，入膈下之脏腑""无气包举肺外以鼓动其阖辟之机"，其病全在胸中。临床主要表现为气短不足以息，或努力呼吸似喘，心累心悸、胸闷，或神昏，脉沉迟微弱等，可兼见中气下陷证候。治疗重在益气举陷，或兼温心肺阳气。用药每以大剂黄芪为君，常配柴胡、升麻、桔梗之升举，温阳多用桂枝、干姜。处方以升陷汤为代表。

大气下陷证是一颇具特色的中医急重证，临床屡可见到，常在肺心病、冠心病等类疾病的后期，以及多种疾病的危重时出现，与现代医学的呼吸衰竭、心力衰竭，甚至某些原因所致休克前状态有一定联系。

2. 病机与治法

笔者认为张氏所言之大气实为胸中宗气，大气下陷之实质是宗气重亏，不司其职，下沉气街。气虚不能升腾则必下沉。宗气既沉，则一难于走息道而行呼吸，二难于贯心脉而行气血。前者表现为气短不足以息，努力呼吸似喘等呼吸衰竭的表现，后者则导致心累心悸、胸闷，或神昏，脉沉迟微弱等心失所主的征象。此为大气下陷的主要机理。但中焦脾不运化，三焦水道不畅，以及下焦稍亏、元气不足，与大气下陷亦密切相关。据临床观察，大气下陷证常有水肿、尿少、苔腻、便秘、少食，甚至腹胀、呕吐等症状，皆由脾失运化、水湿困阻三焦所致。肾精亏虚、元气不足是大气下陷之根源，其临床表现常寓于心肺证候或整个病情之中。大气既陷，益气举陷固为主要治疗大法，然脾为升降之枢、气血生化之源，三焦为原气之别使，肾藏元精，为诸气之本始。欲大气复升，一需有生化之源，当赖脾肾，二需道路通畅，则赖三焦与中土。因此，升举大气必兼补肾、运脾、疏通三焦。补肾宜填精或兼温化，不废清补，运脾当施芳燥，不忘理气，三焦之治则宜利浊水以通胸阳，并去燥结。

3. 治疗用药

张氏治陷首重黄芪，并常用柴胡、升麻、桔梗。认为柴胡为少阳之药，能引大气之陷者自左上升，升麻为阳明之药，能引大气之陷者自右上升；桔梗自中导诸药直达胸中。脾乃升降之枢，三焦为水气运行之道路，两者既损，大气既陷，困闭于下，升柴桔梗安能奏效？如用运脾、疏通三焦之法，肿者予茯苓、泽泻类，秘者用大黄、芒硝等，湿困施陈皮、苍术辈，使三焦及脾胃运转，道路通畅，当升者可升，当降者可降，何愁大气不举？再用补肾法鼓动肾气，填精予熟地、枣皮、首乌，温化选桂、附、鹿茸等，则大气之升有源。不必拘于升柴桔梗。张氏治陷主张兼温，参以桂、附、干姜，不尚清凉，气属阳，大气之陷固以阳不足为多见，但亦有偏于热者。或气郁内陷化热，或邪热内攻致气陷等，治疗当以清热泄热之法佐之。如病案三即以五味消毒饮解毒泄热。

4. 结滞可泻

张氏认为大气下陷者属虚，各症状均由虚致，故行、消、破、利、下诸泻法皆为不宜。见之临床，大气之陷有兼气郁、湿热、水停、燥结者。因脾不运化，三焦水道不利，肺为水之上源，且与大肠相表里，肾司二便，又主水液，皆与水阻燥结有关。故此二兼症在大气下陷证中更为常见。如水既内停，不利水湿何以通三焦？燥结既成，不去之怎能平升降？《黄帝内经》曰："非出入，则无以生长壮老已；非升降，则无以生长化收藏。"凡"隔塞闭绝"者，必当"去宛陈莝"，以恢复正常的升降出入，达到邪去正安的目的。如只补不攻，则恐"其气未胜而邪已交驰横骛而不可制矣"（《儒门事亲·汗吐下三法该尽治病诠》）。观前三案，均佐利水、泻结法，皆获良效。因此笔者主张只要泻之得当，大气下陷者不必把泻法列为禁忌。

参考文献

[1] 衡先培. 大气下陷证治疗体会 [J]. 四川中医，1995（8）：7-8.

第二节 五更泄的分型论治

引言：古代文献将五更泄统归肾虚，验之于当今临床，固有属于肾虚者，但属于脾肺气虚和胃肠湿热也常可见。五更泄也当辨证施治。

关于五更泄的诊治，据笔者所阅文献，大多囿于传统认识，一般均作虚论，属肾，而归为"泄泻"病的一个证型，从肾元不足辨治，用二神丸或四神丸为主方治疗。近年有用升阳法治疗晨泄的报道，有强调与肝的密切关系之论述。但见之临床，这些都不够全面，有必要加以充实和完善。笔者认为，本病与肺、脾、肾、肝皆有关，不但有虚证、实证，而且有虚实错杂者。可分为肺脾气虚、胃肠湿热、肝郁气滞、肾虚四个证型，其间可相兼或并见。五更少阳主令当升。因多种原因皆可致少阳升降失常，其气下迫胃肠而腹泻，故本病大多与之有关。现将各证型及其辨治规律简述如下。

1. 肺脾气虚型

每于五更身受冷气而发作，便意急迫，肛坠欲泄，伴畏寒怕冷，甚者洒淅恶寒，四肢欠温，微汗，腹痛，或夹白色黏冻，大便清稀爽利。多伴困倦乏力，易感冒，食纳不佳，形体消瘦，舌质淡，苔薄白，脉虚。治宜补肺益脾，固密肌表，方用补中益气汤合玉屏风散。

王某某，男，51岁，教师。5年来，每因晨间受风而脐腹作痛，便意急迫，洒淅恶寒，甚者寒颤，有微汗，大便清爽，时有少量的白色黏液，便后则舒，平日常神疲乏力，声低懒言，困倦嗜睡，易感冒，头昏沉，食欲不振，舌质淡，苔薄白，脉虚无力。曾找多位名老中西医治疗效不佳，后自悟乃肺脾气虚，肌表不固所致。遂用补中益气汤合玉屏风散加味：党参、白术、防风各 15g，黄芪、茯苓各 30g，甘草 6g，当归 3g，升麻、柴胡各 20g，陈皮、广香各 10g。浓煎，每日 1 剂，服 15 剂后，症状明显减轻，服 25 剂后，便已成形，黏液消失，精神转佳之后当归加至 10g，茯苓减为 10g，再服 1 周余而停药。前后共服药 30 余剂，至今 3 年，未复发。

2. 胃肠湿热型

凌晨起床之前，或餐前餐后腹痛急迫，便意逼人，临厕则大便黏滞不爽，便少而臭，有黏液或红或白，泻后痛减，肛门灼热，口干，舌质红，苔黄腻，脉滑数。治宜燥湿泄热，行气止痛，方用黄连丸或葛根芩连汤合香连丸。

患者，陶某某，男，62 岁。反复腹泄 10 年，经中西医治疗效欠佳。近 5 个月来病情加重，每于黎明之时腹痛急迫，便意逼人，临厕则便滞不爽而臭，粪稀如水，含不化食物，肛门灼热，时感坠重，无黏液脓血，日行 5 ~ 6 次，甚者 10 次以上，伴形体消瘦，神疲懒言，困倦乏力，面色淡白，口干苦，小便黄，苔黄腻，脉沉缓。证属脾胃本虚，胃肠湿热郁滞，治宜用葛根芩连汤、胃苓汤、痛泻要方合方加味，先去其胃肠湿热：葛根、黄芩、猪苓、泽泻、白术、白芍、防风各 15g，黄连 6g，苍术 30g，厚朴 12g，桂枝、黄柏、陈皮各 10g，甘草 3g，茯苓 40g。浓煎，每日 1 剂。服 10 剂后，腹痛明显减轻，口不干苦，大便日 2 ~ 4 次。服 20 剂后，腹不痛，大便爽，日 1 ~ 2 次，肛门不热，无坠重感，余症同前。病既稳定，当治其本，予调中益气汤，党参、黄芪、苍术、木香各 15g，甘草、陈皮各 10g，升麻、柴胡各 8g。服 10 剂后，精神已佳，食欲好转，大便日 1 次，偶尔 2 次，准备守方，但患者因饮食不慎，病情加重，晨间少腹疼痛胀满，便稀急迫日 2 ~ 3 次，伴胸闷，嗳气，神情焦虑，舌质淡红，苔薄白，脉弦滑。证属肝郁气滞，湿浊内闭。治以四逆散合五苓散加味，柴胡、枳实、猪苓、半夏、生姜各 15g，白芍、桂枝各 10g，甘草 6g，薤白、炒白术各 12g，茯苓、泽泻各 20g，浓煎，每日 1 剂，服 15 剂后，腹痛、胸闷、嗳气消失，便成形，日 1 ~ 2 次。继用四逆散（柴胡 24g，枳实 16g，白芍 10g，甘草 6g）蜜研为丸，每服 10g，每日 3 次。服药 10 天后，便爽，日 1 次，精神佳，嘱其出院后续服丸药，巩固疗效。

3. 肾阳虚型

黎明之前脐腹作痛，肠鸣即泻，泻后则安，形寒肢冷，腰膝酸软，或便多色淡，甚者如水，夹有泡沫及油腻状光泽，颜面、下肢水肿，夜尿多，色质淡，苔白，脉沉细。重者体瘦如柴，爪甲不荣，筋骨脆弱易折；阳损及阴则伴潮热盗汗、五心烦热等。治宜温补脾肾，佐以固涩止泻。方用理中汤合四神丸。经方可用真武汤或附子汤。

患者，温某某，女，43岁。于7年前因腹泄、水肿等症，至某省市级医院诊断为"吸收不良综合征、慢性肾炎"，治疗后病情减轻。7个月前腹泄明显加重，每于晨间泄第一次，便意较急，清稀如水，之后再解稀大便5～15次，无黏液脓血及里急后重，时夹有泡沫及油腻状光泽，腹隐痛而胀，面食及肉食后腹泄更剧，双下肢水肿，按之凹陷，困倦乏力。形体消瘦，面色㿠白，月经已2年未行，舌体胖嫩，苔白腻，脉沉无力。证属脾肾阳虚、气血不足、冲任不固。以真武汤、附子汤合方治疗，附片6g，白芍、白术各10g，茯苓、生姜、党参各15g，附片先煮2小时，浓煎，日1剂，并短期配合输生脉注射液，口服山药粉、西洋参等，停生脉、西洋参后改党参为红参，守方治疗1个月后，大便日2～4次，已无泡沫及油腻状光泽，腹痛消失，精神好转，水肿亦减轻。加减治疗2个月后，大便日1次，偶尔2次，质稀稍有急促感，食增，精神明显好转，面色有华，嘴唇红润。治疗3个月后，大便成形，日1次，余无不适，饮食日7～8两，可吃面食及适量脂肪而不腹泻，且来月经，前后胃肠X线检查对照有明显好转。

参考文献

[1] 衡先培. 五更泻的分型论治 [J]. 四川中医，1992（2）：23－24.

第三节　骨质疏松本在肾虚

引言：现代医学中的骨质疏松，有人认为属于中医骨痿，也有人认为当归于骨痹等。本节论其基本病机均在于肾虚。

骨质疏松是以骨的质下降或骨的量减少为主要病理变化的代谢性疾病，常见于中、老年人。其发病率随年龄增长直线上升。60岁以上发病率为58%，70岁以上达94%。由于隐性进展，并发症及致残率、致死率颇高，尚是影响大众健康的一大难题。临床根据中医肾主骨生髓的理论，从补肾论治本病的报道较多，均取得一定的疗效。这里立足于《黄帝内经》，本着发展与提高的思想，拟从理论角度对肾虚与骨质疏松的关系加以探讨，望有益于提高中医药对本病的治疗效果。

一、根据《黄帝内经》论骨质疏松与肾虚不可分

现代医学对骨质疏松症病理及临床表现的认识，可将其归入《黄帝内经》"骨痿""骨痹"的范围。《黄帝内经》对骨痿、骨痹的病因、发病机制和临床表现都有较为全面的论述，是今天认识骨质疏松症的理论基石。

《素问·痿论》："肾者水藏也，今水不胜火，则骨枯而髓虚，故足不任身，发为骨痿。"此条说明由于肾水不足不能制火，火热内盛，更耗肾中精气，导致肾无所充，其髓自虚而不养骨，形成骨痿。临床以足不能支撑身体、行动困难为表现。查其病机特征在于肾虚火旺，故接下来又说："骨痿者，生于大热也。"同篇有"肾气热，则腰脊不举，骨枯而髓减，发为骨痿"之论，阐述了肾中虚热煎灼引发骨痿的发病机制。临床主要表现为脊柱受损，腰部活动受限，不能直立。综合以上可以看出，肾中精水亏虚是骨痿之根本，火热内灼是发病的中间环节，骨水空虚是发病的直接原因，足不任身、腰脊不举是其特征表现。

另外，在《素问·阴阳应象大论》中有"肾生骨髓……在体为骨……恐伤肾"之论，提示情志过激，因惊恐过度而伤肾，使肾不生骨髓，可引发骨痿。《灵枢·经脉》："足少阴气绝则骨枯，故骨不濡，则肉不能著也，骨肉不相亲则肉软却。"此论述了肾中精气亏乏，不能充髓养骨的病机，提出了骨痿的另一重要表现：肌肉瘦削不丰，肢体软弱无力。

骨痹作为骨质疏松的另一归属，《黄帝内经》中亦有较确切的论述。《素问·长刺节论》："病在骨，骨重不可举，骨髓酸痛，寒气至，名曰骨痹。"这是对寒邪入骨引发骨痹的论述。《素问·痹论》："风寒湿三气杂至合而为痹也。"根据此条可知骨痹必兼风邪与湿邪为患，当属以寒邪为主的痹证——寒痹。寒痹亦称为痛痹，故症状当以骨髓酸痛最为突出，并有骨重不可举的症状。太阳主一身之表，《素问·四时刺逆论》："太阳有余，病骨痹身重。"是说太阳经受邪可引起骨痹。太阳属阳热有余之经，最易

被热邪所伤；既有"身重"，必兼受湿邪。故本条论述的是湿热之邪侵及人体引发骨痹的事实。根据中医基本理论，肾主封藏，主骨生髓，纯虚而无实证。骨痹的发生实际上是以肾虚为内在条件的。正气存内邪不可干，没有肾虚的前提，骨痹就失去了发病的基础。前两条所论骨痹就是在肾虚的基础上形成的肾虚寒湿骨痹及肾虚湿热骨痹。《素问·至真要大论》："太阴司天，湿淫所胜，胕肿骨痛，阴痹。阴痹者，按之不得，腰脊头项痛，时眩，本于肾。"论中"阴痹"参前后文所述症状，可知其实际上是指骨痹。因此本论所述当属肾虚感受湿邪所致的骨痹疼痛。《素问·宣明五气》之"骨痹不已，复感于邪，内舍于肾"，是对本有肾虚骨痹，失于医治，又感受邪气再伤肾脏的论述。如果没有肾虚作基础，复感之邪为何能不经过太阳、太阴等再入于肾，而是直接"内舍于肾"呢？因此，虽然《黄帝内经》中未明言肾虚是骨痹的基础，但从其条文中及中医理论来看，骨痹的发生必有肾虚。由此看来，肾虚是骨痹产生的内在基础，风寒湿热之邪入骨是骨痹的诱发因素。

综观以上论述可知，骨质疏松症无论属骨痿还是骨痹，均以肾虚为其内因。在肾虚基础上兼内生火热、骨髓空虚者属骨痿，乃纯虚之证；在肾虚的基础上感受风寒湿热之邪而诱发者属骨痹，为虚中夹实。骨质疏松与肾虚不可分。

二、肾精不足，失于养骨是骨质疏松发病关键

肾为先天之本，主骨藏精。肾中之精包括先天之精与后天之精。肾所藏之精为其主骨功能的实质体现和物质基础，在骨的发生、成长及退化的演变中具有重要作用。第一，骨之生全赖先天之精的造化。源于父母的生殖之精。化生人体五脏六腑的原精，皆为先天之精。故孙一奎在《医旨绪余·太极图说》云肾中精气："乃造化之枢纽，阴阳之根蒂，即先天之太极，五行由此而生，脏腑以继而成。"可见，人之脏腑组织皆源于肾中精气，此精气即是先天之精气，亦生骨之精气。无此先天之精，则髓不能生，骨不能成。第二，骨之生长盛衰更赖后天之精滋养。后天之精气，即促使人体生长发育之精气，是人体后天生命的根本。骨之所以能由娇嫩变成熟，由成熟变强健，全赖此后天精气的滋养和推动；骨之所以由强健变虚弱，由虚弱变痿软，亦因此后天精气之亏乏。故《素问·上古天真论》

曰："女子七岁，肾气盛，齿更发长……三七，肾气平均，故真牙生而长极；四七，筋骨坚……""丈夫八岁，肾气实，发长齿更；二八，肾气盛……三八，肾气平均，筋骨劲强，故真牙生而长极；四八，筋骨隆盛，肌肉满壮；五八，肾气衰，发堕齿槁……七八，肝气衰，筋不能动，天癸竭，精少，肾脏衰，形体皆极；八八，则齿发去。"第三，骨之保养全赖后天精气的充盈。由于精气的滋养和推动，骨由弱变强转盛；肾精的逐渐衰弱，导致了骨的退变疏松。为了预防骨之早衰，或延缓骨的退化，必须顾护后天精气。肾精充则骨能养，精不衰则骨能健，此即景岳所倡"填精以治形"之说。由此可见，或由于先天肾精不足，或由于后天肾精失养，引起了肾中精气亏虚，不足以生骨养骨，才导致了骨质分解大于生成，发生骨质疏松。肾精不足，失于养骨，是骨质疏松发病的关键。

三、现代研究证实：骨质疏松不离肾虚

妇女骨质疏松的发病率较高，与月经变化呈现明显关系。有人证实，11 岁左右未行经女童，其骨密度峰值仅为成年女性的 75%，在行经前后 2 年内骨矿物质含量大大增加，骨密度迅速接近成年妇女。而在绝经后，由于雌激素分泌减少，骨矿含量迅速下降、骨密度减低，出现骨质疏松。王际孝等的调查证实，女子 7～21 岁时骨密度随着年龄的增长而迅速增加，49 岁以后，骨密度随年龄的增长明显下降。迟焕海对 189 例绝经后肾虚妇女做了骨密度检测，证明肾虚绝经妇女骨密度显著低于同龄无肾虚的妇女，绝经年龄早的妇女骨密度又较绝经年龄晚者要低。动物实验证实，切除卵巢的大鼠 3 个月可以出现明显的骨密度降低，补肾治疗对这种骨密度降低有防治作用。沈霖等观察了青蛾丸加味对大鼠卵巢切除所引发的骨质疏松的影响，实验设计了生理盐水组与尼尔雌醇组作对照。结果显示，补肾中药组及尼尔雌醇组骨小梁密度显著高于生理盐水组，破骨细胞指数明显低于生理盐水组。类骨质含量及骨形成参数在补肾中药组显著高于另两组。李朝阳等证明卵巢切除大鼠骨吸收明显增加，密质骨变薄，骨髓腔扩大，出现骨质疏松。中医认为肾气的盛衰决定着骨的强健与衰弱，天癸的至与竭是肾气盛衰的直接反应。肾气盛则天癸至，妇女因之而有生育能力，骨也随肾气的充盈而健壮；肾气竭则天癸竭，妇女因之而无子，骨亦随之而变脆弱。可见中医这一认识规律是得到现代研究的充分证实的。

男性雄激素与女性雌激素一样，能促使蛋白质的合成及骨内胶原形成。只有骨胶原形成得到充分保障，钙、磷等矿物质才能更好地在骨内沉积，从而对骨的生成、骨量的维持起重要作用。睾丸酮可在骨内转化成二氢睾丸酮，后者对离体鼠成骨细胞的增殖起直接增强作用，在人成骨细胞上有雄激素受体 mRNA 表达。由于下丘脑垂体功能改变及随年龄的衰老、睾丸间质细胞减少，50 岁以后男性睾丸酮分泌开始减少，50 岁以上者48% 存在不同程度睾丸酮水平降低，髋部骨折者59% 睾丸酮水平下降，有58% 老年男性骨折者性功能低下，还发现血清睾丸酮水平与桡骨远端密度呈正相关。性激素的作用与中医主生殖的"天癸"相似，由肾所主。天癸的盛衰是肾精盈亏的直接反应。随着肾精逐渐亏虚，天癸的功能也随之下降，骨质疏松亦常因之而发生。许志奇等通过对肾虚和非肾虚者进行了骨矿含量测定，发现肾虚影响钙磷代谢，引起骨密度下降。男性 8 ~ 24 岁骨密度随增龄而迅速增加，骨峰值出现在（30 ±9）岁（四八）。肾虚的发病率随老龄化逐渐增高，40 岁（五八）肾气始衰，骨密度也开始降低，56岁（七八）以后骨密度出现明显下降，均与中医男子肾气盛衰的理论相符合。

肾虚是骨质疏松的主要原因，其他脏器只有在肾虚时才能对骨质疏松产生影响。郭素华对 2068 例 40 ~ 69 岁者进行骨密度检测的结果证明，肾虚者骨密度明显低于无肾虚者，也有别于肺虚证和脾虚证。提出男性骨密度 $< 0.6 g/cm^2$、女性骨密度 $< 0.5 g/cm^2$ 可作为肾虚证的客观指标，实际符合率男性约为 76%，女性为 80%。1995 年，全国十三省对 2 ~ 100 岁的36 879人做了桡骨、尺骨和腰椎、股骨近端骨密度测量，发现骨的发育增长期在 2 ~ 20 岁，平衡峰值期在 20 ~ 40 岁，衰老下降期出现在 40 岁以后，与中医肾气变化的规律一致。

$1, 25(OH)_2D_3$ 及 $24, 25(OH)_2D_3$ 具有促进骨形成的作用。在成骨细胞上有维生素 D_3 的受体并受遗传因子控制。故维生素 D_3 有促进骨细胞活性的作用。但外界和皮肤合成的维生素 D_3 需在肾脏经 1α - 羟化酶作用转化成活性 $1, 25(OH)_2D_3$，在 24 - 羟化酶作用下转化成活性 $24, 25(OH)_2D_3$，才能在骨及肠道发挥其效果。这两种酶，特别是 1α - 羟化酶的合成，随着年龄增长而出现肾功能的减退而减少。由于维生素 D_3 不能有效地转换，使胃肠道钙的吸收下降造成骨形成的不足，发生骨质疏松。年老肾虚而肾功能减退，使两种羟化酶合成减少，是这一过程导致骨质疏松的关键。

以上研究说明，肾在骨质的代谢中具有其他脏器无法比拟的重要作用。无论男、女，肾虚都是骨质疏松发生的决定性因素，其他因素如肝血不足、脾气亏虚或外感风寒湿热等，可能在肾虚存在的情况下，通过促进或加重肾虚而显示出其对骨质疏松的影响。骨质疏松根本在于肾虚。

参考文献

［1］衡先培．骨质疏松本在肾虚［J］．光明中医，2000，15（1）：3－6．

第四节　衡先培诊治难治性急性期痛风的临床经验

引言：难治性痛风病情复杂，涉及患者多器官组织和不同的疾病情况，现代医学治疗矛盾重重，应用中医治疗可以突破现代医学的困境和控制病情。

难治性痛风急性期是指合并多种慢性疾病和多器官功能不全的急性期痛风或慢性痛风急性发作。这类痛风，往往疼痛难以自行缓解。现代医学治疗急性期痛风主要用 NSAIDs、秋水仙碱、糖皮质激素，以抗炎镇痛的对症治疗为主，这些药物都具有显著的不良反应和潜在的多器官功能损害。长期反复应用可影响合并的多种慢性疾病，加重多器官功能损伤，如升高血压、血糖，降低肾小球滤过率和血清肌酐清除率等。对于已经合并糖尿病、高血压、胃肠道疾病等多种慢性疾病，和肝、肾功能不全，或合并冠心病、慢性心力衰竭等的患者，急性发作几乎找不到适合的西药来治疗。用中药治疗此症，既能迅速控制患者疼痛，又能避免使用化学药物带来的风险。

一、难治性痛风急性期的病因病机

1. 多病合邪，整体与局部皆阻

急性期痛风的典型特点是关节红肿、疼痛，夜间加重。在中医中属"痹症""白虎历节"等范围。金元时期，朱丹溪在前人基础上将痛风病独立出来，《格致余论》中指出："痛风者，大率因血受热已自沸腾，其后或涉水或立湿地……寒凉外搏，热血得寒，汗浊凝滞，所以作痛，夜则痛甚，行于阳也。"表明了痛风是因血热内盛，复外感寒湿之邪，痹阻经脉所致关节疼痛。《圣济总录》卷十："历节风者，由血气衰弱，为风寒所侵，血气凝涩，不得流通关节，诸筋无以滋养，真邪相搏，所历之节，悉皆疼痛，故为历节风也。"指出痛风历节内因在于气血不足，外感风寒，病在血分，气血瘀滞而疼痛。明代张景岳《景岳全书·脚气》认为，外是阴寒水湿，今湿邪袭人皮肉筋脉；内由平素肥甘过度，湿热相结郁而化热，壅结下焦，停留肌肤……病变部位红肿潮热，久则骨蚀。王国强将急性期痛风归为热痹。路志正教授认为痛风病理特点为："源之中焦，流阻下焦病于下肢。"总结各家经验可知急性痛风性关节炎系因先天禀赋不足，脾肾亏虚，加之饮食劳倦、过食辛辣腥腻、膏粱厚味等致壅郁生热，外感邪气或饮食劳倦等因素诱发。

2. 病因体质不同，具体证型各异

急性期痛风不是单一的证型，体质与疾病证候有密切关系。病邪侵犯人体后，不同体质对于相同的致病因素有不同的倾向性，机体一旦受到致病因素的刺激而发病，在相同的致病因素下，随着体质的不同，会有不同的"证"出现。调查研究表明，痛风性关节炎的中医体质以湿热质、痰湿质、阳虚质和气虚质多见。素体阳热偏盛或阴虚内热者外感风寒湿邪，尤其是寒邪时，内郁生热，感寒后阴邪伏遏，寒凝经脉，郁热不得宣发，发为痛风；素体痰湿盛者若暴饮醇酒或辛燥刺激之物，湿热内生，结聚于体内，煎熬津液，湿热流注下肢，流窜筋骨，灼伤脉络，气血运行不畅，血停为瘀，阻滞经络，而易发痛风。素体羸弱、肝肾不足者，外受风寒湿邪，经络气血受寒气所侵而凝涩不通，不通则通。久病血瘀者，短期内过食肥甘，与原有病理产物结合，痰瘀化热，发为急性痛风。

二、以通为用，兼调整体的治疗策略

痹则不通，不通则痛，痛必不通。本病急性发作，总由经脉受邪而急损，经气不利。而诱发痛风急性发作的原因和患者体质又各不相同。治疗当共性治疗与个性治疗相结合。共性治疗重在通痹保络，使络气畅通而不肆张作乱，这是治疗急性痛风的关键。笔者通痛风之痹常用自拟"三山丹"，专治痛风急性期之经络痹阻：威灵仙、山豆根、山慈菇。保络常用

白芍、甘草、茯苓，酸甘化阴、顾护络气。临床必须通痹与保络配合。如只通痹，其痹虽可通但很快又会再痹，其通不可持续；如只保络，痹不通药力不达，两者必须协同。个性的治疗，则当结合患者的体质、诱因进行个体化辨识以治之。属于阳热偏盛或阴虚内热，舌质红或干红无苔者，当以清气凉血之法，使邪热不张，络气得宁，常用石膏、寒水石、水牛角之类；属痰湿内盛者，多舌淡苔腻，当健脾化痰以除壅滞，常用白豆蔻、草果、苍术、白芥子等；属肝肾不足者，多舌瘦小，当补肝益肾强经络，常用独活、秦艽、杜仲等。病久反复发作者，多唇舌瘀暗而苔腻，为兼痰瘀互结，当活血与逐痰并举，可用薤白、白芥子治痰，川芎、桃仁治瘀。肝肾不足及痰瘀互结者可兼气虚。兼表邪未解者，多属风寒在表，多用荆芥、防风；或属风热者，用菊花、薄荷。针对不同体质的患者，在处方中少佐调体的药物，以自身正气引导邪气消散。如痰湿体质者，少佐白术、茯苓等物，健脾益气祛湿；湿热者应加薏苡仁、蒲公英清热泻火，分消湿浊；血瘀者可加桃仁、三棱，活血通络；阳虚兼肝肾不足者，可加巴戟天、桑寄生等补肝肾、强筋骨、温阳。

三、辨证论治

1. 邪热内盛，毒壅络闭

常见感邪化热，阳热内盛者，症见足趾关节发红肿胀，局部浊热，行走艰难，疼痛如蚀；夜间血行迟缓，疼痛夜甚，部分患者可见发热，烦渴汗出，舌红，苔黄燥，脉数。药物治疗应清热解毒，祛湿通络止痛。处以清热解毒方加减。基本方：紫花地丁20g，蒲公英20g，山豆根10g，威灵仙30g，山慈菇10g，川黄柏10g，知母10g，栀子10g，白头翁15g，秦皮10g，黄连6g，白芍10g，赤芍10g。紫花地丁，《本草纲目》记载：苦辛寒，一切痈疽发背，疔肿瘰疬，无名肿毒恶疮；蒲公英，清热解毒，消肿散结，两者合用，消一切无名热毒肿胀为君。黄连、川黄柏、白头翁、秦皮，清中下焦湿热为臣。知母清热养阴，栀子通泻三焦，威灵仙、山豆根、山慈菇联用通络，赤白芍同用，通络保络连用。全方清热解毒，燥湿通络。

2. 肝肾不足，经络不通

常见夏季贪凉或秋冬受寒，外感诱发，平素畏冷，腰膝冷，典型症状为局部酸胀，皮肤微红，肤温稍高，遇热缓解，或见筋脉拘急，屈伸不利、口干。药物治疗应祛风湿通痹，补肝肾。处以风湿补肾方。基本方：生杜仲10g，徐长卿15g，续断10g，独活10g，秦艽15g，羌活10g，威灵仙20g，络石藤10g，菟丝子10g，山豆根10g。疼痛处红肿较甚，偏热者可加丹皮、白芍。肾精不足可加杜仲、何首乌。偏阳虚者可加巴戟天、淫羊藿。杜仲，色紫而润，味甘微辛，其气温平，甘温能补，微辛能润，故能入肝而补肾，子能令母实也，故为君。臣以徐长卿祛风止痛，温通经络，续断、菟丝子补肝肾强筋骨。羌活、独活、秦艽、威灵仙、络石藤连用，加强祛风湿通痹之力，且寒热平调，不凉不燥，山豆根散结通络。肝肾强，风湿祛，则足痛消。全方补肝肾、强筋骨、祛风湿。

3. 痰湿化热，气血瘀阻

典型者多为身体壮实或肥胖之人，常在疼痛发作前有饮酒史或高嘌呤饮食史。典型表现为第一跖趾关节、足背部突发疼痛，伴红肿、热痛，胃脘不适，纳差，少数患者伴有低热、头疼等症状，舌红，苔黄腻，脉弦滑。药物治疗应除湿、祛痰、活血三者兼顾。治以清热利湿、活血通络。处以自拟清湿热通痹方。基本方：黄芪20g，薏苡仁15g，山豆根10，秦艽15，茯苓15g，蒲公英20g，虎杖15g，郁金15g，桃仁10g，白芍15g，川芎10g，威灵仙15g，土茯苓15g。便秘者可加番泻叶、大黄，疼痛剧烈者可加桂枝通经脉、延胡索止痛。

本方以健脾益气之黄芪、健脾利水之茯苓为君，臣以蒲公英清热利湿解毒、消肿散结，薏苡仁利水渗湿，解毒散结，虎杖清热解毒利湿，散瘀止痛，郁金活血止痛、行气解郁。秦艽、山豆根联用，祛风湿、清热通痹。桃仁活血化瘀，白芍养阴保络，川芎活血，土茯苓清热除湿、泄浊解毒、通利关节，《本草纲目》谓其"健脾胃，强筋骨，去风湿，利关节，止泄泻"，其针对湿热型关节炎疗效显著。全方清利湿热辅以健脾，活血止痛不忘凉血。

4. 痰瘀互结，郁热复张

常见于慢性痛风缓解期患者或糖尿病、冠心病等痰瘀互结证者，过食肥甘后急性发作。典型症状为局部酸麻胀痛，或红，肤温增高，疼痛明显，多可见痛风石，舌紫暗苔腻脉涩。药物治疗应化痰散瘀，通络舒郁。处以清热化瘀方。基本方：山慈菇10g，山豆根10g，威灵仙20g，川牛膝10g，桃仁10g，白芥子10g，僵蚕10g，知母10g，白芍10g，石菖蒲10g，远志 10g。山慈菇，甘、微辛，寒，《本草新编》言"山慈菇正消痰之圣药"，与白芥子、僵蚕、山豆根联用为君，化痰通络散结。桃仁活血化瘀，威灵仙祛风湿，石菖蒲配合远志，化湿祛痰，川牛膝祛瘀，通利关节，知母、白芍养阴保络。

四、病案举偶

患者，王某，女，65 岁，2018 年 3 月 9 日初诊。多器官功能不全，痛风病史 5 年。平素足部疼痛时有发作。此次服食大量海鲜后，痛风急性发作而前来就医。因多器官功能不全，要求中医治疗。辰下：足第一跖趾关节疼痛伴痛风石，关节红肿、疼痛，饮食尚可，睡眠欠佳，大便 3 日未排，舌紫暗，苔白微腻。中医诊断：痛风。既往冠心病、高血压、糖尿病病史。西医诊断：冠心病、高血压、糖尿病、痛风性关节炎。治以化湿舒郁，活血通络。处方：黄芪 30g，茯苓 30g，番泻叶 15g，桂枝 6g，葶苈子 30g，桃仁 10g，白芍 15g，郁金 15g，蒲公英 20g，威灵仙 20g，山豆根 10g，川芎 10g，知母 10g，玄参 15g。4 剂，每日 1 剂，早晚温服。

二诊（2018 年 3 月 13 日）：患者诉足部疼痛较前缓解，仍觉得疼痛，局部皮肤仍发红、发热，舌紫暗，苔白。考虑患者属慢性痛风急性发作，予清热利湿通痹治疗后，仍存在痰瘀互结病理情况，局部仍有发热、红肿，现属痰瘀互结，郁热而发。治以化痰散瘀，舒郁通痹。处方：白芍 10g，木瓜 30g，山慈菇 10g，山豆根 10g，茯苓 30g，威灵仙 15g，川牛膝 20g，远志 6g，石菖蒲 10g，白头翁 15g，黄柏 10g，芥子 10g，薤白 10g。

三诊（2018 年 3 月 16 日）：患者诉足部疼痛完全缓解，局部红肿基本消退，续予上方巩固治疗。

按：患者属慢性痛风患者，痰瘀互结于筋脉，又逢过食肥甘厚味，内生湿热，湿热与痰瘀互结，郁热而发，故采取病机分治的原则，一诊除湿舒郁通络，二诊湿热去后，旨在清除原有病理产物，化痰散结，舒郁通络，气血通则不痛，安全渡过急性期，后续再根据脏腑阴阳偏颇情况进行调理。

参考文献

［1］中华医学会风湿病学分会 . 2016 中国痛风诊疗指南 ［J］. 中华内科志，2016，55（11）：892 - 899.

第五节　衡先培从"一轴三平台"论女性月经生理

引言："一轴三平台"月经生理，即以脑－肾－天癸为主轴的月经生理，以肾为中心、五脏协同的中间调控平台，以天癸为主导、涉及冲任和胞宫的下级效应平台，以及以脑为核心，包括脑髓和脑所发出三百六十五络的高级控制平台。临床在诊治女性疾病时，应针对疾病主要所处平台不同，进行主次明确的综合调节，以获得更好的临床疗效。

对于女性月经生理，现代一般从"肾－天癸－冲任－胞宫"立论，多强调肾的主导作用，也有涉及肝、脾、心的论述。这种基于"肾－天癸－冲任－胞宫"的理论框架，验之于临床具有诸多的不完善。正如现代医学基于卵巢功能的月经生理学机制，虽然能在正常人群中得以证实，但当以其为指导来治疗相关的疾病时，却发现该法存在诸多问题甚至缺陷。笔者提出"一轴三平台"的女性月经生理机制，并用于指导临床相关疾病的诊疗实践。现论述如下。

一、以脑－肾－天癸为主轴的月经生理论

《寓意草·辨袁仲卿小男死证再生奇验并详诲门人》曰："头为一身之元首，穹然居上，乃主脏而不奉藏者也。"这就是说脑是人体生命活动的调控中心，主司五脏的功能活动。五脏各有所主，人体所有的组织、器官、经络都分属于五脏。故脑可通过对五脏的主使而统领全身。《灵枢·海论》中云："脑为髓之海。"肾主藏精，主骨生髓。肾所生之髓不断上奉于脑。可见，虽脑主五脏，肾也受脑所主，但同时脑也受肾精所供养，肾精充沛对于脑的功能活动也至为重要。因此，在脑和肾之间具有脑主肾从、互为依赖、互为条件的关系。脑的功能正常，才能有效地主管肾脏，使其生髓有常，上可奉于脑，下可滋养其他脏腑。随着人体的生长发育，肾精不断充盛则化为天癸。《素问·上古天真论》云："女子七岁，肾气盛，齿更发长；二七而天癸至，任脉通，太冲脉盛，月事以时下，故有子……七七，任脉虚，太冲脉衰少，天癸竭。"论述了肾精化天癸、天癸

主冲任、冲任司月事的生理机制。月经的潮与止直接受到冲任的影响，冲任又受到天癸的调控，肾之精气的盈亏则直接影响天癸的盛衰。各环节相互联系，互相协调，相互影响。

肾藏精，主生长发育生殖，为"先天之本"。天癸，即肾精及肾气充盈到一定程度而产生的一种精微物质，具有促进人体生殖器官的发育成熟和维持人体生殖功能的作用。因此肾乃天癸之源，天癸盛衰与肾精的充盛与否关系密切，并直接受到肾气的调控。由此在脑－肾－天癸为主轴的月经生理调控中，脑能影响并调节肾主生殖的功能，同时脑髓受到肾精的充养；肾气直接调节天癸的消长，天癸的盛衰反映肾精的盈亏；天癸又直接影响胞宫和冲任的功能。

二、以肾为中心、五脏协同的中间调控平台

《医宗必读》曰："先天之本在肾，肾应北方之水，水为天一之源。后天之本在脾，脾为中宫之土，土为万物之母。水生木而后肝成，木生火而后心成，火生土而后脾成，土生金而后肺成。"故可知肾、脾、肝、心、肺五脏之间有相生互本的联系，以肾为先天之本，脾为后天之本。在脑－肾－天癸为主轴的月经生理论中，五脏同步且协调运作，精、气、血等人体基本物质才能正常发挥作用。

经中有"女子七岁，肾气盛，齿更发长"。故女子首七，肾气逐渐充盛。肾气不但决定着天癸的至与竭，更对五脏的生理发育及功能有重要的影响。肝主血而精血同源，脾主运化水谷精微，心主血脉而水血互生，肺主通调水道，此四脏均与肾藏精、主水之功能有密切关系。《灵枢·寿夭刚柔》中云："肾受天一之精气，而交通于四脏。"进一步说明肾既是各脏协调作用的主帅，又是各脏正常运作的枢纽。肾藏精，此精乃以先天之精为主；脾为仓廪之官，主运化水谷精微，气血化生之源，后天之本。先天之精只有依赖水谷之精的不断充养才能充盛。此外肝主疏泄，肾主封藏，两者存在互促互制的关系。两者相反相成，从而使精、血达到闭藏与疏泄的平衡。《仁斋直指方》谓："肺出气也，肾纳气也。肺为气之主，肾乃气之根。"肺为气之主，朝百脉而输精微；肾为气之根，两者协同为用，一身气机调畅，精微输布正常。且金为水之母，两者阴阳互资。《素问经注节解·阴阳应象大论》有曰："夫心者，火也，牡脏也；肾者，水也，牝

脏也。水火者，天地之正气也，阴阳之妙用，气血之本原，生死之关键也。"《内经博议·心肾论》又谓："心者，生之本，神之变也；肾者，主蛰，封藏之本，精之处也。夫神精之用，为人身之大主，精以养神，神藏于精，而以气行乎其间。"由此可知心肾之间联系非常紧密。且五脏互相协调，互用互制，一身之精、神、气、血才发挥正常功能并运行调畅。《燕医传薪录·内科·血虚》云："人之生长发育，体质强弱，皆取决于肾之精气盛衰。肾为先天生气之根，故肾之精气旺盛则气血充沛。"故于五脏协同调节人体生殖发育时肾脏起主导作用，肾之精气起决定性作用的同时，其他四脏则起着相辅相成的功用。正如《普济方·脏腑总论》所说："心肺在上，主脉气也。肝肾在下，藏精血也。脾居中州，又所以为精血脉气之养也。"五脏各司其职，并以肾脏为中心以发挥各自功用。

三、以天癸为主导，涉及冲任和胞宫的下级效应平台

女子以血为本。精血本为一体，精根于先天而血本于后天。人之生在于先天，血之生源于先天精气。人之在于世，先天既定，方可有冲任发育与成熟。故有"女子二七，天癸至，任脉通，太冲脉盛"之说。冲为血海，任主胞胎。只有天癸至，任脉方可通，太冲脉才能充盛。天癸的至与竭，决定着任脉与冲脉的通闭与盈亏。故《经》云：女子七七，"天癸竭，地道不通，故形坏而无子也"。可见天癸主导着冲任相关的功能活动。

天癸与冲任二脉在月经及生殖功能中发挥着关键主导效应，主宰着月经的始与止。《女科百问·卷上》曰："谓壬癸北方水干也，壬为阳水，配丁而化木。癸为阴水，合戊而化火。故曰：水火者，阴阳之证兆也。且妇人者，众阴之所集，以阴类阴，故得水之癸干也。女至二七，肾气全盛，冲任流通，经血渐盈，应时而下。天真之气殊降与之从事，故云天癸也。"肾气的盛衰决定着天癸的有无，而对于冲任二脉流通与否，天癸则起着决定作用。肾气充盛，天癸方可至，冲任二脉才可流通。又有云："冲脉任脉皆起于胞中……此男女天癸之总根也。"故冲任与天癸的关系很紧密。阴血则是两者联系很重要的媒介。《景岳全书·妇人规》曰："经本阴血也，何脏无之，唯脏腑之血皆归冲脉，而冲为五脏六腑之血海。"故冲脉又称为"血海""十二经脉之海"。任脉可调节阴经气血，为"阴脉之海"。天癸能调控冲任，使之广聚脏腑之阴血，胞宫满溢，月经来潮。正

如《血证论》云："故经行也，必天癸之水至于胞中，而后冲任之血应之，亦至胞中，于是月事乃下。"

陈修园《女科要旨·调经》中谓："人身之血海，胞也。居膀胱之外，而为膀之室。"又有："女子胞中之血，每月换一次，除旧生新。"胞宫具有主持月经、孕育胎儿的作用。天癸可影响冲任广聚脏腑阴血，从而影响胞宫血海的盈亏。胞宫血海充盈，女子月经按时来潮并开始排卵，从而具有了生殖功能。天癸主要通过调控经络、气血，以促进身体发育及维持生殖功能。

由此可知天癸是肾主生殖发育的精微物质和功能的统一体。在天癸、冲任、胞宫三者以天癸为主导的协同作用下，妇人生殖发育受到直接调控，三者协调作用月经才能如期而至，经行才能正常。

四、以脑为核心，包括脑髓和脑所发出三百六十五络的高级控制平台

《灵枢·经脉》说："人始生，先成精，精成而脑髓生。"故人之元神藏于脑髓中，主宰着生命的死生。《中国医药汇海·论说部·病证分类·头部》中有："脑者，髓之海，诸髓皆属于脑，故上至脑，下至尾骶，皆精髓升降之道路也。"《大众医药·杂说门·说脑》有云："脑为髓海，诸髓属焉，而由脑至尾骶髓则属于肾，是脑为诸髓之主，而肾又为脑之主矣。"《中国医药汇海·论说部·生理类·论脑以肾为本》中谓："脑髓之充实，皆由脊髓上输所致，故昔人名脊为河车之路，因脑居人之巅顶，其位至高，乃以河车之擎水道上者，而形容髓之归宿于脑也。"《备急千金要方·卷二十九·灸例第六》曰："头者，身之元首，人神之所法，气口精明，三百六十五络皆上归于头。头者，诸阳之会也。"头为一身之元首，主司各脏及身体各部，脑髓通过经络、脊髓联络全身，乃机体各部的高级调控平台。女性月经生理同样受到脑髓的调控。脑髓通过影响三百六十五络及肾气等，直接、间接调控月经生理。

《难经·四十七难》曰："人头者，诸阳之会也。诸阴脉皆至颈、胸中而还，独诸阳脉皆上至头耳。"手三阳经从手走头，足三阳经则从头走足，故六条阳经均循行头部，阴经与阳经交接于四肢。督、任、冲脉循行经过头部。故十二正经及督、任、冲脉均与脑有密切的联系。阴经属脏络腑，阳经属腑络脏。经络具有沟通联系的作用（脏腑与体表之间、脏腑与官窍之间、脏腑之间、经络之间）、运输渗灌的作用、感应传导作用及调节作用。脑作

为一身之元首，能调控经络气血的运行；经络又通过沟通联系各脏的作用从而调控各脏腑的功能；在以"脑－肾－天癸"为主轴的生殖调控体系中，各部环环联系、互相影响、共同协同作用，以调节月经生理（图12－1）。

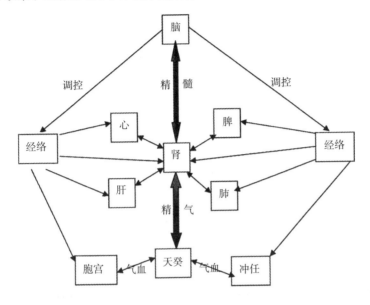

图12－1　女性月经生理"一轴三平台"关系示意图

总之，本生殖轴是围绕"脑、肾、天癸"三个层面进行全身调节的。头为一身元首、诸阳之会，脑为髓海、元神之府。故脑为该生殖轴的上层，通过影响经络、气血、神机等途径调控肾精的盛衰、肾气的强弱。以肾为主导其他四脏协同作用的功能群为中间层，肾脏既是起主导作用又为该功能群的枢纽。以天癸为中心，胞宫、冲任协调作用的功能组合构成了该生殖轴的下层。"脑、肾、天癸"分别在该生殖体系里上、中、下三层功能群起主导作用。三者通过互相促进、相互制约的作用来调节人体的生殖发育功能。整个系统经络起了联络各层的作用。本生殖轴与临床相关疾病的诊疗关系密切，故该生殖轴理论有利于该类疾病的预防及治疗。

参考文献

［1］邹平平．衡先培从"一轴三平台"论女性月经生理［J］．江苏中医药，2016，48（1）：14－16．

全书结语

　　本书反映衡先培个人的学术创见、临床经验、诊疗技术。哲学基础、方法论及相关医论均为衡先培创见和发明，并由衡先培独立撰写完成。临床经验主要为其学生及部分临床医生跟随衡先培临床所见所闻整理，并经衡先培亲自修改完成。所涉及病案全部为临床真实病案，全部病案都可溯源。确保所撰内容真实、高效、新颖、独特。希望本书能为传承优秀中国文化和中医学做出贡献。